河南中医药大学第一附属医院
全国名老中医药专家传承工作室建设项目成果

当代名老中医临证精粹丛书·第一辑

总主编 朱明军

吕宏生论治肾脏病

主编 张琳琪

主审 吕宏生

全国百佳图书出版单位
中国中医药出版社
·北京·

图书在版编目（CIP）数据

吕宏生论治肾脏病 / 张琳琪主编 . —北京：中国中医药出版社，
2022.11

（当代名老中医临证精粹丛书 . 第一辑）

ISBN 978-7-5132-7728-0

Ⅰ . ①吕… Ⅱ .①张… Ⅲ .①肾病（中医）—中医临床—
经验—中国—现代 Ⅳ .① R256.5

中国版本图书馆 CIP 数据核字（2022）第 142418 号

中国中医药出版社出版

北京经济技术开发区科创十三街 31 号院二区 8 号楼

邮政编码　100176

传真　010-64405721

三河市同力彩印有限公司印刷

各地新华书店经销

开本 880×1230　1/32　印张 12.75　彩插 0.75　字数 276 千字

2022 年 11 月第 1 版　2022 年 11 月第 1 次印刷

书号　ISBN 978 - 7 - 5132 - 7728 - 0

定价　59.00 元

网址　www.cptcm.com

服 务 热 线　010-64405510

购书热线　010-89535836

维 权 打 假　010-64405753

微信服务号　**zgzyycbs**

微商城网址　**https://kdt.im/LIdUGr**

官 方 微 博　**http://e.weibo.com/cptcm**

天猫旗舰店网址　**https://zgzyycbs.tmall.com**

如有印装质量问题请与本社出版部联系（010-64405510）

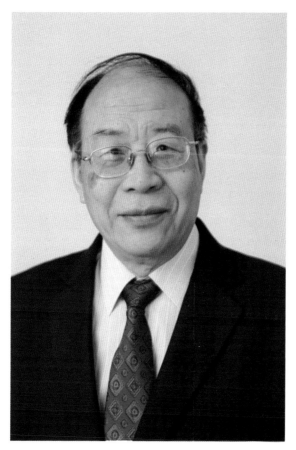

吕宏生教授

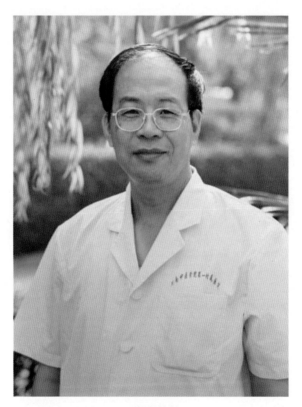

吕宏生教授

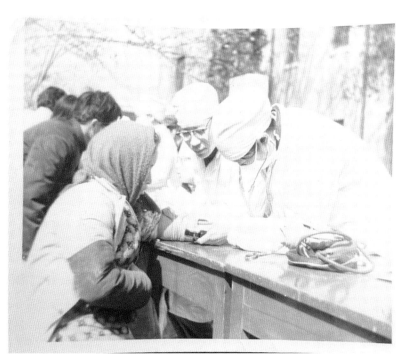

20世纪90年代，吕宏生教授在郑州市紫荆山公园义诊

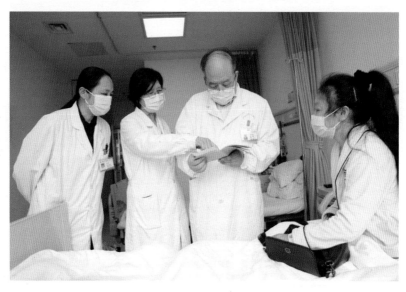

吕宏生教授查房

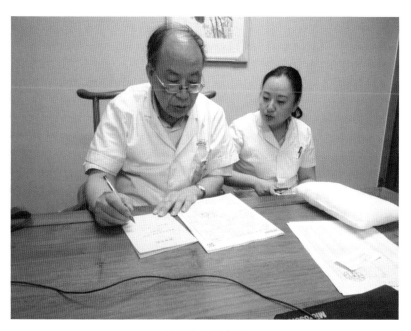

吕宏生教授出诊

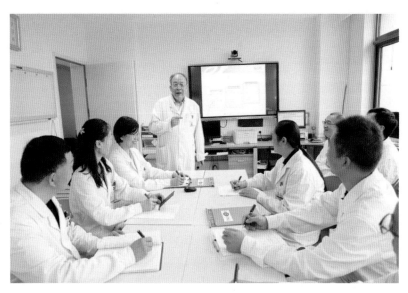

吕宏生教授讲课

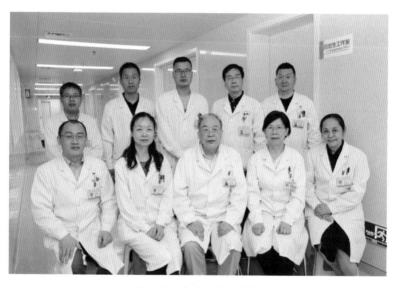

吕宏生名中医工作室团队

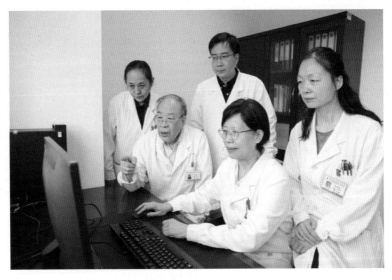

吕宏生名中医工作室团队研讨病例

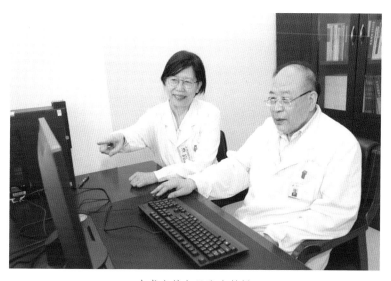

本书主编与吕宏生教授

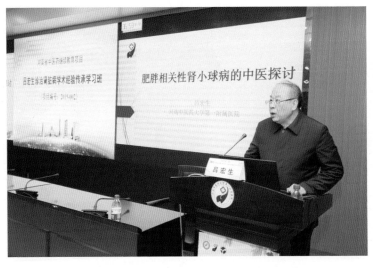

在吕宏生诊治肾脏病学术经验传承学习班授课

《当代名老中医临证精粹丛书·第一辑》
编委会

本书编委会

总序 1

中医药学博大精深，具有独特的理论体系和疗效优势，是中国传统文化的瑰宝，也是打开中华文明宝库的钥匙，为中华民族的繁衍昌盛做出了不可磨灭的巨大贡献。当下，中医药发展正值天时地利人和的大好时机，"传承精华，守正创新"是中医药自身发展的要求，也是时代主题。党和国家高度重视中医药事业的发展，陆续出台了一系列扶持中医药传承工作的政策，以推动名老中医经验传承工作的开展。

河南地处中原，天地之中，人杰地灵。中原大地曾经孕育了医圣张仲景，时代变迁，医学进步。河南中医药大学第一附属医院经过近70年的发展，涌现出了一大批中医药大家、名家，这些名老中医几十年勤于临床，他们奉献了毕生心血，专心临床，服务人民。为更好地传承学习这些名家的学术思想，医院组织撰写了《当代名老中医临证精粹丛书》。该丛书汇集了河南中医药大学第一附属医院名老中医毕生宝贵经验，从临证心得、遣方用药、特色疗法等不同方面反映了老中医们的学术思想。他们之中很多人早已享誉医坛、造福一方，在省内乃至全国均有较大的影响。如国医大师李振华，全国名中医崔公让、丁樱，全国中医药高校教学名师赵文霞等，这些中医专家在内、外、妇、儿等疾病治疗和学术研究等方面均有很高建树。

该丛书内容丰富、实用，能为后来医者开阔思路、指明方向，为患者带来福音，对中医药事业的发展可谓是一件幸事。相信这套丛书的出版，一定会受到医者的青睐，各位名老中医的学术思想和临证经验一定会得到更好的继承和发扬。

　　整理名老中医的学术思想和临床经验并付梓出版，是中医药传承创新的最好体现，也是名老中医应有之责任和自我担当。值此盛世，党和国家大力支持，杏林中人奋发向上，定能使中医药事业推陈致新，繁荣昌盛，造福广大人民健康，是以为序。

中央文史研究馆馆员

中国工程院院士

中国中医科学院名誉院长

王永炎

2021 年 9 月

总序 2

名老中医是中医队伍中学术造诣深厚、临床技艺高超的群体，是将中医理论、前人经验与当今临床实践相结合的典范。对于名老中医学术思想和临证经验的传承和发扬，不仅是培养造就新一代名医，提高临床诊治水平的内在需求，也是传承创新发展中医药学术思想工作的重要内容，更是推动中医药历久弥新、学术常青的内在动力。我在天津中医药大学和中国中医科学院任职期间都将此事作为中医药学科建设和学术发展的重要内容进行重点规划和落实，出版了系列的专著。留下了几代名老中医殊为宝贵的临床经验和学术思想，以此告慰前辈而无愧。

河南地处中原，是华夏文明的发祥地，也是中医药文化发生、发展的渊薮。历史上河南名医辈出，为中医学的发展做出了重要贡献。南阳名医张仲景的《伤寒杂病论》及其所载经方，更是被历代医家奉为经典，历代研习者不计其数，正所谓"法崇仲景思常沛，医学长沙自有真"。此后，攻下宗师张从正、医学泰斗滑寿、食疗专家孟诜、伤寒学家郭雍、温病学家杨栗山、本草学家吴其濬等名医名家，皆出自于河南。据考，载于史册的河南名医有一千多人，流传后世的医学著作六百余部，这是河南中医的珍贵财富。

河南中医药大学第一附属医院始建于 1953 年，建院至今先后涌现出李振华、袁子震、吕承全、李秀林、李普、郑颉云、黄明志、张磊等一批全国知名的中医大家。医院历届领导均十分重视名老中医药专家的学术经验传承工作，一直投入足够的财力和人力在名老中医工作室的建设方面，为名老中医药专家学术继承工作铺路、搭桥，为名老中医培养继承人团队。医院近些年来乘势而上，奋发有为，软硬件大为改观，服务能力、科研水平及人才培养都取得令人瞩目的成绩。特别是坚持中医药特色和优势，在坚持传承精华，守正创新方面更是形成了自己的特色。集全院力量，下足大功力，所编著的《当代名老中医临证精粹丛书》的出版就是很好的例证。

该丛书内容翔实、治学严谨，分别从医家小传、学术精华、临证精粹、弟子心悟等四个章节，全面反映了诸位名老中医精湛的医术和深厚的学术洞见，结集出版，将极大有益于启迪后学同道，故乐为之序。

中国工程院院士

天津中医药大学　名誉校长

中国中医科学院　名誉院长

2021 年 9 月于天津团泊湖畔

总序 3

　　欣闻河南中医药大学第一附属医院与中国中医药出版社联合组织策划编写的《当代名老中医临证精粹丛书》即将出版，内心十分高兴，入选此套丛书的专家均为全国老中医药专家学术经验继承工作指导老师，仔细算来这应该是国内为数不多的以医院出面组织编写的全国名老中医临证经验丛书，可见河南中医药大学第一附属医院对名老中医专家经验传承工作的高度重视。

　　河南是中华民族灿烂文化的重要发祥地，也是中医药文化的发源地、医圣张仲景的诞生地。自古以来就孕育培养了诸多中医名家，如张仲景、王怀隐、张子和等；也有很多经典中医名著流芳千古，如《黄帝内经》《伤寒杂病论》《太平圣惠方》《儒门事亲》等；中华人民共和国成立后，国家中医药管理局开展全国名老中医药专家学术经验继承指导工作及全国名老中医药专家工作室建设，更是培养出一大批优秀中医临床人才和深受百姓爱戴的知名医家。实践证明，全国老中医药专家学术经验继承工作是继承发扬中医药学，培养造就高层次中医临床人才和中药技术人才的重要途径，是实施中医药继续教育的重要形式。这项工作的开展，加速了中医药人才的培养，推进了中医药学术的研究、继承与发展。

　　作为河南中医药事业发展的排头兵，河南中医药大学第一附属医院汇集了众多知名医家。这套丛书收录了河南中医药大学第一附属医院名老中医的特色临证经验（其中除国医大师李振华教授、全国名老中医冯宪章教授仙逝外，其余均健在）。该丛书的前期组织策划和编写工作历时近两年，期间多次修订编纂，力求精心打造出一套内容翔实，辨证精准，笔触细腻的中医临床经验总结书籍。相信通过这套丛书的出版一定能给广大中医工作者和中医爱好者带来巨大收益，同时也必将推进我省中医药学术的研究、继承与发展。有感于此，欣然为序。

最后奉诗一首：

中医一院不寻常，
诸位名师泛宝光。
继往开来成大统，
章章卷卷术精良。

国医大师　张磊

2021 年 10 月

丛书编写说明

河南中医药大学第一附属医院经过近 70 年栉风沐雨的发展,各方面建设都取得了长足的发展,特别是在国家中医药管理局开展全国名老中医药专家学术经验继承指导工作及全国名老中医药专家工作室建设工作以来,更是培养了一大批优秀的中医临床人才和深受百姓爱戴的知名专家,为了更好地总结、凝练、传承这些大家、名医的学术思想,展现近 20 年来我院在名老中医药传承工作中取得的成果,医院联合中国中医药出版社策划编撰了本套丛书。

该丛书囊括我院内、外、妇、儿等专业中医名家的临证经验,每位专家经验独立成册。每册按照医家小传、学术精华、临证精粹、弟子心悟等四个章节进行编写。其中"医家小传"涵盖了医家简介、成才之路;"学术精华"介绍名老中医药专家对中医的认识、各自的学术观点及自身的独特临证思想;"临证精粹"写出了名老中医药专家通过多年临床实践积累的丰富而宝贵的经验,如专病的临床诊疗特点、诊疗原则、用药特点、经验用方等;"弟子心悟"则从老中医们传承者的视角解读对名老中医专家中医临证经验、中医思维及临床诊疗用药的感悟,同时还有传承者自己的创新和发挥,充分体现了中医药传承创新发展的基本脉络。

本套丛书着重突出以下特点:①注重原汁原味的传承:

我们尽可能地收集能反映名老中医药专家成长、成才的真实一手材料，深刻体悟他们成长经历中蕴含的学习中医的心得、学术理论和临床实践特色形成的背景。②立体化、全方位展现名老中医学术思想：丛书从名老中医、继承者等不同角度展现名老中医专家最擅长疾病的诊疗，结合典型医案，系统、全面地展现名老中医药专家的学术思想和临证特色。

希望本套丛书的出版能够更好地传播我院全国名老中医专家毕生经验，全面展现他们的学术思想内涵，深入挖掘中医药宝库中的精华，为立志传承岐黄薪火的新一代医者提供宝贵的学习经验。为此，丛书编委会的各位专家本着严谨求实、保质保量的原则，集思广益，共同完成了本套丛书的编写，在此谨向各位名老中医专家及编者表示崇高的敬意和真诚的谢意！

丛书在编写的过程中，得到了王永炎院士、张伯礼院士、国医大师张磊教授等老前辈的指导和帮助，在此表示衷心的感谢和诚挚的敬意！

河南中医药大学第一附属医院

2021 年 8 月 30 日

本书前言

中医药学是数千年来历代医家同疾病做斗争的经验积累和智慧结晶，是中华民族的传统文化瑰宝。继承老中医的学术经验，从中可受到启迪，从而探索出新的思路和方法，使之青出于蓝而胜于蓝，对发展中医药学具有重要意义。

吕宏生老师是河南中医药大学第一附属医院内科主任医师、教授。曾兼任中华中医药学会肾病分会委员、常务委员，河南省中医学会肾病专业委员会委员。他是首批全国老中医药专家吕承全教授的学术经验继承人，第五批全国老中医药专家学术经验继承工作指导老师，河南省继承型人才培养项目工作指导老师，河南省青苗人才培养项目工作指导老师。吕师从事中医内科临床的治疗、科研和带教工作46载，擅长肾脏病诊疗，虚心好学，衷中参西。数十年来在继承先师吕承全教授以脾肾为本的学术思想和临床经验基础上，反复实践，深入挖掘，不断总结，努力提高，积累了丰富的临床经验。

编写此书的目的是通过总结传承吕师的学术思想和宝贵的临床经验，弘扬中医药文化，更好地服务于大众的身体健康，并为后学提供临证借鉴与参考。本书分医家小传、学术精华、临证精粹、弟子心悟。其中，临证精粹的典型验案部分对吕师临床诊疗难治的膜性肾病、肾病综合征、肾小管-间质性肾炎、尿毒症及继发性肾病等的医案进行了较系统的整理与分析。并介绍了吕师在传承先师学术经验基础上，经过长期的临床实践总结的经验方剂，公之于众，以希为更多的患者解除病痛。

本书系统介绍了吕师临床辨治肾脏病的学术思想和经验，擅长宏观辨证与微观辨病相结合，将中医的"亢则害，承乃治"的过盛学说与西医的高滤过学说相结合，突出辨证论治。并通过将吕师肾脏病验案的证型、治则、处方及诊疗过程，加以按语，力求客观、完整地阐述其临证经验。

本书的出版得到了河南省中医药管理局和河南中药大学第一附属医院的大力支持，在此一并致谢。

由于水平有限，我们在编写过程中，推求师意，有可能存在理解分析不到位之处，恳请同仁不吝指正，以便再版时完善提高。

张琳琪

2022 年 1 月 25 日

目　录

第一章

医家小传

一、为驱病魔，励志习医

吕宏生于 1947 年出生于河南省杞县一个中医世家。其曾祖父吕景明、祖父吕亲诏均以中医儿科、喉科为业，其父吕承全教授善治中医内、妇、儿科疾病，精于肝病、肾病、温热病，尤其是治疗急危重症及疑难病，屡起沉疴，学验俱丰。母亲娘家亦是五世中医眼科，在家乡有杞县卢氏中医眼科之名。吕师自幼受家庭环境熏陶，每当看到患者求生的期盼，其父不分贫富贵贱，一心治病救命的忘我精神、精湛的医术，以及患者劫后重生的感激之情，便感到作为一名医生，能救死扶伤，真棒！耳濡目染，吕宏生对中医产生了浓厚的兴趣，在父亲的影响下，初中即读了故事书《李时珍》，学习背诵了《药性歌括四百味》等启蒙读物，对中医有了初步的感性认识。

1968 年从郑州第九中学高中毕业后，响应党的号召，到河南省固始县下乡务农。临行前夕，父亲手把手传授吕师针灸手法和常用针灸穴位，并为其挑选了陈修园《医学实在易》、中医研究院《针灸学简编》、叶橘泉《实用经效民间单方》《中国药用植物图鉴》、张赞臣《中医外科诊疗学》、上海市中医学会《中医中药防治六病手册》等一批容易自学入门的书籍，奔赴农村。农场初建，吕师与农友到 40 里外的县城拉砖瓦盖房，途中因渴饮凉水引起急性胃肠炎，夜间吐泻至脱水，是农友们及时用架子车拉数里地，抬着架子车蹚过河水，送到公社卫生院输液2天才转危为安。农场新建不久，农家一初生4个月的小儿因患重症肺炎，经医院抢救无效死亡。埋葬患儿时其家人撕心裂肺的哭声深深地刺痛了吕宏生的心，他下定决心要学医，立志改变农村缺医少药的窘境。适逢国家推广农村合作医疗建设，吕师和数位农友积极报名，有幸被选中，经公社卫生院培训，成为一名赤脚医生，开始了一边劳动，一边学习疟疾、血丝虫病等的防疫工作，和常见的内科杂病、外伤处理等诊治工作。因医疗经费和药物紧缺，合作医疗室主要发挥了中医药简、便、廉的优势，应用针灸和中药单方，一症一方对症治疗，但并不会辨证施治。医学知识的欠缺，迫使吕师白天务农，晚上在煤油灯下学习《农村医疗手册》和中医中药相关书籍。以后只要有机会回家，即向父亲请教在实践中所遇到的疑难问题，聆听父亲讲解常见病的中医辨治方法和治疗经验，并随父亲到医院门诊侍诊，进行认病、认症学习，逐步掌握常见病的证候、辨证要点及常用方药，并在农村临床实践中应用，逐步积累医疗经验。大别山地区中草药资源丰富，吕师即拜当地名医马玉臣先生为师，先后跟随马老师四次前往大别山主峰金刚台，住在山上的农家，早出晚归，一边认药，一边采药，如黄柏、白及、七叶一枝花、桔梗、沙参、百合、草乌、柴胡、乌药等，共计采集中药一百余种，并通过学习逐步掌握了中草药炮制加工技术，部分解决了合作医疗室资金和药物紧缺的困难。在农场党支部的支持下，经过3年的努力，基本做到了常见病患者不出农场。1971年6月，吕宏生光荣地加入了中国共

4

产党。

1972年5月，河南省大专院校开始招收首批工农兵大学生，河南中医药大学分配给河南第一人口大县固始县2个招生指标，经县知青办公室和农场贫下中农推荐，吕宏生有幸被选中，成为河南省首批工农兵大学生进入河南中医学院中医系学习。学习机会来之不易，吕师非常珍惜，经过3年多的时间，系统学习了中医药学理论知识，奠定了其中医理论基础。

二、学成归来，衷中参西

1975年9月大学毕业后，吕师被分配到河南省固始县人民医院，先后在门诊中医科、传染病房工作。吕师在工作中虚心向西医学习，不仅学会并熟练掌握了气管切开、腰椎穿刺、胸腔穿刺、腹腔穿刺等多项诊疗技术，使业务水平得到了迅速提高，并且应用中医温病学理论指导临床，应用《重楼玉钥》的养阴清肺汤、《白喉忌表抉微》的神仙活命汤、单方土牛膝等治疗白喉，稀涎散治疗白喉喉梗阻，三甲复脉汤加制白附子等治疗白喉心肌炎，以及中医药以湿温辨治乙型脑炎，以春温辨治流行性脑脊髓膜炎、麻疹肺炎等，取得了显著疗效。尤其在传染科39张床位设置下，在两年多的传染病流行期间，吕师与科室同仁共收住救治白喉768例、流脑364例、乙脑147例，以及麻疹肺炎、病毒性脑炎、肺结核、骨结核、结核性脑膜炎、传染性肝炎、百日咳脑病等合计传染病1600余例。

1979 年 1 月，吕师调入黄河水利委员会黄河中心医院，在中医科从事中医内科杂病的诊疗工作。1982 年 3 月，在首届河南省中医师进修班学习一年。1984 年 7 月，被任命为黄河医院业务副院长、医院党委委员等职。其间曾主持开展黄河小浪底水利枢纽工程建设环境影响科研项目中的子项目环境医学评价等工作。

三、务实求真，潜心医术

1987 年 6 月，为继承学习父亲吕承全教授中医学术经验，吕师辞官调入河南中医药大学第一附属医院肾内科工作。1989 年 2 月被医院选派到江苏省高级肾病进修班学习一年，跟师我国著名肾病专家南通大学附属医院钱桐荪教授及蒋季杰、徐俊杰、徐学康等诸位教授，系统学习西医肾脏病专业理论和诊疗技术，为中西医结合奠定了基础。1991 年 8 月，吕师被遴选为首批全国老中医药专家吕承全教授学术经验继承人，经 3 年的耳提面命，学习继承了吕承全教授以脾肾为本的学术思想，为治疗和研究肾脏疾病，提高诊治水平和疗效打下了坚实的基础。

吕师从事中医内科肾脏病工作以来，刻苦钻研业务技术，以中医为主，衷中参西，取长补短，并积极参加腹膜透析、血液透析治疗技术的开展和推广工作。参与科研项目救肾胶囊治疗慢性肾功能衰竭的临床及实验研究，主持科研项目吕氏益泉胶囊治疗肾小管功能不全的临床疗效观察与实验研究。

四、承先启后，振兴中医

吕师曾主持和参加科研攻关课题 3 项，其中"黄河小浪底水利枢纽工程建设环境影响"（集体项目）获水利部黄河水利委员会科学技术进步奖三等奖；"救肾胶囊治疗慢性肾功能衰竭的临床及实验研究"获河南省科学技术进步奖三等奖；"吕氏益泉胶囊治疗肾小管功能不全的临床疗效观察与实验研究"获河南省科学技术进步奖二等奖。并与同道共同主编《中西医临床肾病学》，整理出版《吕承全学术经验精粹》，参编《中医肾脏病学》《当代中医肾脏病临床经验精粹》《肾衰尿毒症临床治疗学》《中医内科急症临床》等著作共 12 部，在国家和省级学术期刊发表学术论文 31 篇。

2002 年和 2003 年 2 次被河南省卫生厅遴选为"培养继承型人才"带教老师，先后带教 2 名学术继承人各 1 年，均已顺利出师。2012 年 6 月被遴选为第五批全国老中医药专家学术经验继承工作指导老师，带教 2 名学术继承人 3 年，均已顺利出师。2018 年经河南省中医管理局推荐，由国家中医药管理局批准，成立吕宏生名医传承工作室。同年被河南省中医管理局遴选为"河南省中医药学科青苗人才指导老师"，带教 3 名学术经验继承人，均已顺利出师。

工作以来，曾 2 次被评为固始县人民医院先进工作者，5 次被评为河南中医药大学"三育人"先进教职工；2 次被评为河南中医药大学第一附属医院先进工作者，1 次被评为第一附属医院优秀党员；1 次被评为郑州市医德标兵。

第二章 学术精华

吕师学术思想渊源于《黄帝内经》，私淑张仲景，效法金元四大家和明清温热病诸家，并师承吕承全教授以脾肾为本立论的学术思想，根据脏腑学说，运用八纲辨证、脏腑辨证来论治肾脏病和内科杂病，调理脏腑阴阳平衡，作为其学术思想的核心。

一、整体观念，贯穿始终

天人合一、神形合一的整体观念是《黄帝内经》的指导思想。中医学历来强调机体内部的协调统一和人与大自然的统一。中医学认为肾是人体极其重要的脏器之一，内寓元阴元阳；具有藏精生髓，其充在骨，养脑益智，开窍于耳，其华在发，主生长发育、生殖，主水，司开合而蒸化水液，为气之根而纳气，肾为胃之关，肾与膀胱互为表里等诸多生理功能；是先天之本、生命之根。其中，肾主水，即人体的水液输布运化由肾来主导，经过肺的宣肃、脾的运化输布、肾的开合，经过三焦的气化，完成水液在人体内的代谢。若其中任何一个环节出现功能异常，均可导致水液滞留而发生水肿。而肾与肺、脾二脏的关系尤为密切。外感六淫，内伤七情，不内外因，均可影响人体脏腑的正常生理活动。肾病的发生机制，主要是肺、脾、肾等脏升降出入功能发生障碍。

《黄帝内经》论水病，谓其本在肾、其制在脾、其末在肺。因此吕师认为，辨治肾脏病不能将水肿孤立地看作肾脏本病，而要有整体观念，应审症求因，辨证论治。

二、辨治水肿，先别阴阳

水肿是肾脏疾病常见的主要症状，也是中医内科学的主要病症之一。水肿病在中医文献中有许多论述和记载，如《内经》将肿胀分为水肿、肤胀、鼓胀三类。对水肿又有风水、里水、涌水之分。《难经》将水肿分为十种，张仲景在《金匮要略》中将水肿分为风水、皮水、正水、石水、五脏水等。《诸病源候论》中将水肿分为二十四种。李东垣论水肿，则分为寒、热两类。朱震亨论水肿，分为阳水与阴水。李士才论水肿，则分为虚、实两类。张景岳论水肿，则分为水肿和气肿等，众说纷纭。老师吕承全教授认为朱震亨之阳水与阴水的分类法简洁明了，临床颇为实用。《素问·阴阳应象大论》有"善诊者，察色按脉，先别阴阳"之古训，以阴阳为八纲之纲，包括了表里、虚实、寒热在内。

水肿病的症状在临床上表现复杂，而且难治。老师吕承全教授认为，识别水肿症状的属性是辨证的关键，必须熟悉。水肿症状虽呈百态，但根据脏腑所主及经络所循行部位之不同，鉴别亦有章可循。如张仲景在《金匮要略》中提出"诸有水者，腰以下肿，当利小便；腰以上肿，当发汗乃愈"的鉴别经验。概括性地分辨出腰以下肿多与脾肾相关，实质上多为阴水；腰以上肿多与肺卫相关，实质上多为阳水。如在临床见患者头面及皮肤水肿为主，触诊头旋处头皮水肿如海绵样手感者，多判断为阳水证，即使患者没有咳嗽、流涕、恶风寒、脉浮等其他表证，立法拟方中也可依症加用祛风药以宣肺利水，多能取得较快消除水肿的效果。而头皮不肿，以腰以下水肿为主，或伴有胸水、腹水、阴囊水肿，脉沉细或缓或沉弦者，则多判断为阴水证，立法拟方则以调理脾肾为主，扶正祛邪为要。至于腹部肿大，阴下湿冷，足冷，面反瘦者，多与肾阳虚有关；眼胞、四肢水肿为主，肢体不温，大便溏薄者，则多与脾阳虚相关。从水肿部位发展变化来看，凡水肿自下向上发展者，多属阴水；凡水肿自头面向下发展者则多为阳水。这些经过望闻问切得来的鉴别方法在临床上经实践验证，切实可用，是前人总结出来的宝贵临床经验，是中医特色，是用西医理化检验所替代不了的。因此要牢固树立整体观念，重视四诊，对重要症状进行调查分析，透过现象看本质，抓住主要矛盾，才能把握好病机。

三、谨守病机，以平为期

病机学说是中医用来阐明疾病发生、发展和变化规律的学说，旨在揭示疾病的本质。中医根据疾病的病机变化来辨证论治，是确定理、法、方、药的重要理论基础。六淫之邪不仅外感致病，亦可内伤脏腑。《内经》依据诸多疾病的繁杂症状进行分析归纳，总结出"病机十九条"的辨证规律，是对疾病进行正确诊断和防治的有效路径。分析病机包括引起疾病的病因、脏腑的定位、病情的性质、患者的体质，以及外在的环境、气候的变化等，因人、因地、因时地分析每一个患者的不同特性，以及疾病的动态变化，从中探讨其病机的衍变过程和规律。

肾脏病多以水肿为主要临床表现，吕师认为，水肿，湿邪也。湿之属性为阴邪，重浊黏滞，易遏伤阳气，阻碍气机。湿邪伤人，有外感中湿、有内伤中湿。皆因体虚，苟有不谨所致。而对于引发水肿的诱因，《素问·骨空论》云："风者，百病之始也。"风为阳邪，其性开泄，易伤人阳气，主动，善行数变，四时均可致病，为六淫之首。风邪来袭，每易夹寒、热、湿、暑等时令之邪，或与身中素有之火、湿、积之邪相因为患。临床肾病之所以难治，不仅与其病邪属性相关，而且与其病机复杂密不可分。因此，应辨析肺、脾、肾三脏虚损，六淫、积、瘀诸邪何为主要病机，抓住主要矛盾，虚者补之，实则泻之，脏腑阴阳平衡，则肾病方可向愈。

四、脾肾为本，重在调气

吕师师承吕承全教授以脾肾为本立论的学术思想，作为学术思想的核心，源于 1991 年 3 月跟师吕承全教授的一次会诊。患者张某，女，26 岁，患甲亢 1 年，妊娠 3 个月期间因感冒发热，当地医院给予氨苄西林治疗，引发急性肾功能衰竭，给予导尿、终止妊娠后继发尿路感染、子宫内膜炎。人工流产后在当地医院透析 17 次，一直无尿，转我院后又透析 13 次，小便日解仅 80mL 左右，由于患者不控制进水量，曾发生 4 次急性左心衰。请吕承全教授会诊时患者已 47 天无尿。吕承全教授诊视患者后批评吕师：只顾通腑降浊，血液透析对症治疗，患者心肾俱衰，怎么不重视匡扶正气？！遂以温补心肾、化瘀利水法治疗。处方：黄芪，淡附片，红参，茯苓，葶苈子，猪苓，泽泻，白术，丹皮，桃仁，红花，上肉桂粉，鹿茸粉。急煎服。上方服至第9剂，尿量增至700mL，尿蛋白（+++），血生化：尿素氮17.8mmol/L，血肌酐536μmol/L，二氧化碳结合率16mmol/L，遂停止透析。辨证为心肾两虚，邪气已退，继守上方略有加减，益气养血，阴阳双补。共治疗3月余，尿量增至1700mL，尿蛋白（++），血生化：尿素氮7.85mmol/L，血肌酐239μmol/L，二氧化碳结合率18.6mmol/L，病情好转，带药出院，门诊治疗。此病案对吕师教育意义甚大，再读李东垣《儒门事亲》"脾胃为后天之本"及张景岳《类经》有关"肾为先天之本"的论述，对吕承全教授以脾肾为本为核心的学术思想，理解得可谓刻骨铭心。自此以后，吕师临床诊病，立法拟方，非常重视维护脾肾之正气。

吕师认为，调理肺、脾、肾三脏功能，疏通三焦水道，乃是治疗肾病的关键。因此，辨治水肿主张重在调理脏腑之气，以利水消肿。诸如宣肺利水、健脾利水、温阳利水、益气养血、化瘀利水，以及攻补兼施等，拟方配伍，力求严谨，意在扶阳抑阴。

五、久病血瘀，活血通络

在肾脏病患者中血瘀兼证最为常见，引起血瘀兼证的因素很多。如慢性肾炎病程绵长，久病肺脾肾诸脏腑虚损，而肺主一身之气，脾为后天之本、气血生化之源，肾为先天之本、主封藏精微。三脏俱虚，功能失调，导致气血不足。气血互根，气行则血行，气虚则无力鼓动血液运行，血行不畅，则形成本虚致瘀证。再如不少慢性肾脏病不同程度地存在高脂血症和凝血功能异常，并以水肿为主要表现。水湿为阴邪，重浊黏滞，易遏伤阳气，阻碍气机。慢性肾炎久治不愈，阳气被遏，阳虚则阴寒内生，血液喜温而恶寒，血液若遇寒则泣不能流，凝滞成瘀。肺脾肾三脏功能失调，不能化气行水，致水湿稽留。血与水的关系密切，若水湿内停，气机受阻，气机不畅均能影响血液的正常运行，形成瘀血证。血运不畅，瘀血阻络，瘀血不去，则新血不生。血虚不能荣养脏腑经络四肢百骸，则反过来进一步导致脾肾固摄无权，气化不利。导致肾病进一步恶化。吕师在辨证治疗肾脏病时，从舌质鉴别，但见其舌质紫暗，或有瘀点者，多为气滞血瘀证，而舌质胖大，舌质淡暗者，则多为气虚血瘀证。对伴有血瘀兼证者，临床应用活血通络法，常选用血府逐瘀汤、补阳还五汤等活血化瘀药配合治疗。从血分求治，常能提高疗效。

六、衷中参西，取长补短

吕师出身中医世家，曾对西医肾病专业进行了一年系统的进修学习。吕师认为，中医和西医各有所长，亦各有所短。辨证论治为中医的精髓，而西医之病理研究、理化检验技术之长，可弥补中医四诊之不足。例如《素问·六微旨大论》

云："亢则害，承乃治，制则生化，外列盛衰，害则败乱，生化大病。"西医研究肾小球滤过过程及其调节认为："肾小球毛细血管血流量及跨毛细血管静水压增高造成肾小球内高灌注状态，这是造成肾单位结构变化及肾小球硬化的原因。高蛋白饮食可加重这种高灌注状态，而使用血管紧张素转化酶抑制剂选择性抑制出球小动脉压力，削弱这种状态，从而可延缓病变进展。"通过学习，各取所长，在实践中以中医为主，将西医的肾病高滤过学说与中医学"亢则害，承乃制"的阴阳平衡理论相结合，将宏观辨证和微观辨病结合起来，认识疾病会更深刻。在临床实践中才能发现新问题、研究新问题，并有所创新。

吕师主张中西医结合，他认为，现代科技的许多检验设备和技术，西医能用，中医也能用。因中医学也是开放性的，对新技术、新方法，同样会兼容并包。这些新技术、新方法，不仅延伸了中医学的望闻问切诊疗方法的精度和深度，而且这些诊查指标的正常值作为人体阴阳平衡的达标标志更加具体。同时反映了人体阴阳失衡的两个不同的侧面。因此，吕师主张：衷中参西，宏观辨证与微观辨病相结合，根据脏腑阴阳失衡的具体情况，分别采用祛邪安正法，或扶正祛邪法，目的均是使人体内环境阴阳达到新的平衡。

以肥胖相关性肾小球病为例，该病多由家族遗传因素和落后的饮食生活习惯所诱发。肥胖相关性肾小球病于 1974 年由 Weisinger 等最早报道，是近些年才引起人们重视的疾病。肥胖相关性肾小球病和代谢综合征多数具有高血压、高血脂、高尿酸、大量蛋白尿，甚至高血糖等代谢异常因素，均能使肾小球产生高滤过，并由此导致肾功能损伤，甚至肾功能恶化，可谓五毒俱全，是认识高滤过因素损害肾脏最具有代表性的疾病之一。肥胖相关性肾小球病患者多形体丰硕，发病隐匿，在其肾功能衰退之前，临床多无不适体征，致使中医无证可辨。因此，需与理化检查相结合，才能辨证有据。

肥胖相关性肾小球病属中医学的痰湿、肥人范畴。痰湿为阴邪，重浊黏滞，易遏伤阳气，阻碍气机。痰之所生，无不由乎脾肾。脾喜燥恶湿，湿盛则为饮为痰；肾属水，水泛亦为痰。高脂血症的产生与肝、脾、肾三脏功能失调关系最密切，其中以脾肾尤为重要。吕师针对肥胖相关性肾小球病和代谢综合征所具有的高滤过因素，认为患者胃强脾弱，又素嗜肥甘油腻，致脾胃运化失调，蕴湿生痰，气血运行瘀阻，湿瘀互结导致本病。本病以正虚为本，湿、痰、瘀、浊为标，属于本虚标实之证。另外，肝肾阴虚、肝郁化火也能影响水谷精微的代谢，导致水液痰湿稽留，形成肥胖。

吕师针对肥胖相关性肾小球病和代谢综合征所具有的高滤过因素，认为是人的机体内脏腑阴阳平衡失调的亢逆之象，在辨证治疗的基础上，主张给予理气、化瘀、消导三法为主，意在使脏腑气和志达，气血通调，阴阳平衡。吕师辨治肥胖相关性肾小球病和代谢综合征，首先要求患者拟定减肥目标，节食减肥，加强运动。并告知患者，若不达标，与放弃治疗无异。再拟定治疗方案，选用具有纠正或消除这类高滤过因素的中药。如患者形体丰腴，饮食自倍，消谷善饥，胃热炽盛者，吕师拟方重用苦寒的黄连、大黄为君药以清阳明胃肠积热，伍用厚朴行气除胀；丹参、当归、川芎、三棱、莪术、桃仁、川牛膝以活血通络、宣通气血；反佐辛温之肉苁蓉、巴戟天以补肾壮阳。结合西医有关损害肾脏功能的高滤过指标，祛邪安正。例如，辨治高脂血症酌情选用山楂、荷叶、决明子、酒大黄、泽泻等具有降血脂作用的中药；辨治高血糖，上消选用桑白皮、地骨皮，中消选用黄连、葛根、生石膏、知母，下消选用枸杞子、牛蒡子、胡芦巴等具有降血糖作用的中药；辨治高尿酸血症选用白虎汤、四妙散、土茯苓、萆薢、威灵仙、车前草、葛根、山慈菇等具有降血尿酸作用的中药；辨治高血磷常用煅牡蛎、鸡血藤、淫羊藿等具有补钙，促使钙吸收的中药，以降低血磷水平，纠正甲状旁腺功能亢进。治疗肾性高血压常选用天麻钩藤饮为主方加减，平肝祛风、清热化痰；或选用二仙汤为主方加减，清肝火、温肾阳。如若中药降血压效果不达标，可与西药联合应用，如钙拮抗剂、血管紧张素转化酶抑制剂、血管紧张素酶抑制剂、β受体抑制剂等西药降压药等，将血压控制在 130/90mmHg 左右。同时纠正肾性贫血、酸碱失衡和电解质紊乱等内环境失衡。吕师强调中医辨证治疗与西医对症治疗相结合，务必要求将体重、血压、血脂、血糖、血尿酸、血磷等生化指标控制在正常范围，对保护肾功能，改善预后，非常重要。可使许多患者病情得到缓解，或不同程度地延缓慢性肾功能衰竭的发生。

七、三分治疗，七分调养

大凡中医治病，有"三分治疗，七分调养"之说，吕师治病，非常重视患者的饮食宜忌。随着医学的发展，疾病谱的变化，预防医学和康复医学日益受到重视。中医的食疗、起居调养是康复医学的重要内容。吕师查阅膳食资料，总结出肾脏病患者不宜高蛋白、高脂肪饮食。并经多年临床观察发现，尤其是要忌食羊肉和酒类。因这些日常高蛋白、高脂肪饮食的患者进食羊肉后可造成高脂血症，引起肾小球高滤过，导致不同程度的大量蛋白尿，加重肾脏损害，甚至肾功能恶化。据相关研究，肾脏病患者肾功能正常者所食用食物中，蛋白质、脂肪的摄入量各控制在标准体重每日 1g/kg 左右；而慢性肾功能不全的患者，蛋白质、脂肪的摄入量各控制在标准体重每日 0.8g/kg 左右；至于慢性肾功能衰竭的患者，蛋白质、脂肪的摄入量各控制在标准体重每日 0.6g/kg 左右。即使部分肾脏病患者经治疗仍不能完全缓解，但限制蛋白质和脂肪的摄入量后，亦能使尿蛋白量减少 15% ～ 25%，而且在一定程度上能延缓肾脏病进展。因此，吕师对首诊的肾脏病患者非常重视医嘱，详细列出饮食宜忌，如禁忌食用辣椒、羊肉、酒类；对可进食的蛋、奶、鱼等蛋白类和猪肉、牛肉等脂肪类，分别计算标准体重每日需要量等，使肾脏病、患者的病情得到减轻，复发的患者明显减少。

第三章　临证精粹

第一节 专病论治

吕师从事中医内科诊疗及带教工作已46年,在长期的临床实践探索中,将中医的宏观辨证与西医的微观辨病相结合,理论指导实践,实践充实理论,积累了较为丰富的临床经验,并有所创新。

一、IgA 肾病

IgA 肾病是一组以免疫病理学诊断名称为病名的常见疾病,属原发性肾小球肾炎。特征:肾组织活检显示肾小球系膜区有以 IgA 免疫复合物为主的颗粒沉积物。在临床上主要表现为与感染有关的反复发作性血尿,或同时伴有不同程度的蛋白尿,或高血压,或伴有不同程度的肾功能损害。

(一)病因病机

IgA 肾病属中医学的"尿血""虚劳"等范畴。本病主要是因外感风热,或湿热毒邪,或阴虚体质,阴虚内热,邪热迫血妄行,或瘀血内阻,血液不循常道,或脾虚气弱,气不摄血所致。其中肝肾阴虚,或气阴两虚是病之本,风热及湿热毒邪是病之标。故治疗宜根据标本缓急随证治之。特别注意清热凉血、活血化瘀、健脾益气、滋阴补肾等诸法的合理应用。

（二）辨证论治

IgA 肾病的发生多与人体的黏膜炎症密切相关。因 95% 以上的免疫球蛋白 IgA 是由呼吸道、胃肠道等黏膜分泌的。在人体防御机能低下的时候，细菌、病毒等多种抗原侵袭机体，与抗体免疫球蛋白 IgA 相结合，产生的免疫复合物，透过黏膜，经血液循环，沉积在肾小球内，激活补体，损害毛细血管内皮而发病。在临床上主要表现为与呼吸道、消化道等黏膜感染相关的反复发作性血尿，可同时伴有不同程度的蛋白尿。吕师认为，IgA 肾病是在正虚的基础上感受风、湿、热等外邪，致使肺、脾、肾三脏功能失调，临床上多见热、瘀、虚三者互结，致其病情反复，病情缠绵，迁延难愈。

针对 IgA 肾病的辨证分型标准，国内辨证分型尚未统一，有的分型颇为庞杂，不实用。南京博大肾病医院王刚教授首次提出将该病分为热结咽喉证、脾虚湿热证、肾虚湿瘀证辨证施治。吕师认为王刚教授的辨证分型切中病机，简洁实用，颇为推崇。

1. 热结咽喉型

本型以咽炎血尿综合征等临床表现为特点。中医藏象学认为咽属胃，喉属肺，即咽喉为肺胃所属。咽喉炎常因外感风热毒邪，或外感风寒之邪，入里化热，壅滞于肺胃，下迫于肾与膀胱，络脉受损，迫血下行而发病；亦可因过食辛辣炎燔，胃腑实热，气血两燔，热毒上攻，熏蒸咽喉，下迫于肾与膀胱而发病。其临床多表现为咽喉肿痛，或伴有乳蛾肿大，甚至化脓。或咽痒咳嗽，或伴有发热头痛，或伴有尿道灼热，小便短赤，镜下血尿，甚至肉眼血尿，大便偏干。舌苔薄白，或薄黄。脉浮数或弦数。治宜清热利咽、疏风宣肺、凉血止血。吕师常选用《喉科紫珍集》中的清热利咽汤加减。方药组成：金银花，连翘，玄参，生地黄，薄荷，荆芥，防风，牛蒡子，桔梗，栀子，黄芩，白茅根，酒大黄，牡丹皮，甘草。若 IgA 肾病久病迁延不愈，脏腑亏虚，虚火上炎为主者，其临床多表现为咽喉哽哽然干咳，咽部干痒不适，或伴扁桃体肥大，口干不渴，精神疲惫，气短乏力，舌质红，或舌干少苔，脉细数。治宜滋阴清肺。吕师常选用《闫氏小儿方论》中的甘露饮合《小儿药证直诀》中的六味地黄汤加减。方药组成：生地黄，熟地黄，牡丹皮，麦冬，天冬，黄芩，枳壳，山药，茯苓，枇杷叶，茵陈，山茱萸，甘草。

　　吕师在 1989 年即发现，如果 IgA 肾病患者首发症状以咽喉肿痛为主要表现，而且 IgA 肾病病情反复多在咽喉肿痛以后发作，体格检查扁桃体明显肿大增生，且难以消肿者，临床观察，做扁桃体切除手术后，最初几天患者尿检中的蛋白尿、血尿会一过性增多，随着手术创口的愈合，大多数 IgA 肾病患者的蛋白尿、血尿能够消失或减少。尽管 IgA 肾病患者的扁桃体切除后，其 IgA 肾病的病理虽难以改变，但减少感染灶后，多数患者病情的复发次数明显减少，检验指标明显改善。故凡见 IgA 肾病患者如若扁桃体明显肿大增生，且难以消肿，甚至化脓感染者，吕师多主张扁桃体切除治疗。

血尿是 IgA 肾病的主要症状之一，并以持续性血尿为特征，治疗颇为棘手。IgA 肾病在外邪侵袭时出现的红细胞和潜血，若用常规用的大蓟、小蓟、地榆、白茅根等止血类药物见血止血，则越止越瘀，很难消除。吕师经多年探索，结合络脉学说的研究，认为 IgA 肾病的血尿，多由血热妄行，伤及肾络，兼有血瘀所致，故辨治 IgA 肾病的血尿，多选用紫草、牡丹皮、水牛角、益母草、赤芍药、酒大黄、三七粉等这类凉血化瘀药。这类中药不仅具有凉血止血之功效，而且具有活血化瘀的双向调节作用，经实践验证，取得了较为满意的疗效。至于气阴两虚兼有湿热的患者，辨治当选用益气养阴类中药，如黄芪、太子参、麦冬、山药、山茱萸之类，清化湿热选用白花蛇舌草、薏苡仁、生甘草之类，滋补肝肾选用女贞子、旱莲草等清补之品为主，少量应用熟地黄、蒸何首乌、鳖甲、龟甲等滋腻之品，在辨证的基础上可酌加大蓟、小蓟、地榆、白茅根等止血药辅助治疗。吕师体会，肾病兼有血尿、潜血者，止血疗效最好的是大黄、水牛角、益母草、赤芍、紫草。

2. 下焦湿热型

本型多因湿热之邪蕴积下焦，热伤血络所致。其临床以肉眼血尿，或镜下血尿，小便色黄或赤，尿频，或伴小腹隐痛不适，大便黏滞，腰酸困痛，舌苔或黄或腻，脉细数或滑数为表现。本型以尿路刺激征，或肠炎、血尿等临床表现为特点。治宜滋肾清热、利水通淋。可选用《伤寒论》中的栀子柏皮汤合猪苓汤加减：栀子，黄柏，猪苓，茯苓，泽泻，生地黄，阿胶，滑石，酒大黄，甘草，玉米须。

3. 脾肾两虚型

本型多因脾虚不能统摄血液，肾虚封藏失司，致血不循常道，下行从小便而出。其临床表现为神疲乏力，头晕目眩，腰膝酸软，咽干。若以肾阴虚为主者，可见尿红尿赤，大便干，潮热盗汗，手足心热，舌质红瘦，舌苔薄黄，脉沉细弱。若以脾虚为主者，可见尿色淡红，大便溏泄，自汗怕冷，舌质淡胖，舌苔白，脉沉细。以脾虚为主者，治宜健脾补肾、清热利湿，可选用《太平惠民和剂局方》中的参苓白术散加减：黄芪，党参，白术，薏苡仁，山药，炒扁豆，茯苓，赤小豆，车前草，益母草，水牛角，小蓟，甘草。若以肾虚为主者，治宜益气补肾、清利湿热，可选用参芪地黄汤加减：黄芪，太子参，生地黄，山药，女贞子，旱莲草，茯苓，泽泻，山茱萸，白花蛇舌草，生甘草。另外配合应用雷公藤多苷片，每次 2 片，每日 3 次，口服。因饮片雷公藤有一定的毒性，用其成药，剂量容易掌握，使用方便。

（三）饮食宜忌

吕师治疗 IgA 肾病，非常重视患者的饮食宜忌。认为过食辛辣厚味，易积湿生热，阻滞气血经络，而变生他病。因此吕师每于处方用药后，多反复叮嘱患者饮食宜忌。特别是 IgA 肾病以血尿为主的患者，要求忌食辣椒、酒类、羊肉。少食慎食如草莓、李子、杏、樱桃、葡萄、橘子、荔枝、桂圆、芒果、榴莲等容易上火的热性食物。以蛋白尿为主的患者，蛋白质（鸡蛋、牛奶、鱼类）和脂肪类（肉类）以每千克标准体重每日各 1g 计算一个大致范围，避免因高蛋白、高脂肪饮食引起肾小球高滤过，加重肾损害。至于 IgA 肾病伴有慢性肠胃炎的患者，要忌食梨、香蕉、甜瓜、哈密瓜等易引起腹泻的生冷瓜果。防止加重病情。

二、特发性膜性肾病

吕师基于对特发性膜性肾病"正虚为本，风、湿、积、瘀为标"病机的认识，提出了"辨、调、扶、养"四法为原则辨治膜性肾病的经验。"辨"即详辨六淫之邪及所伤脏腑；"调"即调理肺、脾、肾三脏之气，疏通三焦，利水消肿；"扶"即益气固表，健脾渗湿，补肾固精，扶正固本；"养"即饮食调养。吕师认为六淫、积、瘀皆可导致肺、脾、肾对水液的输布异常，且风湿贯穿病程始终，为疾病中心环节。临证时首当详辨肺、脾、肾三脏虚损，以及六淫、积、瘀诸邪何为主要病机。结合理化检查指标，宏观与微观相结合，围绕风湿之邪，祛邪安正，或扶正祛邪，调理脏腑阴阳，以平为期。

目前普遍认为特发性膜性肾病是肾脏发生的特异性自身免疫性足细胞病。循环中的自身抗体与足突上的靶抗原结合，形成免疫复合物沉积在上皮下，激活补体系统，诱发肾小球毛细血管损伤，出现蛋白尿。其病理特征为弥漫性肾小球基底膜增厚伴上皮细胞下免疫复合物沉积。其病因未明，男性居多，多在成年以后发病。其在临床上起病缓慢，以蛋白尿

呂宏生 论治肾脏病

为主,多呈现肾病综合征表现,少数患者伴有镜下血尿。当前西医对膜性肾病主要治疗方案是:①限制患者脂肪和蛋白质的摄入量各为每日每千克理想体重0.8g;②应用血管紧张素转换酶抑制剂或血管紧张素酶抑制剂类降压药物;③应用钙调磷酸酶抑制剂;④抗凝治疗;⑤降脂治疗等。目的是保护肾功能,延缓肾病的发展。而中医药在辨治膜性肾病,提高疗效等方面具有独特的优势。吕师主张在中医宏观理论指导下,结合西医的微观辨病,充分运用中医独到的四诊方法,以弥补西医理化检查的不足,辨证与辨病相结合,提出了"辨、调、扶、养"四法辨治膜性肾病;并参考中药的现代药理研究,使临床疗效得到了进一步提高。现将吕师辨治特发性膜性肾病的经验介绍如下。

(一)察色按脉,详辨六淫、脏腑虚损

吕师认为,膜性肾病属中医学的水肿范畴。水肿,湿邪也。湿之属性为阴邪,重浊黏滞,易遏伤阳气,阻碍气机。湿邪伤人,有外感中湿,有内伤中湿。皆因体虚,苟有不谨所致。对于引发水肿病的诱因,《素问·骨空论》云:"风者,百病之始也。"风之属性为阳邪,其性开泄,易伤人阳气,主动,善行数变,四时均可致病,为六淫之首。风邪来袭,每易夹寒、热、湿、暑等时令之邪,或与身中素有之火、湿、积之邪相因为患。临床膜性肾病之所以难治,不仅与其病邪属性相关,而且与其病机复杂密不可分。因此应辨析肺、脾、肾三脏虚损,以及六淫、积、瘀诸邪何为主要病机。

风与湿相合,遏伤阳气,阻碍气机,可致脏腑功能失调,变生他病。伤于风者，上先受之。肺位于上焦，主皮毛，主气，司呼吸，具有宣肃之功，为水之上源。但凡风邪袭人，不论何处感受，必内归于肺。若风邪犯肺，则腠理开泄，风湿相搏，肺失宣肃，水湿稽留，发为水肿，缠绵难愈。临证所见，面目庞然浮肿，鼻塞流涕，喉痒咳嗽，表虚者汗出恶风，表实者无汗恶风，脉象或浮，或缓。若风湿兼夹寒邪，则伴头痛、畏寒怕冷、肢体游走疼痛，脉象紧，舌苔薄白；若风兼夹湿邪，则伴头重如裹、肢体困重、白带增多、大便溏泄，脉象或濡或滑，舌苔白或腻；若风湿兼夹热邪，则伴小便浑浊、发黄，大便黏滞不爽，或皮肤湿痒；若风湿兼夹暑邪，则伴面垢多汗、身热不扬、胸闷困倦、恶心纳差、尿黄便溏，脉象或濡或滑，舌苔白或黄或腻等，皆为风湿兼热之象。需要注意的是，有些膜性肾病在临床上并无寒热表证，但头旋处水肿明显，而下肢水肿较轻。吕师依据头为诸阳之会，及张仲景的"肿在上""肿在下"的水肿分类法，仍将其归为阳水范畴。

《素问·至真要大论》说："诸湿肿满，皆属于脾。"脾胃位于中焦，脾与胃互为表里，脾主运化，又主统血，胃主受纳，腐熟水谷，脾升胃降，燥湿相济，共同完成水谷的消化吸收与输布，为气血生化之源，后天之本。脾胃运化输布升降失调是导致膜性肾病水肿加重最常见的病理机制，脾胃病有虚实寒热之分。其虚证为脾胃虚弱，甚或脾阳衰微，无力运化输布水津，完谷不化，湿邪内生，则为饮为肿。患者口淡无味，不思饮食，胃脘痞满，大便溏泄，四肢水肿，脉沉细无力，舌质淡胖，苔薄白。而实证则为感受寒湿之邪，脾阳受遏，不能运化输布水津，水湿稽留，则为痰、为饮。若湿在上焦，则可引起眼胞水肿，胸膈满闷；若湿邪阻遏清阳，则可引起头晕眩冒。若湿困中焦，则可引起口干不欲饮，纳差便溏，脘腹痞满，恶心呕吐；若兼夹寒邪，则伴腹痛，大便溏泄，肢体沉重，四肢水肿，脉沉滑，舌淡，苔厚腻。若兼夹阳明胃中积热，则可助湿生痰、生积、生痛，变证蜂起。临床所见，口干喜饮，口舌糜烂，牙龈肿痛，咽喉肿痛，脘腹胀满，或嗳腐嘈杂，吐泻酸臭，五心烦热，肛门灼热，大便燥结，或大便黏滞不爽，小便短赤，水肿加重，甚或吐血、尿血、衄血。舌红苔黄，脉数实有力，舌质红光少苔，或舌苔黄燥。若湿在下焦，临证所见：腰以下水肿、大便溏泄、小便短少、妇女带下等，脉象沉细或缓或濡或滑，舌苔薄白或腻。

《素问·太阴阳明论》云："伤于湿者，下先受之。"肾居下焦，内寓真阴真阳，为水火之脏，主封藏，主水，司开合，为生命活动之根、先天之本。肾与膀胱互为表里，膀胱主蓄津液，其化气行水，则需肾气之蒸腾。水为肾所主，其开合、蒸腾化气行水的功能失调是导致膜性肾病水湿泛滥的主要病理机制。肾病多为肾虚证，但有肾阳虚和肾阴虚之分。肾气（阳）虚，因虚不能温化水液，致水湿泛滥，外溢于肌肤所致水肿。患者周身水肿，下肢尤甚，按之凹陷没指，小便短少，腰膝酸软，下肢发凉，或兼有呼吸气促，喘咳痰鸣，舌质淡胖，苔白，脉沉细。而肾阴虚证，因肾精亏虚，不足以制阳，临床症见：头晕目眩，耳鸣耳聋，口咽发干，牙齿松动，失眠健忘，五心烦热，遗精盗汗，腰膝酸痛，舌质红，脉细数。

（二）辨治水肿，重在调脏腑之气，扶正固本

膜性肾病以风湿之邪为患，遏伤阳气，阻碍气机，可引起肺脾肾三脏功能失调，气血阴阳不足，使水湿稽留，精微外泄。故调理肺脾肾三脏之气，疏通三焦，方能使水津正常运化输布。

1. 通宣理肺，祛风除湿

膜性肾病易兼有外感风邪等证，是病情加重的诱因。吕师认为，膜性肾病在临床虽以阴水证多见，当其兼有外感之邪时，仍当急则治其标。既然感冒的主要病因是风邪，祛风当用辛散。由于四时气候的不同，风邪的侵袭往往兼夹不同的时气，常见的有风温和风寒之不同。在应用辛散剂时则又有辛凉和辛温之差异，这是辨治感冒的基本法则。然而，膜性肾病系风湿之邪为患，治疗其兼夹外感，不能简单地应用辛散药宣肺利水。吕师认为，因风邪无形而湿有形，风气速而湿气滞。治疗有风易却而湿难除的特点。《素问》有"湿伤肉，风胜湿"之论，故主张将辛散解表药与汉防己、防风、羌活、雷公藤、青风藤等燥湿祛风药合用，引而扬之，以通宣理肺、燥湿祛风，常能取得较好的利水消肿疗效。即使没有外感表证，若舌苔腻，湿气较重时，亦可在组方中酌加燥湿祛风药，若应用得当，不仅可阻逆水肿病情恶化，甚至可扭转病情的进展。现代中药药理研究证实，这类祛风燥湿药具有免疫调节作用，应用后多可取得明显的利水消肿的疗效，并能减轻蛋白尿。在此基础上，膜性肾病兼夹风热者，宜辛

凉解表，可酌加金银花、菊花、牛蒡子、薄荷等；兼夹风寒者，宜辛温解表，可酌加荆芥、防风、麻黄、桂枝、葛根、生姜之类；兼夹暑湿者，则清暑化湿，多选用藿香、佩兰、香薷等；兼夹湿热者，宜清利湿热，可选用麻黄连翘赤小豆汤及黄芩、黄柏、栀子等；祛湿解表可选用羌活胜湿汤等。还须注意，应用辛散药，中病即止，切记不可专泥于发散法，恐腠理益疏，脾气益虚，邪乘虚入，病反增剧。若遇虚人伤风，屡感屡发，形气病气俱虚者，皆因用辛散太过所致。治法当虚者补其母，不治肺而治脾，解表兼实肺气，补中益气，可选用玉屏风散、参苏饮、补中益气汤等，亦可加用人参、黄芪、甘草以补脾，佐以解表药桂枝以祛邪。肾病若兼有外感，且饮食不节，荤酒不戒，胃肠积热，以致轻病变重，表里俱实者，治当解表清里为要，可仿用防风通圣散加减，解表清里，或加用炒牵牛子、焦山楂、槟榔、大黄等消积导滞之类，清里泄热，则表证易解。

2. 调理脾肾，化气行水

膜性肾病初起，风湿为患，多呈现面目及全身水肿，小便短少者。吕师认为这类患者属于卫表不固，湿阻气机，脾阳被遏所致。拟方常选用防己黄芪汤合五皮散为主方，酌加桂枝、防风、玉米须、姜黄等，以益气祛风、健脾燥湿、行气利水，消除蛋白尿，有较好疗效。

膜性肾病临床所见，多数患者无明显诱因，以腰以下显著水肿、小便短少为主症，部分患者伴有晨起即大便，甚至五更泄泻，手足不温。其脉沉细，舌质淡胖，苔白。证属阴水，多由脾肾两虚、脾肾阳虚所致。《医学入门》主张：阴水宜苦温燥脾胜湿、辛热导气扶阳。常规治疗脾肾两虚（阳虚）证，多选用实脾饮、真武汤、济生肾气汤、五皮散等；水肿严重者选用陈修园的消水圣愈汤等；水肿轻微，大便正常者，选用金匮肾气丸等；五更泄泻严重者酌加附子理中汤、四神汤、真人养脏汤等。经多年临床应用温补脾肾法治疗，能使大部分膜性肾病患者水肿消退，但仅使约 1/3 患者尿蛋白转阴，疗效不佳。吕师结合西医对肾病的研究，发现部分膜性肾病患者存在低补体血症。临床观察发现这类患者多为肾气（阳）虚，或脾肾两虚的患者。现代中药药理研究发现，鹿茸、肉桂两味中药均有抑制补体的作用，其中鹿茸能促进核糖核酸和蛋白质的合成。鹿茸主要的抗补体多糖为含有硫酸软骨素样氨基葡聚糖的复合多糖，可明显增加小鼠网状内皮系统的吞噬功能，并具有明显的抗脂质过氧化作用、抗应激作用及明显的抗炎作用。其抗炎作用与其对肾上腺皮质的刺激作用有关。肉桂的同种植物桂枝浸膏在肾炎研究中对嗜异性抗体反应显示出抑制补体活性作用，具有较强的抗过敏反应；在抑制炎性肿胀上，桂枝作用最强。吕师将鹿茸粉和上肉桂粉按 1：3 的比例配伍，混匀后装入 0 号胶囊内，取名益泉胶囊，每次 2 粒，每日 2 次，口服。自制益泉胶囊具有补火助阳、补益精血、化气行水之功，与中医常规应用健脾温肾、化气行水方药结合，治疗肾气（阳）虚膜性肾病，消除蛋白尿，取得了较为显著的疗效。

　　膜性肾病湿热内蕴型在北方临床较为少见，其发病多在夏秋之季，感受湿热之邪，若出现大便黏滞，尿黄尿少，四

34

肢水肿，脉沉滑，舌苔白腻或黄者，证属肾虚水泛，兼夹暑湿，邪在气分，蕴结三焦。拟方选用三仁汤加减，宣畅气机、清利湿热。守方守法治疗，亦能使尿蛋白转阴。

膜性肾病用气分药久治不效，并伴有大量蛋白尿者，久病必瘀。多由气滞血瘀或气虚不能鼓动血行，致使血行不畅而凝滞。临证所见，但凡局部疼痛、青紫，面色黧黑，肌肤甲错，舌色紫暗，或有瘀点，脉沉细涩等证候，多为血瘀之证，治宜活血化瘀。吕师临证时气虚血瘀者选用补阳还五汤加减；气滞血瘀者选用血府逐瘀汤加减，也可选用川芎、姜黄、积雪草等活血化瘀药。这类药具有分解免疫复合物、抗纤维化的作用，能对肾小球的损害起到良好的保护作用。

（三）中西医结合治疗肾脏病存在的问题及对策

吕师门诊的膜性肾病患者中，多是应用激素等免疫抑制剂后，因免疫功能被抑制，正气不足，感冒反复发作，致形气病气俱虚。吕师认为激素为纯阳之品，若久用，或应用不当，则易耗气伤阴，引起阳常有余，阴常不足之阴虚火旺证。故辨证立法多配合滋阴降火类中药，如知柏地黄汤、大补阴丸等方剂，壮水之主，以制阳光，平衡阴阳，减轻激素副作用。撤减激素困难者，因长期应用激素，肾上腺皮质功能被抑制、减退，库欣综合征减退或消失。若要肾上腺皮质功能逐渐恢复，则需重用生地黄、熟地黄、淫羊藿、巴戟天、肉苁蓉等滋肾壮阳之品，守方守法坚持半年以上，促使消失的库欣综合征再次显现出来，方有利于激素的撤减停用。在使用激素期间，患者多会出现食欲旺盛表现。若饮食不节，宿食停滞，胃有积热者，亦会导致蛋白尿增多。故须节食，并选用保和丸、大黄、焦山楂、炒二丑、黄连之类，消积导滞，以祛邪安正。

因治疗膜性肾病疗效不佳，临床治疗用他克莫司、吗替麦考酚酯、环孢素A等免疫抑制剂日益增多。吕师认为，这类免疫抑制剂均是霉菌提取物，性味苦寒，易耗损脏腑之阳气，致阴盛阳微。若应用不当，可因霉菌感染诱发严重的间质性肺炎、间质性肾炎等。故主张肾阳虚、脾肾两虚患者慎用这类西药，若需应用这类药，辨证立法须以扶阳抑阴为主，配合健脾温肾类中药，如选用参苓白术散、桂附八味丸等方剂，温阳化湿，益火之源，以消阴翳。若因霉菌感染，甚至双重感染而导致间质性肺炎等严重并发症，当果断停用他克莫司等免疫抑制剂，及时选用健脾温肾、温化寒湿类中药及西黄丸口服，多能挽救危重患者生命，获得良好疗效。

膜性肾病患者大量蛋白尿若久治不消，病至后期，肾阳虚衰，阳损及阴，可导致肾阴亏虚，水不涵木，导致肝肾阴虚，肝阳上亢等上盛下虚的证候，甚至阴阳两虚，湿浊内蕴之重证。吕师临床根据辨证，常选用天麻钩藤饮育阴潜阳，或二仙汤泻肝火、温肾阳等法治之，或与温胆汤加大黄、槐花等通腑降浊法结合治疗，可延缓膜性肾病的进一步恶化。

（四）"养"即养生，饮食忌宜

大凡中医治病，有三分治疗、七分调养之说，膜性肾病的治疗亦不例外。唐代孙思邈就曾提到过：水肿患者经治痊愈后，再食羊肉，"如此者，未见有一愈者"。吕师经多年的临床留意观察，不仅正在治疗的肾病患者食用羊肉后，24小时尿蛋白定量显著增多，而且经治疗已缓解了数年的膜性肾病患者，因再食用羊肉而致肾病复发者亦颇多。这些高蛋白、高脂肪饮食的患者进食羊肉后可造成高脂血症，引起肾小球高滤过，导致不同程度的蛋白尿。亦有一些膜性肾病患者因饮酒致肾病复发或病情加重。据相关研究，肾病患者所食用食物中，蛋白质、脂肪的摄入量各控制在标准体重每日0.8g/kg左右，即使部分肾病患者经治疗仍不能完全缓解，但限制蛋白质和脂肪的摄入量后，亦能使尿蛋白量减少15%～25%，而且在一定程度上能延缓肾脏病进展。因此吕师对首诊的肾病患者非常重视安排医嘱，详细列出诸如禁忌食用辣椒、羊肉、酒类。对可进食的蛋、奶、鱼等蛋白类和猪肉、牛肉等脂肪类，分别计算每日每千克理想体重需要量等饮食忌宜，使病情得到减轻，复发的患者明显减少。

三、肾脏病相关高血压

高血压是肾小球疾病最常见的临床体征之一，也是导致肾小球发生高滤过，从而损害肾功能的重要因素之一。李学旺教授认为，有效地控制好高血压，能明显减少各类慢性肾脏疾病的蛋白尿，改善和减缓肾小球的高滤过状态，从而延缓肾功能不全的进展，保护肾功能。因此高血压调控的平稳与否，关乎肾小球病变程度的轻重和预后，也是治疗肾病重要方法之一。西药降低血压对症治疗作用迅速，但易反弹。中医药辨治肾病高血压，降压速度较慢，但疗效较稳定，不易反复，而且不良反应小，作用温和持久，是其特点。吕师将中医和西医理论互参，取长补短，经多年实践，有所心得，今介绍如下。

（一）中西互参，谨守病机

高血压有原发与继发之分，其中肾脏与高血压的关系既密切又复杂。肾脏在血压调节中是通过两个系统，即肾素－血管紧张素－醛固酮系统（RAA）和激肽释放酶－激肽－前列腺素系统（KKA）而维持血压的动态平衡的，如二者对立统一失去平衡，则会出现高血压。不同的肾脏疾病通过不同的机制均可引起高血压。肾脏疾病对血压的影响是通过容量依赖，肾素依赖，肾脏分泌的利钠激素、加压素等血管活性物质，交感神经兴奋等诸多因素来实现的。临床所见，可控制的高血压多属容量依赖性；不易控制的高血压则主要为肾素依赖性。高血压属中医学的"眩晕""肝风""肝阳""郁冒"等范畴。《临证指南医案》指出："所患眩晕者，非外来之邪，乃肝胆之风阳上冒耳。"肝主藏血，而肾主藏精；精血相互资生，互相转化，且均化源于脾胃运化的水谷精微，故肝肾同源。肝血与肾精，一损俱损，一荣俱荣，休戚相关。而且肝是人体储藏和调节血量的主要脏器之一，主要是肝阳、肝气所主气机的疏泄与条达，能调节情志的抑郁和亢奋。诱发肾病高血压的原因很多，可因外感六淫，或情志内伤，或饮食劳倦，耗伤气血及肝肾之阴，水不涵木，则肝阳不潜，阴阳失衡，亢而无制，则肝风内动。吕师认为，肾病高血压的发病病位在肝、肾，并与心、脾密切相关。

（1）风水相搏：临床多见于因链球菌感染或病毒感染而诱发的急性肾小球肾炎所致的水肿、血尿、高血压三联征。其高血压多是一时性的，血压升高也多是轻度的。一般低盐饮食，或利尿消肿后血压即可下降。但亦有急性肾炎患者初起即突发全身严重的水肿，肉眼或镜下血尿，小便短少，伴有头痛、头晕，甚或伴有恶心呕吐，视物不清，四肢抽搐，脉沉弦数，舌苔白或黄腻者，即急性肾小球肾炎引起的高血压脑病。此病属《丹溪手镜》所载的郁冒症。系由外感六淫，风邪犯肺，致肺失宣肃，水湿壅滞，阻遏气机，风水相搏，或因皮肤感染，湿毒浸淫，肺失宣肃，气血循行升降失常，阴阳失衡而引发的肝风内动。

（2）肝肾阴虚：该证多见于原发性慢性肾小球肾炎，以及继发性肾病如糖尿病、过敏性紫癜性肾炎、系统性红斑狼疮等伴有高血压者。凡原发性高血压引起肾损害者，多可询及有十年以上高血压病史，临床以头痛头晕、目眩胀痛、面色潮红、五心烦热、水肿或无水肿、肾功能正常或氮质血症、舌质红绛、脉弦数有力等肝阳上亢症状为主。而肾病高血压患者肝阳上亢症状则少见，多以肝肾阴虚症状为主。尤其是舒张血压在 130mmHg 以上的恶性高血压患者，在临床往往无特殊不适，鲜有诉头晕头痛的，多在检测血压时才被发现，或仅伴有因肾虚精亏所致的腰酸耳鸣、心悸烦躁、失眠健忘、视物昏蒙、两目干涩、迎风流泪，或肢体麻木、鼻衄、眼底出血、脑出血等引起的相关症状，或阴阳俱虚，气化失常所致的面目水肿、夜尿增多、舌质红、少苔等症状。多因久病不愈，精微暗耗，不能涵敛阳气，致使脏腑阴阳偏盛偏衰，可致阴虚肝旺，或肝肾阴虚，或阴阳两虚等诸多变证，或因情志失调，过度恼怒，或长期忧思，或恐惧紧张等情绪波动，超过了人体阴阳平衡的调节能力，致使脏腑阴阳、气血功能失调而发病。并在其发展过程中或多或少地伴有"湿"或"瘀"的兼证。因此，吕师强调，在临床辨治肾病，若诊得脉沉弦者，应及时检测血压，以免漏诊、误诊。

（3）痰湿瘀阻：该证多见于肥胖相关性肾小球病及代谢综合征，属中医学的"肥人"。其临床以形体丰腴，起病隐匿，多无头晕、头痛、水肿等症状，甚至无口渴、多饮等三多症状。常在体检时才发现血压异常升高，并伴有不同程度的蛋白尿，甚至大量蛋白尿，多伴有高甘油三酯，或高尿酸，或高血糖，但多无低蛋白血症及高胆固醇血症。脉沉弦，舌质红，苔白或腻为特征。吕师认为，脾主运化，喜燥恶湿，为生痰之源。脾失运化，有虚实之不同。根据其代谢异常的特点，其实证多因嗜食肥甘，或饥饱失常，损伤脾胃，运化升降失调，可致胃热湿阻，酿生痰湿，阻遏气机，蒙蔽清阳，风痰上扰，致头晕目眩；若湿阻气机，郁久化热，热扰神明，则做梦纷纭；湿浊流注关节，则关节红肿疼痛，发为痛风；若胃热津伤，则烦渴多饮，发为消渴。而其虚证乃因脾胃虚弱，运化不能，大便溏薄，痰湿内生，清阳不得舒展，致头痛昏蒙，头重如裹；痰湿中阻，气机不利则胸闷气短；脾阳不振，则少食多寐；胃失和降，则腹胀痞满，恶心欲吐。而一旦出现头晕头痛、面色萎黄、头重如裹、胸闷气急、食少欲呕等症状，舌质暗红，脉沉细弦，则多已进入慢性肾衰期。

（4）肝血不足：吕师临诊，时有慢性肾炎患者因妊娠血压升高而来诊。慢性肾小球疾病的妇女妊娠时，其经过与正常妊娠不同，因妊娠时的生理变化会加重肾病症状。尤其是妊娠高血压的病理变化以中小动脉痉挛、周围血管阻力增加、肾血流量减少，致肾组织缺血，肾素分泌增多而引起血压增高。若在孕前或妊娠的 20 周内发现高血压，而且在足月分娩后 3 个月内血压仍未恢复至正常范围者，则多为慢性肾炎所致高血压。若患者孕前无高血压，而在妊娠 20 周以后出现高血压、蛋白尿增多、水肿加重，在分娩后 3 个月内血压恢复至正常范围者，则为妊娠高血压。若在分娩前后，忽然发生眩晕倒仆，昏不知人，口吐白沫，牙关紧闭，四肢抽搐，少时自醒，或醒后再发者，中医辨证当属"先兆子痫""子冒"。慢性肾脏病妊娠至后期，可出现面浮肢肿、头晕头痛、眼花目眩、胸闷心悸、纳差便溏、尿量短少，舌质红、苔薄白、脉多见弦滑而数。血压升高的患者多因肾阴素亏，孕后精血不足，肝血失养，不得濡养胎元，而致肝阳上亢；或因脾肾之气虚弱，运化失调，气血精微化源不足，肝血失养，阳浮于上，则眩晕、头痛；或因津液失于输布，水液稽留，外溢于肌肤，则发为水肿；或因分娩时流血过多，营阴下夺，阳越不潜，肝阳上扰所致；或因脾虚失运，气血化源不足，肝失所养，致使阴虚肝旺；或肾病患者伴有妊娠，可因肾中精气亏损，或因气血虚损、逆乱，肝血不足，而致肝火上炎，或因阴损及阳，致肾阳不足而成。

（5）血瘀痹阻：患者多因头晕头痛，或肢体麻木、疼痛，或畏寒肢冷，甚或伴有恶心呕吐来应诊。体检时可发现高血压、蛋白尿外，或伴有下肢水肿，或左右侧肢体血压差异显著，甚至发现无脉症，或上肢血压反而比下肢血压异常升高，或腹部听诊可闻及动脉血管杂音。该证多见于肾脏病继发的血栓形成，或主动脉及其主要分支发生的多发性、非化脓性大动脉炎。大动脉炎属中医学的"脉痹"，多由脏腑虚损，气血亏虚，不能鼓动血脉运行，充盈其脉以灌周身，血瘀痹阻血脉所致；或因寒邪侵袭，客于血脉，寒主收引，阻碍气血运行所致。

归纳起来，吕师认为，肾脏病高血压的病因虽多，但病理基础则一，其病之本多为肝肾阴阳失调，气血逆乱；而病之标为风、痰、湿、瘀，多属虚实相间之病。故需中医西医互参，谨守病机，辨证方可有据。

（二）平肝潜阳，补肾为本

肾脏病高血压的发生多为因虚致实，或虚中夹实，也有因实致虚者。既然肾脏病高血压以肝肾阴阳失调，气血逆乱为病变之本，辨治肾病高血压，则立法拟方应以平肝潜阳、补肾为本。故吕师在辨证与辨病相结合的基础上常重用钩藤、川芎、白芍、杜仲、淫羊藿等补益肝肾、平抑肝阳之品，补虚泻实，扶正以祛邪，或祛邪以安正，调整阴阳平衡为原则。权衡标本缓急，因机而变。

（1）风水相搏：吕师辨治风水相搏所致的肾脏病高血压，主张急则治其标，祛邪安正为主，以调和阴阳平衡。若四时风寒感冒引起者，常选用钩藤、川芎、白芍等平抑肝阳之品配合香苏散加减。香苏散出自《卫生宝鉴》，由紫苏、汉防己、木通、陈皮等组成。该方具有辛温解表、祛风除湿、利水消肿、理气调血之功。并可酌加用茯苓皮、冬瓜皮、浮萍、玉米须之品，淡渗利水，甘草和中。诸药合用，共奏宣肺解表、行气利水、平抑肝阳之功。若因感受细菌、病毒等湿热毒邪引起急性肾炎出现高血压时，则宜解毒利湿、宣肺利水、补肾平肝法为主，常选用钩藤、川芎、白芍等平抑肝阳之品合麻黄连翘赤小豆汤及银翘散加减。麻黄连翘赤小豆汤出自《伤寒论》，具有解表邪、化湿热、利水肿的功效。必须注意的是，麻黄具有升压作用，不宜选用，可将麻黄置换为紫苏叶后再用。银翘散出自《温病条辨》。具有清热利咽、祛风解表的功效。诸药合用，共奏解毒利湿、宣肺利水、平抑肝阳之功。经过治疗，随着水肿的消退，血压多可在 1～2 周内恢复正常。待水肿消退、血压下降后，再缓治其本，善后治疗。

（2）肝肾阴虚：吕师认为，肾病高血压皆以肝肾阴阳失调，气血逆乱为病变之本。故辨治肾病高血压，主张平肝潜阳，要以补肾为本，谨守病机，补肾应贯穿整个治疗过程。拟方可选用具有补益肝肾、平肝息风、清热活血之功的天麻钩藤饮加减。该方出自《杂病证治新义》，药物组成：天麻、钩藤、石决明、栀子、黄芩、川牛膝、炒杜仲、益母草、桑寄生、夜交藤、茯神。临证加减：滋补肝肾可酌选熟地黄、白芍、怀牛膝、桑寄生、炒杜仲、枸杞子、制鳖甲、炙龟甲、何首乌等；平肝潜阳可酌选天麻、钩藤、石决明、羚羊角、珍珠母、煅牡蛎、代赭石等；肾虚不固，失于封藏者，可酌选芡实、金樱子、覆盆子、益智仁、桑螵蛸、莲须等；脾虚湿盛者，可酌选黄芪、党参、苍术、白术、茯苓、山药、薏苡仁等。阴阳两虚者，应阴阳双补，可酌选熟地黄、蒸首乌、黄精、女贞子、旱莲草、山茱萸、淫羊藿、巴戟天等。湿瘀交阻者，可酌选川芎、丹参、当归、益母草、泽兰、桃仁、红花等；痰湿交阻者，治宜化湿泄浊，可酌选陈皮、半夏、桔梗、石菖蒲、瓜蒌、葶苈子等；泄浊祛壅滞，可酌选大黄、槐花、六月雪等；若兼见水肿尿少者，可酌加茯苓、泽泻、冬瓜皮等化气行水之品。

（3）痰湿瘀阻：吕师辨治肥胖相关性肾病，以及代谢综合征引起的高血压，强调首先必须节食减肥，将体重控制在正常范围内，否则难治。吕师认为痰湿瘀阻证立法拟方，其实证宜以清热化痰、平肝息风为主，可选用羚角钩藤汤为主方加减。该方出自《通俗伤寒论》，药物组成：羚羊角、钩藤、桑叶、菊花、生地黄、白芍、川贝母、石菖蒲、天竺黄、竹茹、甘草。临证加减：舌质紫暗，兼有血瘀者，酌加丹参、三棱、莪术活血散瘀；宿食停滞者，酌加山楂、决明子消积散瘀、润肠通便、清热平肝；兼有实热者，可重用大黄，攻积导滞、泻火凉血、逐瘀通经。诸药合用，攻补兼施，祛邪安正，共奏育阴潜阳、平肝息风之功。其虚证则多选具有祛风除湿、利水退肿功效的防己黄芪汤为主方联合平肝息风之品化裁。防己黄芪汤出自《金匮要略》，药物组成：汉防己、黄芪、白术、生姜、甘草。临证加减：水肿，酌加茯苓、泽泻；补益肝肾，酌加山茱萸、淫羊藿；兼有血瘀者，酌加丹参、三棱、莪术活血散瘀，或山楂消积散瘀、清热平肝。诸药合用，共奏健脾祛湿、消积散瘀、益肾平肝之功。

（4）肝血不足：吕师辨治因阴血亏虚，肝风上扰者，主张治宜养血平肝法，可选用出自《柳州医话》的一贯煎加减。

吕师拟方，选用钩藤、石决明平肝潜阳为君药，沙参、生地黄、麦冬、枸杞、当归、白芍滋养肝肾；杜仲、桑寄生壮腰补肾共为臣药；去川楝子，佐加川芎，活血祛风。若肝肾阴虚，阴损及阳，肝火上扰者，治宜滋肾助阳、佐清肝火，方选二仙汤加减。二仙汤出自《中医方剂临床手册》，药物组成：知母、黄柏、当归、仙茅、淫羊藿、巴戟天。诸药合用，滋补肾阴，佐清肝火，平衡脏腑阴阳。产后血虚，引动肝风者，治宜平肝潜阳、养血祛风。以羚羊角散为主方加减，该方出自《古今图书集成·医部全录》，药物组成：羚羊角、当归、川芎、薏米，茯苓、五加皮、防风、独活、炒枣仁、木香、杏仁。拟方时，去木香、杏仁。诸药合用，共奏清热平肝、祛风解痉之功。阴平阳秘，则子痫风痉可消。

（5）血瘀痹阻：本病以肝肾阴虚为本，血瘀为标。凡气虚血瘀所致者，临床常见头晕目眩，或患侧肢体酸痛，遇寒加重，股、腘、跌阳脉细弱，气短乏力，视力减退，肢体麻木，或寸关尺脉减弱或消失。舌质淡暗，苔白薄，脉沉伏或无脉。故气虚血瘀所致者，治宜补阳还五汤加减。该方出自《医林改错》，方药组成：黄芪、当归、川芎、赤芍、桃仁、红花、地龙。诸药配伍，具有补气活血、散瘀通脉之功。

（三）衷中参西，优势互补

中医辨治肾病高血压，实验研究证明天麻钩藤饮、镇肝息风汤、六味地黄汤、补阳还五汤、羚角钩藤汤、加味二仙汤等复方制剂均有降低血压和改善症状的作用。但临床应用这些复方降血压起效慢，有的临床应用后血压虽降，但不达标，是其不足。吕师认为，为达到慢性肾脏病的血压控制目标，保护肾功能，中西医结合用药是优先选项。主要是从药物的药理作用机制和循证证据两方面选择用药。例如，药理研究发现，麻黄、细辛、鹿茸、白芷、补骨脂、红花等具有升血压作用，吕师在拟方时强调须避免使用这类中草药。吕师探索在应用中医药辨证治疗肾病高血压的基础上，联合应用一种以上的西药降压药协同治疗，认为不仅可抵消相互之间不良反应和副作用，而且能根据药理作用互补，增加疗效，以达到保护靶器官的目的。吕师经验：辨治肾病高血压，中药结合西药，合理配伍，如血管紧张素转换酶抑制剂类药／血管紧张素受体阻滞剂类药与钙通道阻滞剂类药临床应用时，因钙通道阻滞剂类药扩张血管降压时易引起下肢水肿，可结合中药滋肾丸滋阴利水，其中黄柏具有降压作用，该方不仅能协同降低血压，而且能利尿消肿，减轻钙通道阻滞剂类药的副作用。又如血管紧张素转换酶抑制剂类药／血管紧张素受体阻滞剂类药与利尿降压药临床应用时，因长期应用氢氯噻嗪、呋塞米时，其竞争性排钠利尿易抑制血尿酸的排泄，而引起高尿酸血症，可结合中药二妙散、车前草、土茯苓等清利湿热之品，不仅能协助增加血尿酸的排泄，而且能协助降低血压。妊娠高血压应用拉贝乐尔、硫酸镁等治疗，临床结合中药二仙汤，降压疗效更佳。临床所见，恶性高血压最难调治，诸如血管紧张素转换酶抑制剂类药／血管紧张素受体阻滞剂类药与钙通道阻滞剂类药、螺内酯、呋塞米等利尿剂与 α 受体阻滞剂的联合应用，甚至静脉滴注硝普钠，有的患者也难达标；吕师结合二仙汤加味临床观察，不仅能进一步改善恶性高血压的临床症状，而且能使病程的进展明显地得到延缓。但是，不推荐使用噻嗪类利尿剂与 β 受体阻滞剂的联合应用，虽然这两种药物联合时降压有效，但是两者联用时对血糖、血脂、血尿酸代谢都有不良影响，尤其是对有代谢综合征或有发生糖尿病高风险的患者。

四、糖尿病性肾病

糖尿病性肾病是糖尿病主要的微血管病变并发症之一，临床上以糖尿病患者出现持续性蛋白尿为主要标志。糖尿病性肾病不仅是临床常见的难治性继发性肾病，也是导致终末期肾脏功能衰竭的重要原因。吕师辨治糖尿病性肾病，主张衷中参西，宏观辨证与微观辨病相结合。经多年的探索研究和临床实践，研制出了以益肾活血、化瘀利水为治则，以经验方"止消固肾汤"为主的治疗方案，治疗糖尿病性肾病取得了较好的疗效。

（一）辨治下消，以脾肾虚损立论

糖尿病性肾病属于中医学"消渴""水肿""虚劳""关格"等范畴，多表现为下消症。如《灵枢·五变》曰："五脏皆柔弱者，善病消瘅。"本病形成多由禀赋不足，五脏柔弱，过食肥甘，醇酒厚味，情志所伤，过耗其度，精气俱亏，而致阴虚燥热，肾虚水泛。

蛋白尿为糖尿病性肾病的主要标志，属中医学的精气、精微。肾为封藏之本，受五脏六腑之精而藏之。肾精宜藏不宜泻。吕师认为，糖尿病性肾病的尿蛋白漏出与肾气亏虚、脾气虚弱密切相关。其发病机制多以脾肾虚损立论，其中肾虚为本，燥热为标。若消渴病久，则阴津亏耗，燥热偏盛。气阴两虚，脉络受阻，阴损及阳，阴阳俱虚，则肾失封藏。脾不摄精，固精无力，则导致精微下泄。其临床特点是气血阴阳虚损，脏腑功能失调，并可兼有风邪、湿热、瘀血等因素，对糖尿病性肾病的发生及进展亦具有重要影响，致使变证百出，形成正虚邪实，虚实夹杂，缠绵难愈之证。

（二）衷中参西，标本兼治

临床所见，糖尿病性肾病的许多患者既无糖尿病的三多症状，其早期的肾损害也多缺乏典型的临床表现，因此，吕师主张中医依靠望、闻、问、切的宏观辨证需要与西医诸如解剖、生理、病理学，以及血糖、血脂、血尿酸、尿微量白蛋白测定等相结合，才能更准确地辨证施治，防止遗漏，提高疗效。

糖尿病性肾病的病程经过一般是：早期以气阴两虚、精气亏耗、燥热内生为主，多为正虚邪实证。病至后期，精气俱损，肝肾两伤，可发展至脾肾两虚，或肝肾阴虚，或阳虚水泛，或阴阳两虚，终至正衰邪实，阴竭阳亡。吕师认为，糖尿病性肾病其本是脾肾虚损，气阴两虚，阴阳两虚是其发展趋势，属正虚邪实之证。故吕师辨证治疗糖尿病性肾病，以调理脾肾、利水消肿为基本治则，以益肾活血、化瘀利水为法，兼顾风邪、湿热、瘀血等兼证，自拟出治疗糖尿病肾病的经验方——止消固肾汤。

方药组成：黄芪，姜黄，牛蒡子，丹参，枸杞子，茯苓，冬瓜皮，大腹皮，山萸肉，胡芦巴，肉桂。

方解：方中首选黄芪和胡芦巴为君药，因黄芪性温，是补气之要药，现代研究证实其能提高机体免疫力，改善微循环，并能促进核糖核酸和蛋白质的合成，改善肾病中的蛋白、血脂和糖代谢紊乱，能一定程度地减少蛋白的流失。胡芦巴性味辛、温，能温补肾阳，且补而不燥，印度医学单独用其治疗糖尿病，有较好的降血糖疗效。选用姜黄、牛蒡子为臣药，以姜黄苦辛温，以破气行血，牛蒡子辛苦寒，疏散风热、通利小便，现代药理研究发现姜黄具有降血糖作用，牛蒡子能减少尿蛋白的排泄作用；选用钩藤、川芎为臣药，以平肝潜阳，现代药理研究发现以上 2 味药具有降血压作用；选用桑寄生、山茱萸为臣药，酸敛固摄以培本固肾。佐以丹参、川芎活血化瘀；威灵仙祛风除湿，葛根解肌发表；土茯苓、萆薢、车前草、茯苓皮淡渗利水。现代药理研究发现，以上药物尚具有排泄血尿酸的功效。以肉桂性味辛热为之使，能温补命门、化气行水，现代药理研究发现，肉桂不仅能增加肾血流量，使尿量增多，而且具有增强胰岛素敏感性的作用。诸药配伍，共奏补肾固摄、化瘀利水的功效。

吕师治疗糖尿病性肾病蛋白尿，常联合应用雷公藤多苷。因雷公藤多苷具有祛风通络的功能，在糖尿病肾病临床期可以减少蛋白尿。药理研究发现，雷公藤具有抗炎作用，通过对肾内细胞因子的调节作用，达到延缓肾小球硬化，保护肾功能的作用。

糖尿病一旦出现蛋白尿，就会发展为糖尿病肾病，因应用中药和西药很难消除其蛋白尿，致其肾功能随着病程的进展逐渐减退，呈现出不可逆转的颓势，是其难治的重要原因。吕师在应用中医药辨治糖尿病肾病的同时，常联合西药进行降血糖、降血压、降血脂、降尿酸、利尿消肿等对症治疗。中西医联合用药，标本兼治，可使其临床症状得到明显缓解或改善，使病情的颓势得到有效遏制和延缓。

（三）守方守法，随症加减

糖尿病性肾病常有变证和兼症。若临床症见患者动则出汗，反复感冒，下肢水肿，舌淡苔白，脉虚浮者，则多属肺肾两虚，水湿稽留。治当培土生金、益气固表、补肾固摄。可于止消固肾汤中合用玉屏风散加减。兼有咳嗽、痰多，可加杏仁、桔梗、姜半夏；兼有发热，可加柴胡、紫苏叶。若症见患者身困乏力，下肢水肿，大便干结，舌红缺津，苔白，脉沉滑者，则多属气阴两虚，瘀水互结。治当益气养阴、化瘀利水。可于止消固肾汤中合用生脉散，或炙甘草汤加减。若水肿显著，腹部胀满，大便溏泄，小便短少，舌质淡有齿痕，苔白，脉沉细者，多属脾肾两虚，水湿泛滥。治当健脾温肾，化气行水。此证需要注意的是，选用止消固肾汤时，不宜应用牛蒡子，因牛蒡子性味苦寒，能引起腹泻。可于止消固肾汤中减去牛蒡子后合用真武汤、当归补血汤、五皮饮加减。若视物昏蒙，腰膝酸软，手足麻木，下肢水肿，舌质红，苔白，脉细数者，多属肝肾阴虚。治当滋补肝肾。可予止消固肾汤合杞菊地黄汤加减。兼有血压高者，加川芎、钩藤、炒杜仲、珍珠母；兼有血脂高者，加决明子、荷叶、山楂、三棱、莪术；血糖高者，加桑白皮、地骨皮、枸杞子、菟丝子；若血糖高、大便溏加黄连素片，每次 4 片，每日 3 次。血尿酸高者，加葛根、车前草、威灵仙。若糖尿病肾病久治不愈，进展至慢性肾衰，出现面色萎黄，纳差恶心，皮肤瘙痒，或伴水肿，肾功异常，脉沉细弦，舌质淡，苔白或腻者，多属肾气虚衰，湿浊内蕴。治当培补肾元、益气养血、和胃降浊。可予止消固肾汤合黄槐温胆汤加减。拟方时重用大黄、槐花、六月雪，以通腑降浊。血压高加钩藤、炒杜仲；若脾肾虚衰，大便溏泄者，不宜用泄法，当去掉大黄炭，加服药用碳（爱西特）片；舌苔厚腻者加白豆蔻、藿香、佩兰等芳香化浊；腰痛者加川牛膝、杜仲；手足麻木者加沙苑子、车前子；严重水肿可合用朱丹溪的滋肾丸以滋阴利水。

五、肥胖相关性肾小球病

肥胖相关性肾小球病是指因过度肥胖引起的肾脏病。其发病与遗传因素、下丘脑 - 垂体功能紊乱，分泌促肾上腺皮质激素增多，刺激肾上腺皮质增生和分泌过多的糖皮质激素，导致能量代谢异常相关。目前研究发现，脂肪细胞是一个非常活跃的内分泌器官。脂肪细胞能分泌许多被称为脂肪细胞因子的活性物质。现已认识到脂肪细胞因子失调是足细胞损伤的一个重要原因。肾小球节段性硬化的发生也与脂肪细胞因子密切相关。另外，脂肪细胞因子对胰岛素调控作用发生紊乱，引起胰岛素抵抗及高胰岛素血症。胰岛素分泌异常，经过一系列的信号传导途径，促进肥胖相关性肾小球病的发生。电镜病理检查可见到各种足细胞损伤表现，如足细胞肿胀、肥大，胞浆空泡变性，足突宽度增加，轻度足突融合，足细胞密度及数量减少，足细胞从基底膜上剥脱等。而且这些足细胞损伤与临床蛋白尿及肾功能损害密切相关。因此，肥胖相关性肾小球病是一个足细胞病，已成共识。临床特点是以腹型肥胖患者出现持续蛋白尿，甚至大量蛋白尿为主要标志，但其起病隐匿，多无水肿、血尿、头晕头痛、腰痛等临床症状，多伴有高甘油三酯血症，而胆固醇增高不显著；虽可出现大量蛋白尿，但多无水肿，很少发生低蛋白血症及肾病综合征。吕师辨治肥胖相关性肾病，主张衷中参西，宏观辨证与微观辨病相结合，经多年的临床实践，围绕脾肾为本，痰湿瘀为标的病机，在节食减肥的基础上，总结出了以调理脾肾、祛湿逐瘀为主的治疗经验。取得了较好的疗效。今将其经验介绍如下。

（一）辨治肥胖，以脾肾为本，痰湿瘀为标

肥胖相关性肾小球病以腹型肥胖、高血压、高血脂、高尿酸血症等为临床特征，属中医学的"肥人"范畴。《素问·通评虚实论》认为"肥贵人则高（膏）粱之疾也"。吕师归纳肥胖病有"肥人多湿、多瘀、多郁、多虚"四大特点。痰湿的产生与脾、肾二脏关系最密切。肥胖相关性肾小球病的形成多由禀赋不足、地理环境、过食肥甘、疏于劳动、七情过度、脾胃虚弱等因素引起痰湿内生。痰湿之属性为阴邪，重浊黏滞，易遏伤阳气，阻碍气机。吕师认为，"脾失运化，痰湿内蕴"是肥胖相关性肾小球病的最基本病机。因脾胃为后天之

本、气血生化之源，是维持人体营养物质代谢正常运行的根本。五谷入胃，需依靠脾胃的健运才能转化为精微物质。若水谷肥甘之物食之太过，超过了脾胃的运化功能，运化失常，无以化生气血精微，则可转化为痰湿聚集于体内，形成肥胖；而肾虚不能化气行水，水液稽留于体内，亦可聚湿为肿、为饮、为痰。故吕师认为本病以脾肾两虚为本，痰、湿、浊、瘀为标，属于本虚标实之证。

（二）宏观辨证须与微观辨病相结合

肥胖相关性肾小球病在临床实践中，除了肥胖体征以外，多数缺乏典型的临床症状，这给中医宏观辨证带来了不小的困惑。因此，吕师主张中医望、闻、问、切的四诊需要与西医诸如血糖、血脂、血尿酸、尿微量白蛋白测定等理化检查相结合，才能准确把握病机，辨证施治，提高疗效。

肥胖相关性肾小球病所具有的高血压、高血脂、高尿酸、大量蛋白尿等异常因素，均能引起肾小球发生高滤过，并由此导致肾功能损伤甚至恶化，此即西医的肾脏高滤过学说。而这些高滤过因素，肥胖相关性肾小球病几乎囊括，是认识高滤过因素损害肾脏最具有代表性的疾病之一。针对这些高滤过因素，吕师认为，诸如血压、血脂、血尿酸等理化检验的正常值均可视为人体脏腑阴阳气血的平衡点，阴阳两端若一端出现亢逆或衰微，即打破了人体内环境的阴阳平衡。过于亢奋的阳气，便是邪火，气得壮火则耗散。吕师认识到患者食欲旺盛，可引起胃生积热，胃火亢盛，病及于脾，脾气耗散，运化失调，是产生痰浊、湿阻、瘀血的主要诱因。中医学"亢则害，承乃制"这一阴阳平衡理论，可称为"过盛"学说。吕师将中医学"过盛"理论与西医有关损害肾脏功能的高滤过学说相结合，在辨证治疗的基础上，针对肥胖相关性肾小球病所具有的高滤过因素，联合应用具有纠正或消除这类高滤过因素的中、西药物，平衡脏腑阴阳，以求稳定内环境平衡。

（三）平衡阴阳，以祛邪安正为要

吕师认为，肥胖相关性肾小球病其病位在脾、肾。虽然其主要病机为脾肾两虚，痰湿瘀阻，属正虚邪实证，但多以邪实为主。故吕师针对内伤有余之病辨证立法，酌选祛湿、化瘀、降浊法，祛邪安正，调理脾肾。防己黄芪汤为汉·张仲景所创，其主要功能为健脾益气、祛风除湿。故吕师常选用并化裁之，用于治疗肥胖相关性肾小球病。吕师常用方中汉防己性味辛、苦、寒，入肺、膀胱经。黄芪性味甘、微温，入脾、肺经。二药配伍，具有益气健脾、祛风除湿之功，共为本方主药。配伍白术、泽泻，健脾渗湿；山茱萸性味酸涩，微温，补益肝肾；淫羊藿性味辛温，入肝肾经。补肾助阳、祛风除湿，共为臣药。佐用酒大黄、丹参、三棱、莪术，活血逐瘀；山楂、决明子，消积散瘀、润肠通便、清热平肝。诸药合用，共奏健脾祛湿、消积散瘀、益肾平肝之功。

吕师在辨治过程中，尤为重视大黄的应用，因大黄性味苦寒，归脾、胃、大肠、肝、心包经。具有泄热通肠、凉血解毒、逐瘀通经等功效。现代药理学研究发现，大黄的主要成分为蒽醌类衍生物。大黄能增加肠蠕动，增加排便；有抑菌、利胆、健胃、止血、保肝、降压、降脂、排毒等多种作用。对肾病具有明显降低尿毒素、减轻肾小球高滤过、抑制系膜细胞的增生、减少蛋白尿等作用，并能通过作用于相关因子，改善糖尿病肾小球病的血糖、血脂等代谢紊乱，减轻肾脂质过氧化损伤，调节肾成纤维细胞增殖与凋亡等作用。通过消导清热、祛湿化痰，消除脾胃邪热，促使机体内脏腑阴阳气血的运行达到新的平衡。但凡患者消谷善饥，或伴有口臭便秘，舌苔黄腻，脉沉滑，兼有湿热者，多属胃热湿阻，于方中去黄芪、白术，酌加大黄、黄连、栀子、黄柏之类燥湿清热；若兼有腹胀便秘，血脂高，或消化不良者，酌加山楂、荷叶、牵牛子、决明子等消积导滞。若患者舌苔厚腻，大便黏滞，兼有痰湿者，酌选半夏、槟榔、牵牛子之类燥湿化痰。若患者舌质紫暗，兼有血瘀者，酌选桃仁、红花、三棱、莪术、赤芍之类活血逐瘀，祛邪以安正。若患者兼有腰酸腿软，疲乏无力，阳痿阴寒，舌质淡红，苔白，脉沉细无力，多属脾肾两虚所致，吕师常于防己黄芪汤中酌加淫羊藿、巴戟天、肉苁蓉等，以温肾助阳。若患者五更大便，溏泄不成形者，则不宜服用大黄，以免损伤脾胃之气。

肥胖相关性肾小球病常伴有高血压，中医辨证多属肝肾阴虚，肝阳上亢所致，辨治时则重用天麻钩藤饮为主方加减，以平肝祛风、清热化痰；或选用二仙汤为主方加减，以清肝火、温肾阳。若中药降血压效果不达标，可联合应用钙通道阻滞剂、血管紧张素转化酶抑制剂、血管紧张素受体阻滞剂、β受体阻滞剂等西药协同降压，要求将血压控制在130/90mmHg左右，对减少蛋白尿，改善生化指标，保护肾功能，至关重要。

肥胖相关性肾小球病常伴有高尿酸血症，吕师拟方时，将防己黄芪汤中的汉防己去除，并忌用牵牛子、雷公藤多苷。因现代药理研究发现汉防己、牵牛子、雷公藤多苷有升高血尿酸的作用。若痛风发作，局部关节红肿热痛者，可重用白虎汤以清阳明气分邪热，镇痛消肿；若仅血尿酸增高者，可酌加四妙散、土茯苓、萆薢、威灵仙、车前草、葛根、山慈菇等具有清热利湿作用的中药，促使血尿酸排出体外。

若肥胖相关性肾小球病失于治疗，肾功能衰退，出现高磷血症，吕师常于处方中酌加煅龙骨、煅牡蛎、鸡血藤、淫羊藿等具有补钙、促使钙吸收作用的中药，或服用仙灵骨葆以降低血磷，纠正甲状旁腺功能亢进。

肥胖相关性肾小球病若出现血糖异常升高，则提示已进展为代谢综合征，可加重肾脏损伤，加速肾功能的衰退。因此针对性地治疗高血糖时，常选用桑白皮、地骨皮、枸杞子、黄连、葛根、胡芦巴等具有降血糖作用的中药对症治疗。

总之，吕师经过去除以上所述高滤过因素，多能减少尿蛋白的流失，有效地保护肾功能。吕师还强调患者必须配合饮食调节，限制主食及肥甘厚味的摄入，忌食辛辣刺激之品，增加运动量，一定要将体重控制在正常范围。并认为若不达标，则与放弃治疗无异。

六、高尿酸血症肾病

高尿酸血症肾病是指人类嘌呤代谢异常，长期高尿酸血症可产生痛风性关节炎、痛风石，并使尿酸沉积于肾髓质、肾间质，或远端集合系统，引起肾结石、肾小管 – 间质损害。高尿酸血症肾病在临床有急性和慢性之分。急性高尿酸血症肾病多见于大量尿酸经肾脏排泄时尿酸结晶在肾小管、集合管腔、肾盂、和下尿路沉积，导致肾小球滤过率急剧下降所致。而慢性高尿酸血症肾病是由长期失于治疗的痛风等高尿酸血症，其尿酸在排泄过程中损害肾小管 – 间质细胞，早期引起肾小管 – 间质的浓缩功能减退，以后逐渐影响肾小球的滤过功能，肾功能衰竭是痛风肾病的归宿。

高尿酸血症肾病属于中医学的"历节风""石淋""关格""虚劳"等范畴。吕师辨治高尿酸血症肾病，认为本病总属虚实错杂，本虚标实。主张辨证首当明辨虚实、标本主次。高尿酸血症肾病初期多以夜尿增多为主，多伴有指、趾关节痛或局部红肿发热，以标实为主，当辨其湿热、气滞、血瘀的偏盛。后期多以腰膝酸软，身困乏力，口渴夜尿增多，或伴尿有砂石，或伴关节生成痛风石等，以本虚标实为主。当辨其肾气、肾阴的亏虚，痰、湿、瘀、热的不同。若病程久延，出现面色萎黄、食欲减退，或恶心呕吐，或伴皮肤瘙痒者，则多属肾气衰败，湿浊壅盛，预后不良。

（一）急则治标，通淋泄浊为要

急性高尿酸血症肾病的基本病机，多由禀赋不足，湿浊壅盛，阻遏气机，致肾气衰微，开合不利所致。如嗜食肥甘、酒类，汗出当风，或汗出入水中浴，或肿瘤化疗，或久服利尿剂，内外合邪，湿浊之邪皆可从阳化热，郁于营血，血瘀不行，痹阻经络、流注关节肌肉，入舍于肾而发病。其中禀赋不足，肾气虚衰为本虚，湿浊热毒为标实。其辨治要点有二：一是湿浊，二是血瘀。故在本病急性发作时宜急则治其标，以清利湿热、通淋泄浊为治疗大法，方药以八正散为主方加减。若经络痹阻较著者，可酌加川牛膝、薏苡仁、威灵仙、木瓜等祛风除湿、疏通经络之品；若湿热壅盛者，可酌加生石膏、知母、黄芩、栀子等苦寒燥湿、清热泻火之品，祛邪以安正，若兼有血瘀者，可酌加川牛膝、丹参、红花、桂枝等，常可奏效。

（二）湿热夹瘀，宜活血逐瘀通络

急性高尿酸血症肾病因湿热浊毒郁于营血，最宜阻滞气血的运行而致血瘀证。经络痹阻，以腰痛、关节肌肉疼痛最为常见，骨关节和耳廓所附痛风石，亦由气血瘀阻、痰浊结聚所致。痛风夹瘀者，其舌质色多紫或暗，脉多沉、弦、涩。治疗宜宗治风先活血，血活风自灭之旨，在清热通淋、泻腑降浊的基础上酌情选加王不留行、郁金、赤芍、桃仁、红花、三棱、莪术、延胡索、鸡血藤等活血逐瘀、通经活络之品，具有较好的镇痛疗效。

（三）缓者治本，宜补脾肾兼顾祛邪

高尿酸血症肾病急性发作缓解后，临床症状以面色无华、口干多饮、夜尿频多、腰膝酸软、食欲不振最为常见。究其病机，乃肾气亏虚，肾精暗耗，脾虚不运所致。需要注意的是，此时湿热痰浊余邪及瘀血证尚存，多属虚实夹杂证，因此临证不可单执一法，应根据脉症，调补脾肾，兼顾清利湿热、活血化瘀，辨治应有所侧重。另外，饮食应为低嘌呤饮食，如应忌辛辣、猪牛羊等红色肉类、海鲜类、酒类、菠菜、西蓝花、香菇等。医患配合，使脾胃健旺，经脉顺畅，湿浊消退，方可取得预期疗效。

七、过敏性紫癜性肾炎

过敏性紫癜是一种血管变态反应性出血性疾病。由于机体对某些物质过敏诱发变态反应，以体液免疫异常为主，也涉及细胞免疫，有炎症细胞、细胞因子和炎症机制的参与。含有 IgA 的免疫复合物沉积于受累脏器的小血管壁上和肾小球系膜区，因凝血与纤溶机制紊乱，引起广泛的小血管炎，使小动脉和毛细血管通透性、脆性增加，伴有渗出性出血、水肿为病理特征。临床以皮肤紫癜、黏膜出血为主要表现，也可伴有皮疹、关节疼、腹部绞痛，甚或癫痫样抽搐及肾损害。过敏性紫癜常见于 10 岁以下儿童，老年人及婴幼儿少见。在临床上可表现为隐匿性肾炎、肾炎综合征、肾病综合征、急进性肾炎以及肾功能损害。是较为常见的也是缺乏特效治疗药物的继发性肾脏病。

过敏性紫癜性肾炎根据其临床症状和体征，类属于中医学的"肌衄""尿血""水肿""葡萄疫"等范畴。中医理论认为，肌衄，血症也。血即精之属，精藏于肾，生化于脾，总统于心，受藏于肝，宣肃于肺，施泄于肾，灌溉于身，无所不及。故为七巧之灵、四肢之用，为筋骨之活柔，为机体之丰盛，以滋脏腑之用。脾胃为后天之本，气血生化之源。营行脉中，卫行脉外。气随血行，气寒则血凝，气热则血沸腾。若外有所感，内有所伤，则血不循经，外溢则出血、衄血。而阴虚之人出血，则是下焦之阴不足，阴虚火旺，遂因火旺迫血外溢也。此为血症的基本病机。吕师认为，过敏性紫癜性肾炎的发病与脾胃和肺肾密切相关。因肌肤衄血，多为脾不统血，或感受热毒所致。临床纵观过敏性紫癜性肾炎患者多为小儿，小儿为稚阴稚阳之体，易实易虚是其特点。患者病前多有宿食停聚，或进食鱼虾腥荤，或热性食物史。胃有积热，则血分郁热。复感风邪，风为阳邪，其性轻扬，善行多变。风邪上受，首先犯肺，肺主皮毛，肺失宣肃，内热与外感合邪，血不循经，外溢于皮毛，则肌衄成矣。邪热内舍于肾，灼伤肾络，则尿血，肾失封藏，则精微外泄。本病总属虚实错杂，多为本虚标实之证，病初以邪实为主，如风、热、湿、毒、瘀等，病久则以虚证为主。明·李梴《医学入门》谓："血病每以胃药收功。"可谓切中病机。据此认识，吕师辨治过敏性紫癜性肾炎从调理脾胃入手，遵循实则祛邪安正、虚则扶正祛邪之思路，但凡肌衄因脾胃积热，或感受热毒之邪，内入营血所致者，方用犀角地黄汤为主，伍以防风、蝉蜕、牛蒡子等祛风加减；若热邪久羁，耗伤阴液，阴虚内热者，治宜滋阴清热法，方用知柏地黄汤合二至丸加减。蛋白尿久治不消者，加雷公藤多苷片口服。此法应用多年，疗效较佳。

（一）胃有积热，风邪袭表

证候：咽喉肿痛，或发热，肢体皮肤紫斑，或伴腹部疼痛，或关节痛，甚或抽搐挛急，口干，大便干结，小便黄赤。

舌质红，苔黄，脉浮数或滑数。

治法：清热解毒，凉血止血。

方药：犀角地黄汤加减。生地黄，牡丹皮，赤芍药，水牛角，防风，紫草，益母草，栀子，黄芩，玄参，酒大黄，玉米须，山茱萸。

加减：咽喉肿痛者，加金银花、薄荷、牛蒡子；口臭食积者，加炒麦芽、牵牛子、胡黄连；腹痛加炒白芍、甘草；抽搐痉挛者，加胆南星、制白附子、僵蚕；水肿者，加茯苓、猪苓、冬瓜皮。

（二）肾虚内热，血瘀发斑

证候：面色㿠白，下肢皮肤紫斑色泽紫暗，或有或无，口干，手足心热，腰膝酸软，尿赤或如茶色，尿多泡沫。舌暗红少苔，或薄白苔，脉细数或涩。

治法：滋阴清热，化瘀止血。

方药：知柏地黄汤合二至丸加减。知母，黄柏，女贞子，旱莲草，生地黄，熟地黄，牡丹皮，赤芍药，茯苓，泽泻，水牛角，防风，益母草，制鳖甲，山茱萸。

加减：咽干者，加玄参；血压高者，加川芎、钩藤、白芍；大便干或肾功能衰退者，加大黄、槐花、六月雪；皮下出紫斑者，加水牛角、紫草；血尿不消者，加酒大黄、白茅根、小蓟、三七粉。

（三）脾虚失运，气不摄血

证候：面色无华，神疲无力，食欲不振，腹胀便溏，下肢水肿，皮肤紫斑色泽暗淡，或有或无，舌质淡，苔薄白，脉沉无力。

治法：健脾益气，统摄止血。

方药：补中益气汤加减。黄芪，当归，柴胡，升麻，党参，白术，茯苓，车前子，三七粉，益母草，防风，山茱萸，白花蛇舌草。

加减：腹胀纳差，加陈皮、半夏、砂仁；下肢水肿，加猪苓、泽泻；血尿，加炒蒲黄、仙鹤草；肾虚加怀牛膝、炒杜仲。蛋白尿久治不消者，加雷公藤多苷片口服，每次2片，每日3次。

八、狼疮性肾炎

系统性红斑狼疮是一种自身免疫性疾病，狼疮性肾炎是其重要的继发病症之一，目前尚无根治疗法。自从20世纪中叶开始，糖皮质激素联合应用环磷酰胺、盐酸氮芥、他克莫司等免疫抑制剂治疗系统性红斑狼疮，以消除蛋白尿，稳定肾功能，使狼疮性肾炎的预后大为改观，存活率明显得到了提高。但因狼疮性肾炎需长期治疗，免疫抑制剂的毒副作用也日渐突出。有鉴于此，吕师经临床实践总结经验，提出了"分期"辨证治疗狼疮性肾炎的经验。"分期"即按急性活动期、慢性活动期、缓解期、肾衰期四个不同的阶段，详辨湿、热、毒、瘀之邪，及所伤脏腑。宏观与微观相结合，发挥二者的优势，取长补短，以期减少激素的副作用，降低复发率，取得了良好的疗效。

（一）肾虚为本，湿热为标

狼疮性肾炎是西医病名，依其临床表现，类属中医的"水肿""红蝴蝶疮""温毒发斑""虚劳"等范畴。其病机多认为是素体禀赋不足，复感病毒邪气，或日晒热毒，或服用补骨脂、双肼屈嗪、无花果等药物食物等，化生热毒内侵，燔灼营血，瘀阻经络，伤及脏腑，蚀于筋骨，导致人体脏腑阴阳气血失调而发病。吕师基于对狼疮性肾炎以肾虚为本，湿、热、毒、瘀为标，属本虚标实证病机的认识，认为其病位在肾，不仅与肝、脾、心、肺、三焦密切相关，而且以肾虚贯穿于病程的始终。湿热毒邪则是诱发加重、反复发作、迁延不愈的重要因素。故围绕肾虚和湿热毒邪辨证，采用急则治其标、缓则治其本的方法，祛邪安正，或扶正祛邪，来调理脏腑的阴阳平衡。

（二）急性活动期，清热解毒、凉血化斑为要

狼疮性肾炎急性活动期，在临床所见，其发病急，病情重，多表现为热毒炽盛证候，患者多以感染，或发热，或面部起蝶形红斑，或口腔溃疡，或关节疼痛，或脱发，并伴有不同程度的蛋白尿等为主症。吕师认为，狼疮性肾炎初起，热毒浸淫，因邪热炽盛，而致患者发热；热毒燔灼营血，血热妄行，则肌肤可见皮疹发斑；热毒壅盛，痹阻经络，则关节肿痛；壮火食气，耗气伤阴，则少气懒言；脾失健运，则脘闷腹胀；热毒攻心，则心急烦躁，甚则神昏谵语；湿热蕴结肝胆，则胁痛恶心，甚至出现黄疸；热耗肾阴，则颧红发热；肾不主水，外溢则肿。吕师针对急性活动期的狼疮性肾

炎，依其脉症，认为狼疮性肾炎急性活动期类似温病的温毒发斑，故依温病理论指导临床辨证治疗，常选用清热解毒、凉血化斑的清瘟败毒饮加减，以祛邪安正。其中，方中的白虎汤退热、缓解关节肌肉疼痛效果较佳；面部或手指皮肤起红斑者，方中的犀角地黄汤凉血化斑疗效较佳；脱发严重者，常于方中加用侧柏叶、当归、女贞子、旱莲草，滋补肝肾、养血生发；口腔溃疡严重者，重用方中的黄连解毒汤，加用甘草、地骨皮，愈合溃疡较快。

（三）慢性活动期，健脾补肾、扶正祛邪

狼疮性肾炎急性期过后，即进入慢性活动期，临床以脾肾两虚、气阴两虚最为多见。患者多伴有不同程度的水肿，多属正虚邪实证。吕师认为，此期多因脾胃素虚，或攻伐太过，伤及脾胃，运化失调所致。故辨证时，若肾虚不固，风湿痹阻者，酌选防己黄芪汤为主方，祛风除湿；若脾肾两虚，水湿稽留者，则酌选实脾饮加减，健脾利水；或真武汤、五苓散加减，温肾利水；若肾虚水泛，兼有湿热者，酌选猪苓汤加减，滋阴利水；若肾阳衰微，三焦决渎失司，形成高度水肿，小便短少者，可选用陈修园的消水圣愈汤，消肿较佳。以上诸利水法虽不及西药利尿剂快捷，但不伤阴（即电解质紊乱），且利尿作用持久是其优点。狼疮性肾炎水肿严重者，西药对症治疗多采用呋塞米、氢氯塞嗪、螺内酯等利尿剂，但久用易引起电解质紊乱，致使越利尿，尿量越少。临床表现为舌质干红，少津液，系因肾阴耗伤所致。《内经》谓：阴阳互根，无阴则阳不生，不能化气行水。吕师常以滋肾丸

为主方加减治疗，滋补肾阴，以滋化源，不仅利水效果较佳，而且能减少激素的副作用。

吕师临床观察到狼疮肾炎不论何种证型，大多有不同程度的血瘀兼证，因此，立法拟方时，不论何种证型，常配伍具有抗炎、分解免疫复合物、抑制补体的活血化瘀类中药，如血府逐瘀汤，以及川芎、丹参、益母草、姜黄、积雪草之类，并重用雷公藤多苷等协作治疗，以消除水肿、蛋白尿，常可取得较为满意的疗效。

部分狼疮性肾炎久治不愈，吕师在临床细心观察，发现患者常兼有小便黄，或尿不尽，或大便黏滞不爽，或舌苔黄腻等湿热内蕴证候，而这些证候患者却最易忽略不报。兰州刘宝厚教授曾有"湿热不除，蛋白难消"的感悟。吕师临诊寻根索隐，若询及有口舌生疮、大便黏滞、小便黄赤等湿热内蕴证候者，常于所拟方药中酌加白花蛇舌草、猪苓、薏苡仁、滑石、甘草，或酒大黄、槐花、槐角之类，以清利湿热。湿热消除，五脏安和，则水肿、蛋白尿可消。

对狼疮性肾炎伴有高血压，甚至恶性高血压者，吕师认为这类患者易进展为慢性肾衰，预后不良。因此，控制好高血压，延缓病情的进展非常重要。临床除了常规应用西药降血压药外，吕师常选用羚角钩藤汤、二仙汤加减，配合治疗，不仅能增强降压效果，减少蛋白尿的流失，延缓肾功能的进一步恶化，而且能减轻部分降压药致头痛、头晕、下肢水肿等副作用。

（四）缓解期，滋阴补肾、平抑肝阳

狼疮性肾炎缓解期，在应用糖皮质激素和细胞毒类药物做诱导治疗后，水肿基本消退。随着病情逐步缓解，临床出现满月脸、水牛背、围裙腹、四肢消瘦、肢体皮下出现紫纹、手足心发热、脾气暴躁等库欣综合征表现，属阴虚火旺证。吕师拟方以滋阴降火为治则，常选用知柏地黄汤加减，其中知母、黄柏滋阴清相火，可降低机体的新陈代谢，能减轻激素的副作用。长期应用激素的患者，常可继发骨质疏松症，甚至引起股骨头坏死，吕师常应用具有补肾强肾作用的骨碎补、鸡血藤、土鳖虫、淫羊藿、煅牡蛎等治疗，或选用中成药仙灵骨葆口服，对缓解患者骨痛症状有较好疗效。但须注意，治疗肾性骨病，不宜应用补骨脂，因其能增强狼疮患者的光敏感，加重病情。

临床所见，狼疮性肾炎经治疗病情缓解后，可再次复发。吕师认为，这类患者多与感染、饮食失调、激素撤减不当有关。尤其是饮食调节，不仅某些患者不明白，而且某些医师亦不重视这个问题，认为患者尿蛋白丢失太多，放任患者高脂肪、高蛋白饮食，结果适得其反，患者尿蛋白丢失得更多，甚至引起继发性脑梗死、肺梗死及动静脉栓塞等症。究其原因，是因患者高脂肪、高蛋白饮食，造成血脂过高，血黏度过高，导致了肾小球高滤过，反而加重了肾损害。因此，吕师强调患者要合理饮食，够生理需要即可，不宜多食肥腻之品。

（五）肾衰竭，正邪兼顾、调和阴阳

部分狼疮性肾炎患者若肾功能损毁，进入慢性肾衰时，在临床可出现高血压、贫血、水肿、恶心呕吐、皮肤瘙痒、转筋、电解质紊乱、酸中毒等诸多变症。其病机既有脾肾虚衰，肝阳上亢，又有湿浊瘀毒壅滞，属正衰邪实证。吕师辨治狼疮性肾炎尿毒症，注重正邪兼顾。贫血严重者，重用当归补血汤，补益气血；高血压控制不良者，重用羚角钩藤汤、二仙汤加减，平肝潜阳；代谢性酸中毒，恶心呕吐，胃肠道症状突出者，重用大黄、槐花合温胆汤加减，和胃降浊；皮肤瘙痒，肢体抽搐，甲状旁腺功能亢进者，加用煅牡蛎、防风、地肤子、鸡血藤，祛风止痒；浊毒壅盛，血尿酸异常升高者，忌用汉防己、雷公藤多苷、牵牛子等易引起血尿酸升高的药物，加用葛根、车前草、土茯苓、萆薢、威灵仙等具有排泄尿酸作用的药物；血钾异常升高者，忌用怀牛膝、青皮、陈皮、枳壳、枳实、葛根、泽泻等含钾高的药物。总之，吕师发挥中西医结合的优势，调理脏腑阴阳，维护内环境的平衡，不仅减轻了激素的副作用，而且能改善和稳定肾功能，降低其复发率，延缓狼疮性肾炎的进展。

九、银屑病肾脏损害

银屑病是一种常见的，易复发的，以皮肤损害为主的慢性自身免疫性疾病，而银屑病肾病是其继发病。西医认为本病的发生可能与遗传、免疫、感染等因素有关。其皮肤损害

以皮肤发生红色丘疹或斑块上覆盖有多层银白色鳞屑为特征，而其肾损害的少量病理报告有系膜增生性 IgA 肾病、局灶节段性动脉硬化、膜性肾病、膜增殖性肾病，以及肾淀粉样变等病理类型。

银屑病肾损害类属中医学的白疕（俗称牛皮癣）、水肿。其病机是营血亏虚，血分燥热，生风生燥，肌肤失养，久病及肾，肾虚精亏，开合失司，水湿稽留所致。肾虚不固、阴血亏虚为本，风、燥、湿热为标。故吕师在临床实践中辨治本病以原发病为主，采用滋阴补肾、凉血祛风法为治则。治疗银屑病肾损害，在先贤治疗银屑病的经验基础上，以犀角地黄汤、二至丸为主方加减，组成经验方化斑消银汤，方药组成：生地黄，丹皮，水牛角，玄参，川芎，牛蒡子，防风，蝉蜕，紫草，赤芍，女贞子，旱莲草，茯苓，山萸肉，玉米须。处方中生地黄、玄参、女贞子、旱莲草滋阴润燥；水牛角、丹皮、紫草、赤芍、川芎、当归、牛蒡子、防风、蝉蜕活血化瘀、凉血祛风；茯苓、山萸肉、玉米须补肾固摄、淡渗利水。诸药合用，共奏滋阴补肾、养血祛风之功。加减：阴虚火旺者（使用泼尼松后出现的类库欣综合征）加知母、黄柏；水肿者加大腹皮、冬瓜皮、泽泻；便秘者加制大黄；便溏者去玄参、牛蒡子、赤芍，加山药、五味子；舌质有瘀者加当归、丹参。水煎服。经多年临床应用，取得了较好的疗效。

十、急性间质性肾炎

急性间质性肾炎又称急性肾小管－间质性肾炎，是以肾小管－间质急性水肿，炎症细胞浸润，肾小管上皮细胞变性、坏死、脱落为病理特征，临床以起病急、腰痛、恶心呕吐、肾功能不同程度迅速衰退，常伴有发热、皮疹、关节痛，或伴有少尿、无尿为主症的内科急症。多由药物过敏或严重感染等病因所致。

急性间质性肾炎属于中医学"腰痛""尿血""发斑""淋证""关格"等范畴。本病的形成多由感受湿热、热毒之邪，蕴结三焦，伤及脏腑，阻滞气机，致肾失开合、膀胱气化失司、脾胃升降失调而为病，或素体虚弱，加之寒温失宜，感受寒湿之邪，伤及肾脏，邪气内聚，阻滞气机，开合不利所致。其病势按卫气营血传变，多数发病急、传变快，多见卫营同病或气营同病，甚者伤阴动血。若外邪内陷，闭塞肾络，湿浊上泛，也可出现邪入心包。故本病的病理性质总属本虚标实。一般初期多为湿热、热毒壅盛，脏腑虚损，以邪实为主；病至后期，肾与脾胃等脏腑气阴两伤，转以正虚为主。吕师运用西医辨病、中医辨证治疗急性肾小管－间质性肾炎，取得了良好疗效。

（一）详询病史，停用相关药物

急性间质性肾炎多由药物、毒物过敏，或严重感染等免疫介导引起。特别是有药物过敏史的及过敏体质患者，临床要密切观察。若有突然腰痛、发热、皮疹、关节痛，或尿量改变，血常规示嗜酸性粒细胞增加，肾功能突然减退者，尤应详询病史，查找出引起过敏的药物及感染原因。常见的诱发因素：庆大霉素、小诺米星、利福平、氨苄西林、阿莫西林、头孢菌素Ⅵ、磺胺嘧啶、别嘌呤醇、感冒通、双氯芬酸、吲哚美辛；以及汉坦病毒、严重皮肤感染等。对上述过敏药物立即停用，感染者抗感染治疗，对预后至为关键。

（二）急则治标，初病宜疏邪滞

急性间质性肾炎在临床上具有起病急、病情重、传变快的特点。因此在辨证治疗中要善于抓主要矛盾，权衡利弊，急者治其标、缓者治其本。临床所见，由药物过敏或严重感染免疫介导引起的急性间质性肾炎系感受热毒、湿热之邪，蕴结三焦，伤及脏腑，阻滞气机而发病。临床以腰痛、发热、皮疹、关节疼痛、尿黄尿赤，或少尿无尿、大便秘结，舌苔黄腻，脉象滑数为主症。吕师认为，本病病位在三焦，常可波及心肾、肝胆、脾胃和皮肤，属邪盛正衰之证。李用粹《证治汇补》主张治疗湿热之邪初病宜疏邪滞、理经隧。吕师根据脉症，采用清瘟败毒饮为主方加减，以清热解毒、凉血化斑法急治其标，取得了良好疗效。

（三）邪盛正衰，亦须顾复正气

急性间质性肾炎多伴有急性肾功能减退，对少尿期急性肾衰中休克、恶心呕吐等胃肠症状严重，尤其是少尿无尿时间较长者，尤应注意其有无合并肾前性因素，即中医辨证的气阴两伤证。一为阴津枯涸，症见精神疲惫，皮皱干枯，口舌干焦，尿少尿闭，脉沉细微，多为严重吐泻失液者；一为肾阳衰微，症见精神萎靡，四肢不温，汗出黏冷，舌淡苔白，脉微欲绝，多为心衰、休克者。伴有阴津枯涸者，宜选用增液承气汤加减；伴有肾阳衰微者，当选用生脉散、附子、肉桂、鹿茸等加减；不可不问虚实只管用通腑降浊之品攻邪，而犯虚虚实实之戒。正邪兼顾，方能相得益彰。

（四）气阴两虚，益气养阴为要

急性间质性肾炎肾衰多尿期，邪气渐退，正气未复，症见患者面色无华，口干多饮，小便清长，脉沉细，舌质淡，苔白。吕师认为，急性间质性肾炎肾衰的多尿期，多属邪气消退，而正气未复的气阴两虚证。治疗宜益气养阴为主，常选用当归补血汤、增液汤、甘露消毒丹加减，以扶正祛邪。

（五）脏腑虚损，重在调补气血

急性间质性肾炎恢复阶段，病邪已退，而脏腑正气亦衰，临床上以气血两虚尤为多见，症见患者面色无华，精神疲惫，体质瘦弱，食欲不振，舌淡苔白，脉沉细弱。此时宜益气养血、补益脏腑，善后治疗。常用方剂以当归补血汤，或八珍汤，或六味地黄汤加减。

十一、慢性间质性肾炎

慢性间质性肾炎因其病因复杂，如肾内反流、膀胱输尿管反流、下尿路梗阻、神经源性膀胱等复杂的泌尿系感染，抗生素、磺胺类药、镇痛剂、造影剂等导致的肾损害，以及关木通、木防己、铁线莲等含马兜铃酸类中药引起的肾损害，临床表现和病机亦不尽相同。吕师经长期临床实践发现，慢性肾小管－间质性肾炎早期多表现为气阴两虚，或阴虚内热等虚证，而中、晚期则以气血双亏、肾气虚衰、湿浊瘀阻等正衰邪实证为主。根据中医辨证，分别提出了益气养阴、酸甘化阴、滋阴清热、益肾活血、化瘀降浊等治疗方案，积累了丰富的临床经验。

慢性间质性肾炎是妇女常见的感染性疾病之一，其感染可累及尿道、膀胱、肾盂及肾实质。尤其是更年期以后的妇女，由于其雌性激素分泌减少，生殖器官逐渐萎缩，阴道和尿道的黏膜萎缩、变薄，对外界的抗感染能力下降，是其易患泌尿系感染，且易反复发作，迁延难愈的基本原因。慢性间质性肾炎属中医"淋证"范畴。《内经》云："诸淋所发，皆肾虚、膀胱湿热。"指出了泌尿系感染的病机有正虚与邪实两个方面，其中急性间质性肾炎以邪实（湿热下注）为主；而慢性间质性肾炎则多为正虚邪实的虚实夹杂证。究其病机，慢性肾小管－间质性肾炎多因急性感染治疗不正规，反复发作，久病不已，湿热留恋，损及于肾。湿热证以邪热为主者，热为阳邪，热盛往往伤及肾阴，出现肾虚湿热证；以湿为主者，湿为阴邪，湿胜伤阳，往往伤及肾气，出现气虚夹湿证，须当详辨。另外，急性间质性肾炎若过用苦寒泻火之品，或使用抗生素不当，苦寒之品克伐，亦易损及于脾肾，阴损及阳，使其病机由实转虚，或气阴两虚，或久病入络，形成血瘀，而演变成虚实夹杂之候。此时患者肾阴不足，或气阴两虚，而湿热留恋。治疗不可偏执于攻邪，而应选用滋阴补肾之品与清热通淋之品配伍，正邪兼顾；若是霉菌感染者，则应温阳化湿，匡复正气，扶正祛邪，守方守法，方能取效。

吕师根据中医辨证，认为李东垣所创的滋肾丸（又名通关丸）正切中慢性间质性肾炎因感染所致肾阴不足，湿热留恋的病机：滋肾丸由知母、黄柏、肉桂三味药物组成，方中黄柏苦寒微辛，可泻膀胱相火，补肾水不足，入肾经血分；知母辛苦寒滑，上可清肺金而降火，下可润肾燥而滋阴，入肾经气分，两药相须而行，为补肾水之佳品，为本方君药；反佐辛热之肉桂，温补命门，以助膀胱气化，为少阴引经之品。余在此方基础之上常加性味苦寒、清热通淋的石韦、白花蛇舌草，苦寒清热、凉血止血的栀子，凉血化瘀的马鞭草等为臣药；配以甘凉甘寒、清热利窍的甘草、滑石为引经药。本方寒热并用，组成复方滋肾丸方，共奏滋阴补肾、清热通淋之功。

慢性间质性肾炎易于反复发作，除了脏腑虚损，正不胜邪外，其合并症亦不可忽视。如慢性间质性肾炎合并肾积水，系因其肾气不足，开合不利，气化无力所致，吕师在复方滋肾丸方中加用川芎、川牛膝二味，活血利水，以增滋肾通关之功；药理研究发现川芎和川牛膝均能增加输尿管的蠕动，可促使肾积水的排泄。又如糖尿病合并慢性泌尿系感染，系因其久病消渴，阴损及阳，致其免疫功能低下，抗感染能力差，故感染后难以治愈，吕师以复方滋肾丸方中重用白花蛇舌草，加猪苓，以增滋肾清热、利水通淋之力；药理研究证实白花蛇舌草和猪苓均能提高机体的免疫功能，并有杀菌作用。再如慢性泌尿系感染合并肾结石，系因湿热下注，灼津成石，梗阻水道所致，吕师以复方滋肾丸方为主，酌加金钱草、海金沙、冬葵子、鸡内金、川牛膝等，滋肾通关，通淋排石；药理研究发现，金钱草、海金沙、冬葵子、鸡内金均有溶石、排石和利尿的作用。

若慢性间质性肾炎合并霉菌感染而成双重感染者，则系因久病体弱，使用抗生素不当，湿胜伤阳，脾肾阳气衰微，致湿浊阴邪蕴结所致，此证系气虚夹湿浊证，吕师之经验，需应用参苓白术散加肉桂、石韦、马鞭草等辨证治疗，健脾温肾、化湿解毒，益火之源，以消阴翳。药理研究证实，参苓白术散和肉桂、马鞭草均能抑制和消灭霉菌生长。

总之，辨证治疗慢性肾小管－间质性肾炎，除了清热通淋的治则须贯彻始终外，尤其要注意顾及肾阴和脾肾阳气的盛衰，虚则补之，实则泻之，正邪兼顾，扶正祛邪，谨守病机，阴阳调和，方能达到预期的治疗效果。

十二、慢性肾功能衰竭

慢性肾功能衰竭是由多种病因引起的肾脏疾病的共同转归。肾小球硬化、肾间质纤维化和肾小管萎缩是慢性肾功能衰竭的病理。各种慢性肾脏疾病引起的肾脏结构改变以及其排泄废物、调节水和电解质平衡、调节血压、分泌激素、分泌各种生物活性物质等多种稳定机体内环境平衡的重要功能的损害，并由此引起的代谢紊乱和临床症状组成的综合征，称为慢性肾功能衰竭。慢性肾功能衰竭是西医病名，中医没有与其完全吻合的病名，根据其临床表现，类属中医的"水肿""虚劳""溺毒""关格""癃闭"等范畴。国内中医界目前将慢性肾功能衰竭统一称为"肾衰病"。吕师从事中医内科临床数十年，注重于肾脏病的治疗和研究，认识到慢性肾衰的病机实质是肾元虚衰，湿浊内蕴的虚实夹杂证。辨证治疗秉承中医"亢则害，承乃治"的阴阳平衡学说，结合西医的微观辨病和高滤过学说，采用虚则补之，实则泻之，正邪兼顾，平衡脏腑阴阳，以稳定内环境平衡的方法，经过多年实践，积累了较为丰富的临床经验。今将其学术经验介绍如下。

（一）谨守病机，病本在肾，湿浊为标

当各种肾脏疾病进展至晚期时，肾气衰微，湿热瘀毒内蕴，并可继发多脏器的病理改变。这与中医学有关肾的藏象理论密切相关。中医理论认为，肾主藏精，主人体的发育与生殖。肾主水，主纳气。肾主骨生髓，通于脑，其华在发，开窍于耳，司二阴。张景岳称肾为阴阳之宅，内寓真阴真阳，为生死之窍，为先天之本。若肾元虚衰，不能温煦五脏，水无所主，开合不利，则水泛为肿，或尿少，或癃闭，或大便不利；肾不藏精，髓海不足，则生长发育迟缓，生殖困难，失眠健忘，脑转耳鸣，阳痿早泄、遗精频繁；精血不足，则面色萎黄，毛发失养，则毛发花白、脱落，骨失所养，则腰膝痿软，或病骨痛；肾不纳气，肺气不降，则胸闷气喘。当肾气虚衰，湿热浊毒壅盛，致五脏俱损时，又会产生诸多变证。如湿浊犯胃，胃失和降，则恶心呕吐，口臭苔腻；脾为后天之本，若脾失健运，则大便溏泄，四肢水肿；水凌心肺，则胸闷喘满，夜不得卧；肾虚肝旺，则头晕头痛；肝血不足，

則视物昏蒙，引动肝风，则震颤抽搐；湿浊上蒙清窍，则神识不清。病情虚实夹杂，变证蜂起。归纳起来，肾元虚衰，不能温煦五脏，使机体内升清降浊、运化输布、开合气化诸功能不能正常进行，则湿、热、瘀、毒化生。吕师认为，慢性肾衰总属正衰邪实。虽其病机复杂，虚实互见，但治病必求其本，故将其归纳为"虚、瘀、浊、毒"四大病机。主张临证要谨守病机，以脾肾为本立论，湿、热、瘀、毒为标。辨证立法，急则治其标，缓者治其本，祛邪不忘扶正，正邪兼顾，以平衡脏腑阴阳为要。

（二）辨证分型，兼顾标本

基于以上理论，吕师认为慢性肾衰竭临床分型以正虚为主，兼夹湿浊、湿热、血瘀、浊毒等实邪，总属本虚标实之证。辨证论治时当标本兼顾。

1.本虚证

（1）脾肾两虚证：慢性肾衰以水肿为主症者，此型临床较为多见，腰以下水肿，常伴有面色萎黄，口干不渴，纳差腹胀，腰膝酸困，小便短少，五更便溏，舌质淡，苔白，脉沉缓。证属脾肾两虚。吕师常选用防己黄芪汤合五苓散加减，药用黄芪、汉防己、炒白术、茯苓、猪苓、泽泻、淫羊藿、桂枝、生姜、大枣，以益气健脾，祛风除湿，利水降浊。加减：腹水加大腹皮、玉米须，以增利水消肿之力；胸水加葶苈子、大枣，以泻肺水；兼有感冒反复发作者，可酌加玉屏风散。

76

（2）肾虚肝旺证：慢性肾衰以高血压为主要体征者临床颇为常见，这型患者的血压有的虽然很高，但在临床却很少有诉头痛头晕症状的，或仅伴有心烦易怒，咽干口苦，五心烦热，身困乏力，腰膝酸软，大便干结，尿少色黄，舌质红，脉沉弦或弦滑。辨治肾虚肝旺，吕师常选用二仙汤，或羚角钩藤汤加减，药用知母、黄柏、当归、丹参、淫羊藿、川芎、钩藤、珍珠粉、炒杜仲。组方时因仙茅无降压功效，且有一定的毒性，故去之，加巴戟天温补肾阳，补而不燥。

（3）肝肾阴虚证：头晕头痛，面色无华，口舌咽干，渴喜冷饮，五心烦热，少气乏力，腰膝酸困，下肢不温，大便干结，尿少色黄，舌质红，无苔，脉象沉细弦。治法：滋补肝肾。吕师选方常用杞菊地黄汤加减。药用枸杞子、菊花、当归、熟地黄、山药、泽泻、茯苓、丹皮、白芍、制鳖甲、炒杜仲、山茱萸。

（4）肾气(阳)虚衰证：慢性肾衰以腰膝酸困、畏寒怕冷、下肢不温为主症者，常伴有面色萎黄，少气懒言，夜尿频多，下肢水肿，大便成形。脉沉细无力，舌质微红，苔白。吕师认为系因肾阳虚衰，不能温煦五脏所致。常选用当归补血汤合右归饮加减，药用黄芪、当归、熟地黄、山药、枸杞子、炒杜仲、肉桂、山茱萸、甘草、白术、生姜、茯苓、鹿茸粉（冲服）。以温肾固摄。吕师组方时，对于肾阳衰微的慢性肾衰患者，不主张选用淡附片，临床实践发现数例慢性肾衰患者服用淡附片后，血肌酐上升较快。而选用性味辛温的淫羊藿、巴戟天、肉苁蓉、肉桂等补肾之品，则药性平和，温而不燥。

（5）阴阳两衰证：慢性肾衰晚期患者临床出现畏寒肢冷、手足心热、口干欲饮、腰膝酸软、纳差腹胀、恶心呕吐、大便溏薄、小便黄赤，舌质淡胖，苔白或腻，脉沉细，或细弦等症状，脾肾阴阳俱衰，湿浊犯胃时，吕师常选用黄槐温胆汤加减，即大黄、槐花合温胆汤加减、通腑降浊、和胃止呕，以祛邪安正。若患者纳差腹胀、恶心呕吐、大便溏薄，舌苔白厚腻，脉沉滑，脾肾虚衰，湿浊犯胃时，选用藿佩温胆汤加减，即藿香、佩兰合温胆汤加减，化湿降浊、和胃止呕。因这类患者脾胃虚弱，不耐服用大黄等通腑降浊类药，吕师常配合西药氧化淀粉或药用炭等吸附剂口服治疗，中西医结合，亦能起到排除毒素的效果。兼有贫血者，可酌加当归补血汤。若患者面色萎黄、头晕乏力、腰寒肢冷、纳差乏力，脉沉细，舌质淡，苔白，肾阳衰微者，常用当归补血汤合人参养荣汤加淫羊藿、巴戟天、肉桂、鹿茸等温补肾阳，扶正祛邪为主。

2. 标实证

（1）湿浊证：恶心呕吐，纳差腹胀，身重困倦，舌苔厚腻。治法：化湿降浊。可于主方中酌加藿香正气散、二陈汤、香砂和中丸等加减。

（2）湿热证：咽喉肿痛，脘闷纳呆，口干不欲饮，大便秘结，小便黄赤、灼热或涩痛不利，舌苔黄腻，脉濡数或滑数。治法：清热泻火。可选黄连解毒汤、三仁汤等加减。

（3）血瘀证：面色黧黑或晦暗，腰痛固定或有刺痛，肌肤甲错或肢体麻木，舌色紫暗或有瘀点、瘀斑，脉象细涩。

治则：活血逐瘀。可选桃仁承气汤加减。

（4）浊毒证：纳差，恶心呕吐，周身浮肿，大便不通，小便全无。治则：可选黄连泻心汤、小承气汤加减。

（三）衷中参西，以平为期

慢性肾衰随着肾功能的恶化，代谢失常，机体内不仅会产生湿浊毒邪，而且常会伴有高血压、高血脂、高尿酸、高血糖、高血磷、蛋白尿等异常指标，这些因素均能使肾小球发生高滤过，进一步加重肾功能损伤，甚至恶化。针对这些高滤过因素，吕师认为，诸如血压、血脂、血糖、血尿酸等指标的异常升高均属邪实范畴，在机体阴阳平衡中处于亢逆状态。研究证实，这些异常经过治疗恢复到正常值后，恶化的肾功能是可逆的。因此，辨证治疗需要纠偏，以保护残余的肾功能。

以慢性肾衰常伴有的高血压为例，是促使肾功能恶化的重要的高滤过因素之一。而控制高血压，在肾脏疾病中保护肾功能，减少蛋白尿，延缓肾功能恶化的进展速度，起着至关重要的作用。临床观察，肾病容量性高血压控制较易，而肾素性高血压控制多难达标。慢性肾衰若因肾功能衰退严重不能应用血管紧张素转换酶抑制剂/血管紧张素酶抑制剂类药，而应用西药钙通道阻滞剂、β受体阻滞剂、襻利尿剂等降血压，但副作用如水肿、头痛、血尿酸增高。吕师采用中西药联合应用的方法，对肾性高血压多辨证为肾气虚衰，肾虚肝旺。在辨证用药的基础上联合应用天麻钩藤饮、羚角钩藤汤、二仙汤等加减，平抑肝阳，力求平稳降压。

高脂血症亦能引起肾脏高滤过，加重肾损害。高脂血症属中医的痰湿范畴。吕师在辨治慢性肾衰拟方时，常用焦山楂、泽泻、决明子、三棱、莪术、荷叶、酒大黄之类，以化湿降浊、祛邪安正。

高尿酸血症亦能引起肾脏高滤过，加重肾损害。高尿酸血症属中医的湿热、湿浊范畴，吕师在辨治慢性肾衰兼有高尿酸血症时，避免应用汉防己、牵牛子、雷公藤等具有升高血尿酸作用的中药，常于方中加用具有降血尿酸作用的四妙散、车前草、土茯苓、草薢、生石膏、威灵仙、葛根等，化湿降浊，以利于尿酸的排泄。

高血糖也是引起肾脏高滤过的重要因素之一，多见于糖尿病肾病。高血糖同样也会导致肾功能进行性减退。吕师在治疗糖尿病肾病时，对于伴有口渴多饮的气阴两虚证常于所拟方药中加用太子参、桑白皮、地骨皮等益气养阴药；对于食欲旺盛，消谷善饥的胃热津伤证，在拟方时常加用生石膏、知母、黄连等以清泄胃热；对于下肢水肿，检验血糖高、尿糖多、血肌酐异常升高、蛋白尿多的糖尿病肾病慢性肾衰患者，吕师在拟方时常重用黄芪、当归、姜黄、牛蒡子、大黄、山茱萸、茯苓、肉桂等，益肾活血、化瘀利水、通腑降浊。在辨证治疗的基础上，联合应用具有纠正或消除这类高滤过因素的中、西药物，平衡脏腑阴阳，以求稳定内环境平衡，延缓慢性肾功能衰退的进程。

（四）调节膳食，重视宜忌

慢性肾功能衰竭因代谢功能紊乱，排泄废物的功能衰退，引起电解质紊乱，酸碱失衡，大量的氮质代谢产物潴留与体内，导致尿毒症的产生。许多实验研究证实，长期低蛋白、低磷饮食能减轻肾损害，延缓慢性肾功能衰竭的进程。而高蛋白、高脂肪饮食不仅能使肾病患者尿蛋白定量显著增多，而且能使肾功能衰退的速度显著加快。吕师也在临床中观察到，不仅是正在治疗的肾脏病患者在高蛋白、高脂肪饮食后，尿蛋白定量显著增多，而且已经缓解了多年的肾病患者，也会因再食用羊肉而致肾病复发。尤其是慢性肾衰患者，在食用豆制品及高蛋白、高脂肪饮食后，肾功能的恶化速度显著加快。究其原因，系因高蛋白、高脂肪饮食的后果是直接造成肾小球高滤过，超过了慢性肾衰残余肾单位的排泄废物能力，大量的氮质代谢产物稽留所致。因此，吕师非常重视对首诊患者膳食的安排，要求患者低盐优质低蛋白饮食。如慢性肾衰患者禁忌食用豆制品、辣椒、羊肉、酒类。慢性肾衰患者的血肌酐在 186～442μmol/L 时，要求患者所进食食物中，蛋白质、脂肪的摄入量各自控制在标准体重每日 0.8g/kg 左右；当血肌酐大于 451μmol/L 时，要求患者所进食食物中，蛋白质、脂肪的摄入量各自控制在标准体重每日 0.6g/kg 左右。临床观察，虽然部分慢性肾衰患者经治疗仍不能全稳定肾功能衰退的趋势，但限制蛋白质和脂肪的摄入量后，不仅能使尿蛋白量减少 15%～25%，而且在一定程度上能延缓肾功能的恶化。

除此之外，饮食疗法和药物治疗需要注意以下宜忌：对于伴有高尿酸血症的慢性肾衰患者，要求低嘌呤饮食，忌食红肉（猪、牛、羊）、酒类、海鲜类、酸菜鱼、火锅、菠菜、香菇等高嘌呤食品。可食用白肉（鸡、鸭、鹅）、鸡蛋、牛奶、海参等低嘌呤食品。

对于伴有高磷血症的慢性肾衰患者，要求低磷饮食，慎食鱼头、骨头汤及核桃等坚果类含磷高的食品。

对于伴有高钾血症的慢性肾衰患者，要求低钾饮食，慎食香蕉、草莓、李子、樱桃、杏、葡萄、樱桃、橘子、荔枝、桂圆、芒果、紫菜、榨菜、小米等含钾高的食品。治疗用药时需慎用昆布、海藻、紫苏、穿山甲、怀牛膝、赤石脂、薄荷、郁金、五味子、通草、肉苁蓉、鱼腥草、何首乌、陈皮、枳实、枳壳、泽泻等含钾高的药物。

十三、慢性移植肾肾病

自 20 世纪 70 年代末开展肾移植术以来，肾脏移植目前已经成为治愈各种终末期肾脏病的唯一有效方法。随着器官移植领域技术的迅速发展和新型免疫抑制剂应用及对移植免疫的认识，肾移植术后急性排斥反应已明显下降，移植肾存活率已大大提高，但慢性移植肾肾病逐渐成为移植肾无功能的主要原因。慢性移植肾肾病是指肾移植术后 6 个月以上肾小球滤过率进行性降低，临床表现为高血压、蛋白尿、肾功能异常等。早期病理变化为肾间质纤维化和肾小管萎缩，后期出现肾小管周围毛细血管和肾小球血管硬化，在肾单位结构上表现为肾小球硬化、肾小管萎缩和纤维化。如何解决肾移植后的蛋白尿及肾功能异常问题，是提高移植肾存活的关键，也是移植领域颇为棘手的问题。目前西医学针对本病多采用治疗原发病、调整免疫抑制剂、控制感染、控制血压、调脂、抗凝等，但疗效欠佳，仍有部分患者移植肾失去功能乃至再次进入血液透析等替代治疗。自从我国开展肾移植术以来，中医药领域就逐渐开始了对慢性移植肾肾病的治疗和研究，面对肾病学领域的这个新课题，吕师在多年临证经验的基础上，立足于临床，对慢性移植肾肾病进行探讨和研究，逐渐形成了自己的认识，并指导临床，取得了较好的疗效。

（一）脾肾亏虚是发病的内在基础

肾移植在中国是新生事物，慢性移植肾肾病在古代中医学没有直接对应的病名，根据其症状表现，我们可将它归入"水肿""尿浊""关格"等范畴。中医认为慢性移植肾肾病的病机是脏腑虚损，脾肾阳气衰微，浊毒瘀血内停，加之移植手术再灌注，损伤络脉，耗损气血，而术后应用大剂量免疫抑制剂等更加重了气血损伤。故本病以脾肾阳虚、气血亏损为本，瘀血内停络脉为标。

吕师认为，"百病皆由脾胃衰而生"，移植肾肾病发生在尿毒症患者接受肾移植后，与脾肾功能关系密切，总归是脾肾脏腑功能失调所致，脾肾亏虚是发病的内在基础。慢性移植肾肾病是多脏腑之间气化功能失调的结果，在病程的各个不同阶段，脏腑气化功能失调有主次不同。早期以脾肺气化功能失调为主，后期以脾肾气化功能失调为多。

吕师认为，肾移植患者术前因多为久病脾肾衰败，脏腑虚损，肾移植术后大多患者轻者会出现面色萎黄，或颜面、下肢微肿，或身体瘦弱，或神疲乏力，或口淡无味，或食少便溏，或脘腹胀大，或畏寒肢冷，或夜尿频多，舌淡，苔白腻，脉沉细等脾肾虚弱之象。肾为先天之本，内寓真阴真阳。肾阳是机体气化的动力，肾阴又是气化的物质基础，肾与水液、精微物质的代谢以及机体免疫功能等关系最为密切。肾主水，水液的分布与排泄有赖于肾的蒸腾气化，若肾气亏虚，膀胱气化功能失常，开合不利，则水液代谢受阻，致水湿稽留，发为水肿。肾藏精，其功能需赖脾运化精微的不断充养，脾气的运化又赖肾阳不断温煦和蒸腾气化，两脏相互滋生，互相促进。若肾阳不足，不能主水，则水湿泛滥，发为水肿，肾阳虚不能温煦脾土，脾阳虚衰更为严重。脾阳不足，无以运化水湿，导致水湿泛滥，久则伤肾，肾阳虚损更为显著，陷入恶性循环。吕师还发现，临床中肾移植患者术后要接受免疫抑制治疗，激素、他克莫司胶囊及其他免疫抑制剂的使用也容易影响脾的运化功能，导致脾肾气虚型最为多见。肾主蛰藏，为封藏之本，人体之精微物质由脾的不断化生，还需肾不断封藏，才能维系正常的生命活动。若肾气亏虚，封藏失司，肾气不固则精微下泄，临床则会出现蛋白尿及肾功能异常。

（二）湿、实、瘀、热为发病之标

吕师亦认同肾移植后的排异反应是机体"正气"对"非己"异体肾的一种防御，是正邪持续抗争导致机体内环境产生一系列变化的基础。阴阳失调，气血不足，则易导致外邪侵袭；此外，由于肾移植术后患者在认识上的误区或心理原因，容易出现饮食不加控制，恣食肥甘膏粱，从而导致湿、实、瘀、热形成，故而发生慢性移植肾肾病。同时，由于长期服用免疫抑制剂，常因外感使疾病反复或加重，导致病程缠绵难愈，出现虚实夹杂的证候。脾肾之虚与湿浊、血瘀、湿热交阻，使病情更加复杂。七情不畅，劳倦内伤，伤及脾脏，脾失健运，均易致水湿内停，浊毒内生；郁久化热，湿热下注，伤及血络，而见血尿，或尿频、尿急、尿痛等症；房劳过度，则日久肾气虚弱，肾虚不能化气利水，水气阻滞而成水肿；水湿日久，湿热内盛，气机紊乱，加重水肿；或外感湿热毒邪，或感受寒湿，郁久化热，或过早过多误服补药，助长湿热之邪；或久食肥甘，营养过剩，加之长期服用激素等免疫抑制剂，均可逐渐酿成湿热浊毒，令变证丛生。过量食用厚味之品，摄入高蛋白饮食，易导致积湿生热，气血痰实郁结体内，阻塞气机，变生诸病，加重病情。又因病程长，久病入络，久病必瘀，血不利则为水，瘀水互结，加重水湿停聚，后期可见面色晦暗、肢体麻木、腰痛、脉涩、舌质暗红等表现。湿、实、瘀、热长期作用于肾移植患者，导使疾病迁延难愈，形成恶性循环。吕师在临证中发现，络脉瘀阻有因实致瘀和因虚致瘀之异。因实致瘀起于热毒竭津灼液，烧炼其血，络中之血凝聚，运行不畅或湿热困滞气机，阻碍血行，多发生在早期；因虚致瘀或因阴虚血少血脉凝涩，或因气虚，血缓脉滞，或因阳虚血寒脉凝，致瘀血阻络，多发生在后期。血不循经则尿血不止，瘀血阻滞脉络，腰府失于濡养，发生腰痛。瘀血与湿热毒邪交织，临床表现为血尿、蛋白尿、浮肿、腰痛，后期则易出现恶心、呕吐、消化道出血、肾功能恶化等，以致再次进入维持血液净化治疗或二次肾移植。归纳起来，吕师将本病的病机概括为"虚、湿、实、瘀、热"。本虚是基本病机，以脾肾亏虚为主。随着病情进展，正虚同时多夹瘀浊、湿热等实邪，属本虚标实之证。

（三）调补脾肾，先后天并治

吕师在临床实践中发现，本病早期常以湿瘀浊毒内蕴之标证较为突出，加之外邪诱发，标证更加明显，此时强调标本兼顾，重在治标；后期本虚标实并见，当以固本为先，兼以治标。故辨治移植肾肾病提出了"调补脾肾、调理脏腑阴阳平衡、稳定内环境"为治疗大法。具体说来，即注重健脾调肾，佐以其他变证之法。但"调肾"而非"补肾"，患者由于接受同种异体肾脏，常规需要服用免疫抑制剂而导致肾虚，此时不可轻易使用补肾药物，否则易导致排异反应发生，加重病情。

同时，吕师认为，肾移植患者术前多为久病脾肾衰败，气血生化乏源，故肾移植术后初期，大部分患者仍表现为面色萎黄，或苍白无华，或面浮肢肿，口淡无味，食少便溏等症，表现出一派脾胃虚弱之象。如果脾胃失于升降，肾之气血不和，则肾之排泌功能较差。故在肾移植术后吕师尤其重视补益脾肾。临床上脾胃虚弱患者常因腹胀纳差、大便溏泄、消化吸收能力差，导致免疫抑制剂他克莫司（FK506）血药浓度低下，此类患者可通过健脾益气之法治之，吕师常用健脾益肾的代表方参苓白术散加减治疗，药如党参、白术、茯苓、炒山药、白扁豆、莲子、炒薏苡仁、陈皮、炒麦芽、山楂、芡实、金樱子、淫羊藿、巴戟天等。看之所用药物平淡无奇，但经过调理后，患者脾胃虚弱之象逐渐改善，他克莫司的血药浓度也随之升高，使肾脏排异反应的发生和发展得到抑制。究其缘由，因脾胃虚弱为病机关键，脾胃属土而喜甘，故欲补脾胃，则多以甘药调之。临证中吕师还常以六君子汤或黄芪建中汤为主方，其中党参健脾益胃，甘温益气；黄芪甘温，补益中气而升阳；白术健脾燥湿；陈皮、半夏行气燥湿；茯苓淡渗利湿；甘草调中。诸药合用，共奏甘温培中、健脾助运之效。吕师同时指出，温补脾胃不可拘于滋腻碍胃，故前方用山楂、炒麦芽、神曲、红枣以醒脾畅胃，配伍山药、莲子、扁豆、芡实等健脾固肾。服药后患者往往食欲改善，气色渐好，尿蛋白减少，血红蛋白上升，肾功能趋于稳定。

吕师认为，肾为先天之本，脾为后天之本，脾阳根于肾阳，脾化生精微须赖肾阳的蒸腾温煦，肾之阴阳又要靠脾胃化生的气血来濡养，脾肾两脏在水液代谢中起着重要的作用，肾中的精气又是推动整个水液代谢的物质基础。若肾中精气失于充养，气损及阳，导致脾肾两虚，则影响水液的代谢导致水湿内停，治疗必须脾肾双补。临床中吕师常选用四神丸、补中益气汤、理中汤、参苓白术散等加减治疗。偏肾阳虚以真武汤为主方，偏脾阳虚选炮姜、吴茱萸为主药，配合肉桂、干姜、淫羊藿、巴戟天、补骨脂、益智仁等脾肾双补之品。临床应用确可明显改善水肿、蛋白尿和肾功能。

（四）祛邪安正，以通畅为贵

正如《内经》所云"百病皆生于气"，吕师在调补脾肾的同时，尤其重视气血运行通畅，强调祛邪以安正。他认为：

"七情致病，病之生，不离乎气；医之治病，亦不离乎气。"强调临床调气之关键有二：调理脾胃升降之气和调理肝木之气。脾胃乃一身气机之中枢，脾升胃降，气机调顺，则中土健运，营卫通利，水精四布，五经并行。而积滞壅塞是多种疾病的重要病机。因此，临床中吕师常以砂仁、白豆蔻、炒麦芽、厚朴、木香、枳壳、陈皮等调理气机、和胃醒脾。肝为刚脏，恶抑郁，喜条达。若肝郁不舒，则横逆犯脾，导致肝脾不和，肝胆不利，百病由生。故吕师临证对于兼有肝郁者，常以柴胡、郁金、青皮、香附、川楝子等疏肝理气、开郁散结。使气血条达，祛病养身。

吕师治疗慢性移植肾肾病，非常重视患者饮食宜忌。李时珍《本草纲目》云："饮食不节，杀人倾刻。"导师认为，过食厚味，易积湿生热，气血痰食郁结不化，阻塞气机，壅滞经络。据此提出"过盛"学说。认为："世人饮食不节，恣食肥腻，以酒为浆，以妄为常，损伤脾胃，阻滞气机，导致脾失运化，胃失和降，升降失调，湿、食、痰、火、气、血瘀内蕴，百病由生。究其原因，皆膏粱之虞，太过所致。"吕师反复强调肾病患者切忌以高蛋白饮食自行"补虚"，尤其忌食羊肉等，认为羊肉为壮阳之品，辛热助火。因高蛋白、高脂肪饮食也会引发肾脏高滤过，损害肾功能。故对于因大量高蛋白饮食致营养过剩而致病者，效仿张从正的下法，分别选用消积导滞、清热泻火、理气化痰、活血化瘀等法祛邪安正。其中应用大黄炭，枳实、牵牛子泻下积热；以炒麦芽、山楂、神曲化食消积。用之得心应手，收效殊良，是导师常用的消积导滞治疗方法之一。但临床需要注意的是移植肾后出现消化不良，使用消积导滞治法，中病即止，不宜过用。同时提出对于脾胃虚弱者则不宜用泻下之药，否则易使肠胃吸收功能进一步下降，吸收障碍导致免疫抑制剂血药浓度不足，诱发排异，加重病情。

由于肾移植患者情况特殊，吕师在辨证论治中很注重活血化瘀。认为瘀血既为病理产物，又为致病因素，须重视活血化瘀。活血化瘀药能促进血液运行，改善肾脏微循环，减轻肾小球内压力，保护残余肾功能，延缓肾衰竭的进展，故在临床上常用丹参、牡丹皮、红花、桃仁、赤芍、三棱、莪术等。对湿热内蕴者可适当加入土茯苓、槐花、六月雪清热解毒，以及白茅根、薏苡仁、泽泻、玉米须、车前草等通利湿热，以降低尿蛋白、改善早中期的肾功能。还指出，某些中药如五味子，可与免疫抑制剂起到协同作用，能提升他克莫司等药物的血药浓度。但在使用这类中药时要注意患者血药浓度的变化，以免浓度过高或者过低加重病情。

（五）调和阴阳，稳定内环境

吕师认为，移植肾肾病的肾功能延迟恢复是肾移植术后常见并发症，临床多见浮肿，尿量减少，纳差，乏力，腹胀，舌质淡，苔白厚，脉滑等。实验室检查可见尿素氮、血肌酐呈进行性升高，在此阶段，吕师多通过采用调补脾肾法治疗，调整脏腑阴阳气血平衡，维护内环境的稳定，从而使尿素氮、肌酐有所下降。另外，吕师发现，肾移植术后的长期大量蛋白尿是加重肾损害的又一因素，导致移植肾功能逐步减退，最终出现肾衰竭。目前蛋白尿影响移植肾长期带功能存活的问题越来越受到大家重视。蛋白尿的临床表现主要为颜面或下肢浮肿，症状或轻或重。引起蛋白尿的原因主要有原有肾脏疾病复发、发生慢性移植肾肾病、感染、免疫抑制剂的不良反应等。除了抗排异药物剂量或浓度不足可通过调整药物用量来治疗外，其他病因临床治疗棘手。吕师认为，肾移植患者在手术前均处于尿毒症状态，多属病久体虚，正虚邪实。肾移植术后，随着各种毒性代谢产物迅速从尿中排出，尿毒症所致的各种症状会明显缓解并消失，邪去正复。但因多种免疫抑制剂的应用，湿浊或湿热之邪易伤及移植肾脏，肾失于固摄，精微下泄，大量蛋白即从尿中排出，导致脾肾两虚，水失所主，溢于肌肤，则发为水肿。西医治疗此类患者，因其本身已用免疫抑制剂来抗排异治疗，此时若再加大该类药物剂量，副作用有可能增加但疗效不能确定。此时吕师往往加以中药干预，注重阴阳、脏腑经络之间的相互作用，或养阴，或清热，或健脾，思路清晰，保护机体内环境稳定，使阴阳恢复平衡，从而治疗慢性移植肾肾病。

另外，正如前所言，吕师治疗慢性移植肾肾病非常重视患者饮食宜忌，对水肿的患者要求限盐限水，并且反复告知患者摄入蛋白、脂肪的量，并一字一句写在病历本上，唯恐患者遗漏。吕师认为，正确的中医辨证治疗、健康的摄生调养、护理得当、营养均衡、适度的体育锻炼、情志的调理等都很重要，重在保护移植肾功能，缺一不可。

小结：慢性移植肾肾病错综复杂，多与排异反应、感染、免疫抑制剂毒性、复发和新发生肾病、缺血/再灌注损伤、高血压、高脂血症等因素密切相关。其发病机制中既有细胞免疫介导，又有体液免疫介导，而以细胞免疫介导的免疫反应为主。吕师在西药抗排异反应等药物运用的基础上，发挥中医药特色，运用中医理论辨证治疗慢性移植肾肾病，实则泻之，虚则补之，急治其标，缓则图本。实证以消积导滞、清热祛邪安正为主，虚证则总以调补脾肾为主，培正固本，灵活运用，调理脏腑阴阳，稳定机体内环境平衡，体现了吕师脾肾为本，祛邪安正的学术思想。证明了中医药对慢性移植肾肾病的直接治疗作用和防治西药毒副作用是主体方向并具有一定优势。

附：腺性膀胱炎

腺性膀胱炎是病理诊断名称。腺性膀胱炎的膀胱与正常膀胱的黏膜无腺体存在不同，是一种较为罕见的以膀胱黏膜移行上皮增生与化生同时存在的病变为病理特征，临床以反复发作的尿热、尿频、尿急、尿痛、尿不尽，或伴有会阴痛、小腹痛，或伴有排尿难，或伴有镜下甚至肉眼血尿等尿路刺激症状为主要临床表现的疾病。而其确诊则以膀胱镜检查为必要条件。其病因目前仍不清楚，仅有胚胎残留假说和膀胱慢性炎症刺激学说。西医治疗腺性膀胱炎，主要应用抗生素抗感染治疗，或经尿道电灼术（TUR）治疗，或氩粒子激光治疗，甚至膀胱部分或全切除术治疗等，有一定疗效。但因其病程长，迁延难愈，复发率高，尚无满意的治疗手段，是临床疑难病症之一。腺性膀胱炎属中医学的淋证范畴。纵观患者病史，均有长期反复发作的尿路感染症状史。究其病因病机，多系感受湿热之邪，下注膀胱，久病不愈，耗伤肾阴，由实转虚，正虚邪恋，使湿热胶着黏滞，演变为缠绵难愈的虚中夹实之证。吕师认为肾阴亏虚是其发病的内在基础，而湿热则贯穿疾病演变的始终。并根据"虚则补之，实则泻之"的治则，拟用滋阴补肾、清热通淋法治之。选用滋肾丸为基本方加减。经验方组成：知母，黄柏，肉桂，生地黄，玄参，丹皮，滑石，甘草，马鞭草，凤仙草（若缺药，可用凤仙草的种子，即急性子），白茅根。方中知母性味辛苦寒滑，可入肾经气分，下润肾燥而滋阴；黄柏苦寒微辛，入肾经血分，能泻膀胱相火，而补肾水之不足；肉桂辛热，为少阴引经之品，假之反佐，热因热用也。三药配伍，主治水不胜火所致的肾虚蒸热，或下焦邪热证。吕师在滋肾丸的基础上配伍生地黄，性味甘苦寒，玄参，性味苦咸寒，丹皮辛苦寒，均可入肾经，不仅能清热解毒、滋阴凉血，而且具有活血散瘀之功效，共为臣药。佐以马鞭草，性味苦微寒，凤仙草，性味甘温，可活血化瘀，有利水解毒的功效；配伍滑石，性味甘寒，入膀胱经，滑能利窍、渗湿利水；甘草甘平，入十二经，补中益气、泻火解毒、缓和药性；白茅根，性味甘寒，能清热生津、凉血止血，与滑石、甘草配伍，为之使药。诸药合用，共奏滋阴补肾、清热通淋、凉血散瘀之功。本方经过临床实践验证，能明显缓解和减轻尿道刺激症状，显示出较好的治疗效果。

第二节　经验方

益泉胶囊

方源：吕师临床经验方和科研项目。

组成：鹿茸粉，上肉桂粉。

功能：益肾填精，化气行水。

主治：急、慢性间质性肾炎；急性肾功能衰竭少尿无尿期；糖尿病性肾病高度水肿而小便短少；尿崩症的多尿；难治性膜性肾病高度水肿、蛋白尿不消等表现为肾阳衰微，开合失司的患者。

用法：鹿茸粉 15g，上肉桂粉 45g，两味中药按 1：3 的比例配伍混匀，装 0 号空心胶囊（每粒含混装药粉 0.5g），储瓶备用。每次 2 粒，每日 2 次，温水送服。

方解：益泉胶囊由鹿茸、肉桂两味中药组成。其中鹿茸性味甘、咸、温，入肝、肾经，具有补督脉、壮元阳、生精髓、强筋骨之功。肉桂性味辛、甘、大热，入肝、肾、脾经，具有温中补阳、补命门不足、益火消阴之功。两味中药配伍，取名益泉胶囊，共奏补火助阳、补益精血、化气行水之功。

现代药理研究：鹿茸能促进核糖核酸和蛋白质的合成；

鹿茸主要的抗补体多糖为含有硫酸软骨素样的氨基葡聚糖的复合多糖，可明显增加小鼠的网状内皮系统的吞噬功能，并具有明显的抗脂质过氧化作用和抗应激作用，以及明显的抗炎作用。其抗炎作用与其对肾上腺皮质刺激作用有关。肉桂的同种植物桂枝浸膏在肾炎研究中对嗜异性抗体反应显示出抑制补体活性作用，具有较强的抗过敏反应；在抑制炎性肿胀上，桂枝作用最强。临床实践和动物实验研究显示，益泉胶囊能提高肾小管的浓缩稀释功能。对于急性肾小管-间质性肾炎少尿无尿，急性肾功能衰竭少尿无尿期，糖尿病肾病高度水肿、小便短少，尿崩症多尿，难治性膜性肾病高度水肿，蛋白尿不消等表现为肾阳衰微，开合失司者，多具有良好疗效。

止消固肾汤

方源：吕师临床经验方。

组成：黄芪，姜黄，牛蒡子，丹参，川牛膝，茯苓皮，冬瓜皮，泽泻，桑寄生，山茱萸，胡芦巴，肉桂。

功能：温肾助阳，化气行水。

主治：糖尿病性肾病、代谢综合征，适用于表现为腰以下水肿，大便干结，小便短少，尿多泡沫，蛋白尿难消等肾气（阳）亏虚，水湿泛滥的患者。

用法：每日1剂，每日2次，水煎服。

方解：黄芪性味甘，微温。入脾、肺经。具有益气固表、托毒排脓、利水退肿之功，为本方主药；伍用姜黄、丹参、川牛膝活血利水，桑寄生、山茱萸，补肾固涩，胡芦巴温肾助阳，共为臣药；佐用茯苓皮、冬瓜皮、泽泻淡渗利湿，肉桂温补命门、化气行水。诸药合用，共奏温肾助阳、化气行水之功。

选用本方需注意，临床研究报告牛蒡子能减少糖尿病性肾病难消的蛋白尿，实属难得。在临床应用中须根据患者体质，适用于肾气虚（阳）患者，每日用量在 6～30g，以患者大便无溏泄为度。若患者脾肾两虚，大便溏泄，上方不宜使用牛蒡子，因其性味辛苦寒，入肺胃经，具有疏散风热、利咽散结、解毒透疹、通泄热毒之功，使用不当，会加重腹泻。

现代药理研究：黄芪具有双向免疫调节作用，能促进核糖核酸和蛋白的合成，能减少蛋白尿。姜黄苦、辛、温，入肝、脾经，具有破气行血、通经止痛之功。药理研究显示，姜黄具有抗氧化、抗凝、降血脂、抗炎、抗动脉粥样硬化等作用。能显著降低糖尿病性肾病动物模型的血糖，促进免疫调节，抗肾小球纤维化等。牛蒡子具有消炎、解热、利尿之功。药理研究显示，牛蒡子具有降血糖等抗肾病变作用，能抑制蛋白尿的排泄，降低患者免疫球蛋白，促使循环免疫复合物转阴。胡芦巴性味苦、大温，入肾经，具有温补命门、壮阳散寒、止痛之功。印度医学在临床上使用单味药胡芦巴治疗糖尿病有良效。药理研究证实，胡芦巴能延缓胃部的排空，抑制胃抑制肽的分泌，促使胰岛素的释放，具有一定的降糖作用。药理研究发现，肉桂能提高胰岛素的敏感性，改善胰岛素的功能。

凤仙通淋汤

方源：由民间单验方、四逆散、滋肾丸、六一散化裁。

组成：凤仙草（或应用其种子急性子），柴胡，郁金，枳壳，白芍，石韦，萹蓄，知母，黄柏，肉桂，滑石，甘草。

功能：行气散瘀，滋肾通淋。

主治：尿道刺激综合征、耐药性泌尿系感染、腺性膀胱炎等，临床表现为尿热、尿频、尿不尽，或伴有小腹痛等肾虚肝郁，气化不利，或伴下焦湿热的患者。

用法：每日 1 剂，每日 2 次，水煎服。

方解：单方凤仙草用于治疗气淋是从一位患者处得到的。该患者因丈夫嗜赌而生气，情志抑郁引起尿热、尿频、尿不尽，尿道口疼痛，痛苦不已。就诊两次，曾服用沉香散等治疗气淋的方子加减治疗，疗效不佳。患者诉朋友介绍一个单验方凤仙草，向我咨询能否服用。我查阅了相关资料，凤仙草又名小桃红、透骨草、指甲草。其种子即是急性子。其性味微苦，温，有小毒。具有活血通经、软坚消积之功。主要治疗闭经、难产、骨鲠咽喉、肿块积聚等。我让患者试用单味的新鲜凤仙草，每剂 30g，水煎服。1 周后复诊，患者诉尿热、尿频、尿道口痛症状明显减轻。考虑到肝主疏泄，肝经下循阴器，排泌功能失调与肝之疏泄相关；又虑及淋证，肾虚膀胱热致气化不利。故将单方凤仙草改良，与具有透邪解郁、疏肝理脾作用的四逆散，滋肾通关的滋肾丸，清暑利湿的六一散合用，重新组成新方凤仙通淋汤，以行气散瘀、滋肾通淋。经临床多年应用，不仅治疗尿道刺激综合征有良好疗效，对耐药性反复发作的泌尿系感染，亦多能取得较为理想的疗效，疑难病腺性膀胱炎服用后亦多能减轻、缓解小腹痛，以及尿热、尿频、尿道口痛症状。在临床应用该方，若缺少凤仙草时，可换用急性子，疗效亦可。

现代药理研究：凤仙草具有祛风通络、活血逐瘀作用，临床用于风湿痹痛，缓解食道癌食管痉挛。柴胡对中枢神经具有镇痛镇静、解热作用；对小鼠腹腔渗液有明显的抑制作用；实验证明柴胡皂苷的抗炎强度与泼尼松相似。黄柏能抗金葡菌、溶血性链球菌等多种细菌，以及真菌、乙肝病毒。肉桂对外周血管有直接扩张作用，对真菌有抑制作用。

化斑消银汤

方源：犀角地黄汤、二至丸化裁。

组成：水牛角，生地黄，丹皮，赤芍，防风，蝉蜕，牛蒡子，女贞子，旱莲草，紫草，益母草，甘草。

功能：滋阴润燥，解毒透疹，祛风止痒。

主治：银屑病及银屑病肾损害，过敏性紫癜肾病。临床表现为皮肤干燥，肘后、下肢、骶尾部皮肤起角质样白皮屑，严重者，头皮甚至全身皮肤出现云母样皮屑，或伴关节痛等肾虚不固，血燥生风的证候。亦可表现为下肢皮下出紫斑，如葡萄皮色，不高出皮肤，不痒，按压不褪色，伴有蛋白尿，或关节痛，或伴有水肿等肾虚不固，血热发斑证候。

用法：每日 1 剂，每日 2 次，水煎服。

方解：水牛角（代替犀牛角）性味苦、酸、咸、寒，入心肝胃经。具有清热定惊、凉血解毒的功效，为主药，与生地黄、牡丹皮、赤芍配伍，即犀角地黄汤，具有清热解毒、凉血散瘀之功；女贞子、旱莲草，即二至丸，滋补肝肾，共为臣药；佐用防风、蝉蜕、牛蒡子，疏散风热、解毒透疹，紫草、益母草性味辛、微苦寒，行血祛瘀、消水解毒；甘草为使，清热解毒、调和诸药。诸药合用，共奏滋阴润燥、解毒透疹、祛风止痒之功。

现代药理研究：水牛角可显著降低毛细血管的通透性。生地黄能对抗地塞米松对脑垂体－肾上腺皮质系统的抑制作用，并能防止肾上腺皮质萎缩。有一定的抗炎、抑菌、降糖等作用。赤芍能抗血小板凝聚、抗血栓形成、镇痛、降血压。紫草水提取物有一定的抗炎作用。紫草素具有延缓肾小球硬化的作用。牛蒡子具有降血糖等抗肾病变作用，能抑制蛋白尿的排泄，降低免疫球蛋白，促使循环免疫复合物转阴。益母草可抑制血管的通透性，对血小板聚集、血小板血栓形成、纤维蛋白血栓形成均有抑制作用。

祛湿减肥汤

方源：防己黄芪汤化裁。

组成：黄芪，汉防己，白术，丹参，三棱，莪术，酒大黄，山楂，决明子，泽泻，山茱萸，淫羊藿。

功能：健脾祛湿，消积散瘀，益肾平肝。

主治：肥胖相关性肾小球病、代谢综合征。临床表现为形体肥胖，体重指数严重超标，有蛋白尿，或伴有高血压，或伴有高甘油三酯，或伴有高尿酸，或伴有高血糖，但无水肿等肾虚血瘀，痰湿内蕴证候者。

用法：每日1剂，每日2次，水煎服。

方解：因肥胖相关性肾小球病、代谢综合征多由先天禀赋、过食肥甘、疏于劳作等因素，致脾失运化，痰湿蓄积所致。故选用具有益气健脾、祛风除湿功效的防己黄芪汤为主方，在此基础上化裁而成。方中黄芪性味甘、微温。入脾、肺经。汉防己性味辛、苦、寒，入肺、膀胱经。二药配伍，具有益气健脾、祛风除湿、利水退肿之功，共为本方主药。配伍白术、泽泻，补气健脾、运化水湿；山茱萸性味酸涩、微温，补益肝肾，淫羊藿性辛温，入肝肾经，补肾助阳、祛风除湿，共为臣药。佐用丹参、三棱、莪术、酒大黄，活血散瘀；山楂、决明子，消积散瘀、润肠通便、清热平肝。诸药合用，共奏健脾祛湿、消积散瘀、益肾平肝之功。但要强调的是，肥胖相关性肾小球病、代谢综合征患者必须节食减肥，将体重控制在正常范围内，否则难治。

现代药理研究：汉防己主要含汉防己甲素、汉防己乙素等成分，研究表明汉防己有明显的镇痛、解热、消炎作用；可减少免疫复合物在肾小球基底膜的沉积，从而延缓肾小球硬化。黄芪具有免疫双向调节作用。黄芪能促进核糖核酸和蛋白质合成，一定程度上减少蛋白尿，还有抗疲劳、抗氧化、保肝等作用。大黄能明显改善糖尿病患者的肾功能，减轻肾小球的高滤过，抑制肾脏肥大，减少蛋白尿。并能通过作用于相关细胞因子，改善糖尿病的血糖、血脂代谢紊乱，影响肾脏血流动力学，减轻肾脏脂质过氧化损伤，调节肾成纤维细胞增强与凋亡等。

滋肾清肝汤

方源：四逆散、二至丸化裁。

组成：柴胡，郁金，炒白芍，枳实，贯众，醋炙鳖甲，五味子，女贞子，旱莲草，猪苓，山茱萸，淫羊藿，芡实。

功能：清肝解毒，滋补肝肾。

主治：乙型肝炎抗原抗体复合物性肾炎，临床表现为腹胀纳差，或伴有右胁隐痛不适，或下肢水肿，伴有蛋白尿，肝功能异常等肾虚不固，肝经湿热证。

用法：每日1剂，每日2次，水煎服。

方解：柴胡性味苦、平，入肝、胆经。白芍性味酸、苦、微寒。入肝经。二药配伍，透邪升阳以疏郁，敛阴养血以柔肝，共为君药。贯众性味苦、微寒，有毒，入肝、脾经，具有清肝解毒，预防瘟疫等功效；鳖甲性味咸、平，入肝、脾经，女贞子、旱莲草即二至丸，合用可滋阴潜阳、散结消癥；五味子、芡实、山茱萸性味酸、涩、平，微温，入脾、肾经，补脾止泻、固肾涩精；淫羊藿性味辛温，入肝肾经，补肾助阳、祛风除湿，共为臣药。佐用猪苓，性味甘、平，可利水渗湿；枳实性味苦、微寒，破气行痰、散积消痞。诸药合用，共奏清肝解毒、滋补肝肾之功。

现代药理研究：柴胡对中枢神经具有镇痛、镇静、解热作用；对小鼠腹腔渗液有明显的抑制作用；实验证明柴胡皂苷的抗炎强度与泼尼松相似。白芍对免疫系统功能影响广泛；白芍总苷有较强的诱生干扰素作用使之恢复正常水平，对急性炎症性水肿有治疗作用，并有解痉镇痛作用。制鳖甲具有消除蛋白尿，改善肾功能的作用。

祛湿通痹汤

方源：四妙散、桂枝汤、白虎汤化裁。

组成：炒苍术，黄柏，川牛膝，薏苡仁，威灵仙，车前草，土茯苓，玉米须，白芍，桂枝，甘草，生石膏，知母。

功能：祛风除湿，清热除痹。

主治：高尿酸血症肾病，风湿热。临床表现为痛风患者局部关节红肿热痛，或夜尿增多，尿多泡沫，甚或伴有关节变形为主要表现的风湿热邪痹阻关节者。

用法：每日 1 剂，每日 2 次，水煎服。

方解：方中黄柏性味苦、寒，苦能燥湿，寒能清热；苍术性味苦、温，善燥湿；两药配伍，具有燥湿清热之效，共为君药。配用性味酸、平的川牛膝，性味辛、温的威灵仙，性味苦、酸、微寒的白芍，三药合用，可养营血、祛风除湿、清热除痹，共为臣药。佐用性味甘、淡、平的薏苡仁、土茯苓、玉米须，性味甘、寒的车前草，能渗湿降浊、清利湿热。佐用性味辛、温的桂枝，以温经通阳。甘草为使，性味甘、温，入十二经，补脾益气、清热解毒、调和诸药。诸药合用，共奏祛风除湿、清热除痹之功。若痛风急性发作，局部关节红肿疼痛难忍者，可加性味辛、甘、大寒的生石膏和知母，以清热泻火、泄肺滋肾，能缓解或减轻病痛。

现代药理研究：苍术含维生素 A、维生素 B 样物质，可显著增加尿中钠、钾的排泄。黄柏能抗金葡菌、溶血性链球菌等多种细菌，以及真菌、乙肝病毒。薏苡仁、威灵仙、车前草、土茯苓，均有排血尿酸作用，并对肝脏蛋白质合成有明显促进作用。

第三节　用药心悟

病之为患，乃外感六淫、内伤七情等引起人体脏腑阴阳气血失衡所致。吕师在临诊治病时，认为辨证立法，以脾肾为本，拟方选药，必须精当。用药如用兵，以草木温凉寒热四气之偏性、辛甘苦酸咸之五味、药物的升降浮沉之特性，以及脏腑归经等功能，攻其脏腑之偏盛，使脏腑阴阳达到新的平衡。在肾内科临床，高血压、高血脂、高血糖、高尿酸、高血磷、大量蛋白尿是损害肾功能的六大重要因素，辨证与辨病治疗亦需从这几个方面入手，稳定内环境平衡，方能减少蛋白尿，有效地保护肾功能，改善病情。吕师在辨证用药组方时，时常参阅现代中药的药理试验与研究，使中医药的疗效得到了进一步提高。

一、具有降低血糖作用的中草药

葡萄糖代谢异常是糖尿病肾病的基础，由葡萄糖代谢异常所诱发的代谢改变主要有多元醇通路的激活、DND–PKC通路激活、乙糖胺通路代谢异常等，导致糖尿病多种脏器的病变。在辨证治疗糖尿病肾病时仍要以治疗原发病为主。上海邝安堃教授在《糖尿病在中国》一书中曾收集整理了治疗消渴的大量中医文献，进行试验研究，筛选出了确有降糖作用的下述中草药。同时也排除了不少常用于治疗消渴病而实无降糖作用的药物，如山药，不仅不降糖，而且有升糖作用。研究发现服用山药后多饮多尿多食等三多症状减轻或消失的药理机制，是山药提高了肾糖阈的阈值所致。因此吕师在辨证用药的同时参考这些药物的研究进行组方，进一步提高了疗效。如糖尿病患者服用二甲双胍、阿卡波糖控制餐后血糖疗效不佳时，改用黄连素片，每次 4 片，每日餐前 3 次口服治疗。黄连素片可通过延缓肠道对血糖的吸收，使餐后血糖趋于平稳，降低了因高血糖这个高滤过因素进一步损害心、肾、眼、血管、神经等多器官的风险。

动物实验研究显示，生地黄、人参、葛根、黄连、苦瓜、亚腰葫芦、番石榴、潺槁（椿龟根）、荔枝核、地骨皮具有降低血糖作用。

北京中医医院中药降糖作用人体应用实验研究（有效病例／观察病例）：桑白皮（11/14），桑叶（3/4），桑葚（6/9），桑枝（2/5），黄芪（2/5），山茱萸（3/3），五倍子（2/3），黄连（3/5），当归（3/5），苦瓜（3/5），僵蚕（3/5），栀子（3/5），人参（1/5），亚腰葫芦（1/5），地骨皮（1/5），天花粉（1/5），山药（1/5），枸杞子（1/9）。

印度医学临床应用和实验研究显示，胡芦巴、苦瓜、大蒜、姜黄、芥菜、库拉索芦荟、耳叶决明、锡兰肉桂、孜然芹（小茴香）、苦味叶下珠、荷花、洋葱头等有降低血糖作用。

二、能促使血尿酸增多与促使血尿酸排泄的中草药

高尿酸血症是由内分泌代谢异常所致。可由先天性的尿酸氧化酶缺乏，或长期服用利尿剂，或肿瘤化疗，或慢性肾功能衰退，或高嘌呤饮食等多种因素诱发。高尿酸是损害肾功能的重要因素之一。因此，吕师在辨治痛风，尤其是慢性肾功能不全伴有高尿酸血症时，常选用四妙散、黄芪、威灵仙、葛根等具有促使尿酸排泄的中草药以清利湿热。其中威灵仙降尿酸疗效确切；葛根除了具有解肌发表、透疹功效外，现代药理研究显示其还有降尿酸、降血糖、扩张血管治疗冠心病的功效。但需注意，葛根含钾量较高，在应用葛根治疗糖尿病肾病慢性肾功能衰退伴有高尿酸血症时须检测血钾。对高尿酸血症，忌用广防己、雷公藤多苷、益母草、牵牛子等升高血尿酸的药物，可避免进一步促使肾功能恶化。

具有促使尿酸排泄和降低血尿酸作用的中草药：葛根，苍术，黄柏，萆薢，川牛膝，桑寄生，决明子，黄芪，麦冬，紫丁香，山慈菇，菊苣，绞股蓝，川芎嗪，土茯苓，车前草（子），金钱草，威灵仙等。

能使血尿酸增多并引起肾损害的中草药：马兜铃，关木通，草乌，广防己，厚朴，益母草，苍耳子，天花粉，蜈蚣，鱼胆，雷公藤，苦楝皮，牵牛子，金樱根，土贝母，土荆芥，使君子，大枫子，芦荟。

三、常用中药含钾量

钾是人体内含量最丰富的阳离子之一。人体内 98% 的钾位于细胞内，仅 2% 的钾位于细胞外液中。钾离子在人体细胞内对于维持细胞的生长和分裂、DNA 和蛋白质的合成、各种酶的功能、体内多种代谢过程、细胞的静息膜电位差等各项生理功能具有不可替代的作用。摄入的钾 90% 以上通过肾脏排泄，剩余的 10% 通过大便排泄。常见的血钾代谢紊乱主要发生在肾功能不全的患者，以高钾血症最为常见。若高钾血症的值达到 6.5mmol/L 以上，临床可表现为肌无力和心律失常、心电图 T 波高尖，严重者可因心脏骤停而猝死。因此，在运用中药辨治急、慢性肾功能不全的患者时，应注意避免使用含钾高的中草药。哪些中草药含钾量高？这个问题一直困扰着肾病科医生的用药和治疗。近日喜得王光宇、王义新主编的《320 种中药及其微量元素》一书，其中广泛收集了中药微量元素的实验及临床研究资料。吕师将其中含钾中草药进行再整理，根据其含钾量的多少，由高到低进行排序，可供肾病科医生处方时参考，避免用药不当，引起高钾血症，加重病情。

含钾量大于 10mg/g 的中药（单位：mg/g）：鹿鞭 310.5，

海藻 59.9，昆布 59.9，狼毒 40.4，紫苏叶 38.75，穿山甲 36.0，怀牛膝 33.33，石燕 26.0，薄荷 21.8，赤石脂 21.2，郁金 20.8，枳实 20.8，山茱萸 20.121，五味子 20.0，通草 20.0，肉苁蓉 18.2，鱼腥草 17.672，麦饭石 17.6，荷叶 17.1，何首乌 16.3，佛手 15.8，夏枯草 15.0，紫菀 14.2，防风 13.4，哈蟆油 13.94，大枣 12.7，砂仁 12.7，丹参 12.0，人参 11.525，羌活 11.1，熟地黄 10.8，葛根 10.8，蜈蚣 10.8，泽泻 10.705，锁阳 10.6，浙贝母 10.0。

含钾量 5～9.9mg/g 的中药（单位：mg/g）：麻黄 9.91，木香 9.8，独活 9.8，香附 9.5，鹿胎盘 9.062，青皮 8.96，山药 8.728，桔梗 8.73，陈皮 8.5，金银花 8.5，冬虫夏草 8.389，丁香 8.309，石斛 8.26，淫羊藿 8.26，车前草 8.0，当归 7.96，升麻 7.55，西洋参 7.4，三七 7.4，太子参 7.31，金樱子 7.295，七叶一枝花 7.286，姜黄 7.1533，黄芪 6.97，红花 6.9114，莪术 6.84，艾叶 6.77，枸杞子 6.58，生地黄 6.57，郁李仁 6.6，杜仲 6.5，荆芥 6.33，半夏 6.3，茵陈 6.24，葶苈子 6.13，桑寄生 5.901，决明子 5.5954，苍术 5.335，薤白 5.19。

含钾量 1～5mg/g 的中药（单位：mg/g）：土茯苓 4.5，玉竹 4.48，党参 4.46，白芍药 4.25，黄柏 4.01，延胡索 3.983，赤芍药 3.77，川芎 3.75，川贝母 3.75，茺蔚子 3.4，大青叶 3.35，阿胶 3.3，代赭石 2.9，紫苏子 2.83，穿山龙 2.622，黄精 2.59，米醋 2.5，三棱 2.38，蔓荆子 2.2，桔梗 2.12，鸡血藤 2.069，龟甲 2.0705，细辛 1.62，龙胆草 1.5，连翘 1.18，大黄 1.1，附子 1.04，姜石 1.0。

含钾量小于 1mg/g 的中药（单位：mg/g）：甘草，雪山一枝蒿，九节菖蒲，藕节，白茅根，地榆，茜草，黄芩，续断，西瓜霜，草果，乌梅，桃仁，肉豆蔻，菟丝子，吴茱萸，蛇床子，益智仁，侧柏叶，棕榈，蒲黄，藏红花，款冬花，大蓟，小蓟，白花蛇舌草，青黛，芦荟，忍冬藤，仙茅，肉桂，覆盆子，巴戟天，川乌，冬葵子，薏苡仁，金钱草，石韦，萹蓄，赤小豆，番泻叶，贯众，槟榔，使君子，南瓜子，白头翁，五倍子，麻黄根，莲子，龙眼肉，银杏仁，五加皮，桑枝，威灵仙，防己，海风藤，海桐皮，秦艽，木瓜，蒲公英，白芷，天麻，女贞子，鹿茸，鹿角，牛黄，斑蝥，熊胆，牡蛎，珍珠，珍珠母，乌梢蛇，蛇胆，蕲蛇，地龙，蛤蚧，僵蚕，石决明，瓦楞子，鸡内金，蜂房，雄黄，紫石英，花蕊石，青礞石，赤石脂，寒水石，滑石，钟乳石，阳起石，自然铜，龙骨，硫黄，密陀僧，铅丹，胆矾，铜绿，磁石，禹余粮，蛇含石，石蟹，玄精石，灶心土，芒硝，大青盐，秋石，无名异，白矾，炉甘石，硼砂，琥珀，雌黄，蛇纹石。

四、具有降脂作用的中草药

肾脏疾病常见的脂质代谢紊乱，表现为血胆固醇、三酰甘油、低密度脂蛋白、载脂蛋白 B 升高，高密度脂蛋白、载脂蛋白 A_1 降低或正常。肾小球脂质沉积可以通过形成泡沫细胞，变构的脂肪酸可引起肾内缩血管活性物质增多，改变血液黏度和红细胞刚性，形成氧化低密度脂蛋白等机制损害肾脏。治疗高脂血症可防止或延缓肾脏疾病的进展。目前他汀类降脂药易引起肝损伤和肌溶解症，而中药降血脂较为安全。

吕师临诊最常用的降脂减肥中草药有决明子，具有降血脂、降血压、明目、通大便作用，药性平，而且药味不苦；焦山楂降血脂疗效较好，但有增加食欲之嫌；荷叶性味偏寒，久服易伤胃气；吕师常用酒大黄于肥胖相关性肾病和代谢综合征，大黄不仅能降血脂，而且能抑制和清除脂肪所产生的炎性物质，保护肾功能。

具有降血脂作用的常用中草药如下：茯苓，荷叶，车前子，泽泻，白术，丹参，白茅根，陈葫芦，桑枝，枸杞子，茶叶，焦山楂，决明子，三棱，莪术，大黄，虎杖，姜黄，白蒺藜，生银杏叶，桑寄生等。

五、具有降低血压与升高血压作用的中草药

高血压是肾脏疾病最常见的体征之一。血压升高或原有的高血压均会通过升高肾小球内压而加重尿白蛋白排出，加速肾脏病变进展和促进肾功能恶化。循证医学上唯一获得认同的减慢肾脏病进展的措施是降低血压和肾小球内压力。因此，在立法拟方时，须尽量避免选用具有升血压作用的中草药，多选用具有降血压作用的中草药。

具有升血压作用的常用中草药：麻黄，细辛，鹿茸，白芷，补骨脂，红花，华山参，鹿茸精，小蓟，马齿苋等。

具有降血压作用的中草药：天麻，钩藤，汉防己，葛根，夏天无，豨莶草，罗布麻叶，地龙，野菊花，夏枯草，青葙子，益母草，猪苓，玄参，黄连，桑白皮，炒杜仲，淫羊藿，巴戟天，怀牛膝等。

第四节 典型医案

一、原发性肾病

急性肾小球肾炎（水肿）

林某，男，8 岁。1975 年 11 月 29 日初诊。

主诉：面目及下肢水肿 5 天。

病史：患儿病前曾发热、咳嗽，咽喉肿痛，经服用感冒药后热退，近 5 天来家长发现患儿头面及全身水肿，今来医院中医治疗。症见患儿面目及全身水肿，咽喉充血，扁桃体Ⅰ度肿大，阴囊肿大，小便短少，大便不干。查尿常规：蛋白（++），白细胞（++）。血沉 55mm/h。脉沉滑数，舌质淡红，苔微黄。

诊断：急性肾小球肾炎（水肿）。

证候：风邪犯肺，肺失宣肃，水湿稽留。

治则：疏风清热，宣肺利水。

方药：麻黄连翘赤小豆汤加减。麻黄 6g，连翘 9g，赤小豆 30g，桑白皮 9g，茯苓 15g，泽泻 9g，玉米须 30g，山药 15g，金银花 10g，牛蒡子 6g，生姜皮 6g，甘草 6g。6 剂，每日1剂，每日2次，水煎服。

1975年12月5日二诊：患儿服用上方后，咽喉肿痛消失，尿量逐渐增多，面目水肿逐渐消退，大便稀溏，脉细数，舌质淡红，苔微黄。尿常规：蛋白（＋），上皮细胞（＋）。证型同前，效不更法，守上方去金银花、牛蒡子，加党参6g。6剂，每日1剂，每日2次水煎服。

1975年12月12日三诊：患儿服用上方后，水肿基本消退，但食欲不佳，大便溏，小便清，脉沉细，舌质淡红，苔白。尿常规：蛋白（±），白细胞（±）。证属风热已去，脾肾两虚。改拟健脾补肾法，善后治疗。

方药：党参9g，白术9g，茯苓15g，泽泻9g，熟地黄15g，山药30g，玉米须30g，淫羊藿9g，巴戟天9g，甘草6g。6剂，每日1剂，每日2次水煎服。

1976年6月10日患儿因患急性胃肠炎来中医科治疗时，复查尿常规（－）。其家长告知，该患儿急性肾炎治愈后，未再犯病。

按语：急性肾小球肾炎绝大多数在感染后发病。其临床特点为起病急，病情轻重不一，以水肿、血尿、高血压三联症为诊断要点，伴有不同程度的蛋白尿、管型尿，临床可有少尿、水肿及高血压，甚至一过性的肾功能障碍。急性肾小球肾炎属中医学水肿病中的风水、皮水证。急性肾小球肾炎的发生多因感受六淫之邪，风邪袭人，肺气郁遏，宣肃失司，不能通调水道，风遏水泛而成水肿。吕师辨治本案，根据其脉症，认为符合急性肾炎的湿热浸淫型，因湿热浸淫型的水肿多由皮肤疮疡所诱发，或伴有扁桃体化脓，发热、恶风，口苦便秘，尿少色赤。舌质红，苔黄腻，脉滑数。治宜清热解毒、化湿消肿。故立法拟方以麻黄连翘赤小豆汤为主方加减。此方出自张仲景的《伤寒论》，方中重用麻黄、杏仁宣肺利水；桑白皮清肺泄热，连翘清热散结，赤小豆利水消肿，加用白术、茯苓、泽泻、车前子健脾利水，陈皮、厚朴理气除胀。诸药合用，具有宣肺解毒、利水消肿的功效。吕师认为，治疗风水证，宜守法守方治疗，至于疗程中出现的诸如哮喘、食积、感冒等兼症，临时对症治疗即可。邪祛则正自安。

慢性肾小球肾炎（水肿）

关某，女，23 岁。2014 年 5 月 10 日初诊。

主诉：下肢水肿反复发作 2 年余。

病史：患者 2011 年 6 月无明显诱因出现下肢水肿，在当地某医院检查，尿常规：蛋白（+++），潜血（+++）。诊断为"肾病综合征"。因拒服激素，服用某中医诊所中药 1 年余，尿检正常后停药。停药约半年，2013 年 12 月患者因感冒，水肿复发。再服该诊所中药 5 个月，仅水肿消退，蛋白不消。今来我院治疗。症见患者血压 120/80mmHg，慢性病容，咽干不适，身无水肿，腰困，大便干，小便多泡沫，尿无热痛。舌质淡红，苔薄白。血生化：肝肾功和血脂均正常。尿常规：蛋白（+++），潜血（++），红细胞 75.9/μL，白细胞 41.6/μL，上皮细胞（+）。

诊断：慢性肾小球肾炎（普通型）。

证候：肾虚不固。

治则：滋阴补肾。

方药：六味地黄汤加减。生地黄15g，熟地黄15g，牡丹皮10g，茯苓30g，泽泻10g，山茱萸10g，淫羊藿15g，肉苁蓉12g，煅牡蛎30g，青风藤10g。14剂，每日1剂，每日2次，水煎服。

2014年5月27日二诊：患者服上方后无效，虽咽已不干，但大便溏泄，一天2次。脉沉缓，舌质淡，苔白薄。尿常规：蛋白（+++），红细胞45.7/μL，白细胞2.4/μL。证属脾肾两虚。改拟健脾益气、祛风除湿、补肾固涩法。

方药：黄芪30g，汉防己10g，生白术15g，茯苓30g，山茱萸10g，淫羊藿15g，肉苁蓉10g，鸡血藤30g，川牛膝10g，补骨脂10g，青风藤10g，煅牡蛎30g。28剂，每日1剂，每日2次水煎服。

2015年2月28日三诊：患者因周身皮肤起风团样痒疹，前来复诊。诉守上方服用近5个月，曾3次复查尿常规（-），病情缓解，于2014年10月4日自行停药。现症见患者躯干及下肢皮肤散在分布大小不等的风团样的丘疹，以腰部和臀部最多，瘙痒不止。大便溏，每日1次。复查尿常规（-）。脉沉滑数，舌质淡红，苔白薄。肾病稳定无复发。证属脾肾两虚，外感风邪所致。拟健脾补肾、祛风止痒法。

方药：防风10g，蝉蜕10g，地肤子15g，徐长卿30g，当归10g，黄芪30g，党参10g，炒白术15g，茯苓30g，桑寄生30g，山茱萸10g。28剂，每日1剂，每日2次水煎服。

按语：慢性肾小球肾炎是指患者出现蛋白尿，或伴有血尿、管型尿，或伴有水肿、高血压，或伴有肾功能减退等肾小球肾炎症状，1年以上迁延不愈者。慢性肾小球肾炎属中医学的水肿病。常规来说，水肿的辨证治疗均从肺、脾、肾三脏入手。辨证思路虽明，但临证仍需脉症综合分析，去伪存真。本案患者初诊，病史虽长，但身无水肿，外无发热咳嗽等外感表证，内无宿食停滞、腹胀便溏等脾胃升降失调之里证，即辨证为肾虚不固。首拟六味地黄汤加味，补肾固摄。然治之不效，且服药后大便溏泄，脉沉缓，而且伴有皮肤起痒疹。舌质淡，苔白薄。再思之，患者此次犯病，系因感冒而诱发，显系外感风邪，卫表不固，脾肾两虚，运化失调，水湿兼夹风邪所致。故改拟益气固表、健脾补肾，佐祛风止痒法。方选防己黄芪汤加减。防己黄芪汤出自张仲景《金匮要略》，方中的汉防己祛风除湿，黄芪益气固表、行水消肿，二药配伍，扶正祛邪，相得益彰，共为君药；臣以白术、茯苓、补骨脂，健脾止泻、运化水湿，与黄芪配伍，并且具有实卫之功；臣以淫羊藿、肉苁蓉等温肾助阳之品，扶正固本。佐用鸡血藤、青风藤、川牛膝活血利水、祛风燥湿；煅牡蛎、山茱萸酸涩收敛；甘草为使，培土和中，调和诸药。诸药合用，守方守法，使卫气得固，风邪得祛，脾健湿除，肾得封藏，水道通利，则水肿自消。

慢性肾炎，氮质血症（水肿）

毕某，男，83岁。2015年4月7日初诊。

主诉：头痛、头晕间作10年，下肢水肿1月余。

现病史：患者2005年出现头痛头晕，检查诊断为高血压，冠心病，但因无水肿，未曾检查过尿常规。服用硝苯地平、氨氯地平、美托洛尔等对症治疗至今。2015年3月因感冒发热，服用感冒药后热退，但下肢出现水肿，尿检发现蛋白尿，住当地医院，诊断为慢性肾炎，氮质血症。给予降压药、丹参注射液、人体白蛋白注射液、呋塞米等治疗1个月不效，今来我院治疗。患者症见慢性病容，诉头痛，眼发胀，失眠，耳鸣，纳差恶心，口干，腹部胀满，胸闷气短，大便干，尿多泡沫，夜尿3次。查血压160/100mmHg，体重73kg，身高173cm。下肢水肿。脉沉弦，舌质红，苔黄。24小时尿蛋白定量6.9g。血生化：总蛋白53g/L，白蛋白31.5g/L，球蛋白21.5g/L，尿素氮6.7mmol/L，肌酐162μmol/L，尿酸340μmol/L，胱抑素C 1.15mg，总胆固醇8.39mmol/L，甘油三酯3.3mmol/L，低密度脂蛋白5.0mmol/L。

诊断：慢性肾炎，氮质血症（水肿）。

证候：肾虚肝旺，湿浊瘀阻。

治则：滋肾平肝，化瘀利水降浊。

方药：二仙汤加减。防风10g，川芎12g，钩藤15g，知母10g，黄柏10g，淫羊藿15g，巴戟天10g，茯苓30g，泽泻10g，冬瓜皮30g，积雪草30g，玉米须30g，山茱萸10g，姜半夏9g，砂仁6g，夜交藤30g。14剂，每日1剂，每日2次水煎服。

（目前正在服用的药物）

缬沙坦胶囊，每次80mg，每日1次，口服。

氨氯地平片，每次5mg，每日1次，口服。

酒石酸美托洛尔片，每次25mg，每日2次，口服。

阿托伐他汀，每次10mg，每晚1次，口服。

嘱低盐优质低蛋白饮食，忌食豆制品、辣椒、酒类、羊肉。

2015 年 4 月 17 日二诊：患者服用上方后头痛耳鸣、眼胀、睡眠均较前好转，但仍感胃脘不适、恶心，下肢踝关节痛，大便溏，每天 1 次，夜尿 2 次。脉沉弦，舌质红，苔白。24 小时尿蛋白定量 1.8g。尿常规：蛋白（+++）。血生化：总蛋白 58g/L，白蛋白 34g/L，球蛋白 24g/L，尿素氮 6.64mmol/L，肌酐 134μmol/L，尿酸 352μmol/L，总胆固醇 5.76mmol/L，甘油三酯 2.7mmol/L。证型同前，守上方减去防风、泽泻，加陈皮 10g，合欢皮 30g，煅牡蛎 30g。28 剂，每日 1 剂，每日 2 次水煎服。

2015 年 5 月 12 日三诊：患者服上方后下肢水肿明显减轻，今日受寒感冒，头痛，流清涕，打喷嚏，恶心，反酸，大便溏，小便细，夜尿 2 次，脉沉弦，舌质红，苔白薄。查血压 130/80mmHg。24 小时尿蛋白定量 2.2g。血生化：总蛋白 61g/L，白蛋白 35.5g/L，球蛋白 25.1g/L，尿素氮 6.36mmol/L，肌酐 120μmol/L，尿酸 387μmol/L，总胆固醇 4.47mmol/L，甘油三酯 2.32mmol/L。证属肾虚肝旺，外感寒湿之邪。拟化湿解表、滋肾平肝法。

方药 1：川芎 12g，钩藤 15g，丹参 30g，炒山药 30g，炒白术 15g，淫羊藿 15g，巴戟天 10g，茯苓皮 30g，泽泻 10g，冬瓜皮 30g，积雪草 30g，玉米须 30g，山茱萸 10g，姜半夏 9g，砂仁 6g，夜交藤 30g。28 剂，每日 1 剂，每日 2 次水煎服。

方药 2：藿香正气软胶囊 1 盒。每次 3 粒，每日 3 次，口服。

2015年6月19日四诊：患者服用上方后，眼胞及下肢微水肿，大便溏，每天1次。血压130/90mmHg。脉沉弦细，舌质红，苔白。24小时尿蛋白总量4.4g。血生化：总蛋白67g/L，白蛋白41.4g/L，球蛋白25.6g/L，尿素氮9.02mmol/L，肌酐120μmol/L，尿酸468μmol/L，总胆固醇5.12mmol/L，甘油三酯1.69mmol/L。证属肾虚肝旺。再拟滋肾平肝法。

方药：黄芪30g，川芎12g，钩藤15g，丹参30g，茯苓30g，泽泻10g，山茱萸10g，炒山药30g，川牛膝10g，桑寄生30g，淫羊藿15g，夜交藤30g。14剂，每日1剂，每日2次水煎服。

2015年7月17日五诊：血压120/80mmHg。患者近日头痛失眠，伴有耳鸣，左耳生旋耳疮（湿疹），下肢水肿已消，但双足大趾关节红肿疼痛。大便溏，小便黄。脉沉弦，舌质红，苔微黄。尿常规：蛋白（++）。血生化：尿素氮11.98mmol/L，肌酐116μmol/L，尿酸621μmol/L。证属痛风发作，系脾肾两虚，湿热内蕴，心血失养。改拟健脾补肾、化湿清热，佐养血安神法。

方药1：防己黄芪汤加减。黄芪30g，汉防己10g，党参10g，炒白术15g，土茯苓30g，薏苡仁3g，川牛膝10g，川芎12g，钩藤15g，夜交藤30g，炒山药30g，淫羊藿15g，青风藤10g。28剂，每日1剂，每日2次水煎服。

方药2：黄柏洗液100mL，1瓶，外涂外耳湿疹。

2015年8月14日六诊：患者1个月来反复感冒，鼻塞流涕，纳眠均可，腰痛怕冷，下肢水肿，足趾关节疼痛减轻。脉沉弦，舌质红，苔白。尿常规：蛋白（++）。血生化：尿素氮 9.73mmol/L，肌酐 78μmol/L，尿酸 487μmol/L。证属肾虚不固，湿热流注关节。再拟健脾补肾、活血化瘀、化湿清热法。守 7 月 17 日方去夜交藤、炒山药、淫羊藿、青风藤，加山慈菇 10g，红花 10g，丹参 30g，桂枝 10g，山茱萸 10g。28 剂，每日 1 剂，每日 2 次水煎服。

2015 年 9 月 15 日七诊：血压 150/90mmHg。患者下肢微肿，四肢关节疼，咽不利，有异物感，大便溏，夜尿 3 次。脉沉弦，舌质红，苔白。尿常规：蛋白（++）。血生化：总蛋白 72g/L，白蛋白 44g/L，球蛋白 25.1g/L，尿素氮 7.73mmol/L，肌酐 82μmol/L，尿酸 386μmol/L。证属肾虚肝旺，痰气互结，风湿痹阻。拟健脾补肾、平抑肝阳、祛风除湿，佐化痰散结法。

方药：黄芪 30g，汉防己 10g，党参 10g，炒白术 15g，茯苓 30g，羌活 10g，桑枝 30g，前胡 10g，紫苏子 10g，薏苡仁 30g，川牛膝 10g，当归 10g，桂枝 10g，山茱萸 10g。28 剂，每日 1 剂，每日 2 次水煎服。

2015 年 10 月 22 日八诊：血压 150/80mmHg。患者仍感头晕不适，咽不利，腰膝关节疼，大便溏，尿急，尿分叉。脉沉弦，舌质红，苔白腻。证属脾肾两虚，肝阳上亢，下焦湿热。拟健脾补肾、平肝潜阳、佐化痰散结、清热通淋法。

方药：黄芪 30g，川芎 12g，钩藤 15g，丹参 30g，车前子 30g，川牛膝 10g，炒杜仲 15g，前胡 10g，姜半夏 9g，石韦 30g，金樱子 20g，芡实 20g，山茱萸 10g。28 剂，每日 1 剂，每日 2 次水煎服。

2015 年 11 月 20 日九诊：患者纳眠可，四肢关节痛，下肢无水肿，大便溏，每天 2 次，夜尿 2 次，已无尿频尿急症状。脉沉弦，舌质红，苔白。尿常规：蛋白（＋）。血生化：尿素氮 8.7mmol/L，肌酐 82μmol/L，尿酸 534μmol/L。证属肾虚肝旺，湿热流注关节。再拟滋肾平肝、燥湿清热法。

方药 1：四妙散加味。川芎 12g，钩藤 15g，丹参 30g，当归 10g，炒苍术 15g，黄柏 10g，薏苡仁 30g，川牛膝 10g，土茯苓 30g，威灵仙 10g，石韦 30g，萆薢 30g，山慈菇 10g，芡实 30g。28 剂，每日 1 剂，每日 2 次水煎服。

方药 2：别嘌呤醇片，每次 0.1g，每日 1 次，口服。

2016 年 1 月 7 日十诊：患者手指和足趾关节仍有隐痛，纳眠均可，夜尿 2 次，口干，余无不适，脉沉弦，舌质红，苔白。尿常规：蛋白（＋），白细胞（＋）。血生化：尿素氮 6.9mmol/L，肌酐 89μmol/L，尿酸 454μmol/L。证型同前，守上方去丹参、当归、威灵仙，加生石膏 30g，知母 10g，桑枝 30g。28 剂，每日 1 剂，每日 2 次水煎服。

2016 年 3 月 1 日十一诊：患者服用上方后四肢关节疼痛较前轻微，偶感头痛，病情基本稳定。脉沉弦，舌质红，苔白腻。尿常规：蛋白（＋），白细胞（＋）。血生化：尿素氮 8.0mmol/L，肌酐 106μmol/L，尿酸 423μmol/L。证属肾虚肝旺，风湿痹阻。改拟平抑肝阳、祛风除湿、通经活络法。

方药：川芎 12g，钩藤 15g，丹参 30g，防风 10g，络石藤 30g，青风藤 10g，木瓜 10g，薏苡仁 30g，山茱萸 10g，玉米须 30g，淫羊藿 15g。28 剂，每日 1 剂，每日 2 次水煎服。

2016 年 4 月 19 日十二诊：血压 110/85mmHg。患者四肢小关节隐痛，偶有头痛，胃反酸，大便软，每天 1 ～ 2

次，小腹胀，尿频、尿不尽。脉沉弦，舌质暗，苔白。尿常规：蛋白（±），尿微量白蛋白 35mg/mL。血生化：尿素氮 8.0mmol/L，肌酐 106μmol/L，尿酸 423μmol/L。证属肾虚肝旺，胃气不和，下焦湿热。再拟滋肾平肝、和胃制酸，佐清热通淋法。守 2016 年 4 月 19 日方去防风、薏苡仁、山茱萸，加金樱子 10g，芡实 10g，煅牡蛎 30g，海螵蛸 30g，浙贝母 10g。28 剂，每日 1 剂，每日 2 次水煎服。

按语： 本案慢性肾炎久治不愈，并且出现氮质血症，系因其高血压、高血脂、高尿酸血症及大量蛋白尿未能得到及时的纠正，引起肾小球高滤过，加重肾损害所致。吕师依据脉症分析，认为证属肾虚肝旺，湿浊瘀阻。故立法拟方，拟用滋肾平肝、化瘀利水降浊法。治疗选用二仙汤加减。二仙汤由淫羊藿、仙茅、巴戟天、当归、知母、黄柏组成。具有温养肾阳、清泻肝火之功。该方原用于主治高血压病由冲任不调引起者。上海曙光医院用二仙汤治疗肾性高血压，临床观察亦获得较好疗效。因二仙汤中的仙茅有一定的毒性，且实验研究仙茅无降压作用，故吕师将方中仙茅去掉，改用川芎、钩藤代之。吕师认为高血脂、高尿酸等高滤过因素实属湿浊血瘀之邪，故选用具有排泄尿酸作用的土茯苓、薏苡仁、草薢、山慈菇、威灵仙等清利湿浊之品与二仙汤配伍，祛邪安正，结合西药降压、降脂、降尿酸等对症治疗，以平衡脏腑阴阳，调整内环境平衡，终使患者蛋白尿明显减少，肾功能得到恢复。

慢性肾炎伴妊高征肾损害（水肿，郁冒）

刘某，女，31 岁。2009 年 7 月 8 日初诊。

主诉：下肢水肿 2 年，头痛头晕半年。

现病史：患者既往下肢出现轻度水肿 2 年余，未曾重视。于 2008 年 11 月妊娠 39 周时出现头痛头晕、视物昏蒙、恶心呕吐、全身水肿、小便短少，急诊入住某院，检查血压 190/130mmHg。血生化：尿素氮 17mmol/L，肌酐 752μmol/L。血常规：血小板计数 $38×10^9$/L。诊断为妊高征，重度子痫前期，急性肾功能衰竭。给予降血压、剖宫产后，又予血液透析 3 次，病情好转出院。患者继续服用非洛地平、甲波尼龙、碳酸钙、肾炎四味片等治疗半年余，仍头痛间作、目昏、下肢水肿一直未消。今来我院寻求中医治疗。症见患者血压 130/80mmol/L。心率 62 次 / 分，体重 65kg，身高 154cm。头痛间作，下肢水肿，大便正常，小便顺利，脉沉弦，舌质红，苔白。血生化：尿素氮 11.94mmol/L，肌酐 177μmol/L。24 小时尿蛋白定量 0.38g。

诊断：慢性肾炎伴妊高征肾损害（水肿，郁冒）。

证候：肾虚水泛，肝阳上亢。

治则：滋肾平肝，渗湿利水。

方药：二仙汤加减。知母 10g，黄柏 10g，川芎 15g，钩藤 15g，丹参 30g，当归 10g，淫羊藿 15g，巴戟天 10g，肉桂 3g，茯苓 30g，泽泻 15g，冬瓜皮 30g，大黄炭 5g，珍珠母 30g。10 剂，每日 1 剂，每日 2 次水煎服。

（目前正在服用的药物）

非洛地平片，每次 5mg，每日 2 次，口服。

已停药物：甲波尼龙片、碳酸钙片、肾炎四味片。

2009 年 7 月 18 日二诊：血压 125/72mmHg。患者诉：失眠，腰酸，大便成形，一天 2 次，夜尿 3 ～ 4 次。余无不适。舌质红，苔薄白，脉沉细弦，证属肾虚肝旺。继拟滋肾平肝。

方药：黄芪 30g，熟地黄 15g，川牛膝 15g，牡丹皮 10g，知母 10g，黄柏 10g，夜交藤 30g，炒枣仁 10g，茯苓 30g，泽泻 10g，山茱萸 10g，芡实 10g，大黄炭 5g。14 剂，每日 1 剂，每日 2 次水煎服。

嘱停用非洛地平片，观察血压。

2009 年 8 月 1 日三诊：血压 120/85mmHg。停用降压药后，血压稳定。纳可，睡眠多梦。腰酸困，下肢水肿，大便正常。夜尿 3 ～ 4 次。脉沉缓，舌质红，苔薄白。血生化：尿素氮 9.3mmol/L，肌酐 170μmol/L，尿酸 277μmol/L。证属肾虚不固，心神不宁。拟补肾固摄，佐宁心安神法。守 7 月 8 日方去知母、黄柏，加玉米须 30g，28 剂。每日 1 剂，每日 2 次水煎服。

2009 年 8 月 29 日四诊：血压 115/70mmHg。纳差便溏，饮食无味，身困乏力，尿热尿频，夜尿 2 次，下肢微肿。脉沉细，舌质淡，苔白腻。证属脾肾两虚。改拟健脾补肾法。守 7 月 8 日方去熟地黄、牡丹皮，加丹参 30g，桑寄生 30g，石韦 30g，砂仁 6g。14 剂，每日 1 剂，分早晚 2 次水煎服。

2009 年 9 月 15 日五诊：血压 115/70mmHg。血生化：尿素氮 9.24mmol/L，肌酐 158μmol/L，尿酸 319μmol/L。近日鼻孔内生一小疖，尿急、尿热，大便正常，胃纳可，睡眠多梦，下肢微肿，脉沉滑，舌质红，苔薄白。证属肾虚湿热下注，心血失养。改拟清热通淋，佐养血安神法。

方药：石韦 30g，蛇舌草 30g，夜交藤 30g，炒枣仁 10g，磁石 30g，砂仁 6g，川牛膝 15g，芡实 10g，山茱萸 10g，煅牡蛎 30g，大黄炭 6g。14 剂，每日 1 剂，每日 2 次水煎服。

2009 年 9 月 26 日六诊：服上方，小便已利，睡眠多梦，胃纳可，下肢微肿，大便正常，每日 1 次。脉沉缓，舌质淡红，苔薄白。证属肾虚不固，心血失养。改拟补肾固摄、养血安神法。

方药：黄芪 30g，熟地黄 15g，川牛膝 15g，茯苓 30g，夜交藤 30g，炒枣仁 10g，合欢皮 30g，砂仁 6g，芡实 10g，山茱萸 10g，煅牡蛎 30g，大黄炭 6g。每日 1 剂，每日 2 次，水煎服。

2009 年 10 月 17 日七诊：身困乏力，睡眠多梦，耳鸣，胃纳可，下肢微肿。脉沉缓，舌质淡红，苔薄白。血生化：尿素氮 11mmol/L，肌酐 161μmol/L，尿酸 324μmol/L。证属肾阴不足，心血失养。改拟补肾固摄、养血安神法。守 9 月 26 日方，加玄参 10g，麦冬 10g，磁石 30g，白芍 12g，14 剂，每日 1 剂，每日 2 次水煎服。

2009 年 12 月 26 日八诊：血压 120/80mmHg。眠失多梦，耳鸣，目干涩，大便正常，下肢微肿。脉沉，舌质淡红，苔白。24 小时尿蛋白定量 0.529g。证属肾虚不固，心血失养。再拟补肾固摄、养血安神法。守 9 月 26 日方去熟地黄、川牛膝、合欢皮、大黄炭，加当归 10g，白芍 10g，蛇舌草 30g，桑寄生 30g。每日 1 剂，每日 2 次水煎服。

2020年8月28日九诊：血压110/80mmHg。患者守上法略有加减，服用半年余，病情稳定。停药至今已11年，今因牙龈肿痛，引起头痛，睡眠差，胃纳可，大便软，脉沉缓，舌质红，苔薄白。血生化：尿素氮11.6mmol/L，肌酐124μmol/L，尿酸285μmol/L。24小时尿蛋白定量0.14g。证属心肾两虚，虚火上炎。改拟调补心肾，佐清虚火，巩固疗效。

方药：黄芪30g，生地黄15g，牡丹皮10g，升麻10g，当归10g，川芎10g，防风10g，夜交藤30g，炒枣仁10g，茯苓30g，桑寄生30g，山茱萸10g。每日1剂，每日2次水煎服。

按语：本案慢性肾炎并妊娠高血压，出现急性肾衰，系因其高血压未能得到及时的纠正，引起肾小球高滤过，加重肾损害所致。吕师依据脉症分析，认为证属肾虚肝旺，湿浊瘀阻。故立法拟方，拟用滋肾平肝、化瘀利水降浊法。治疗选用二仙汤加减。二仙汤由淫羊藿、仙茅、巴戟天、当归、知母、黄柏组成。具有温补肾阳、清泻肝火之功。用二仙汤治疗肾性高血压，临床观察亦获得较好疗效。因方中的仙茅有一定的毒性，且实验研究仙茅无降压作用，故吕师将方中仙茅去掉，改用川芎、钩藤代之。吕师认为高血脂、高尿酸等属湿浊血瘀之邪，选用具有排泄尿酸作用的土茯苓、薏苡仁、萆薢、山慈菇、威灵仙等利湿降浊之品与二仙汤配伍，祛邪安正，结合西药降压、降脂、降尿酸等对症治疗，以平衡脏腑阴阳，调整内环境平衡，终使患者蛋白尿明显减少，肾功能得到恢复。

局灶阶段硬化性 IgA 肾病（尿血）

闫某，女，39 岁。2006 年 7 月 4 日初诊。

患者自述 2 个月前无明显诱因出现小便发红，下肢出现轻度水肿，住某医院治疗，肾组织活检确诊为局灶阶段硬化性 IgA 肾病。给予缬沙坦、百令胶囊等治疗 2 个月，疗效不佳。来我院就诊时患者诉头痛、咽干、吐黄痰，口臭、纳差、脘腹发胀、五更溏便。查血压 130/80mmol/L。咽腔充血，扁桃体不大。下肢微肿。脉沉数，舌质淡，有齿痕，苔微黄。尿常规：蛋白（+），红细胞（+++），潜血（+++）。血生化：肝肾功能均在正常范围。询及患者素喜辛辣厚味。

诊断：局灶阶段硬化性 IgA 肾病（尿血）。

证候：脾虚食滞，热伤肾络。

治则：燥湿化痰，消积导滞，清热凉血。

方药：二陈汤加味。陈皮 10g，半夏 9g，茯苓 30g，砂仁 6g，竹茹 10g，生姜 6g，焦三仙各 10g，牡丹皮 10g，升麻 10g，芡实 10g，玉米须 30g，山茱萸 10g。每日 1 剂，每日 2 次水煎服。

（目前正在服用的药物）

雷公藤多苷片 10mg，每次 2 片，每日 3 次，口服。

葡醛内酯片 0.2g，每次 2 片，每日 3 次，口服。

缬沙坦胶囊 80mg，每次 1 片，每日 1 次，口服。

嘱忌食辛辣肥腻食物。

2006 年 8 月 14 日二诊：上方连续服用月余，头痛、口臭、纳差腹胀等脾胃虚弱，食积内热诸症消失，复查尿常规：

蛋白（±），红细胞 8～11/HP，潜血（++）。脉沉，舌质淡，有齿痕，苔白。证属脾肾两虚，改拟健脾补肾法。

方药：黄芪 30g，党参 15g，炒白术 15g，茯苓 30g，防风 10g，益母草 15g，片姜黄 10g，川芎 15g，芡实 10g，玉米须 30g，山茱萸 10g。每日 1 剂，每日 2 次水煎服。

2006 年 10 月 11 日三诊：患者因受凉后，出现头痛、咳嗽，伴吐白痰，咽干不适，大便溏，一日 2～3 次，因服用雷公藤多苷片，月经延期不至。舌质淡，有齿痕，苔白，脉沉细弦。证属脾肾两虚，风寒犯肺。治则：健脾补肾，佐疏风解表法。

方药：黄芪 30g，党参 15g，炒白术 15g，茯苓 30g，防风 10g，射干 15g，泽泻 15g，车前子 30g（布包），五味子 10g，诃子肉 10g，益母草 15g，片姜黄 10g，川芎 15g。每日 1 剂，每日 2 次水煎服。

2007 年 2 月 4 日四诊：患者来郑州出差，顺便复诊。诉守上方服用 3 月余，今日复查尿常规：蛋白（－），潜血（＋）。病情缓解，停药。

按语：本案局灶增生硬化性 IgA 肾病患者，服用雷公藤、缬沙坦等治疗月余，血尿不减而来诊。吕师辨治本案，患者症见头痛、咽干、吐黄痰、口臭、纳差、脘腹发胀、五更溏便，乃是脾肾两虚，兼有消化不良所致。脾虚失运，则宿食停滞，积久化热，则血分郁热，热伤肾络，营血不循常道，故尿血不止。本案属虚实夹杂证，因其脾肾两虚，若攻下祛邪，恐伤其正气，故先拟用二陈汤加味，燥湿化痰、消积导滞，佐清热凉血法，以祛邪安正。积热去，则血不妄行，血尿自止。再拟健脾补肾法善后。

局灶增生硬化性 IgA 肾病，慢性肾衰（眩晕，肾衰病）

李某，男，61 岁。2018 年 12 月 14 日初诊。

主诉：头晕间作 10 年，肾功能异常 3 月余。

病史：患者因头晕检查发现高血压已 10 年，服用硝苯地平片等降压。3 个月前因头晕至某医院检查，发现血肌酐 247μmol/L，即住院进一步检查，血常规：白细胞计数 $6.71×10^9$/L，红细胞计数 $4.29×10^{12}$/L，血红蛋白 121g/L，血小板计数 $264×10^9$/L。尿常规：蛋白（+++），潜血（++），红细胞 34/μL。24 小时尿蛋白总量 2.8g。血生化：尿素氮 19.86mmol/L，肌酐 268μmol/L，尿酸 621.4μmol/L。肾活检报告为局灶增生硬化性 IgA 肾病Ⅳ级。给予缬沙坦氨氯地平片、尿毒清颗粒、雷公藤多苷、百令胶囊、海昆肾喜胶囊等治疗 2 月余，复查尿常规：蛋白（+++），潜血（++），红细胞 31/μL。血生化：尿素氮 16.4mmol/L，肌酐 261μmol/L，尿酸 602μmol/L。病情未见明显改善，今来我院治疗。症见患者血压 119/82mmHg，心率 70 次 / 分，体重 70kg，身高 169cm。慢性病容，头皮不肿，咽部无充血，扁桃体无肿大，诉口干，形寒畏冷，精神疲惫，下肢轻度水肿，右足跖关节红肿隐痛，大便正常，日解 1 次，尿多泡沫，夜尿 1 次。脉沉弦，舌质淡暗，苔白。

诊断：局灶增生硬化性 IgA 肾病，慢性肾衰（眩晕，肾衰病）。

证候：肾气虚衰，肝阳上亢，湿浊内蕴。

治则：滋肾平肝，燥湿降浊。

方药1：四妙散加味。炒苍术10g，黄柏10g，薏苡仁30g，川牛膝15g，黄芪30g，川芎10g，钩藤15g，丹参30g，姜黄10g，牛蒡子6g，葛根30g，山茱萸10g，淫羊藿15g，大黄炭5g。14剂，每日1剂，每日2次水煎服。

方药2：非布司他片40mg，每次1片，每日1次，口服。药用炭片0.3g，每次5片，每日中午1次，口服。

（目前正在服用的药物）

缬沙坦氨氯地平片，每次1片，每日1次，口服。

雷公藤多苷片10mg，每次2片，每日3次，口服。

嘱低盐、优质低蛋白饮食。

2019年1月4日二诊：血压114/77mmHg，心率77次/分。患者服用上方后，怕冷症状减轻。但饭后嗜睡，腰酸困，纳眠可，偶有皮肤瘙痒，下肢转筋。大便正常，夜尿1次。舌质淡暗，苔薄，脉沉弦数。复查尿常规：蛋白（+++），潜血（+++），红细胞61.9/μL。血生化：钾离子5.7mmol/L，镁离子1.32mmol/L，尿素氮18.16mmol/L，肌酐226.3μmol/L，尿酸350μmol/L。证型同前，伴有高钾血症，守上方加减。

方药1：黄芪30g，当归10g，川芎10g，钩藤15g，丹参30g，桑寄生30g，川牛膝15g，车前草30g，葛根30g，山茱萸10g，淫羊藿15g，大黄炭5g，煅牡蛎30g。21剂，每日1剂，每日2次水煎服。

方药2：氢氯噻嗪片50mg，每天1次，口服（联用4天，对症降钾治疗）。

2019年1月29日三诊：患者下肢微肿，已不怕冷，夜间口干渴，夜尿 3 次，大便成形，每天 3 次。脉沉滑，舌质淡红，苔白右足关节痛已缓解。证型同前，守上方去葛根，加积雪草 30g。21 剂，每日 1 剂，每日 2 次水煎服。

2019 年 2 月 22 日四诊：血压 125/80mmHg，心率 69 次 / 分。下肢轻度水肿，右足关节肿痛已缓解。大便成形，小便利。舌质淡暗，苔薄，脉沉弦数。尿常规：蛋白（+），潜血（+）。血生化：钾离子 5.01mmol/L，尿素氮 21.45mmol/L，肌酐 190.4μmol/L，尿酸 530μmol/L。证属肾气虚衰，湿热未清。再拟滋肾平肝、清利湿热法。

方药：四妙散加味。炒苍术 10g，黄柏 10g，薏苡仁 30g，川牛膝 15g，黄芪 30g，川芎 10g，钩藤 15g，丹参 30g，白芍 30g，淫羊藿 15g，大黄炭 5g，积雪草 30g。14 剂，每日 1 剂，每日 2 次水煎服。

2019 年 3 月 8 日五诊：血压 129/83mmHg，心率 73 次 / 分。患者纳眠可，下肢微肿，大便成形，每日 3 次，夜尿 2 次。舌质淡暗，苔白，脉沉弦。尿常规：蛋白（++），潜血（+）。血生化：尿素氮 18.67mmol/L，肌酐 171.8μmol/L，尿酸 433.3μmol/L。证型同前。守 2 月 22 日方去钩藤、白芍，加葛根 30g，玉米须 30g。28 剂，每日 1 剂，每日 2 次水煎服。

2019 年 4 月 9 日六诊：血压 140/85mmHg，心率 72 次 / 分。患者纳眠可，劳累则感腰痛，下肢轻度水肿，大便正常，小便每日 2 次。舌质淡暗，苔白，脉沉弦。尿常规：蛋白（+），潜血（+）。血生化：尿素氮 18.92mmol/L，肌酐 161.8μmol/L，尿酸 411.4μmol/L。证属肾气虚衰，湿浊内蕴。再拟滋肾平肝、清利湿热法。

方药：黄芪 30g，川芎 10g，钩藤 15g，丹参 30g，姜黄 10g，党参 10g，炒白术 15g，葛根 30g，山茱萸 10g，淫羊藿 15g，大黄炭 5g，煅牡蛎 30g。每日 1 剂，每日 2 次水煎服。

2019 年 11 月 22 日七诊：血压 125/81mmHg，心率 72 次/分。患者守上方略有加减服用半年余，病情稳定。近日饮食不慎，大便溏，日解 2～3 次，怕冷，下肢又肿，纳眠可，小便黄。舌质淡红，苔白厚，脉沉细。尿常规：蛋白（＋），潜血（＋）。血生化：尿素氮 15.75mmol/L，肌酐 173μmol/L，尿酸 424μmol/L。证属寒湿困脾，肾虚水泛。改拟健脾止泻、补肾固摄法。

方药：黄芪 30g，丹参 10g，炒白术 15g，茯苓 30g，炮姜 10g，川芎 10g，钩藤 15g，姜黄 10g，诃黎勒 10g，淫羊藿 15g，赤石脂 10g，玉米须 30g，山茱萸 10g。每日 1 剂，每日 2 次水煎服。

按语： 局灶增生硬化性 IgA 肾病是临床常见的病理类型之一，其病理特征是在部分肾小球（局灶）或肾小球毛细血管襻的部分分支（节段）有硬化性病变或透明变性。本案 IgA 肾病，以高血压、蛋白尿、高尿酸血症、肾功能衰退、下肢水肿为主要表现。其高血压、高尿酸血症是出现大量蛋白尿、导致肾功能恶化的高滤过因素。吕师依其脉症分析：血尿酸乃是湿热浊邪，正如《内经》所云"邪之所凑，其气必虚"，因此，血尿酸增高最易郁遏气机，耗伤肾气；大量蛋白尿系肾虚封藏失司，精微外泄所致。认为本案符合肾气虚衰，肝阳上亢，湿浊壅盛之证。故拟方重用性味甘、微温的黄芪为君药，补肺脾之气，利水消肿；伍用钩藤清热平肝；川芎、丹参、姜黄，活血通络；炒苍术、黄柏、薏苡仁燥湿清热；性味甘辛平的葛根入脾胃二经，起阴气、解诸毒；现代中药药理研究发现炒苍术、黄柏、薏苡仁、葛根均有降血尿酸作用，共为臣药；佐用性味辛苦寒之牛蒡子、大黄炭解毒散结，通泄浊毒外出；淫羊藿温肾助阳；山茱萸酸敛收涩固肾。诸药合用，共奏滋肾平肝、化湿降浊、祛邪安正之功。另外配合性味辛苦寒的雷公藤多苷片祛风除湿、解毒消肿、活血通络。结合缬沙坦氨氯地平片、非布司他片、药用炭片等降压、排尿酸、排毒的西药对症治疗。平衡脏腑阴阳，调整内环境平衡，使患者血压归于平稳，血尿酸降至正常后，蛋白尿遂明显减少，肾功能得到改善。

膜性肾病（水肿）

案1 杨某，女，45岁。2008年7月14日初诊。

患者于2007年3月无明显诱因出现全身水肿，在某医院检查：血压120/75mmHg。血生化：总蛋白42.3g/L，白蛋白21.6g/L，球蛋白20.7g/L，总胆固醇7.66mmol/L，甘油三酯4.92mmol/L，血糖5.8mmol/L，乙肝病毒表面抗原（-）。补体C_3 0.67g/L，C_4 0.23g/L。24小时尿蛋白定量4.53g。尿放免：白蛋白614ng/mL，免疫球蛋白G118ng/mL，β_2-微球蛋白1364ng/mL。肾组织活检：Ⅱ期膜性肾病。给泼尼松片、双嘧达莫片、碳酸钙片、贝那普利片、雷公藤多苷片、氢氯噻嗪片及中药真武汤等对症治疗8月余，仅水肿减轻，24小时尿蛋白定量4.19g。撤减泼尼松片过程中加用吗替麦考酚酯胶囊，又服用6月余，24小时尿蛋白定量4.06g。因疗效不佳，来我院寻求中医治疗。症见患者双下肢水肿，每日早晨大便1～2次，质溏，小便日解1100mL左右，脉沉细，舌质淡，有齿痕，苔白。

诊断：Ⅱ期膜性肾病（水肿）。

证候：阴水证，脾肾两虚，瘀水互结。

治则：健脾温肾，化瘀利水。

方药1：附子理中汤合五皮饮为主方加黄芪。黄芪30g，制附子9g，党参15g，炒白术15g，炮姜6g，茯苓30g，泽泻15g，大腹皮30g，川芎15g，丹参30g，山萸肉10g，淫羊藿15g，玉米须30g。每日1剂，每日2次水煎服。

方药2：自拟益泉胶囊，每次2粒，每日2次，口服。

（目前正在服用的药物）

泼尼松5mg，每次8片，每日1次，口服。

吗替麦考酚酯胶囊，25mg，每次3片，每日2次，口服。

嘱泼尼松每周递减1片，逐步撤停。停替麦考酚酯胶囊。

2008年8月12日二诊：患者守上方服用4周，水肿消退，大便成型。脉沉缓，舌质淡红，苔薄白。24小时尿蛋白定量1.19g。效不更法，守上方去泽泻、大腹皮。每日1剂，继服。

2008年9月26日三诊：患者纳眠均正常，已无特殊不适。脉沉缓，舌质淡红，苔薄白。24小时尿蛋白定量0.39g。患者守上方加川牛膝10g，桑寄生30g。每日1剂，继服。

2008年12月20日四诊：患者体质已康复，面色转润，脉沉缓，舌质淡红，苔白。24小时尿蛋白定量0.13g，病情缓解，停药。

2010年3月11日患者停药1年余，近因饮食不慎致腹泻、下肢又肿，复查尿蛋白（＋＋），前来复诊，依其脉症仍辨证为脾肾两虚证，再予附子理中汤合防己黄芪汤加减及益泉胶囊治疗2月余，尿检恢复正常。

按语： 该患者为膜性肾病，服用泼尼松片、吗替麦考酚酯胶囊等免疫抑制剂等治疗1年余不效，吕师运用中医四诊合参，辨证为阴水证，脾肾两虚，瘀水互结。拟用附子理中汤为主方加减，方中重用黄芪，补气升阳、利水消肿，为君药，与炮附子、淫羊藿联用，以增补肾壮阳、祛风燥湿之力；伍用党参、炒白术、炮姜健脾温中，与茯苓、泽泻、大腹皮、玉米须配伍渗湿利水；佐用川芎、丹参活血化瘀；山茱萸补益肝肾、涩精固本。再加鹿茸粉、肉桂粉，温补督脉、生精益髓。诸药合用，共奏健脾温肾、化瘀利水之功。现代药理研究显示，鹿茸、肉桂具有抑制补体的作用。本案膜性肾病系低补体肾病，故用益泉胶囊有效。

案2 薛某，男，68岁。2014年1月27日初诊。

主诉：头晕、下肢水肿5个月。

病史：患者2013年10月无明显诱因出现下肢水肿，在当地某医院住院检查，24小时尿总蛋白定量8.55g。血生化：总蛋白57.3g/L，白蛋白30.1g/L，球蛋白27.2g/L，尿素氮6.4mmol/L，肌酐112μmol/L，尿酸330μmol/L，总胆固醇7.1mmol/L，甘油三酯2.1mmol/L，葡萄糖10.18mmol/L。肾活检：膜性肾病。因其既往有2年甲状腺功能减退、1年多糖尿病和前列腺肥大病史。给予贝那普利、环磷酰胺、呋塞米、螺内酯、左甲状腺素片、二甲双胍、百令胶囊等治疗5个月，疗效不佳。今来我院寻求中医治疗。症见患者血压 124/85mmHg，体重 71kg，身高 173cm。面色㿠白，慢性病容。口无干渴，下肢指凹性水肿，大便黏滞不爽，每天 1 次，小便色黄，尿频，尿不尽。脉沉细滑，舌质淡红，苔黄腻。24 小时尿蛋白定量 5.05g。血生化：总蛋白 46.3g/L，白蛋白 21.5g/L，球蛋白 24.8g/L，尿素氮 7.14mmol/L，肌酐 126μmol/L，尿酸 421μmol/L，总胆固醇 6.2mmol/L，甘油三酯 2.81mmol/L，葡萄糖 7.29mmol/L。

诊断：膜性肾病（水肿）；桥本甲状腺炎（瘿病）；2 型糖尿病（消渴）。

证候：湿热内蕴，肾虚水泛。

治则：宣畅气机，清化湿热。

方药：三仁汤加减。杏仁 10g，生薏苡仁 30g，白豆蔻 10g，厚朴 10g，通草 3g，滑石粉 30g，甘草 6g，法半夏 30g，淡竹叶 10g，车前草 30g，玉米须 30g，山茱萸 10g。14 剂，每日 1 剂，每日 2 次水煎服。

（目前正在服用的药物）

左甲状腺素片，每次 50mg，每日 1 次，口服。

二甲双胍片，每次 0.25g，每日 3 次，口服。

贝那普利片，每次 10mg，每日 1 次，口服。

2014 年 6 月 6 日二诊：患者服用上方后，感药性平和，大便黏滞、尿黄、尿频等湿热症状减轻，即守上方连服 4 个月。今来复诊。症见患者精神可，口无干渴，下肢水肿消退大半，仅足踝仍肿，大便仍不爽，每天 1 次，小便色黄，尿不尽减轻。查尿常规：尿蛋白（＋）。脉沉滑，舌质淡红，苔薄腻。证属湿热余邪未除，效不更法。

方药：守上方加川牛膝 15g。14 剂，每日 1 剂，每日 2 次水煎服。

2014 年 9 月 27 日三诊：患者今来我院复查，诉守上方连服 3 月余，水肿完全消失，大便正常，每天 1 次，小便顺利，色淡黄。已无其他不适。脉沉缓，舌质微红，苔白薄。复查尿常规（－），基本痊愈。为防病情再反复，嘱守上方继服两个月，巩固疗效。

按语：中医学指出，但凡具有头重如裹、身重疼痛、胸闷不饥、大便黏滞、小便黄赤、舌白不渴、脉沉滑等症状者，皆属湿热为患之象。吕师辨治本案，病情复杂，糖尿病多气阴两伤，甲状腺功能减退，多表现为肾阳虚。然该证以下肢水肿，伴有大便黏滞，尿黄，舌苔黄腻脉沉滑，呈一派湿热内蕴之象。吕师依其脉症分析，认为符合肾虚不固，湿热内蕴，阻遏气机所致的正虚邪实证。故立法拟方，选用三仁汤加减。三仁汤出自清·吴瑭《温病条辨》，具有宣畅气机、清利湿热之功。适于治疗湿温初起，邪在气分，湿重于热等证。肺主一身之气，为水之上源，拟方之中杏仁宣利上焦肺气，气得化则湿亦得化；白蔻芳香化湿，行气宽中；薏苡仁甘淡性寒，能渗利湿热而健脾；佐用滑石、通草、竹叶甘寒淡渗，以增利湿清热之功；半夏、厚朴能行气燥湿、散结除痞。诸药配伍，宣上畅中渗下，使气畅湿行，三焦通畅，则水肿自消。

案 3 曹某，女，47 岁。2018 年 8 月 2 日初诊。

主诉：下肢水肿半年。

病史：患者 2018 年 2 月无明显诱因出现下肢水肿，未予重视，延至 3 月水肿加重，住某医院经肾活检，诊断为 I 期膜性肾病。给予雷公藤多苷、来氟米特、卡托普利片等治疗 5 个月，水肿减轻。但蛋白尿不消。今来我院寻求中医治疗。症见患者慢性病容，眼睑及下肢水肿，胃纳可，大便偏干，右侧腰疼。脉沉缓，舌质淡红，苔薄白。检查患者血压 124/80mmHg，体重 74kg，身高 163cm。血常规：白细胞 5.62×10^9/L，红细胞 4.04×10^{12}/L，血红蛋白 121g/L。尿常规：蛋白（++），潜血（++），红细胞 161/μL。血生化：总蛋白 69.2g/L，白蛋白 42.7g/L，球蛋白 26.5g/L，尿素氮 2.9mmol/L，肌酐 63.3μmol/L，尿酸 377.5μmol/L，总胆固醇 5.21mmol/L，甘油三酯 2.16mmol/L，葡萄糖 5.81mmol/L，肝功、电解质正常。

诊断：I 期膜性肾病（水肿）。

证候：肾虚水泛。

治则：益气健脾，温肾利水。

方药：防己黄芪汤合济生肾气丸方加减。黄芪 30g，汉防己 10g，白术 10g，淡附子 9g，川牛膝 10g，桑寄生 30g，熟地黄 15g，茯苓 30g，泽泻 10g，山茱萸 10g，姜黄 10g，女贞子 30g，旱莲草 30g，益母草 30g。28 剂，每日 1 剂，每日 2 次水煎服。

（目前正在服用的药物）

雷公藤多苷片，每次 20mg，每日 3 次，口服。

来氟米特，每次 10mg，每日 3 次，口服。

羟苯磺酸钙分散片 1 片，每日 3 次，口服。

卡托普利片，每次 25mg，每日 1 次，口服。

双嘧达莫片，每次 50mg，每日 3 次，口服。

阿托伐他汀片，每次 10mg，每日 1 次，口服。

嘱低盐、优质低蛋白饮食。忌口：辣椒，酒类，羊肉。

2018 年 8 月 2 日二诊：血压 116/80mmHg。脉沉缓，舌质淡红，苔薄白。腰痛，下肢水肿，初服上方大便溏。继服上方大便则成形，小便利，多泡沫。尿常规：蛋白（++），潜血（++），红细胞 38/μL。血生化：总蛋白 69.9g/L，白蛋白 43.6g/L，球蛋白 26.3g/L，尿素氮 3.8mmol/L，肌酐 47μmol/L，尿酸 316μmol/L，总胆固醇 5.99mmol/L，甘油三酯 2.94mmol/L，高密度脂蛋白 3.86mmol/L。证型同前，守上方去熟地黄、女贞子、旱莲草、泽泻；加淫羊藿 15g，炒杜仲 15g，桂枝 10g，玉米须。28 剂，每日 1 剂，每日 2 次水煎服。

2019 年 1 月 24 日三诊：脉沉滑，舌质红，苔薄白。近日感受风邪，干咳，咽无不适。下肢无水肿，大便偏干。尿常规：蛋白（++），红细胞 43/μL。血生化：总蛋白 78g/L，白蛋白 47g/L，球蛋白 30.2g/L，尿素氮 3.1mmol/L，肌酐 56μmol/L，尿酸 346μmol/L，总胆固醇 5.06mmol/L，甘油三酯 1.44mmol/L。证属肾虚不固，风邪犯肺。改拟补肾固摄、宣肺止咳法。

方药：防风 10g，杏仁 10g，桔梗 10g，牛蒡子 6g，熟地黄 15g，川牛膝 10g，炒杜仲 15g，牡丹皮 10g，山茱萸 10g，茯苓 30g，姜黄 10g，芡实 10g。28 剂，每日 1 剂，每日 2 次水煎服。

嘱停用阿托伐他汀片。其他西药同前继用。

2019 年 2 月 28 日四诊：血压 110/80mmHg。脉沉滑数，

舌质暗红，苔薄腻。头皮水肿，咽不利，腰坠不适，下肢微肿。大便偏干，小便浑浊，尿常规：蛋白（±），潜血（++），微量白蛋白 >0.15。血生化：总蛋白 74.3g/L，白蛋白 41.5g/L，球蛋白 32.7g/L，尿素氮 5.23mmol/L，肌酐 59.9μmol/L，尿酸 377.5μmol/L，总胆固醇 7.21mmol/L，甘油三酯 1.99mmol/L，低密度脂蛋白 4.32mmol/L。证属肾虚不固、风湿痹阻，继用补肾固摄、祛风燥湿法。守上方去熟地黄、川牛膝、炒杜仲；加紫苏叶 5g，党参 10g，炒白术 10g，泽泻 10g，桑寄生 30g。28 剂，每日 1 剂，每日 2 次水煎服。

嘱继服雷公藤多苷片，每次 20mg，每日 3 次，口服。

停用卡托普利、来氟米特片、羟苯磺酸钙分散片、阿托伐他汀片、双嘧达莫片。

2019 年 4 月 8 日五诊：脉沉缓，舌质淡红，苔薄腻，头皮仍水肿，咳嗽已止，下肢无水肿，大小便顺利。血生化：总蛋白 69g/L，白蛋白 41.1g/L，球蛋白 27.9g/L，尿素氮 2.64mmol/L，肌酐 49.3μmol/L，尿酸 232.3μmol/L，葡萄糖 5.05mmol/L。尿常规：蛋白（－），潜血（＋）。彩超：右肾多发小结石。证属肾虚不固，风湿痹阻，继用补肾固摄、祛风燥湿、通淋排石法，守上方加减。

方药：紫苏叶 5g，防风 10g，杏仁 10g，牛蒡子 9g，党参 10g，炒白术 10g，茯苓皮 30g，泽泻 10g，冬瓜皮 30g，金钱草 30g，鸡内金 10g，山茱萸 10g，姜黄 10g，淫羊藿 15g。28 剂，每日 1 剂，每日 2 次水煎服。

2019 年 6 月 6 日六诊：近日感冒一次，咽喉充血，但未发热，头皮水肿未消，下肢微肿，脱发明显。大便正常。脉沉缓。舌质淡红，苔白薄。尿微量白蛋白 <10mg/mL。证型同前，继用补肾固摄、祛风燥湿法，守上方加减。

方药：紫苏叶 5g，防风 10g，生地黄 15g，薄荷 10g，牛蒡子 9g，侧柏叶 10g，茯苓 30g，山茱萸 10g，玉米须 30g，桑寄生 30g，石韦 30g，金钱草 30g，益母草 30g。28 剂，每日 1 剂，每日 2 次水煎服。

2019 年 7 月 18 日七诊：脉沉缓，舌质淡红，苔白薄。头皮水肿，脱发明显减少，咽喉不利，腰腿酸困。尿常规：潜血（±）。血生化：总蛋白 70.4g/L，白蛋白 43.2g/L，球蛋白 27.2g/L，尿素氮 4.3mmol/L，肌酐 55μmol/L，尿酸 208μmol/L，总胆固醇 4.02mmol/L，甘油三酯 1.01mmol/L，低密度脂蛋白 1.11mmol/L。证属脾肾两虚，风湿痹阻。继用补肾固摄、祛风燥湿法，守上方加减。

方药：紫苏叶 5g，党参 10g，炒白术 10g，茯苓皮 30g，熟地黄 15g，川牛膝 10g，桑寄生 30g，山茱萸 10g，侧柏叶 10g，木瓜 10g，淫羊藿 15g。28 剂，每日 1 剂，每日 2 次水煎服。

嘱撤停雷公藤多苷片。

2019 年 10 月 17 日八诊：脉沉滑，舌质淡红，苔薄白。头皮水肿，脱发减少，大小便正常。余无不适。尿常规：蛋白（-）。血生化：总蛋白 76.5g/L，白蛋白 51g/L，球蛋白 25.6g/L，尿素氮 3.0mmol/L，肌酐 55μmol/L，尿酸 208μmol/L，总胆固醇 4.6mmol/L，甘油三酯 2.56mmol/L。证型同前，继用健脾补肾、祛风燥湿法。守 7 月 18 日方减去熟地黄、木瓜；加女贞子 30g，旱莲草 30g。28 剂，每日 1 剂，每日 2 次水煎服。

2020年4月23日九诊：血压110/80mmHg。患者守上方连续服用5月余，病情稳定，今来复诊。脉沉滑，舌质淡红，有齿痕，苔薄白。近日鼻衄，咽痒咳嗽，头皮水肿，脱发减少，膝关节痛，大小便正常。余无不适。尿常规：潜血（±），红细胞3/μL。X线胸部正位片：两肺纹理增粗，心影形态饱满。证属脾肾两虚，风湿余邪未清，继用补肾固摄、祛风燥湿法，善后治疗。

方药：紫苏叶5g，党参10g，陈皮10g，枳壳10g，前胡10g，姜半夏10g，炒白术15g，川牛膝10g，炒杜仲15g，防风10g，侧柏叶10g，玉米须30g，白茅根30g，威灵仙10g。28剂，每日1剂，每日2次水煎服。

按语：本案为膜性肾病。患者患水肿已半年，初诊时症见慢性病容，眼睑及下肢水肿，脉沉缓，舌质淡红，苔薄白。辨证为肾虚水泛所致的阴水证，拟方以防己黄芪汤和济生肾气丸方加减治疗数月，水肿虽消，但尿蛋白不消。再诊时适逢患者感冒，头皮水肿，咽痒咳嗽，咽喉不利，出现风水表证。吕师认为，膜性肾病在临床虽以阴水证多见，当其兼有外感之邪时，仍当急则治其标。既然感冒的主要病因是风邪，祛风当用辛散。因风邪无形而湿有形，风气速而湿气滞，治疗有风易却而湿难除的特点。《内经》有"湿伤肉，风胜湿"之论，故将紫苏、防风等辛散解表药与汉防己、羌活、雷公藤、青风藤等祛风燥湿药合用，引而扬之，以通宣理肺、祛风燥湿。拟方选用防风、紫苏叶、杏仁、牛蒡子、桔梗等宣肺止咳、祛风燥湿之类与补肾固摄中药配伍，不足1个月，水肿消退，尿蛋白逐渐减少，守此法依其脉症略有加减治疗半年余，患者尿检恢复正常，病情终获缓解。

案 4 徐某，男，30 岁。2019 年 9 月 13 日初诊。

主诉：下肢水肿 1 年半。

病史：患者 2018 年 4 月因下肢水肿，住某医院肾活检诊断为Ⅰ～Ⅱ期膜性肾病。给予泼尼松、他克莫司、五酯软胶囊、复方磺胺甲恶唑、更昔洛韦、百令胶囊、骨化三醇、碳酸钙等治疗 1 年有余，疗效不佳。今来我院寻求中医治疗。症见患者血压 143/80mmHg，心率 87 次 / 分。体重 66kg，身高 172cm。神志清，慢性病容，手指颤抖，头面及下肢水肿，身体困重，纳眠可，大便黏滞，一天 2～3 次，夜尿 1 次。脉沉滑数，舌质淡暗，苔薄微黄。24 小时尿蛋白定量 7.29g，微白蛋白 1460.7mg/24h。尿常规：蛋白（+++），潜血（+），病理管型 2.2/μL。血生化：碱性磷酸酶 43.8U/L，总蛋白 45.4mmol/L，白蛋白 25.8g/L，球蛋白 19.6g/L，尿素氮 5.91mmol/L，肌酐 44.7μmol/L，尿酸 644.7μmol/L，总胆固醇 6.7mmol/L，甘油三酯 4.46mmol/L。他克莫司血药浓度 6.2ng/mL。彩超：胆囊息肉，肝内胆管结石，前列腺肥大。甲状腺功能正常。既往史：有桥本甲状腺炎史。

诊断：Ⅰ～Ⅱ期膜性肾病（水肿）；桥本甲状腺炎（瘿病）。

证候：脾肾两虚，水湿郁于肌表，兼有湿热、血瘀。

治则：健脾补肾，祛风除湿，佐化瘀清热。

方药：防己黄芪汤加减。黄芪 30g，汉防己 10g，炒白术 15g，茯苓 30g，川牛膝 10g，桑寄生 30g，薏苡仁 30g，黄柏 10g，姜黄 10g，川芎 10g，山茱萸 10g，淫羊藿 15g，焦山楂 10g，煅牡蛎 30g。14 剂，每日 1 剂，每日 2 次水煎服。

（目前正在服用的药物）

泼尼松片，每次 15mg，每日 1 次，口服。

碳酸钙片，每次 0.6g，每日 1 次，口服。

骨化三醇片，每次 0.25μg，每日 1 次，口服。

他克莫司胶囊，早晨 1mg，晚上 0.5mg，口服。

五酯软胶囊，每次 1 粒，每日 2 次，口服。

百令胶囊，每次 3 粒，每日 3 次，口服。

2019 年 10 月 29 日二诊：患者服上方平和，下肢水肿略减，手微颤，右胁不痛，纳眠均可，大便日解 2 次，尿多泡沫，脉沉细数，舌质淡红，苔薄白。24 小时尿蛋白定量 3.433g，微白蛋白 720.04mg/24 小时。证属脾肾两虚，兼有血瘀。效不更法，守上方加减。去薏苡仁、黄柏、川芎，加葛根 30g。14 剂，每日 1 剂，每日 2 次水煎服。

2019 年 11 月 8 日三诊：患者服上方，脉沉滑数，舌质红，苔薄白。下肢微肿，大便时干时溏，纳眠均可。余无不适。24 小时尿蛋白定量 1.946g，微白蛋白 1394.16mg/24 小时。证型同前，守 9 月 13 日方减去薏苡仁 30g，黄柏 10g，煅牡蛎 30g；加赤石脂 10g，葛根 30g，桂枝 10g。14 剂，每日 1 剂，每日 2 次水煎服。

2019 年 12 月 3 日四诊：患者服上方，脉沉滑，舌质淡红，苔白。下肢微肿，大便成型，日解二次，尿多泡沫。24 小时尿蛋白定量 1.748g，微白蛋白 850.74mg/24 小时。证型同前。守 9 月 13 日方去薏苡仁、黄柏；加诃子肉 10g，玉米须 30g，肉桂 3g。14 剂，每日 1 剂，每日 2 次水煎服。

2020 年 3 月 18 日五诊：在新冠肺炎疫情期，患者守上方服用 3 月余，下肢水肿完全消退。但近日因防控工作劳累，尿泡沫又增多，咽痒不适，大便成形，日解 2～3 次，腰不痛，无水肿。脉沉滑，舌质淡红，苔薄白。尿常规：蛋白（+++）。证属脾肾两虚，外感风寒。再拟健脾补肾，佐清热利咽法。

方药：黄芪 30g，党参 10g，炒白术 15g，茯苓 30g，射干 10g，北沙参 10g，川牛膝 10g，防风 10g，五味子 10g，淫羊藿 15g，桑寄生 30g，玉米须 30g。14 剂，每日 1 剂，每日 2 次水煎服。

2020 年 4 月 3 日六诊：血压 131/85mmHg。患者咽痒口苦，咽有异物感，纳眠均可，身无水肿，大便成形，日解 1～2 次，尿泡沫减少。脉沉细微数，舌质淡红，苔白。24 小时尿蛋白定量 0.216g，微白蛋白 172.62mg/24 小时。证属脾肾两虚，痰气互结。再拟健脾补肾，佐化痰散结法。

方药：黄芪 30g，汉防己 10g，炒白术 15g，党参 10g，茯苓 30g，桑寄生 30g，玉米须 30g，芡实 10g，柴胡 10g，前胡 10g，射干 10g，山茱萸 10g。14 剂，每日 1 剂，每日 2 次水煎服。

减泼尼松片用量，每次 12.5mg，每日 1 次，口服。

减他克莫司用量，每次 1mg，每日 1 次，口服。

余药同前，继用。

2020 年 4 月 17 日七诊：脉沉滑，舌质红，苔白。患者仍感咽痒不利，偶咳，劳累后眼胞早晨微肿，腰无不适，大便干，小便利。24 小时尿蛋白定量 0.135g，微白蛋白 109.53mg/24h。证属肾虚不固，肺气不宣。再拟补肾固涩，佐化痰止咳法。

方药：黄芪 30g，汉防己 10g，炒白术 15g，茯苓 30g，防风 10g，北沙参 15g，射干 10g，紫苏子 10g，前胡 10g，山茱萸 10g，玉米须 30g，淫羊藿 15g。14 剂，每日 1 剂，每日 2 次水煎服。

减泼尼松用量，每次 10mg，每日 1 次，口服。

减他克莫司用量，每次 1mg，每日 1 次，口服。

减五酯软胶囊用量，每次 1 粒，每日 1 次，口服。

余药同前，继用。

按语：本案患者患水肿已 1 年半，初诊时症见慢性病容，头面及下肢水肿，身体困重，大便黏滞，日解 2～3 次。脉沉滑，舌质淡暗，苔薄白。辨证为脾肾两虚，外感风邪，水湿郁于肌表，兼有血瘀和湿热。故拟方以防己黄芪汤为主方，加减治疗。防己黄芪汤出自张仲景的《金匮要略》，具有祛风除湿、健脾益气的功效。主治卫表不固，水湿郁于肌表证。方中汉防己能祛风行水，黄芪可益气固表，兼能行水消肿，二者配伍，扶正祛邪，相得益彰，共为君药。臣用白术健脾益气，与黄芪配伍，更有实卫之功；茯苓淡渗利水消肿；桑寄生、淫羊藿补肝肾、除风湿、强筋骨。佐用燥湿清热的薏苡仁、黄柏及具有活血化瘀功效的川芎、姜黄、川牛膝、焦山楂等配伍，祛邪安正。甘草为使，培土和中，调和诸药。诸药合用，健脾补肾，使卫气得固，风湿得除，脾气健运，气行血行，水道通利，则水肿自消。

案 5 刘某，男，69 岁。2019 年 7 月 9 日初诊。

主诉：下肢水肿 1 年余。

病史：患者于 2018 年 6 月感冒后出现四肢水肿，在当地医院检查尿蛋白（+++）。24 小时尿蛋白定量 8100mg。血生化：白蛋白 23.7g。肾活检：Ⅱ期膜性肾病。给予足量泼尼松和他克莫司等治疗 1 年，尿蛋白减少，但出现血糖增高，逐步撤停泼尼松后，今来我院寻求中医治疗。症见患者血压 129/84mmHg，心率 75 次 / 分，身高 168cm，体重 58kg。患者呈慢性病容，困倦乏力，无口渴多饮，纳眠均可，尿急，夜尿 3 次，大便溏，每日 1 次。手足欠温，下肢未见水肿。脉沉细弦，舌质淡暗，有竖裂纹，苔薄白。24 小时尿蛋白定量 1953.3mg。尿蛋白（+++）。血生化：总蛋白 59.0g/L，白蛋白 35.8g/L，球蛋白 23.2g/L，尿素氮 7.37mmol/L，肌酐 118.9μmol/L，尿酸 380μmol/L，葡萄糖 6.44mmol/L，总胆固醇 4.22mmol/L，甘油三酯 2.15mmol/L。他克莫司血药浓度：8.2ng/mL。血常规：白细胞计数 9.82×10^9/L，血红蛋白 138g/L。

诊断：Ⅱ期膜性肾病（水肿）；类固醇糖尿病（消渴）；腔隙性脑梗死（类中风）。

证候：脾肾阳虚，血瘀阻络。

治则：健脾温肾，活血化瘀。

方药：真武汤加减。黄芪 30g，淡附片 9g，炒白术 15g，茯苓 30g，川芎 10g，丹参 30g，三棱 15g，莪术 15g，山茱萸 10g，石韦 30g，金樱子 10g，芡实 10g，淫羊藿 15g，肉桂 3g。14 剂，每日 1 剂，每日 2 次水煎服。

（目前正在服用的药物）

他克莫司胶囊，每次 2mg，每日 2 次，口服。

缬沙坦胶囊，每次 80mg，每日 1 次，口服。

嘱低盐、优质低蛋白饮食。忌口：辣椒、酒类、羊肉，梨、香蕉、甜瓜、哈密瓜。配餐：肉类（猪、牛、鸡肉）每天 50g。蛋白类：每天吃鸡蛋 2 个，或牛奶 500mL，或鱼 70g。

2019 年 7 月 30 日二诊：血压 163/90mmHg，心率 75 次/分。患者胃纳可，睡眠少，四肢欠温，下肢无水肿，大便正常，尿急，夜尿 3 次。舌质淡暗有瘀象，苔白，脉沉弦。证属肾虚血瘀，肝阳上亢。再拟温肾利水、平抑肝阳、活血化瘀法。

方药：防己黄芪汤加减。黄芪 30g，汉防己 10g，淡附片 9g，炒白术 15g，茯苓 30g，川芎 10g，钩藤 15g，丹参 30g，三棱 15g，莪术 15g，山茱萸 10g，姜黄 10g，肉桂 3g。28 剂，每日 1 剂，每日 2 次水煎服。

2019 年 9 月 10 日三诊：血压 130/72mmHg，心率 81 次/分。患者近日因左下肢运动无力，检查脑 MRI 诊断为右侧内囊后急性腔隙性脑梗死，多发陈旧性脑梗死灶，缺血性脑白质病，脑萎缩。经住院治疗半月，病情好转后出院来诊。症见患者口角稍向右侧歪斜，胃纳可，睡眠少，身困乏力，食欲一般，大便溏，每日 2 次，尿急，尿频，夜尿 2 次。舌质淡暗，苔黄腻，脉沉弦。证属肾虚肝旺脾失健运，血瘀阻络。改拟活血通络、滋肾平肝法。

方药：补阳还五汤加减。黄芪 30g，地龙 10g，川芎 10g，丹参 30g，桃仁 10g，红花 10g，当归 10g，汉防己 10g，淡附片 9g，白芍 10g，姜黄 10g，生姜 2 片，淫羊藿 15g。28 剂，每日 1 剂，每日 2 次水煎服。

嘱停用他克莫司。

继用缬沙坦胶囊，每次 80mg，每日 2 次，口服。

2019 年 10 月 15 日四诊：血压 130/77mmHg，心率 71 次 / 分。患者近日食欲不振，睡眠差，大便不干，2～3 天解一次，尿顺利，无尿急尿频症状。下肢微肿。舌质淡暗，有竖裂纹，苔白，脉微弦。血生化：血糖 5.98mmol/L，尿素氮 7.5mmol/L，肌酐 93.5μmol/L，尿酸 377.3μmol/L。24 小时尿蛋白定量 551.3mg，尿微白蛋白 553.12mg/24h。证属肾虚不固，血瘀阻络。继拟活血通络法。守 9 月 10 日方去汉防己、白芍；加胡芦巴 30g，肉桂 3g。28 剂，每日 1 剂，每日 2 次水煎服。

2019 年 11 月 19 日五诊：血压 122/61mmHg，心率 92 次 / 分。患者饮食可，睡眠少，再入睡难，大便不干，2～3 天解一次，偶有尿急尿频症状。舌质淡暗，有竖裂纹，苔白，脉沉滑。证属肾虚不固，血瘀阻络。继拟活血通络法。守 9 月 10 日方去汉防己、白芍、淡附片；加夜交藤 30g，肉桂 3g。28 剂，每日 1 剂，每日 2 次水煎服。

2019 年 12 月 24 日六诊：血压 115/64mmHg，心率 78 次 / 分。患者纳眠均可，大便不干，2～3 天一次，小便利，夜尿 2～3 次。皮肤痒，无皮疹。足踝微肿。舌质淡暗，有竖裂纹，苔白，脉沉弦。证属肾虚不固，血瘀阻络，血虚生风。改拟活血通络，佐祛风止痒法。

方药：补阳还五汤加减。黄芪 30g，地龙 10g，川芎 10g，当归 10g，赤芍 10g，丹参 30g，桃仁 10g，红花 10g，防风 10g，地肤子 15g，石韦 30g，金樱子 15g，芡实 10g，煅牡蛎 30g。42 剂，每日 1 剂，每日 2 次水煎服。

2020年5月6日七诊：血压133/79mmHg，心率71次/分。因新冠肺炎疫情停服中药2月余。今来复诊，患者牙痛影响饮食。口角稍向右侧歪斜，偶感皮肤痒，大便不干，2～3天一次，尿顺利，夜尿2次。下肢微肿。舌质淡暗，有竖裂纹，苔白。证属肾虚不固，血瘀阻络。继用养血活血、祛风通络法。

方药：补阳还五汤加减。黄芪30g，地龙10g，川芎10g，当归10g，赤芍10g，丹参30g，桃仁10g，红花10g，制白附子6g，升麻10g，炒麦芽30g，白蒺藜30g，鸡内金10g，煅牡蛎30g。28剂，每日1剂，每日2次水煎服。

2020年7月8日八诊：血压111/67mmHg，心率88次/分。眠少，再入睡难，牙痛不适，影响进食，无水肿，夜尿2次，大便正常。舌质淡红，苔黄，脉沉缓。尿常规：蛋白（+）。24小时尿蛋白定量181mg，尿微白蛋白160.5mg/24h。血生化：总蛋白71g/L，白蛋白38.9g/L，球蛋白22.1g/L，尿素氮6.99mmol/L，肌酐92.9μmol/L，尿酸292.9μmol/L。证型同前，守上方减去炒麦芽、白蒺藜、鸡内金；加夜交藤30g。28剂，每日1剂，每日2次水煎服。

2020年8月18日九诊：血压95/53mmHg，心率75次/分。患者饮食差，厌油腻。大便干2～3天一次，小便利，但夜尿3次。舌质红，苔白，脉沉细弦。证属肾虚血瘀，肝胆不和。继用益气养血、活血通络，佐清肝利胆法。

方药：补阳还五汤加减。黄芪30g，地龙10g，川芎10g，当归10g，赤芍10g，丹参30g，桃仁10g，红花10g，柴胡10g，郁金15g，茵陈30g，姜半夏9g，茯苓30g，夜交藤

30g，淫羊藿 15g。28 剂，每日 1 剂，每日 2 次水煎服。

按语： 肾病若长期使用激素治疗，较为常见的继发病症有库欣综合征、感染、血栓形成、类固醇糖尿病、股骨头坏死等。吕师辨治本案膜性肾病，患者既有类固醇糖尿病，又发生腔隙性脑梗死。依其脉症，辨证为脾肾阳虚，血瘀阻络。立法拟方选用真武汤和补阳还五汤加减。真武汤出自张仲景的《伤寒论》，具有温阳利水的功效。主治因脾肾阳虚，致小便不利、肢体水肿、四肢困重的水湿内停证。而补阳还五汤出自王清任的《医林改错》，具有补气、活血、通络的功效。主治半身不遂、口眼歪斜、语言謇塞、肢体痿废等中风后遗症。吕师所拟方药中，重用黄芪，取其大补元气，使气旺以促血行，祛瘀而不伤正，并协助淡附子的大辛大热，温肾暖土，以助阳气，二者共为君药。臣以白术燥湿健脾，以促运化，茯苓淡渗利湿，当归活血祛瘀，而不伤好血，共为臣药。白芍缓急止痛，利小便；生姜温散水气；川芎、赤芍药、桃仁、红花助当归活血祛瘀，地龙通经活络均为佐使药。诸药合用，共奏健脾温肾、活血化瘀之功。可促使气旺血行，瘀祛络通，阴阳调和，则肾之封藏得固。

膜性肾病，慢性肾功能不全（水肿）

李某，男，62 岁。2013 年 5 月 24 日初诊。

主诉：下肢水肿 20 个月。

病史：患者 2011 年 7 月无明显诱因出现下肢水肿，至某医院住院检查，血压 120/85mmHg。尿常规：蛋白（+++）。肾活检：Ⅱ期膜性肾病。给予泼尼松、雷公藤多苷、复方阿米洛利、益肾丸、α-酮酸、依折麦布、阿托伐他汀、呋塞米治疗1年余不效，今来我院寻求中医治疗。症见心率80次/分，呼吸18次/分，血压110/65mmHg，体重58kg，身高172cm。面白无华，慢性病容，四肢不温，下肢水肿，大便成形，每天1次，小便利。脉沉细，舌质淡暗有少量齿痕，苔薄白。尿常规：蛋白（++++），尿糖（++++），潜血（±），红细胞19.2/mL。24小时尿蛋白定量9.23g。血生化：总蛋白41.09g/L，白蛋白29.6g/L，球蛋白12.3g/L，尿素氮15.92mmol/L，肌酐324.7μmol/L，尿酸182μmol/L，总胆固醇10.02mmol/L，甘油三酯3.2mmol/L。

诊断：膜性肾病，慢性肾功能不全（水肿）。

证候：肾气虚衰，湿浊瘀阻。

治则：温肾利水，化瘀降浊。

方药：真武汤加减。黄芪30g，制附子6g，党参10g，炒白术10g，炒白芍12g，茯苓30g，泽泻10g，冬瓜皮30g，川芎15g，丹参30g，红花10g，肉桂3g，山茱萸10g。14剂，每日1剂，每日2次水煎服。

（目前正在服用的药物）

泼尼松片，每次10mg，每日1次，口服。

复方阿米洛利片，每次1片，每日1次，口服。

阿法骨化醇片每次0.25μg，每日1次，口服。

琥珀酸亚铁片，每次0.2g，每日1次，口服。

α-酮酸片，每次4片，每日3次，口服。

依折麦布，每次10mg，每日1次，口服。

拜阿司匹林片，每次0.1g，每日1次，口服。

嘱停用雷公藤多苷、百令胶囊、小苏打、呋塞米、益肾丸。泼尼松每周撤减 1 片，逐步撤停。

低盐、优质低蛋白饮食。忌口：豆制品、酒类、羊肉。

2013 年 6 月 7 日二诊：患者诉服用上方后自感乏力较前改善，下肢水肿较前减轻，四肢不温和，大便溏，每天 2 次，夜尿 3 次。纳眠可。脉沉细，舌质淡暗有少量齿痕，苔薄白。血生化：总蛋白 44.1g/L，白蛋白 23.8g/L，球蛋白 20.3g/L，尿素氮 16.24mmol/L，肌酐 390.2μmol/L，尿酸 235μmol/L，葡萄糖 5.54mmol/L。证属脾肾虚衰，瘀水互结。拟健脾补肾，化瘀利水法。

方药 1：黄芪 30g，党参 10g，炒白术 10g，茯苓 30g，泽泻 10g，冬瓜皮 30g，车前子 30g，益母草 30g，川芎 15g，丹参 30g，红花 10g，肉桂 3g，山茱萸 10g，玉米须 30g，芡实 30g。14 剂，每日 1 剂，每日 2 次水煎服。

方药 2：药用炭片，0.3g，每次 4 片，每日中午 1 次单独服用。

嘱停用泼尼松。

2013 年 6 月 21 日三诊：患者诉服用上方后自感乏力和下肢水肿较前改善，四肢不温，大便干，每天 1 次，夜尿 2 ～ 3 次，脉沉细，舌质淡有齿痕，苔薄白。尿常规：蛋白（++++），葡萄糖（++++），潜血（+），管型 13.24/mL。血生化：总蛋白 48.8g/L，白蛋白 24.6g/L，球蛋白 24.2g/L，尿素氮 17.95mmol/L，肌酐 378.2μmol/L，尿酸 378μmol/L，门冬氨酸转氨酶 47U/L，葡萄糖 6.79mmol/L。证属肾阳衰微，湿浊瘀阻。改拟温补肾阳、化瘀利水法。

方药 1：黄芪 30g，当归 10g，川牛膝 15g，茯苓 30g，泽泻 15g，桑寄生 30g，玉米须 30g，川芎 15g，巴戟天 10g，淫羊藿 15g，山茱萸 10g，玉米须 30g，芡实 30g。50 剂，每日 1 剂，每日 2 次水煎服。

方药 2：自制益泉胶囊，每次 2 粒，每日 2 次，口服。

2013 年 8 月 9 日四诊：患者诉服用上方后饮食正常，下肢水肿消退过半，大便偏干，每天 1 次，夜尿 2 次。近 1 周出现全身皮肤起风团样痒疹，体温 37.1℃。脉沉细，舌质淡有齿痕，苔薄白。尿常规：蛋白（+++），葡萄糖（++++），潜血（+）。血生化：总蛋白 44.7g/L，白蛋白 24.8g/L，球蛋白 19.9g/L，尿素氮 19.81mmol/L，肌酐 229.7μmol/L，尿酸 228μmol/L，钾离子 3.49mmol/L，二氧化碳结合力 13.6mmol/L。证属肾气虚衰，外感风邪。改拟健脾补肾、祛风止痒法。

方药 1：黄芪 30g，当归 10g，党参 10g，炒白术 10g，茯苓 30g，川芎 15g，防风 10g，蝉蜕 10g，地肤子 15g，白蒺藜 30g，淫羊藿 15g，山茱萸 10g，玉米须 30g，芡实 30g。74 剂，每日 1 剂，每日 2 次水煎服。

方药 2：自制益泉胶囊，每次 2 粒，每日 2 次，口服。

2013 年 10 月 23 日五诊：患者诉服用上方后荨麻疹消退，皮肤痒消失。现精神转佳，四肢转温，感腰痛，大便正常，足踝肿，脉沉弦，舌质微红，有齿痕，少苔。尿常规：蛋白（+++），尿糖（+++），潜血（+）。血生化：尿素氮 16mmol/L，肌酐 206μmol/L，总胆固醇 7.18mmol/L，甘油三酯 3.27mmol/L。低密度脂蛋白 4.85mmol/L，磷离子 2.17mmol/L，二氧化碳结合力 18.2mmol/L。证属肾虚水泛，湿浊内蕴。拟健脾补肾、化瘀降浊法。

方药 1：黄芪 30g，党参 10g，炒白术 10g，茯苓 30g，防风 10g，川芎 15g，泽泻 15g，冬瓜皮 30g，桑寄生 30g，川牛膝 15g，炒杜仲 15g，丹参 30g，山茱萸 10g，玉米须 30g，芡实 30g。100 剂，每日 1 剂，每日 2 次水煎服。

方药 2：自制益泉胶囊，每次 2 粒，每日 2 次，口服。

2014 年 1 月 21 日六诊：患者守上方服用后下肢水肿基本消退，近日感受寒邪后右肩关节痛，不能上举，皮肤又痒，间断起荨麻疹，大便偏干，夜尿 2 次。脉沉细，舌质淡有齿痕，苔薄白。尿常规：蛋白(+++)，葡萄糖(+++)，潜血(++)，红细胞 47.5/mL。血生化：总蛋白 61g/L，白蛋白 39g/L，球蛋白 22g/L，尿素氮 14.5mmol/L，肌酐 172μmol/L，甘油三酯 7.5mmol/L。证属脾肾两虚，寒痹骨节。拟补肾固摄、祛风止痒、温经散寒法。

方药 1：黄芪 30g，汉防己 10g，炒白术 10g，防风 10g，川芎 15g，蝉蜕 10g，地肤子 15g，羌活 10g，青风藤 15g，络石藤 30g，淫羊藿 15g，山茱萸 10g，玉米须 30g，芡实 30g。120 剂，每日 1 剂，每日 2 次水煎服。

方药 2：自制益泉胶囊，每次 2 粒，每日 2 次，口服。

2014 年 5 月 6 日七诊：患者诉守上方服用 4 个月，右肩周炎无改善，仍痛，不能上举。足踝微肿，大小便顺利，荨麻疹已退。余无不适。脉沉细，舌质红，苔薄白。尿常规：蛋白（+++），尿糖（++），潜血（++），红细胞 11.72/mL。血生化：总蛋白 75g/L，白蛋白 39g/L，球蛋白 36g/L，尿素氮 12.4mmol/L，肌酐 181μmol/L。血常规：血红蛋白 99g/L，红

细胞 $3.76×10^{12}$/L。证属肾虚血瘀，风湿痹阻。拟益肾活血、祛风除湿、散寒止痛法。

方药：守 1 月 21 日方去蝉蜕、地肤子、羌活；加制川乌6g，丹参 30g，红花 10g。30 剂，每日 1 剂，每日 2 次水煎服。

方药 2：自制益泉胶囊，每次 2 粒，每日 2 次，口服。

2014 年 6 月 6 日八诊：血压 110/60mmHg，患者诉守上方服用 1 个月，右肩周炎无改善，仍痛，下肢微肿，腰困，大便溏。尿常规：蛋白（+++），尿糖（++），潜血（+++），红细胞 16.4/mL。血生化：总蛋白 59g/L，白蛋白 34g/L，球蛋白 25g/L，门冬氨酸转氨酶 46U/L，尿素氮 13.1mmol/L，肌酐 138μmol/L，尿酸 310μmol/L，总胆固醇 5.11mmol/L，甘油三酯 1.7mmol/L。低密度脂蛋白 2.31mmol/L。证属脾肾两虚，风湿痹阻。拟健脾补肾、散寒止痛法。

方药 1：黄芪 30g，党参 10g，炒白术 10g，茯苓 30g，泽泻 15g，炒山药 30g，五味子 10g，丹参 30g，淫羊藿 15g，制川乌 6g，青风藤 15g，桑寄生 30g，山茱萸 10g。每日 1 剂，每日 2 次水煎服。

方药 2：自制益泉胶囊，每次 2 粒，每日 2 次，口服。

嘱停用复方阿米洛利片、阿法骨化醇片、速力菲片、α-酮酸片、依折麦布、拜阿司匹林片。

继用：药用炭片，每日 1 次 4 片，中午单服。

2015 年 3 月 13 日九诊：血压 150/80mmHg。患者诉守上方服用半年余，肩关节痛缓解，近日感头晕头痛，下肢微肿，大便成形，夜尿 2 次。余无不适。脉沉细，舌质红，苔薄白。尿常规：蛋白（++），潜血（+）。血生化：尿素氮 12.4mmol/L，肌酐 154μmol/L，甘油三酯 1.89mmol/L。证属肾虚肝旺，久病血瘀。拟益肾活血、平抑肝阳法。

方药 1：黄芪 30g，当归 10g，党参 10g，炒白术 10g，茯苓 30g，玉米须 30g，川芎 15g，钩藤 15g，炒白芍 12g，积雪草 30g，桑寄生 30g，山茱萸 10g。每日 1 剂，每日 2 次水煎服。

方药 2：自制益泉胶囊，每次 2 粒，每日 2 次，口服。

嘱加用缬沙坦胶囊，每次 80mg，每日 1 次，口服。停用药用炭片。

2016 年 10 月 14 日十诊：血压 110/60mmHg。患者守上方略有加减服用 1 年半左右，精神好，纳眠均可，无水肿，近感腰酸，尿频，尿不尽。脉沉缓，舌质淡红，苔薄白。尿常规：蛋白（＋）。24 小时尿蛋白定量 0.36g。血生化：总蛋白 71g/L，白蛋白 43g/L，球蛋白 28g/L，尿素氮 14.4mmol/L，肌酐 125μmol/L，尿酸 310μmol/L，总胆固醇 4.65mmol/L，甘油三酯 1.94mmol/L。证属肾虚不固，湿热下注。拟补肾固涩、清热通淋法。

方药 1：黄芪 30g，汉防己 10g，炒白术 10g，茯苓 30g，熟地黄 15g，川牛膝 15g，牡丹皮 10g，石韦 30g，金樱子 10g，芡实 30g，白豆蔻 10g，山茱萸 10g。28 剂，每日 1 剂，每日 2 次水煎服。

方药 2：自制益泉胶囊，每次 2 粒，每日 2 次，口服。

按语：本案膜性肾病，患者症见面色㿠白，四肢不温，伴有水肿，胸闷心悸，大便软，小便短少。舌质红，苔白腻，脉沉缓。依其脉症，认为符合阴水证，系由肾阳衰微，而致水湿泛滥。初选真武汤为主方加减治疗，但患者血肌酐继续升高，这种病情变化在《时氏肾脏病学》中亦有类似记载。时振生教授认为，在慢性肾衰时应用附子，会加剧肾功能恶化。吕师所拟处方，温肾助阳改用用性味辛温的肉苁蓉、巴戟天、淫羊藿，取其性味温而不燥，肉桂与血肉有情之品鹿茸合用，温补肾阳、填精补髓；在培补肾阳中配伍生地黄、熟地黄、黄精、炙鳖甲、炙龟甲等滋阴补肾之品，意在益火之源，阴中求阳；黄芪、当归，即当归补血汤，补益气血；芡实、莲须、益智仁、覆盆子，固肾摄精；佐用枳壳散积消痞；甘草为使，调和诸药。诸药合用，共奏补肾壮阳、填精补髓之功。肾阳得固，则开合有度，水道通调，则水肿自消。当患者的水肿消退后，其舌质暗红，显系患者因久病，尚兼有血瘀。故在补肾壮阳、填精补髓方药的基础上配合川芎、郁金、三棱、莪术、红花、丹参、赤芍、桃仁等活血化瘀之品，通利脉络、化瘀利水。血气运行顺畅，则五脏安和，病情缓解。

Ⅱ～Ⅲ期膜性肾病，间质性肺炎（水肿，喘证）

康某，男，30岁。2016年8月2日初诊。

患者于4个月前无明显诱因出现眼胞和下肢水肿，于当地某医院检查，诊断为肾病综合征，给予泼尼松、双嘧达莫片、碳酸钙片、瑞舒伐他汀、百令胶囊、缬沙坦胶囊等治疗近3个月，水肿减轻，但蛋白尿不消，转住某医院做肾活检，诊断为Ⅱ～Ⅲ期膜性肾病，减用泼尼松用量，加用环孢素A胶囊、华法林钠、复方磺胺甲恶唑片、比索洛尔片等治疗2个月，出现胸闷气喘，做胸部CT检查肺纹理模糊呈大白肺，诊断为肺部霉菌感染（间质性肺炎）。即刻停用环孢素A胶囊、华法林钠，加用伏立康唑，人工呼吸机对症治疗1天，胸闷气喘减轻后，即来我院寻求中医治疗。症见血压110/95mmHg，心率90次/分，呼吸20次/分，体重75kg，身高172cm。神志清，满月脸，胸闷基本缓解，但仍咳嗽，咳吐黄痰，大便正常，尿多泡沫。足踝轻度水肿。舌质淡红，有齿痕，苔薄白，脉沉滑数。尿常规：蛋白（++）。24小时尿蛋白定量1.006g。血生化：总蛋白63.7g/L，白蛋白37.4g/L，球蛋白26.3g/L，尿素氮8.8mmol/L，肌酐41μmol/L，尿酸266μmol/L，糖化血红蛋白7.0%，血脂正常。血培养：真菌葡聚糖144.4pg/mL。甲状腺功能：游离三碘甲状腺原氨酸、游离四碘甲状腺原氨酸正常，促甲状腺激素0.05uIU/mL，抗甲状腺球蛋白抗体92.95IU/mL，抗甲状腺微粒抗体151.8IU/mL。

药物过敏史：有青霉素、头孢类药物过敏史。

诊断：Ⅱ～Ⅲ期膜性肾病（水肿）；间质性肺炎（喘证）；桥本甲状腺炎（瘿病）。

证候：脾肾两虚，阴盛阳微，痰湿阻肺。

治则：健脾补肾，化痰止咳，温阳化湿。

方药1：黄芪30g，党参10g，白术12g，茯苓30g，川牛膝10g，马鞭草30g，桑寄生30g，桔梗10g，法半夏10g，淫羊藿15g，巴戟天10g，肉桂3g。28剂，每日1剂，每日2次水煎服。

方药2：西黄丸3g，每日2次，水送服。

（目前正在服用的药物）

甲泼尼龙片，每次16mg，每日1次，口服。

碳酸钙片，每次 0.75g，每日 2 次，口服。

瑞舒伐他汀片，每次 10mg，每日 1 次，口服。

比索洛尔片，每次 2mg，每日 1 次，口服。

缬沙坦胶囊，每次 80mg，每日 1 次，口服。

甲巯咪唑片，每次 20mg，每日 1 次，口服。

伏立康唑胶囊，每次 4 片，每日 2 次，口服。

百令胶囊，每次 2 粒，每日 3 次，口服。

复方磺胺甲恶唑片，每次 1 片，每周 2 次，口服。

2016 年 10 月 11 日二诊：血压 126/74mmHg，患者胸闷、咳嗽、咳痰均已消除，现呈满月脸，目赤，感腰痛，手发胀，下肢水肿，大便正常，小便利，仍多泡沫。脉沉滑数，舌质红，苔白。尿常规：蛋白（+++），潜血（++），红细胞 31/μL。24 小时尿蛋白定量 1.18g。血生化：总蛋白 63.7g/L，白蛋白 43.3g/L，球蛋白 23.6g/L，尿素氮 7.4mmol/L，肌酐 39μmol/L，尿酸 393μmol/L，总胆固醇 5.36mmol/L，甘油三酯 2.54mmol/L，水反应蛋白 –C 0.1mg/L，补体 C_3 1.67g/L，补体 C_4 0.29g/L。血培养（–）。甲状腺功能：游离三碘甲状腺原氨酸、促甲状腺激素正常，游离四碘甲状腺原氨酸 7.48pmol/L。证属脾肾两虚，痰湿阻肺。拟健脾补肾、化湿降浊、活血化瘀法。

方药 1：黄芪 30g，党参 10g，白术 12g，茯苓 30g，川牛膝 10g，马鞭草 30g，桑寄生 30g，冬瓜皮 30g，葛根 30g，车前草 30g，桂枝 10g，川芎 10g，山茱萸 10g。14 剂，每日 1 剂，每日 2 次水煎服。

方药 2：雷公藤多苷片，每次 20mg，每日 3 次，口服。

嘱撤减甲泼尼龙片，每次4mg，每日1次，口服。

停用：西黄丸、伏立康唑、复方磺胺甲恶唑片。

2016年10月26日三诊：复诊，患者下肢轻度水肿，纳眠均可，大小便顺利。病情趋于稳定。舌质淡红，苔白，脉沉滑。尿常规：蛋白（＋）。证型同前，治则同前。守10月11日方，去马鞭草，继服28剂。每日1剂，分早晚2次水煎服。

医嘱：停用甲泼尼龙、碳酸钙、瑞舒伐他汀、比索洛尔片。

减量甲巯咪唑片，每次10mg，每日1次，口服。

2016年12月23日四诊：患者守上方服用近2个月，库欣综合征基本消退，早晨口水多，眼睑浮肿，手发胀，晚上下肢微肿，小便利大便软，一天1～2次。舌质淡暗，有齿痕，苔白，脉沉滑。24小时尿蛋白定量0.047g。血生化：总蛋白56.3g/L，白蛋白35.8g/L，球蛋白20.5g/L，尿素氮2.1mmol/L，肌酐58μmol/L，尿酸423μmol/L，总胆固醇5.1mmol/L，甘油三酯1.04mmol/L，糖化血红蛋白6.4%。证属脾虚湿困，肾虚不固。再拟健脾化湿、补肾固涩法，善后治疗。

方药：黄芪30g，党参10g，白术12g，茯苓30g，陈皮10g，法半夏10g，槟榔10g，白豆蔻10g，川牛膝10g，桑寄生30g，桂枝10g，山茱萸10g。28剂，每日1剂，每日2次水煎服。

按语：本案膜性肾病继发的肺部霉菌感染（间质性肺炎），系因患者体质素弱，又长期服用糖皮质激素和环孢素A等免疫抑制剂所致。吕师认为，在自然界，霉菌多在阴暗潮湿环境中产生，因此霉菌多属湿毒秽浊之阴邪。而霉菌感染则因阳气衰微，湿浊壅盛所致。故吕师辨治霉菌感染主张应用健脾益气、温阳化湿法，扶正祛邪。依其脉症分析，辨证为脾肾两虚，阴盛阳微，痰湿阻肺。故拟方选用黄芪，补气升阳、利水消肿为主药。臣用党参、白术、茯苓等健脾益气、化湿降浊；桑寄生、淫羊藿、巴戟天，补肝肾、除风湿、强筋骨；肉桂温肾助阳、化气行水。佐用川牛膝活血利水；桔梗、法半夏化痰止嗽。马鞭草为使，活血、利水、通经。诸药合用，共奏健脾温肾、化痰止嗽、温化寒湿之功。现代药理研究发现，肉桂、马鞭草治疗霉菌感染有良效。配合西黄丸口服治疗疗效更好。西黄丸出自清·王洪绪《外科证治全生集》，主治痰核流注、阴疽等症，具有化浊开窍、解毒散瘀之功。吕师将西黄丸用于治疗霉菌感染及双重感染，多获效验。诸药合用，益火之源，以消阴翳。正气复，则邪自退。

肾病综合征，间质性肺炎（水肿，咳嗽）

刘某，男，17 岁。2018 年 5 月 2 日初诊。

主诉：全身水肿 4 月余，发热咳嗽 1 月余。

患者 4 个月前无明显诱因出现全身水肿，住院检查发现大量蛋白尿，低蛋白血症，高脂血症和血压升高，诊断为肾病综合征，给予泼尼松片、匹伐他汀、碳酸钙片、泮托拉唑等治疗 2 月余，尿蛋白未转阴，转某医院做肾活检病理报告为微小病变型肾病，临床诊断为肾病综合征。调整用药，给予甲泼尼龙、环孢素 A、更昔洛韦、百令胶囊、美托洛尔治疗月余。1 个月前出现体温 37.7℃，发热头痛，咳嗽，汗出恶风，服用更昔洛韦等感冒药等一直未愈。近1周出现胸闷咳喘，查胸部CT显示：双肺间质性炎变。24小时尿蛋白定量0.44g。血常规：白细胞计数$10.3×10^9$/L，中性粒细胞百分比78%，淋巴细胞百分比21%。血生化：谷丙转氨酶108U/L，门冬氨酸转肽酶74U/L，总蛋白58.7g/L，白蛋白36.5g/L，球蛋白22.2g/L，尿素氮5.7mmol/L，肌酐70μmol/L，尿酸239μmol/L，总胆固醇5.5mmol/L，甘油三酯1.73mmol/L，葡萄糖2.39mmol/L。诊断为肺部霉菌感染，药物性肝损伤。立即停用环孢素A，并将甲波尼龙减量至每日20mg，口服，加用伏立康唑、比阿培南、双环醇等治疗1周。低热不退，症状改善不明显，今来我院寻求中医治疗。症见患者体温37.2℃，心率99次/分，呼吸20次/分，血压138/76mmHg，体重63kg，身高175cm。库欣综合征面容，面起痤疮，头痛乏力，咽痒咳嗽，胸闷气喘，汗出恶风，全身酸困，嗳气吞酸，大便偏干，2～3天解一次。脉沉滑微数，舌质红，苔白。

诊断：肾病综合征、微小病变型肾病（水肿）；间质性肺炎（咳嗽）；感冒（风寒感冒）；慢性胃炎（痞症）。

证候：肾虚水泛，湿浊内蕴，营卫不和，胃气不和。

治则：急则治其标，拟调和营卫，解毒散结，佐和胃制酸法。

方药1：桂枝汤合二陈汤、乌贝散加减。桂枝10g，炒白芍18g，甘草6g，生姜2片，大枣2枚，杏仁10g，陈皮10g，法半夏10g，茯苓30g，海螵蛸30g，浙贝母10g。7剂，每日1剂，每日2次水煎服。

方药2：西黄丸5盒，每次6g，每日2次，口服。

（目前正在某院住院服用的西药）

甲泼尼龙，每次16mg，每日1次，口服。

伏立康唑胶囊，每次4粒，每日2次，口服。

碳酸钙，每次0.75g，每日2次，口服。

双环醇，每次2片，每日3次，口服。

泮托拉唑，每次1片，每日1次，口服。

更昔洛韦，每次1片，每日2次，口服。

匹伐他汀片，每次1片，每日1次，口服。

甘草酸二胺片，每次100mg，每日3次，口服。

百令胶囊，每次4粒，每日3次，口服。

琥铂酸美托洛尔片，每次47.5mg，每日1次，口服。

2018年5月9日二诊：患者服用上方和西黄丸后，体温下降，头痛、汗出恶风缓解，咳嗽、胸闷症状减轻。面多痤疮，五心烦热，大便正常，小便发黄。脉沉滑数，舌质红，苔白。查尿常规：正常。证属肾虚火旺，肺气不宣。再拟滋肾清热、宣肺止咳法。

方药：知柏地黄汤加减。知母10g，黄柏10g，熟地黄15g，牡丹皮10g，茯苓30g，泽泻10g，山药30g，杏仁10g，薏苡仁30g，马鞭草30g，桂枝10g，山茱萸10g，煅牡蛎30g。21剂，每日1剂，每日2次水煎服。

嘱停用更昔洛韦、伏立康唑胶囊、双环醇、美托洛尔。

2018年6月5日三诊：服上方中药和西黄丸后，干咳闷喘、胸闷症状逐渐消失。今日复诊，症见血压110/74mmHg，面部痤疮未消，身困乏力，大便正常，尿频尿急，小便发黄。脉沉滑数，舌质红，苔白。24 小时尿蛋白定量 0.09g。血生化：谷丙转氨酶 38U/L，门冬氨酸转肽酶 34U/L，葡萄糖 3.02mmol/L，尿素氮 3.5mmol/L，肌酐 67μmol/L，总胆固醇 5.8mmol/L，甘油三酯 2.43mmol/L。血常规：白细胞计数 $19.44×10^9/L$，中性粒细胞百分比 74.56%，淋巴细胞百分比 18%。证属肾虚火旺，湿热下注。再拟滋阴补肾，清热通淋法。

方药：知母 10g，黄柏 10g，生地黄 15g，熟地黄 15g，牡丹皮 10g，茯苓 30g，泽泻 10g，山药 30g，石韦 30g，金樱子 10g，芡实 10g，山茱萸 10g，煅牡蛎 30g，淫羊藿 15g。28 剂，每日 1 剂，每日 2 次水煎服。

嘱停用西黄丸。

撤减甲泼尼龙片，每次 8mg，每 2 日 1 次，口服。

按语：肾脏病继发的间质性肺炎，多由久病体虚，机体免疫功能低下，加之使用抗生素、糖皮质激素、钙调磷酸酶抑制剂等免疫抑制剂引发霉菌感染所致。吕师认为，霉菌感染，由湿得之。因湿为阴邪，其性重着黏腻，能耗伤阳气，阻遏脏腑气机。尤其是与肺、脾、肾三脏关系尤为密切。若久病体虚，致脾肾虚衰，阳微阴盛，则湿邪内聚，湿与寒结，则化生为湿浊秽毒之邪。临床观察，霉菌感染可发生在人体任何脏器和组织，其中肺部霉菌感染最为常见。尽管霉菌感染的病位不同，症状各异，但其根本是"邪之所凑，其气必虚"，故健脾化湿、扶正祛邪是其治疗大法。本案肾病综合征继发的间质性肺炎，同时伴有风寒感冒和胃病，病情有点复杂。吕师依据患者头痛发热，汗出恶风，咳嗽，全身酸困，脉沉滑微数，舌质红，苔白等症，诊为伤寒太阳表虚证。首选桂枝汤为主方，急则治其标，以调和营卫、解表散寒。伍用二陈汤、乌贝散加减，和胃制酸。并用西黄丸口服治疗，开窍辟秽、解毒散结。待表证解后，体温恢复正常，咳嗽胸闷症状逐渐消失。但患者又因长期服用激素，致使激素副作用导致的库欣综合征日渐突出，如面起痤疮，毛发旺盛，皮肤出紫纹，五心烦热，大便正常，小便发黄，脉沉滑数，舌质红，苔白等阴虚火旺症状。随证改拟知柏地黄汤滋肾清热，平衡脏腑阴阳，继用杏仁、薏苡仁、马鞭草、桂枝等宣上、建中、渗下之品，使气畅湿行。脾气健旺，三焦通畅，则湿浊毒邪自除。

肾病综合征，肠梗阻（水肿，关格）

郭某，男，28岁，小学教师。1994年10月3日初诊。

主诉：腰以下水肿月余，腹痛、大便不通2小时。

病史：患者无明显诱因出现腰以下水肿，在当地县医院检查诊断为肾病综合征，给予泼尼松片、双嘧达莫片、碳酸钙片、氢氯噻嗪片等治疗月余，水肿不消。转我院住院寻求中医治疗。住院第4天，患者突感腹部绞痛，持续不缓解，伴有腹胀、恶心。检查患者腹部可扣及大量的移动性浊音，脐周有明显压痛和轻度反跳痛，并可扪及包块。急查X线透视，显示腹部有两个液平面。诊断为急性肠扭转性肠梗阻。请普外科会诊，因腹水严重，不适宜手术治疗，建议用大承气汤加减治疗。吕师考虑患者脾肾阳虚，水湿泛滥，若采用攻下法，苦寒之品易伤脾肾阳气，加重水肿病情。故未采纳会诊意见。

　　诊断：肾病综合征（水肿）；急性肠扭转性肠梗阻（关格）。

　　证候：肾虚水泛，肠腑不通，气血瘀滞。

　　治则：急则治其标，润肠通腑，行气止痛。

　　方药：通肠油（经验方）250mL。

　　用法：自拟通肠油 250mL，嘱咐患者用汤勺一次 1 勺（约 10mL），慢慢呷服。

　　附：通肠油加工方法：取食用油 250mL，当归 30g，炒小茴香 30g。先将食用麻油置锅中加热，再将当归、小茴香放入油锅中炸至枯黑，去渣留油，冷凉即成。

　　患者服用通肠油 2 个多小时后，腹部长鸣不断，继之大便通下 2 次，肠腑通调则腹痛缓解，腹中包块消失。

　　患者住院期间继用中药真武汤、防己黄芪汤等加减治疗肾病综合征 1 月余，水肿消退，尿蛋白（＋）。病情好转、稳定，带药回当地继续巩固治疗。

　　按语： 在肾脏疾病中血栓形成和动静脉栓塞较为常见，而肠梗阻较为少见。肠扭转所致肠梗阻，是指一段肠管沿其系膜长轴旋转，形成肠腔扭转，造成肠道不通，致肠道血管供血障碍。肠扭转的发生，多由以下诱因引起：肠系膜较长等解剖因素；饱餐后做重体力劳动，或巨结肠；或体位突然改变，引起的肠襻惯性运动而诱发。肠扭转在临床多表现为气血瘀滞，腑气不通。非手术治疗有颠簸疗法和推拿疗法。中药选用大承气汤为主方加减，泄热通下。若无效，则手术治疗。吕师治疗本案，系肾病综合征患者，因水肿严重，伴有大量腹腔积水，致使肠管漂浮，因体位突然改变致使肠道扭转，腑气不通所致。若用大承气汤通腑逐瘀，苦寒之品必损及脾肾之阳气，使水肿进一步加重。故选用通肠油治疗。通肠油以当归、小茴香、麻油制成，药性平和，能润滑肠道，促使肠道蠕动，且能缓急止痛。用油两个多小时后，肠蠕动增加，肠道得以润滑，扭转的肠道顺势舒展、复位，肠梗阻得以消失。

肾病综合征（水肿，痰饮）

朱某，女，44 岁。1991 年 12 月 6 日初诊。

主诉：水肿反复发作 1 年余，恶心呕吐 20 余天。

病史：患者于 1990 年 2 月因感冒后出现头面及下肢水肿，经检查诊断为肾病综合征，给予宣肺利水中药等治疗 1 年余，尿蛋白减少，水肿消退。30 余天前再次感冒后，水肿复发，服用宣肺利水中药治疗半月不效。20 余天来恶心呕吐不止，不能正常进食，水肿日趋严重，小便短少，患者今来诊治。症见血压 130/80mmHg，体重 57kg，身高 156cm。慢性重病容，面色㿠白，头面及下肢水肿显著，腹部肿大，叩诊有移动性浊音，腹部无压痛和反跳痛，未扪及包块。口中泛吐清水，呕吐物为胃内黏液样容物。小便日解 500mL 左右，大便溏软。月经已近 2 个月未行。脉沉滑，舌质暗红，苔白腻。尿常规：蛋白（+++），葡萄糖（±）。血生化：总蛋白 51.3g/L，白蛋白 23.3g/L，球蛋白 28g/L，尿素氮 14.7mmol/L，肌酐 226μmol/L，二氧化碳结合力 16.2mmol/L，总胆固醇 6.6mmol/L。

诊断：肾病综合征（水肿，痰饮）。

证候：肾虚水泛，寒湿困脾，化生痰饮。

治则：健脾补肾，温化痰饮。

方药：真武汤合苓桂术甘汤及二陈汤加减。制附子 10g，炒白术 15g，白芍 10g，生姜皮 3g，陈皮 10g，姜半夏 9g，茯苓皮 30g，桂枝 10g，泽泻 15g，炒牵牛子 20g，葶苈子 15g，丹参 30g，红花 10g，川牛膝 15g，甘草 10g。6 剂，每日 1 剂，分早晚水煎服。

1991 年 12 月 12 日二诊：患者服用上方后，呕吐出大量黏液样痰涎 2 次，腹胀减轻，始能少许进食，头面及腰以下仍水肿显著，小便短少，日解 600mL。手足不温。舌质红，苔薄缺津，脉沉细。证属肾虚水泛，湿困脾阳，化生痰饮。继用健脾补肾、温化痰饮法。守 12 月 5 日方去白芍、陈皮；加大腹皮 10g，玉米须 30g，厚朴 10g。6 剂，每日 1 剂，每日 2 次水煎服。

1991 年 12 月 18 日三诊：患者服用上方后，呕吐黏稠痰涎明显减少，腹胀减轻。小便逐渐增多，日解 1300mL 左右，大便正常。脉沉细，舌质红，缺津液。证属湿困脾阳，水湿泛滥。改拟燥湿健脾、温肾利水法。守 12 月 5 日方减去白芍，加炒苍术 10g，车前子 30g（布包），槟榔 10g。9 剂，每日 1 剂，分早晚 2 次水煎服。

1991 年 12 月 27 日四诊：患者服上方后恶心呕吐不适症状消失，食欲增加。昨日饮食不慎，今又腹痛下痢，里急后重，伴有发热，体温 38.6℃。脉沉滑数，舌质淡红，舌根黄腻。证属肾虚水泛，湿热下痢。急则治其标，拟解表清里、清热解毒、调气行血。

方药：葛根芩连汤加减。柴胡 10g，葛根 12g，黄芩 10g，黄连 10g，茯苓 30g，车前子 30g（布包），广木香 10g，炒白芍 15g，当归 10g，肉桂 6g，甘草 10g，生姜 10g。3 剂，每日 1 剂，每日 2 次水煎服。

1991 年 12 月 30 日五诊：患者服用上方后，体温 37℃，腹痛下痢均已消失。适逢月经来潮，量多，伴有口腔溃疡。小便日解 1500mL 左右。但感腹部胀满，肢体乏力，下肢水肿，脉沉滑数，舌质淡红，舌根黄腻。血生化：钾离子 2.8mmol/L，总蛋白 53.5g/L，白蛋白 28.5g/L，球蛋白 25g/L，尿素氮 9.0mmol/L，肌酐 180μmol/L。证属脾肾两虚，水湿稽留，兼有虚火。改拟温补脾肾、化气行水，佐清虚热法。

方药：黄芪 30g，党参 10g，炒白术 15g，茯苓 30g，车前子 30g（布包），泽泻 15g，黄连 10g，肉桂 6g，炒白芍 15g，当归 10g，玉米须 30g，甘草 3g。3 剂，每日 1 剂，每日 2 次水煎服。

1992 年 1 月 3 日六诊：患者月经已过，食欲恢复正常，但食后感腹胀，大便时干时溏，四肢欠温，腰以下仍水肿，尿量增至每天 2000mL 左右。舌质淡红，有齿痕，舌苔中间稍腻。证属脾肾两虚，水湿泛滥。再拟温阳利水法。

方药 1：黄芪 30g，制附子 10g，党参 10g，炒苍术 10g，茯苓 30g，冬瓜皮 30g，车前子 30g（布包），泽泻 15g，陈皮 10g，当归 10g，玉米须 30g，甘草 3g。9 剂，每日 1 剂，每日 2 次水煎服。

方药 2：自拟益泉胶囊（鹿茸粉 10g，上肉桂 30g。1 剂，将二味药混匀，装 0 号空心胶囊），每次 2 粒，每日 2 次，口服。

1992 年 1 月 12 日七诊：患者服用上方后，尿量大增，日解 3000mL 以上，腰以下水肿已消退大半，体重 46.5kg，较前体重减轻 10kg，仅足踝以下水肿。今日患者上午吃水果后，上腹部又出现疼痛，大便软溏。舌质淡红，苔白腻，脉沉细弦。证属脾肾两虚，中焦虚寒。再拟健脾补肾、温中散寒止痛法。守 1 月 3 日方药 1，减去炒苍术、冬瓜皮、陈皮；加干姜 10g，肉豆蔻 10g，补骨脂 10g，桂枝 10g。3 剂，每日 1 剂，每日 2 次水煎服。

1992 年 1 月 15 日八诊：患者服上方，上腹疼痛缓解，但感腹胀，大便成形，小便利，下肢足踝仍肿。脉沉细，舌质淡暗有瘀，苔薄腻。证属脾肾两虚。再拟健脾和胃、化瘀利水法。守 1 月 3 日方药 1，减去炒苍术、冬瓜皮、陈皮、当归；加桂枝 10g，砂仁 10g，丹参 10g，川牛膝 15g。9 剂，每日 1 剂，每日 2 次水煎服。

1992 年 2 月 16 日九诊：患者经中药调治月余，精神转佳，饮食恢复正常，大便成形，仅足踝仍肿。脉沉细，舌质淡红，苔白。复查尿常规：蛋白（+++）。24 小时尿蛋白定量 4.8g。血生化：总蛋白 54g/L，白蛋白 32g/L，球蛋白 22g/L，尿素氮 3.8mmol/L，肌酐 90μmol/L。证型同前，守 1 月 3 日方药 1，减去冬瓜皮、甘草；加淫羊藿 15g，巴戟天 10g。每日 1 剂，每日 2 次水煎服。

方药 2：自拟益泉胶囊，每次 2 粒，每日 2 次，口服。

1992 年 4 月 19 日十诊：患者守 1 月 3 日方 1 略有加减服用 2 月余，精神可，饮食正常，大便成形，每日 1 次，小便顺利，色淡黄，月经正常。仅在劳累时感腰酸，足踝微肿。

脉沉细，舌质淡红，舌苔白，有齿痕。证属脾肾两虚。治疗守上方去车前子、泽泻、生姜；改黄芪 60g，加莲子肉 10g，薏苡仁 30g，炒扁豆 30g。每日 1 剂，每日 2 次水煎服。

1992 年 6 月 18 日十一诊：患者守 1 月 3 日方药 1 略有加减又服用 2 个月，身无水肿，精神饮食已如常人，大小便正常。脉沉缓，舌质淡红，苔白薄。尿常规：蛋白（＋），红细胞 0 ～ 1/HP。证属脾肾两虚。继用健脾补肾法，善后治疗。

方药：黄芪 60g，制附子 10g，党参 15g，茯苓 30g，车前子 30g（布包），泽泻 15g，山药 30g，玉米须 30g，山茱萸 10g，川牛膝 15g，丹参 30g，淫羊藿 15g，巴戟天 10g。每日 1 剂，每日 2 次水煎服。

按语： 吕师辨治本案肾病综合征，系水肿、痰饮之症。症见患者水肿显著，恶心呕吐黏液。寻根索隐，询及患者素喜调食生苦瓜。苦瓜乃性味苦寒之品，寒性收引，最易克伐脏腑阳气，阻遏气机。脾喜燥而恶湿，寒湿结合，脾胃虚寒，运化失调，则聚湿成痰。阴盛阳微，肾失开合，水湿停聚，溢于肌表，则发为水肿。辨治痰饮，张仲景提出了"病痰饮者，当以温药和之"的治疗原则。林珮琴主张："外饮治脾，内饮治肾。"吕师宗其思路，立法拟方，选用真武汤合苓桂术甘汤及二陈汤等方加减，意在健脾补肾、温化痰饮。真武汤出自《伤寒论》，具有温阳利水之功效；苓桂术甘汤出自《金匮要略》，具有温化痰饮、健脾利湿之功；二陈汤出自《太平惠民和剂局方》，具有燥湿化痰、理气和中之功。以上诸方加减，以桂枝、附子、姜、肉桂、鹿茸、白术等温热药为主，与利水渗湿类中药组方，诸药配伍，温经助阳、祛寒化湿。

使温中有散，利中有化，脾肾双补，则阴水得以消退。

肾病综合征（水肿），急性淋巴腺炎（丹毒），左膝关节血肿。

朱某，男，25岁。2014年3月6日初诊。

主诉：水肿反复发作5年余。

病史：2009年夏季患者运动后出现全身水肿，至某医院检查诊断为肾病综合征。给予泼尼松等治疗有效，但撤减激素则复发。2010年10月又患右下肢丹毒，经用青霉素、如意金黄膏等治疗，丹毒消退。但每因其下肢皮肤碰伤，或划伤等诱因则丹毒复发，导致肾病水肿发作更加频繁，至今数年不愈。患者今来我院寻求中医治疗。症见患者库欣综合征面容，形体肥胖，头皮水肿，腹部肿大，叩诊可扣及移动性浊音，下肢呈指凹性水肿，右下肢内踝以上皮肤出现一片鲜红色8cm×11cm大小的红色皮疹，边界清楚，局部发热发硬，大便正常，尿黄，多泡沫。脉滑数，舌质红，苔薄黄。尿常规：蛋白（+++），潜血（±），白细胞47/μL。

诊断：肾病综合征（水肿）；急性淋巴腺炎（丹毒）。

证候：热毒浸淫，肾虚水泛。

治则：清热泻火，渗湿利水。

方药1：五皮饮加味。黄连9g，茯苓皮30g，泽泻15g，冬瓜皮30g，大腹皮30g，猪苓10g，炒白术15g，车前子30g（布包），炒山药30g，防风10g，山茱萸10g，玉米须30g，芡实30g，川芎15g，青风藤15g。7剂，每日1剂，每日2次水煎服。

方药 2：鱼石脂软膏，适量，涂于消毒纱布上，外敷于患处，每日换 1 次。

（目前正在服用的药物）

泼尼松片，每次 20mg，每日 1 次，口服。

碳酸钙片，每次 0.6g，每日 1 次，口服。

双嘧达莫片，每次 50mg，每日 3 次，口服。

阿莫西林片，每次 0.5g，每日 3 次，口服。

2014 年 3 月 13 日二诊：脉沉滑，舌质暗红，中有裂纹，苔白薄。患者近日出差，下肢水肿加重。腹水增多，大便成形，小便尚利。右足踝皮肤丹毒未消，局部发硬，发红，但不发热。证属肾虚水泛，热毒浸淫。继用清热泻火、渗湿利水法。守 3 月 6 日方减去防风；加半枝莲 30g。7 剂，每日 1 剂，每日 2 次水煎服。

2014 年 3 月 27 日三诊：患者饮食不慎，昨日出现腹泻，大便呈稀水样，一天 6 次，小便短少，恶心，身困乏力。脉沉滑，舌质暗红，有齿痕，苔白。证属肾虚水泛，湿困中焦。急则治其标，改拟化湿和中、渗湿利水法。

方药：藿香正气散加减。藿香 10g，佩兰 10g，防风 10g，柴胡 10g，葛根 10g，陈皮 10g，姜半夏 9g，茯苓 30g，泽泻 15g，大腹皮 30g，车前草 30g，玉米须 30g。7 剂，每日 1 剂，每日 2 次水煎服。

2014 年 4 月 3 日四诊：患者服用上方，腹泻痊愈。右下肢丹毒基本消退。小便利，腰以下水肿较前略有减轻。脉沉细微数，舌质红，有齿痕，苔薄白。证属脾肾两虚，瘀水互结。改拟健脾利水、祛风除湿法。

方药：防己黄芪汤加减。黄芪 30g，汉防己 10g，党参 10g，炒白术 10g，茯苓 30g，泽泻 15g，冬瓜皮 30g，大腹皮 30g，芡实 30g，川芎 15g，丹参 30g，青风藤 15g，黄连 10g，玉米须 30g，山茱萸 10g。14 剂，每日 1 剂，每日 2 次水煎服。

嘱停用阿莫西林片、鱼石脂软膏。

改加：泼尼松，每次 30mg，每日 1 次，口服。

其他西药继用。

2014 年 4 月 17 日五诊：脉沉缓，舌质红，苔薄白。患者服用上方半月，头皮水肿、腰以下水肿显著，未见减轻。大便成形，一天 2 次。右足内踝以上皮肤患丹毒处又出现小片红斑，但局部尚未发热。脉沉细，舌质红，苔薄黄。证属热毒浸淫。改拟清热解毒、宣肺利水法。

方药：麻黄连翘赤小豆汤加减。麻黄 9g，连翘 10g，赤小豆 30g，杏仁 10g，桑白皮 15g，板蓝根 30g，黄连 10g，半枝莲 30g，茯苓 30g，泽泻 15g，玉米须 30g，山茱萸 10g。14 剂，每日 1 剂，每日水煎服。

2014 年 4 月 17 日六诊：患者丹毒尚未消退，数天前不慎又碰伤右下肢胫骨前皮肤，伤口处因水肿渗水不止，难以愈合。大便偏干，小便量在 1300mL 左右。脉沉滑，舌质红，苔白薄。证型同前。

方药 1：守 5 月 1 日方，减去杏仁；加丹参 30g，川芎 15g。21 剂，每日 1 剂，每日 2 次水煎服。

方药 2：珍珠粉 10g，外用。

嘱创伤处清创后，将珍珠粉外撒于创口处，促使其愈合。足踝处丹毒仍用鱼石脂软膏外敷。

2014 年 5 月 22 日七诊：患者右下肢创伤逐渐趋于愈合，渗水停止。但头皮水肿、下肢水肿仍未消退，小便日解约 1500mL，丹毒亦消退。大便黏滞，小便微黄。脉沉细，舌质红，苔薄黄。证属风水，肺气不宣，湿热内蕴。继用宣肺利水、清利湿热法。守 4 月 17 日方，减去黄连、板蓝根；加葶苈子 15g，大枣 3 枚，猪苓 10g。14 剂，每日 1 剂，每日 2 次水煎服。

2014 年 6 月 5 日八诊：脉沉滑数，舌质红，中有裂纹，苔白。患者近日咳嗽，有少量白痰，虽然尿量较前增多，但腰以下水肿未消。尿常规：蛋白（+++），红细胞 30.5/μL。证属肾虚水泛，湿热内蕴。继用宣肺利水、清利湿热法治疗。

方药 1：守 5 月 22 日方 7 剂，每日 1 剂，每日 2 次水煎服。

方药 2：复方环磷酰胺片，每日 100mg，一次口服。

2014 年 6 月 16 日九诊：患者昨天又起荨麻疹，以腰部和臀部起的风团样痒疹最多。下肢水肿较前减轻，大小便顺利。脉沉滑，舌质红，舌苔斑剥。尿常规：蛋白（++），红细胞 24.1/μL。证属肾虚水泛，外感风邪所致。改拟祛风止痒、宣肺利水法。

方药：麻黄连翘赤小豆汤加减。麻黄 9g，连翘 10g，赤小豆 30g，荆芥 10g，防风 10g，蝉蜕 10g，地肤子 15g，徐长卿 30g，茯苓 30g，泽泻 15g，冬瓜皮 30g，玉米须 30g，芡实 30g。14 剂，每日 1 剂，每日 2 次水煎服。

2014 年 7 月 17 日十诊：脉沉滑，舌质红，有竖裂纹，苔薄白。患者尿量增多，腰以下水肿较前减轻，大便软，每天 3 次。皮肤仍痒，但风团样皮疹已消退。证属脾肾两虚，风邪未去。改拟健脾补肾、活血祛风法。

方药：四君子汤合消风散加减。黄芪 30g，党参 10g，炒白术 10g，茯苓 30g，泽泻 15g，冬瓜皮 30g，川牛膝 15g，防风 10g，蝉蜕 10g，地肤子 15g，徐长卿 30g，山茱萸 10g，川芎 15g，益母草 30g，玉米须 30g。山茱萸 10g。9 剂，每日 1 剂，每日 2 次水煎服。

2014 年 8 月 7 日十一诊：脉沉滑，舌质红，有竖裂纹，苔薄白。患者服上方，荨麻疹消退，皮肤瘙痒消失。尿量增多，腰以下水肿较前减轻，但头皮水肿未消。昨日贪凉受寒，咳嗽，大便又发生溏泄，一日 3～4 次。无腹疼，不恶心。尿常规：蛋白（+++），上皮细胞 15.8/μL。血常规：白细胞计数 $10.53×10^9$/L，中性单核粒细胞百分比 80.6%，红细胞计数 $5.5×10^{12}$/L，血红蛋白 171g/L，血小板计数 $233×10^9$/L。证属脾肾两虚，湿困中焦。再拟化湿解表、健脾利水法。

方药：藿香 10g，佩兰 10g，防风 10g，麻黄 9g，蝉蜕 10g，党参 10g，炒白术 10g，茯苓 30g，车前子 30g（布包），冬瓜皮 30g，大腹皮 30g，山茱萸 10g，淫羊藿 15g。14 剂，每日 1 剂，每日 2 次水煎服。

2014 年 8 月 21 日十二诊：脉沉细数，舌质红，有竖裂纹，苔薄白。患者近因熬夜，再次感冒，咽痒咳嗽，大便溏软，小便量较前减少，头皮和下肢水肿再次加重。尿常规：蛋白（+++），细胞管型 5.5/μL。证属脾肾两虚，外感风邪。改拟健脾补肾、宣肺止咳法。

方药：紫苏叶 10g，党参 10g，炒白术 15g，车前子 30g（布包），杏仁 9g，防风 10g，前胡 10g，茯苓皮 30g，冬瓜皮

30g，大腹皮 30g，射干 15g，玉米须 30g，丹参 30g，青风藤 10g。7 剂，每日 1 剂，每日 2 次水煎服。

嘱停用复方环磷酰胺片（总剂量 7.2g）。

泼尼松片，每次 30mg，每日 1 次，口服。（已服 17 周）

2014 年 8 月 28 日十三诊：患者服用上方后，感冒痊愈，但不慎挫伤左膝关节，形成局部大血肿，伸屈则疼痛。至骨伤科将左膝关节积血抽出，并给予跌打七厘散等口服治疗后来诊。症见患者头皮和下肢仍然水肿。左膝关节肿大，伴有局部血肿，大便偏干。出汗较前减少。脉沉滑，舌质红、中有竖裂纹，苔薄白。尿常规：蛋白（++）。证属肾虚水泛，肺气不宣，血瘀痹阻关节。改拟宣肺利水、益肾活血法。

方药：麻黄连翘赤小豆汤加减。麻黄 9g，连翘 10g，赤小豆 30g，杏仁 10g，桑白皮 10g，生姜 10g，大枣 3 枚，茯苓皮 30g，浮萍 10g，大腹皮 30g，冬瓜皮 30g，益母草 30g，青风藤 10g。7 剂，每日 1 剂，每日 2 次水煎服。

2014 年 9 月 25 日十四诊：患者左膝关节血肿经骨伤科 4 次抽液治疗，血肿逐渐吸收，但关节仍有积液。腰以下水肿已基本消退，仅足踝处轻度水肿。大便正常。脉沉细数，舌质红，有竖裂纹，苔薄白。尿常规：蛋白（+）。证型同前，效不更法。

方药：守上方加汉防己 10g，薏苡仁 30g。每日 1 剂，每日水煎服。

2014 年 10 月 16 日十五诊：脉沉缓，舌质红，苔薄白。患者头皮仍肿，足踝轻度水肿。左膝关节积液，又两次从膝关节腔抽液约 50mL。关节活动明显得到改善。大便正常，小便顺利。但感咽痒不适。尿常规：蛋白（±）。证属风水，继用宣肺利水法。守8月28日方减去益母草；加牛蒡子6g，桔梗10g。7剂，每日1剂，每日2次水煎服。

嘱撤减泼尼松片，每日25mg，口服。（已服半年）

2014年10月23日十六诊：脉沉缓，舌质红，苔薄白。患者服上方后，易汗，但不恶风，头皮仍肿，大便成形，日解2次。左膝关节仍有少量积液，足踝处仍有轻微水肿，睡眠欠佳。尿常规（－）。证型同前，守10月16日方加合欢皮30g。14剂，每日1剂，每日2次水煎服。

嘱撤减泼尼松片，每日20mg，口服。

2015年3月22日十七诊：守方守法，以麻黄连翘赤小豆汤为主方，加用生地黄15g，淫羊藿15g，肉苁蓉10g等滋阴、补肾固摄之品，与宣肺利水中药配伍，又治疗5月余，终将泼尼松全部撤除。至今追访患者已6年，病情完全缓解未复发。

按语：本案系激素依赖型肾病综合征，病情反复发作已5年有余。且在治疗过程中出现右下肢丹毒反复发作、右下肢外伤皮肤化脓感染后渗液不能愈合、左膝关节外伤血肿、荨麻疹、急性胃肠炎等多种并发症，症出多头，此消彼长，致使肾脏病病情反复，迁延不愈。吕师针对患者复杂的病情，采用急则治其标，缓者治其本的原则，随证化裁。依其脉症分析，认为患者头皮水肿为阳水证的主要证候之一，系外邪侵袭，肺气被遏，不得宣肃，致水湿稽留。故立法拟方，以麻黄连翘赤小豆汤为主方，解表散邪、清利湿热。至于患者反复发生的丹毒、皮肤感染等，均由火邪侵犯，血分有热，郁于皮肤而发，于主方中酌加黄连、板蓝根、白花蛇舌草、大青叶等清热泻火、凉血化斑；荨麻疹系由胃肠湿热，复感风邪，或风寒之邪，内不得疏泄，外不得透达，郁于皮毛腠理之间而发，于主方合消风散加减，祛风止痒；急性肠胃炎系暑天贪凉，寒湿中阻，脾胃升降失调所致，急则治其标，急用藿香正气散加减化湿和中；关节外伤所致血肿，系跌仆挫伤，血瘀痹阻血脉经络而成，应用跌打七厘散等口服，与主方联用，行气消瘀。总之，要抓住主要矛盾，谨守病机，有者求之，无者求之，盛者责之，虚者责之，必先五胜，疏其血气，令其条达，调和脏腑阴阳，以平为期。终使激素依赖型肾病综合征得到完全缓解。

肾病综合征（水肿），继发肺动脉栓塞（胸痹）；丹毒（急性淋巴管炎）

章某，男，20岁，军人。1990年6月2日初诊。

主诉：全身水肿反复发作1年半。

病史：患者在1988年秋因劳累汗出受风出现面目及全身水肿。在部队医院检查诊断为肾病综合征，给予泼尼松、潘生丁、钙片等治疗有效，水肿消退后撤减激素则水肿复发，如此反复3次。近日撤减激素后，因水肿复发，请病假返乡，来我院寻求中医治疗。症见患者体温37℃，心率124次/分，呼吸21次/分，血压106/80mmHg。神志清，慢性病容，面目无水肿，腰以下水肿，伴有腹水、阴囊水肿。腰骶痛，胃纳差，腹胀有水，大便干，尿量短少。尿常规：蛋白（++++），红细胞（+），脓球（+），颗粒管型0～2/HP。24小时尿蛋白定量

11.253g。血沉 103mm/h。抗链 "O" <500U。血常规：白细胞计数 $24.2 \times 10^9/L$，中性单核粒细胞百分比 97%，淋巴细胞百分比 3%，血红蛋白 140g/L，红细胞计数 $4.22 \times 10^{12}/L$。血生化：总蛋白 44g/L，白蛋白 22g/L，球蛋白 18g/L，尿素氮 7.39mmol/L，肌酐 132.6μmol/L，总胆固醇 11.4mmol/L，甘油三酯 5.9mmol/L，二氧化碳结合力 19.2mmol/L，电解质正常。X 线胸部正位片：两肺纹理清楚，两则膈角变钝，膈肌抬高。肾图：双肾呈梗阻型曲线。B 超显示双肾实质弥漫性损伤，伴轻度肾积水。脉沉滑数，舌质淡暗，苔白薄。

诊断：肾病综合征（水肿）。

证候：阴水证。肾虚水泛，脾胃不和。

治则：健脾温肾，化气行水，和胃消胀。

方药：制附子 10g，党参 10g，白术 10g，陈皮 10g，茯苓皮 60g，泽泻 12g，桂枝 10g，车前子 20g（布包），丹参 30g，炒牵牛子 15g，生姜皮 6g，甘草 3g。6 剂，每日 1 剂，每日 2 次水煎服。

（目前正在服用的药物）

泼尼松片，每次 15mg，每日 1 次，口服。

潘生丁片，每次 50mg，每日 3 次，口服。

藻酸双酯钠片，每次 100mg，每日 3 次，口服。

葡萄糖酸钙片，每次 1g，每日 3 次，口服。

1990 年 6 月 8 日二诊：患者昨夜开始发热，查体温 39.5℃，右下肢腹股沟至膝关节之间的皮肤发热发红，胃纳差，腹胀有水，阴囊肿大，大便干，尿量短少。脉疾数，舌质红，苔薄黄。诊断为丹毒。证属肾虚水泛，热毒壅盛。急则治其标，改拟清热解毒、渗湿利水，佐和胃降逆法。

方药 1：金银花 30g，连翘 15g，蒲公英 30g，板蓝根 30g，大青叶 30g，丹皮 10g，陈皮 10g，法半夏 10g，茯苓皮 60g，车前子 20g（布包），泽泻 15g，大腹皮 30g。12 剂，每日 1 剂，每日 2 次水煎服。

方药 2：5% 葡萄糖注射液 250mL 加青霉素 480 万单位，每日 1 次，静脉点滴。

方药 3：如意金黄膏涂消毒敷料之上，外敷患处，每日换 1 次。

1990 年 6 月 22 日三诊：经上述治疗，体温已降，右下肢丹毒开始消退，今日查房患者突发左胸背刺痛，以心前区为著，并向下肢放射，面部发绀，呼吸喘促，大汗不止。考虑：肺动脉栓塞？心肌梗死？急查心电图：窦性心动过速，心率 120 次 / 分。病情危重，给予吸氧，硝酸甘油 1 片含化症状不缓解。急给予 5% 葡萄糖注射液 500mL 加尿激酶 10000U 静脉点滴，继用丹参注射液静脉点滴，腹部皮下注射肝素 5000U。经治疗后以上诸症逐渐减轻。细查原因，患者除了高脂血症、高凝状态外，因畏惧激素副作用，私下骤停泼尼松和抗凝剂潘生丁等西药。证属肾虚水泛，流火热毒，血脉痹阻。急拟逐瘀通脉、清热解毒、利水消肿中药，急煎服。

方药：黄芪 30g，生地黄 30g，牡丹皮 15g，赤芍 20g，红花 15g，紫草 10g，金银花 30g，地丁 30g，蒲公英 30g，栀子 10g，黄柏 10g，大黄 10g，白茅根 30g。9 剂，每日 1 剂，每日 2 次水煎服。

1990 年 7 月 2 日四诊：患者经 5 日的抗凝治疗，胸痛缓解，下肢丹毒消退大半。腰以下水肿严重，小便短少，大便溏。脉沉细数，舌质红，苔薄黄。证型同前，守6月22日方药继服6剂。

1990年7月12日五诊：患者下肢丹毒已愈，腰以下水肿严重，日解小便约1500mL，大便溏。查尿放免：白蛋白83μg/L，免疫球蛋白G 18μg/mL，β_2-微球蛋白110μg/mL。脉沉细，舌质淡红，苔薄白。证属脾肾两虚，水湿泛滥。改拟健脾补肾、化气行水法。

方药：黄芪30g，当归15g，川芎10g，丹参30g，茯苓皮30g，冬瓜皮30g，大腹皮10g，车前子20g，川牛膝15g，桑寄生30g，玉米须30g，炒白术15g。24剂，每日1剂，每日2次水煎服。

1990年8月8日六诊：患者服上方近4周，大便基本成形，小便利，膝以下水肿，尿常规：蛋白（++++）。24小时尿蛋白定量17.4g。脉沉细，舌质微红，苔白。证属脾肾两虚，水湿泛滥。再拟健脾补肾、化气行水法。

方药1：黄芪60g，当归15g，制附子10g，党参10g，白术10g，泽泻20g，茯苓皮60g，猪苓15g，桂圆肉15g，车前子20g（布包），薏苡仁30g，炙龟甲30g。6剂，每日1剂，每日2次水煎服。

方药2：雷公藤多苷片，每次20mg，每日3次，口服。

1990年9月15日七诊：患者服上方1月余，水肿完全消退。复查尿常规：蛋白（-），葡萄糖（±），白细胞0～1/HP。脉沉缓，舌质微红，苔白。病情缓解，守上方7剂，带药出院。

按语：本案肾病综合征患者在住院治疗期间因丹毒感染，

私自停用激素和抗凝药物后，发生肺部血管栓塞。因血液高凝状态导致血栓形成或血管栓塞是肾小球疾病较常见的并发症，尤其多见于以膜性肾病和膜增殖性肾炎为病理的肾病综合征患者。血栓形成与血管栓塞的原因是多方面的，诸如血浆部分凝血因子活性增高，血小板增多，抗凝血酶和纤溶酶原降低，引起凝血与纤溶平衡的失调，或高脂血症、低血容量造成的血流缓慢，或感染；或因肾上腺皮质激素的应用加重血液高凝状态等。肺血管栓塞类属中医学的胸痹证。吕师依其脉症，认为符合肾虚水泛，热毒流火，血瘀阻络证候。在西药抗凝溶栓的同时，急则治其标，拟方首选黄芪利水退肿，为：君药；与红花、丹皮、赤芍、大黄配伍，益气活血、逐瘀通脉，是为臣药；佐用金银花、地丁、蒲公英清热解毒；栀子、黄柏清热泻火；生地黄、丹皮、赤芍、紫草、栀子、大黄、白茅根凉血化斑。寒热诸药并用，急煎服，共奏逐瘀通脉、清热解毒、利水消肿之功。待肺血管栓塞和丹毒治愈后，继用健脾补肾、化瘀利水中药和雷公藤多苷治疗，终使患者病情缓解出院。

恶性高血压，慢性肾功能不全（肾衰病）

郭某，男，32岁。2014年10月29日初诊。

主诉：发现高血压7年余，右眼视力下降5个月。

病史：患者25岁时随意测血压时发现高血压，因无任何不适，故未重视和治疗。5个月前因腹泻、右眼视力下降，检查治疗中发现血压250/150mmHg，肾功能衰退，住某医院肾活检诊断为恶性高血压肾损害。眼科检查：右眼底视网膜剥离。给予硝苯地平缓释片、盐酸特拉唑嗪片、美托洛尔片、尿毒清颗粒、海昆肾喜胶囊、重组人促红细胞生成素针剂等治疗5月余，血压较前下降，但下肢出现水肿。今来我院寻求中医治疗。症见：血压150/110mmHg，心率68次/分，呼吸18次/分，体重76kg，身高176cm。患者神志清，慢性病容，无头晕头痛，右眼视物模糊，无腰痛，大小便正常，下肢足踝微肿。脉沉弦，舌质淡红，苔薄白。血生化：尿素氮12.4mmol/L，肌酐257μmol/L，尿酸578μmol/L。血常规：白细胞计数6.8×10^9/L，红细胞计数4.12×10^{12}/L，血红蛋白120g/L，血小板计数88×10^9/L。尿常规：蛋白（+++），颗粒管型3/μL。

诊断：恶性高血压，慢性肾功能不全（肾衰病）。

证候：肾虚肝旺，瘀阻脉络，湿浊内蕴。

治则：清肝火，温肾阳，化瘀降浊。

方药1：二仙汤加减。夏枯草10g，菊花10g，川芎12g，钩藤30g，丹参30g，知母10g，黄柏10g，淫羊藿15g，土茯苓30g，萆薢30g，山慈菇10g，山茱萸10g，珍珠母30g，大黄炭6g，槐花30g，炒杜仲15g。28剂，每日1剂，每日2次水煎服。

方药2：坎地沙坦，每次80mg，每日1次，口服；

别嘌醇片100mg，每日1次，口服。

（目前正在服用的西药）

硝苯地平缓释片，每次30mg，每日1次，口服。

美托洛尔缓释片，每次47.5mg，每日1次，口服。

盐酸特拉唑嗪片，每次2mg，每日3次，口服。

海昆肾喜胶囊，每次 2 粒，每日 3 次，口服。

嘱低盐、优质低蛋白饮食，忌豆制品、酒类、羊肉。

停用：百令胶囊、尿毒清、促红细胞生成素。

2014 年 11 月 29 日二诊：血压 145/90mmHg。患者服上方后大便质软，一日 1～2 次。夜尿 1～2 次。感鼻塞不通，腰酸，下肢轻度水肿，余无不适。脉沉弦，舌质红，苔薄白。尿常规：蛋白（++）。血生化：尿素氮 11.45mmol/L，肌酐 215μmol/L，尿酸 391μmol/L。胱抑素 C 2.48mg/L，钙离子 1.01mmol/L；甲状旁腺激 97.75pg/mL。血常规：白细胞计数 $7.4×10^9$/L，红细胞计数 $4.25×10^{12}$/L，血红蛋白 126g/L，中性单核粒细胞百分比 61%。证属肾气虚衰，肝阳上亢，湿浊内蕴。再拟滋肾平肝、化瘀降浊，佐宣肺透窍法。

方药 1：夏枯草 10g，川芎 12g，钩藤 30g，丹参 30g，知母 10g，黄柏 10g，淫羊藿 15g，辛夷 10g，白芷 10g，茯苓 30g，珍珠母 30g，大黄炭 6g，槐花 30g，炒杜仲 15g。42 剂，每日 1 剂，每日 2 次水煎服。

方药 2：阿法骨化醇，每次 0.25μg，每日 1 次，口服。

2015 年 1 月 16 日三诊：血压 180/120mmHg。患者服用上方 1 个半月，鼻炎已愈，纳眠均可，但腹胀便溏，大便一日 1～2 次。夜尿 1～2 次。余无不适。脉沉弦，舌质红，苔薄白。血生化：总蛋白 77g/L，白蛋白 46.5g/L，球蛋白 30.5g/L，尿素氮 8.22mmol/L，肌酐 194μmol/L，尿酸 456μmol/L。甲状旁腺激素 87.73pg/mL。24 小时尿蛋白定量 0.95g。证属肾虚肝旺，湿浊内蕴。

方药：守上法去茯苓、珍珠母；加炒白芍 12g，防风

10g，山茱萸 10g。42 剂，每日 1 剂，每日 2 次水煎服。西药同前。

2015 年 3 月 17 日四诊：血压 137/85mmHg。患者服用上方 1 个半月，感腰困，睡眠盗汗，近日受凉感冒，口发黏，食欲下降，下肢微肿，大便溏，一日 1 次。小便利。脉沉弦，舌质淡红，苔白腻。尿常规：蛋白（±）。24 小时尿蛋白定量 0.39g。证属肾虚肝旺，湿浊内蕴。再拟滋肾平肝、化湿解表、和胃降浊法。

方药：藿香 10g，佩兰 10g，陈皮 10g，姜半夏 10g，茯苓 30g，川芎 12g，钩藤 30g，丹参 30g，川芎 12g，钩藤 30g，丹参 30g，黄柏 10g，大黄炭 6g，炒杜仲 15g。淫羊藿 15g。28 剂，每日 1 剂，每日 2 次水煎服。西药同前。

2015 年 4 月 14 日五诊：血压 130/110mmHg。患者服上方，消化吸收转佳，近日又出现口疮，大便不爽，矢气多，腰困，余无不适。脉沉细弦，舌质淡红，苔薄白。证属肾虚肝旺，兼有胃热。拟清肝火、温肾阳、化瘀降浊法。

方药：川芎 12g，钩藤 30g，丹参 30g，炒白芍 12g，知母 10g，黄柏 10g，淫羊藿 15g，黄连 10g，大黄炭 6g，炒杜仲 15g。煅牡蛎 30g。每日 1 剂，每日 2 次水煎服。

2015 年 11 月 17 日六诊：血压 140/98mmHg。患者守上方和降压药服用半年余，血压基本稳定，近日出现腰困，尿频，尿不尽症状，足踝微肿，泌尿外科检查诊断为前列腺炎。今来复诊。脉沉细弦，舌质淡红，苔薄白。尿常规（-）。血生化：总蛋白 74.5g/L，白蛋白 46.1g/L，球蛋白 27.9g/L，尿素氮 8.5mmol/L，肌酐 140μmol/L，尿酸 422μmol/L，肾小球滤过率 56.47mL/min。前列腺液：卵磷脂小体（＋），白细胞（＋＋＋）。证属肾虚肝旺，湿热下注。拟清肝火、温肾阳、清热通淋法。

方药：夏枯草 10g，川芎 12g，钩藤 30g，丹参 30g，知母 10g，黄柏 10g，淫羊藿 15g，熟地黄 15g，牡丹皮 10g，金樱子 10g，芡实 10g，山茱萸 10g，煅牡蛎 30g，淫羊藿 15g。每日 1 剂，每日 2 次水煎服。

2016 年 10 月 21 日七诊：血压 134/81mmHg。患者守上方和降压药服用近 1 年，血压稳定，下肢微肿，纳眠均正常，大便正常，每日 1 次，小便顺利，余无不适。脉沉细弦，舌质淡红，苔薄白。尿常规（－）。血生化：尿素氮 6.51mmol/L，肌酐 148μmol/L，尿酸 455μmol/L，甲状旁腺激素 140.8pg/mL。证属肾虚肝旺，湿浊内蕴。再拟滋肾平肝法：

方药：守 2015 年 11 月 17 日方药减去熟地黄、牡丹皮、金樱子、芡实；加白芍 15g，炒杜仲 15g，葛根 15g。28 剂，每日 1 剂，每日 2 次水煎服。西药同前。

嘱降压药必须长期服用。中药可间断服用，巩固疗效。

2019 年 1 月 29 日八诊：血压 137/90mmHg。患者守上方和降压药坚持服用共 4 年余，血压稳定，纳眠均可，除下肢微肿，时感乏力外，近日鼻炎又犯，今来复诊。脉沉细弦，舌质淡红，苔薄白。尿常规：蛋白（＋＋）。血生化：尿素氮 7.4mmol/L，肌酐 123.7μmol/L，尿酸 405μmol/L，胱抑素 C 1.93mg/L，证属肾虚肝旺，肺气不宣。再拟滋肾平肝法，佐宣肺透窍法。

方药：黄芪 30g，川芎 12g，钩藤 30g，丹参 30g，防风

10g，辛夷 10g，白芷 10g，茯苓 30g，川牛膝 10g，桑寄生 30g，山茱萸 10g，淫羊藿 15g，玉米须 30g。24 剂，每日一剂，每日 2 次水煎服。

降压药长期服用：

坎地沙坦，每次 80mg，每日 1 次，口服。

别嘌醇片，每次 10mg，每日 1 次，口服。

硝苯地平缓释片，每次 30mg，每日 1 次，口服。

琥珀酸美托洛尔片，每次 47.5mg，每日 1 次，口服。

特拉唑嗪片，每次 2mg，每日 1 次，口服。

按语： 本案患者血压最高达 250/150mmHg，显系恶性高血压，肾功能损害已进入失代偿期，伴有高尿酸血症和大量蛋白尿。肾脏与高血压的关系既密切又复杂，高血压和慢性肾脏病可以互为因果。临床及实验研究证明，具有高血压的肾脏疾病预后恶劣。积极有效地控制高血压，可延缓或减轻肾小动脉的发生和发展，并且能改善肾功能，保护肾功能。高血压属中医学的眩晕范畴。吕师依其脉症，辨证为肾气虚衰，肝阳上亢，湿浊内蕴。立法拟方，选用平肝潜阳的天麻钩藤饮，以及民间验方二仙汤为主方加减。方中钩藤、珍珠母有平肝息风之效，用以为君药。夏枯草、菊花、知母、黄柏、清热泻火，使肝经之热不致偏亢；配合炒杜仲、山茱萸，补益肝肾；淫羊藿、仙茅温肾助阳，是为臣药。川芎、丹参活血祛风；土茯苓、萆薢、山慈菇清利湿热；大黄炭、槐花通腑降浊，共为佐使。诸药合用，共奏清肝泻火、温补肾阳、化湿降浊之功。同时选择具有保护肾功能作用的降压、降脂、降尿酸等西药，并调整饮食食谱，去除肾单位高代谢因素，调和脏腑阴阳平衡，稳定内环境平衡，方使患者病情逐渐稳定，肾功能明显改善。

慢性肾衰，糖尿病，脱肛，食道癌放疗后（肾衰病，消渴，脱肛，噎膈）

王某，女，65岁。2019年6月25日初诊。

主诉：面黄乏力，纳差，下肢水肿半年。

病史：患者半年前体检发现：尿蛋白（++）。彩超示双肾萎缩。血生化：肌酐420μmol/L。诊断为慢性肾功能衰竭，给予尿毒清、海昆肾喜、骨化三醇、碳酸钙、硝苯地平缓释片、叶酸、重组人促红细胞生成素、百令胶囊等治疗5月余，检验指标改善不明显。今来我院寻求中医治疗。症见心率68次/分，血压149/66mmHg，体重50kg，身高162cm。慢性重病容，贫血貌，形体消瘦。身困乏力，纳差腹胀，下肢转筋，大便溏，脱肛。下肢轻度水肿。脉沉细弦，舌质淡，有齿痕，苔白。血常规：白细胞计数 $7.61×10^9$/L，红细胞计数 $3.72×10^{12}$/L，血红蛋白111g/L，血小板计数 $224×10^9$/L。尿常规：蛋白（+），潜血（+）。尿微白蛋白70.2mg/L。血生化：尿素氮21.4mmol/L，肌酐492.2μmol/L，尿酸373μmol/L，葡萄糖7.31mmol/L，钾离子5.08mmol/L。糖链抗原CA19-9：17.7U/mL，癌胚抗原7.34ng/mL。彩超：双肾缩小，左肾小囊肿。

既往史：患高血压病5年，糖尿病和食道癌（未手术，已做放疗）4年余。

诊断：慢性肾功能衰竭（肾衰病）；2型糖尿病（消渴）；

食道癌（噎膈）；脱肛。

证候：肾气虚衰，中气下陷，气血结聚，湿浊壅盛。

治则：升阳益气，健脾补肾，化湿和中，扶正祛邪。

方药：黄芪30g，当归10g，柴胡10g，升麻10g，党参10g，炒白术10g，陈皮10g，生姜10g，川芎10g，钩藤15g，急性子10g，胡芦巴30g，肉桂3g。7剂，每日1剂，每日2次水煎服。

（目前正在服用的药物）

硝苯地平缓释片，每次20mg，每日1次，口服。

骨化三醇，每次0.25μg，每日1次，口服。

碳酸钙片，每次0.6g，每日1次，口服。

重组人促红细胞生成素针，4000U/支，每周1次，皮下注射。

多糖铁复合物，每次0.15g，每日1次，口服。

百令胶囊，每次2粒，每日3次，口服。

嘱低盐、优质低蛋白、糖尿病饮食。忌食豆制品、辣椒、酒类、羊肉。

2019年8月2日二诊：血压145/83mmHg，心率79次/分。患者面黄无华，气短乏力，左肩痛，胃纳可，失眠多梦，大便时干时溏，前胸及下肢皮肤发痒，夜尿2～3次。舌质淡红，舌苔薄白。脉沉细弦。血生化：尿素氮23.96mmol/L，肌酐318.2μmol/L，尿酸313.7μmol/L，钾离子5.37mmol/L，钙离子2.27mmol/L，磷离子1.71mmol/L，镁离子1.76mmol/L。尿常规：蛋白（±），潜血（＋）。证型同前。

方药：守6月25日方药，减去当归、陈皮、生姜：加枳壳 10g，炒麦芽 30g，枳壳 10g，炒扁豆 30g，白豆蔻 6g。每日 1 剂，每日 2 次水煎服。

2019 年 9 月 13 日三诊：血压 152/69mmHg，心率 63 次 / 分。患者胸部偶有刺痛，心悸较前减少，胃纳可，偶吐黏痰，大便时干时溏，有痔疮且脱肛。尿热，夜尿 2 ～ 3 次。脉沉细弦，舌质淡暗，苔黄腻。血生化：尿素氮 25.4mmol/L，肌酐 271.4μmol/L，尿酸 335.3μmol/L，葡萄糖 6.43mmol/L，二氧化碳结合力 20.7mmol/L，电解质正常。证属肾气虚衰，中气下陷，心血瘀阻。再拟升阳益气、补肾固涩，佐温通心阳法。

方药：全瓜蒌 10g，薤白 10g，川芎 10g，丹参 30g，黄芪 30g，柴胡 10g，升麻 10g，当归 10g，夜交藤 30g，炒白芍 10g，槐花 10g，桔梗 10g，胡芦巴 30g，大黄炭 5g，桂枝 10g。每日 1 剂，每日 2 次水煎服。

2019 年 11 月 29 日四诊：脉沉细，舌质淡红，苔白。患者服 9 月 13 日方药 2 月余，胃纳可，脱肛无改善，大便带血，仍溏，一天 2 ～ 3 次。血生化：尿素氮 19.66mmol/L，肌酐 265.3μmol/L，尿酸 343.3μmol/L。证属肾气虚衰，中气下陷，湿浊内蕴。再拟升阳益气、补肾固涩、凉血止血法。

方药 1：守 9 月 13 日方药，减去瓜蒌、薤白、桔梗；加合欢皮 30g，煅牡蛎 30g，淫羊藿 15g。每日 1 剂，每日 2 次水煎服。

方药 2：药用炭片，每次 1.5g，中午一次单独口服。

2020 年 4 月 14 日五诊：患者守 9 月 13 日方药服用 3 个月，因新冠肺炎疫情停药 2 月余。今日复诊。脉沉滑，舌质淡，苔薄白。患者脱肛便血症状较前改善，足背轻微肿痛。血生化：尿素氮 23.6mmol/L，肌酐 291μmol/L，尿酸 361μmol/L，胱抑素 C 4.14mg/L。证属肾气虚衰，中气下陷。继用升阳益气、补肾固涩、养血补血法。

方药：黄芪 30g，当归 10g，党参 10g，升麻 10g，炒麦芽 30g，玉米须 30g，大枣 2 个，急性子 10g，薏苡仁 30g，炙甘草 6g，槐花 10g，猪苓 10g，淫羊藿 15g。每日 1 剂，每日 2 次水煎服。

2020 年 5 月 26 日六诊：血压 153/75mmHg，心率 79 次 / 分。患者脱肛已可自行复位，食欲差，自感气短乏力，大便黏滞不爽，小便时有灼热感。脉沉细，舌质淡红，苔黄腻。血常规：白细胞计数 $6.39×10^9$/L，血红蛋白 110g/L，红细胞计数 $3.5×10^{12}$/L，血小板计数 $343×10^9$/L。血生化：尿素氮 18.33mmol/L，肌酐 258μmol/L，尿酸 426μmol/L。证属肾气虚衰，中气下陷，兼下焦湿热。继用升阳益气、补肾固涩，佐清利湿热法。

方药：守 2020 年 4 月 14 日方药，减去急性子、槐花、猪苓；加白豆蔻 6g，陈皮 10g。每日 1 剂，每日 2 次水煎服。

2020 年 7 月 3 日七诊：血压 149/62mmHg，心率 71 次 / 分。患者贫血、气短乏力症状较前改善，仍怕凉，下肢微肿，脱肛症状轻微，可自动复位。大便溏，小便仍有尿热感。脉沉细，舌质淡，苔白。血生化：尿素氮 18.75mmol/L，肌酐 288.1μmol/L，尿酸 407.1μmol/L。证型同前，守上方继服，每日 1 剂，每日 2 次水煎服。

按语： 本案系慢性肾功能衰竭，并伴有糖尿病、脱肛、食道癌放疗后等多种并发症，病情寒热虚实错综复杂。吕师依其贫血、消瘦、纳差、便溏、脱肛、水肿，脉沉细弦，舌质淡，有齿痕，苔白等诸脉症。认为符合脾肾虚衰，中气下陷证。且其并发的消渴症久病不愈，气阴两虚；食道癌化疗后，气血瘀滞，耗气伤血。综合分析，符合肾气虚衰，中气下陷，气血结聚，湿浊壅盛之正虚邪实证。立法宜虚实兼顾，拟方以补中益气汤为主方加减：首选性味甘、微温的黄芪补气升阳、利水消肿，与养血的当归配伍，大补气血，是为君药。伍用柴胡、升麻、党参、炒白术、白豆蔻健脾渗湿、升阳益气；川芎、钩藤平抑肝阳；胡芦巴、淫羊藿、肉桂温肾助阳，均为臣药；佐用陈皮、生姜和胃止呕；性味苦温的急性子行瘀散结，减轻食道癌阻塞症状。诸药合用，共奏升阳益气、健脾补肾、化湿和中、扶正祛邪之功。本案患者肾功能衰竭，因其脾肾阳气虚衰，中气下陷，因此，吕师在整个治疗过程均以扶正为主，鲜用大黄等通腑泻浊之品，正气复，则邪自退，使衰竭的肾功能明显改善。

慢性肾功能衰竭（肾衰病）

葛某，女，47 岁。2000 年 4 月 21 日初诊。

患者因恶心呕吐、身困乏力 12 天，至当地医院检查发现血压 200/120mmHg。血常规：白细胞计数 8.2×10^9/L，中性单核粒细胞百分比 66%，血红蛋白 89g，红细胞计数 3.18×10^{12}/L，血小板计数 185×10^9/L。尿常规：蛋白（＋＋），潜血（＋）。24 小时尿蛋白定量 3.12g。血生化：尿素氮 28.7mmol/L，肌酐 620.3μmol/L，内生肌酐清除率 7.06mL/min。B 超报告：左肾 92mm×41mm×40mm，右肾 89mm×49mm×41mm，双肾实

质弥漫性损伤。诊断为慢性肾功能衰竭。动员患者透析治疗。患者转上级医院进一步检查后，仍动员患者住院进行血液透析治疗。因经济原因，患者拒绝透析，来我院要求中医保守治疗。症见：血压 195/120mmHg。慢性病容，面色萎黄，视力可，无水肿，头不晕，腰不痛，但感恶心纳差，身困乏力，小便多泡沫，大便偏干。脉沉弦，舌质淡红，苔白。

中医诊断：慢性肾功能衰竭（肾衰病）。

证候：肾气虚衰，肝阳上亢，湿浊犯胃。

治则：滋肾平肝，和胃降浊。

方药 1：二仙汤加减。川芎 15g，钩藤 15g，丹参 30g，当归 15g，知母 10g，黄柏 10g，淫羊藿 15g，仙茅 10g，巴戟天 10g，煅牡蛎 30g，大黄炭 8g，槐花 30g，陈皮 10g，姜半夏 10g，玉米须 30g。每日 1 剂，每日 2 次水煎服。

方药 2：心痛定片，每次 10mg，每日 3 次，口服。

常药降压片，每次 2 片，每日 3 次，口服。

酒石酸美托洛尔片，每次 25mg，每日 1 次，口服。

嘱低盐、优质低蛋白饮食。忌食豆制品、羊肉。

2000 年 10 月 18 日复诊：患者守以上方案治疗半个月，恶心纳差症状缓解，继用上法略有加减，连续服用 5 月余，身困乏力诸症消失，饮食恢复正常，体质明显恢复，能做一般家务劳动。今来复查：血压 137/90mmHg。血常规：白细胞 7.2×10^9/L，血红蛋白 93g，红细胞计数 3.34×10^{12}/L。24 小时尿蛋白定量 0.52g。尿常规：蛋白（±）。血生化：尿素氮 10.9mmol/L，肌酐 281.4μmol/L，内生肌酐清除率 18.3mL/min。停用中药煎剂，改用本院制剂：

方药：救肾胶囊（医院内部制剂，由西洋参、川芎、丹参、大黄、槐花、煅牡蛎等组成），每次 2 粒，每日 3 次，口服。

2005 年 9 月 11 日复诊：患者因身困乏力，再次来我院复诊。检查血压 135 / 95mmHg。血常规：白细胞计数 7.7×10⁹/L，中性单核粒细胞百分比 68%，血红蛋白 84g，红细胞计数 2.87×10¹²/L。血小板计数 151×10⁹/L。24 小时尿蛋白定量 0.82g。尿常规：蛋白（＋），红细胞 0 ～ 2/HP。血生化：尿素氮 19.7mmol/L，肌酐 473.7μmol/L，内生肌酐清除率 10.67mL/min。B 超报告：双肾缩小，皮质变薄；左肾 79mm×37mm×38mm，右肾 76mm×36mm×36mm。脉沉弦，舌质淡红，苔白。辨证为肾气虚衰，肝阳上亢，湿浊犯胃。治则：滋肾平肝，和胃降浊。方药仍用二仙汤加大黄、钩藤等加减。配合以上常用降压药物治疗 2 月有余。

2005 年 11 月 6 日追访：经治疗，患者血压稳定在 130/90mmHg 左右。检查血生化：尿素氮 13.2mmol/L，肌酐 331.8μmol/L。非透析保守治疗已 5 年有余，仍能做一般家务。

按语：本案患者因慢性肾功能衰竭引起的高血压、氮质代谢产物潴留、水及电解质代谢紊乱、酸碱失衡等一系列病理改变，其病机为肾气虚衰，肝阳上亢，湿浊犯胃。吕师认为，本病虽属正衰邪实。但在调理脏腑阴阳和气血的治疗中仍要善于抓住主要矛盾，主要矛盾若能解决好，则其他矛盾就可迎刃而解。分析患者病情，突出症状有三级高血压、大量的蛋白尿，贫血较突出，恶心呕吐等胃肠道症状突出。吕师认为，高血压、蛋白尿均是促使肾功能恶化的高滤过因素，二者比较，高血压破坏肾功能的作用更甚，因此，高血压是主要矛盾。故吕师立法拟方，选用二仙汤为主方，平肝潜阳，并配合西药降压药治疗。待血压稳定后，尿蛋白亦随之减少。肾功能亦随之改善，胃肠道症状亦随着肾功能的改善逐渐消失。

慢性肾功能衰竭，多发性肝肾囊肿（慢性肾衰）

徐某，男，48岁。2019年10月16日初诊。

主诉：发现血压升高、肾功能异常4个月。

现病史：患者于4个月前因下肢静脉曲张在当地某医院住院检查，发现血压180/120mmHg，尿常规：蛋白（+），隐血（++）。肾功能：尿素氮30.7mmol/L，肌酐304μmol/L。诊断不详，给予贝那普利等治疗数月余。复查肾功能：尿素氮9.68mmol/L，肌酐189μmol/L，尿酸453μmol/L。肾功能较前改善，但感身困乏力。今来我院要求中医配合治疗。症见：面色萎黄无华，但无头晕、头痛，无腰痛，身无水肿，大便正常，小便利。舌质淡暗，有齿痕，苔薄白，脉沉弦。体格检查：血压151/82mmHg，心率63次/分，身高170cm，体重67kg。血生化：尿素氮14.74mmol/L，肌酐254μmol/L，尿酸529μmol/L，HCY 30.15μmol/L；尿常规：蛋白（++），隐血（±）；血常规：白细胞9.5×10^9/L，中性单核粒细胞百分比73%，血红蛋白140g/L，红细胞计数4.82×10^{12}/L，血小板计数119×10^9/L。2019年6月27日做24小时尿蛋白定量：1150mg。彩超：右肾88mm×40mm×38mm，右肾上极有一27mm×27mm囊肿，左肾104mm×57mm×64mm，形态失

194

常，正常结构几乎消失，代之有大小不等无回声，较大囊肿48mm×43mm，肝内多发囊肿。

既往史：2003年患"肾炎"，服用卡托普利、雷公藤多苷片、肾复康等药物治疗1个月，尿蛋白（－），后服卡托普利2年余，停药至今。余无特殊病史。

诊断：慢性肾功能衰竭（肾衰病）；多发性肝肾囊肿。

证候：肾虚肝旺，湿浊内蕴。

治则：益气养血，滋肾平肝，化湿降浊。

方药：黄芪30g，当归10g，川芎10g，钩藤15g，丹参30g，葶苈子30g，大枣1个，白芥子10g，淫羊藿15g，川牛膝10g，大黄炭5g，煅牡蛎30g。28剂，每日1剂，每日2次水煎服。

2020年6月23日二诊：血压147/84mmHg，心率66次/分。患者守上方间断服用半年余，乏力症状减轻，身无水肿，但感畏寒怕冷，右耳如蝉鸣，大小便正常，夜尿2～3次，约1000mL。舌质淡暗，有齿痕，苔白，脉沉细弦。查血生化：尿素氮13.68mmol/L，肌酐138μmol/L，尿酸333μmol/L，胱抑素C 2.1mg/L。24小时蛋白定量931mg。证属肾虚肝旺，湿浊内蕴。拟益气养血、滋肾平肝法。

方药：黄芪30g，当归10g，川芎10g，钩藤15g，熟地黄15g，川牛膝10g，葛根30g，桑寄生30g，山萸肉10g，玉米须30g，桂枝10g，姜黄10g。28剂，每日1剂，每日2次，水煎服。

2020年7月24日三诊：血压155/95mmHg，心率56次/分。患者近日失眠多梦，食欲差，身无水肿，大便不成形，晚上有尿不尽症状，脉沉迟，舌质淡，苔白。血生化：总蛋白 79g/L，白蛋白 48.1g/L，尿素氮 12.82mmol/L，肌酐 139μmol/L，尿酸 396μmol/L，胱抑素 C 2.24mg/L。24 小时尿蛋白定量 946.1mg。尿常规：蛋白（−），隐血（++），白细胞 2/μL。血常规：白细胞 $7.1×10^9$/L，中性单核粒细胞百分比 69.5%，血红蛋白 133g/L，红细胞计数 $4.11×10^{12}$/L，血小板计数 $172×10^9$/L。证属肾虚肝旺，湿浊内蕴。拟滋肾平肝、化湿降浊法。

方药：黄芪 30g，当归 10g，川芎 10g，钩藤 15g，陈皮 10g，法半夏 10g，白豆蔻 6g，山萸肉 10g，玉米须 30g，姜黄 10g，淫羊藿 10g，合欢皮 30g，煅牡蛎 30g。28 剂，每日 1 剂，分 2 次水煎服。

2020 年 8 月 21 日四诊：血压 125/77mmHg。患者仍耳鸣多梦，口不苦，纳差便溏，每天 1 次。有尿频、尿不尽感，舌质红，苔薄白，脉沉弦。血生化：尿素氮 13.01mmol/L，肌酐 151μmol/L，尿酸 374μmol/L，胱抑素 C 2.06mg/L；24 小时尿蛋白定量 348mg；尿常规：蛋白（−），隐血（++），红细胞 8/μL；血常规：白细胞 $7.1×10^9$/L，血红蛋白 133g/L，红细胞计数 $4.15×10^{12}$/L，血小板计数 $146×10^9$/L。证属肾虚不固，湿热下注，脾胃不和。拟益肾活血、清热通淋、健脾和胃法。

方药：黄芪 30g，当归 10g，川芎 10g，夜交藤 30g，炒枣仁 10g，石菖蒲 10g，炒麦芽 30g，白豆蔻 6g，陈皮 10g，炒白术 15g，白芥子 10g，淫羊藿 15g，大枣 3 枚。28 剂，每日 1 剂，每日 2 次，水煎服。

按语：患者 10 余年前即有蛋白尿和高血压病史，仅服用降压药等年余即停止治疗。几个月前检查发现肾功能衰退，虽然彩超发现肝肾均有囊肿，但肾脏体积未见异常肿大，尤其是右肾还较正常肾脏体积偏小。综合分析，患者显然不是多囊肾引起的慢性肾衰。而是慢性肾炎高血压失于治疗所引起的肾功能恶化。吕师依其脉症，以肾虚为基础，认为证属肾虚肝旺，湿浊内蕴。拟益气养血，滋肾平肝为主，化湿降浊。选用当归补血汤、葶苈大枣汤为主，伍用川芎、钩藤平抑肝阳；熟地黄、川牛膝、淫羊藿补肾壮阳；佐用白芥子祛皮里膜外之痰；大黄通腑降浊。立法拟方，正邪兼顾，调控血压，减少蛋白尿，使肾病进展得到了缓解。

二、继发性肾病

过敏性紫癜性肾炎（血症）

李某，女，46 岁。2015 年 1 月 5 日初诊。

主诉：下肢皮肤出紫斑伴尿检异常 4 年。

病史：患者于 2011 年无明显诱因下肢皮肤出现红色斑疹，在当地某医院住院检查，尿蛋白（+++）。肾活检报告为局灶增生性肾炎。曾先后应用泼尼松、双嘧达莫、碳酸钙、洛丁新、妥舒胶囊、五酯胶囊等治疗，紫癜消退，但尿蛋白数年未消。今因头晕、视物昏蒙、心悸失眠，下肢水肿，酸困乏力，大便软，夜尿 3～4 次，来我院寻求中医治疗。诊其脉沉弦，舌质红，中有竖纹，苔薄白。血压 175/95mmHg。尿常规：蛋白（++）。血生化：总胆红素 28.7pmol/L，间接胆红素 26.5pmol/L，碱性磷酸酶 146U/L，总蛋白 71.9g/L，白蛋白 49.3g/L，球蛋白 22.6g/L，尿素氮 6.54mmol/L，肌酐 91.7μmol/L，尿酸 322μmol/L，胱抑素 C 1.66mg/mL，α- 微球蛋白 49.7mg/mL。

诊断：过敏性紫癜性肾炎（血症）。

证候：肾虚肝旺，血热发斑。

治则：滋肾平肝，凉血化瘀。

方药 1：川芎 12g，钩藤 15g，生地黄 15g，牡丹皮 10g，女贞子 30g，旱莲草 30g，防风 10g，蝉蜕 10g，益母草 30g，山茱萸 10g，菊花 10g，密蒙花 10g，谷精草 10g，炒枣仁 15g。28 剂，每日 1 剂，每日 2 次水煎服。

方药 2：缬沙坦胶囊，每次 80mg，每日 1 次，口服。

2015 年 2 月 6 日二诊：患者服用上方中药后，视物昏蒙症状减轻，下肢水肿不明显，胃纳可，睡眠差，大便成型，日解 1～2 次，夜尿 3～4 次。脉沉弦，舌质红，中有竖纹，苔薄白。患者对服用降压药有顾虑，担心用了降压药就撤减不了，故未应用缬沙坦。查血压 140/100mmHg。尿常规：蛋白（++），微白蛋白 >0.15。证型同前，守 1 月 5 日方药，加牛蒡子 6g。28 剂，每日 1 剂，每日 2 次水煎服。

缬沙坦胶囊，每次 80mg，每日 1 次，口服。

酒石酸美托洛尔片，每次 25mg，每日 1 次，口服。

2015 年 4 月 3 日三诊：患者服用上方中药后，查血压 140/80mmHg。仍感目昏，下肢水肿消退，大小便顺利。余无不适。脉沉滑，舌质红，苔薄白。尿常规：蛋白（-）。证属肾虚肝旺，再拟滋肾平肝法。

方药：守 1 月 5 日方药，加炒枣仁 15g，炒杜仲 15g。28
剂，每日 1 剂，每日 2 次水煎服。

嘱降压药同前。

2015 年 6 月 2 日四诊：血压 120/80mmHg。患者服用上
方后，仍感目昏，纳眠均可，大便偏干，小便利。下肢无水
肿，但感外阴痒，白带多。脉沉弦，舌质微红，苔薄白。尿
常规：蛋白（±）。证属肾虚肝旺，湿热下注。改拟滋肾平肝、
解毒利湿法。

方药 1：川芎 12g，钩藤 15g，丹参 30g，土茯苓 30g，马
鞭草 30g，薏苡仁 30g，炒扁豆 30g，黄柏 10g，山茱萸 10g，
炒杜仲 15g，牛蒡子 6g，玉米须 30g。28 剂，每日 1 剂，每
日 2 次水煎服。

方药 2：甲硝唑片，0.2g，每日 2 次，口服。

2015 年 7 月 3 日五诊：血压 90/60mmHg。患者目昏、耳
发闷，服用上方后，外阴痒已止，白带已不多。下肢无水肿、
无皮疹。脉沉细，苔薄黄。病情趋稳。证属肾虚不固，再拟
补肾固涩法。

方药：川芎 12g，钩藤 15g，生地黄 15g，牡丹皮 10g，
丹参 30g，紫草 10g，水牛角 30g，防风 10g，女贞子 30g，旱
莲草 30g，益母草 30g，炒杜仲 15g。28 剂，每日 1 剂，每日
2 次水煎服。

2015 年 10 月 27 日六诊：血压 120/78mmHg。患者感头
部发沉，外阴又痒，但白带不多。脉沉滑，舌质红，有竖纹，
苔薄白。尿常规：蛋白（±）。血生化：总蛋白 66.4g/L，白
蛋白 45.1g/L，球蛋白 21.3g/L，总胆固醇 6.24mmol/L，甘油

三酯 1.91mmol/L。证属肾虚肝旺，湿热下注。改拟滋肾平肝、化湿止带法。

方药 1：守 7 月 3 日方减去炒杜仲；加黄柏 10g，土茯苓 30g。28 剂，每日 1 剂，分 2 次水煎服。

方药 2：缬沙坦胶囊，每次 80mg，每日 1 次，口服。

嘱停用美托洛尔。

2016 年 5 月 24 日七诊：血压 110/66mmHg。患者守上方服用 1 个月，因病情稳定，停用中药，仅服用缬沙坦胶囊治疗至今已半年。近日劳累后感右腰胁痛，视物仍昏蒙，余无不适。尿常规：蛋白（﹣）。证属肝肾阴虚，兼有肝郁。再拟滋补肝肾、疏肝理气法。

方药：柴胡 10g，郁金 15g，炒白芍 10g，牡丹皮 10g，生地黄 15g，益母草 30g，赤芍 6g，菊花 10g，密蒙花 10g，炒杜仲 15g。28 剂，每日 1 剂，每日 2 次，水煎服。

按语：本案是成人发病且伴有高血压的过敏性紫癜性肾炎，是机体对某些物质发生变态反应，引起广泛的坏死性小血管炎所致。吕师依其脉症，认为证属肾虚肝旺，血热发斑。故立法拟方，首选犀角地黄汤为主方加减。犀角地黄汤出自《备急千金要方》，具有清热解毒、凉血散瘀之功。吕师所拟方中重用水牛角代替犀角，清热解毒、凉血化斑，为君药。伍用生地黄、芍药、牡丹皮，养阴清热、凉血散瘀；女贞子、旱莲草、山茱萸滋补肝肾；川芎、钩藤平肝祛风；防风、蝉蜕祛风透表，共为臣药。佐用益母草行血祛瘀、消水解毒；菊花、密蒙花、谷精草清肝明目，炒枣仁养血安神。诸药合用，共奏滋肾平肝、凉血化瘀之功。过敏性紫癜性肾炎治疗病程较长，宜守方守法治疗。治疗过敏性紫癜性肾炎需要强调的是：必须忌口，如辣椒、海鲜、酒类、羊肉等热性食品不宜食用，以免加重病情。

小血管炎性肾损害，甲状腺功能减退（水肿，瘿病）

司某，女，56岁。2019年8月21日初诊。

主诉：怕冷畏寒20余年，面黄乏力3年余。

病史：患者20余年前因怕冷畏寒，检查发现甲状腺功能减退，给予甲状腺片治疗好转，2016年4月患者因面黄乏力，住某院检查，P-抗中性粒细胞胞浆抗体（＋），尿蛋白（＋＋）。诊断为抗中性粒细胞胞浆抗体相关性小血管炎性肾损害，给予泼尼松、碳酸钙片等治疗好转，但尿蛋白一直未能转阴。今来寻求中医治疗。症见血压104/64mmHg，体重52kg，身高155cm。甲状腺功能：游离三碘甲状腺原氨酸5.89pmol/L，游离四碘甲状腺原氨酸6.24pmol/L，促甲状腺激素14uIU/mL。尿常规：蛋白（＋＋），白细胞（＋），红细胞2.2/μL，尿微白蛋白>200mg/L。血生化：谷丙转氨酶12.9U/L，门冬氨酸转氨酶30.3U/L，总蛋白71.8g/L，白蛋白49.4g/L，球蛋白21.6g/L，尿素氮12.02mmol/L，肌酐129.7μmol/L，尿酸393.6μmol/L，总胆固醇5.23mmol/L，甘油三酯1.11mmol/L，apoB 1.8g/L，葡萄糖5.01mmol/L，二氧化碳结合力18.9mmol/L。血常规：白细胞计数3.8×10^9/L，中性单核粒细胞69.1%，红细胞计数2.82×10^{12}/L，血红蛋白93g/L，血小板计数130×10^9/L。彩超：双肾体积偏小，实质回声呈弥漫性改变。患者慢性病容，面色㿠白无华，身无水肿，纳眠均可，大便溏，日解 2 次，小便顺利。舌质淡红，苔黄，边有齿痕，中有竖纹，脉沉弦细。

既往史：甲状腺功能减退病史 23 年。

诊断：小血管炎性肾损害（水肿）；甲状腺功能减退（瘿病）。

证候：脾肾两虚，久病血瘀。

治则：健脾补肾，化瘀利水。

方药：黄芪 30g，当归 10g，川芎 10g，钩藤 15g，丹参 30g，姜黄 10g，茯苓 30g，山茱萸 10g，淫羊藿 15g，桂枝 10g，芡实 10g，玉米须 30g，大枣 2 枚。14 剂，每日 1 剂，每日 2 次，水煎服。

（目前正在服用的药物）

生血宁片，每次 2 片，每日 3 次，口服。

海昆肾喜胶囊，每次 2 片，每日 3 次，口服。

肾炎康复片，每次 5 片，每日 3 次，口服。

优甲乐片（左甲状腺素片），每次 50mg，每日 2 次，口服。

多糖铁复合物片，每次 0.15g，每日 1 次，口服。

重组人促红细胞生成素注射液，每次 5000U/ 支，每周 1 次，皮下注射。

嘱低盐、优质低蛋白饮食。

2019 年 9 月 10 日二诊：血压 123/63mmHg，患者诉服用上方后大便溏，日解 2 次，夜尿 1 次。下肢疼痛、怕凉，四肢不温。脉沉细，舌质淡暗，边有齿痕，苔白。证属脾肾两虚，兼有血瘀。守 8 月 21 日方药加减。

方药：黄芪 30g，当归 10g，川芎 10g，党参 10g，炒白术 15g，茯苓 30g，炒扁豆 30g，炒山药 30g，淫羊藿 15g，姜黄 10g，桂枝 10g，玉米须 30g，大枣 2 枚。14 剂，每日 1 剂，每日 2 次，水煎服。

2019 年 10 月 9 日三诊：血压 145/73mmHg。患者今日出现头晕，恶寒怕冷，胃痛胀满，食欲差，四肢不温，大便溏，日解 2 次。脉沉细弦，舌质偏暗，苔黄腻，有齿痕。证属脾肾阳虚。再拟健脾温中、补肾固摄法。

方药：黄芪 30g，党参 10g，炒白术 15g，茯苓 30g，炒扁豆 30g，炒山药 30g，淫羊藿 15g，干姜 6g，芡实 10g，肉桂 3g，玉米须 30g，大枣 2 枚。28 剂，每日 1 剂，每日 2 次，水煎服。

2019 年 11 月 6 日四诊：患者服用上方后胃脘已不痛，纳眠均可，但四肢仍欠温，大便成形，日解 2 次。舌质淡，苔黄，有齿痕。脉沉细数。证属脾肾两虚。继用健脾补肾法：守 10 月 9 日方药，加浙贝母 10g，当归 10g。28 剂，每日 1 剂，每日 2 次，水煎服。

2019 年 12 月 11 日五诊：患者仍感怕冷，手足不温，纳眠可，大便正常，小便利。脉沉滑，舌质淡，苔白，有齿痕。证属脾肾阳虚。再拟健脾温肾、活血化瘀法。

方药：黄芪 30g，当归 10g，川芎 10g，丹参 30g，三棱 15g，莪术 15g，茯苓 30g，淫羊藿 15g，干姜 6g，芡实 10g，肉桂 3g，玉米须 30g，山茱萸 10g，大枣 2 枚。28 剂，每日 1 剂，每日 2 次，水煎服。

2020 年 4 月 7 日六诊：患者仍畏冷，四肢凉，大便溏，日解 2～3 次，脉沉，舌质淡，苔白，有齿痕。证属脾肾阳虚。再拟健脾温肾法。

方药：党参15g，炒白术15g，茯苓30g，干姜6g，淡附片9g，芡实15g，金樱子30g，炒山药30g，砂仁6g，黄芪30g，当归10g，川芎12g，淫羊藿9g，甘草3g。28剂，每日1剂，每日2次，水煎服。

2020年5月5日七诊：脉沉细弦，舌质淡暗，有齿痕，苔白。怕冷，四肢不温，纳眠均可，睡眠多梦，心悸。尿常规：蛋白（±），白细胞（+）。血生化：尿素氮11.44mmol/L，肌酐81.41μmol/L，尿酸422.6μmol/L。血常规：白细胞计数$3.7×10^9$/L，红细胞计数$2.94×10^{12}$/L，血红蛋白95g/L，血小板计数$150×10^{12}$/L。证属脾肾阳虚。久病血瘀。再拟健脾补肾、活血化瘀法。

方药：黄芪30g，当归10g，川芎12g，夜交藤30g，炒枣仁10g，大枣2枚，三棱15g，莪术15g，茯苓30g，姜黄10g，淫羊藿15g，鹿茸1g（冲服）。28剂，每日1剂，每日2次，水煎服。

按语：本案是小血管炎性肾损害，又称ANCA肾炎，是急进性肾小球肾炎之一，病情凶险，预后差。不仅如此，患者既往还患有20余年的甲状腺功能减退。吕师依其脉症，认为符合脾肾两虚，久病血瘀证。治当健脾补肾、化瘀利水。拟方首选性味甘温的黄芪益气升阳、利水消肿，是为君药。黄芪与当归配伍，益气养血，匡扶正气。伍用党参、炒白术、炒扁豆、炒山药健脾渗湿；芡实、淫羊藿温肾助阳、补肾固涩；川芎、钩藤平肝息风；丹参、姜黄、三棱、莪术活血通络，共为臣药。桂枝温经通络，茯苓、玉米须淡渗利湿，大枣养血益胃，共为佐使。诸药合用，共奏健脾补肾、化瘀利水之功。脾肾健旺，则运化输布如常，肾得封藏，稽留之水自消。

系统性血管炎，甲状腺功能减退（水肿，瘿病）

王某，女，64岁。2020年5月5日初诊。

主诉：下肢水肿，下肢出现斑块半年余。

病史：患者2019年9月因全身疼痛，下肢出紫斑块，小便频，住某医院治疗，经查血压160/100mmHg。尿常规：蛋白（+++），潜血（+++）。血生化：白蛋白33.2g/L，尿素氮16.38mmol/L，肌酐546μmol/L，尿酸416μmol/L。P-抗中性粒细胞胞浆抗体（+）。诊断为系统性血管炎（ANCA）。给予甲波尼龙口服，并给予血液透析6次。肾功能改善后，继用泼尼松等治疗至今。今来我院寻求中医配合治疗。症见患者血压119/74mmHg，体重58.5kg，身高160cm。满月脸，自诉身困乏力，手指发颤，下肢微肿，大便正常，每天1次，小便利。P-抗中性粒细胞胞浆抗体（-），C-抗中性粒细胞胞浆抗体（-）。免疫球蛋白G 4.26g/L，免疫球蛋白M 0.33g/L，免疫球蛋白A 2.31g/L，补体C_3 1.27g/L，补体C_4 0.33g/L，F铁蛋白>15000ng/mL。血生化：谷丙转氨酶949U/L，门冬氨酸转氨酶408U/L，碱性磷酸酶153U/L，γ-谷氨酰转肽酶184U/L，白蛋白32g/L，尿素氮9.52mmol/L，肌酐93.6μmol/L，尿酸349.3μmol/L，总胆固醇4.31mmol/L，甘油三酯1.01mmol/L，高密度脂蛋白1.99mmol/L，低密度脂蛋白7.12mmol/L。甲状腺功能：游离三碘甲状腺原氨酸6.6pmol/L，游离四碘甲状

腺原氨酸 8.1pmol/L，促甲状腺激素 0.014uIU/mL；抗甲状腺
过氧化酶抗体 148IU/mL，抗甲状腺球蛋白抗体 19.7IU/mL。
血常规：白细胞计数 3.67×10^9/L，中性单核粒细胞百分比
81.5%，血红蛋白 106g/L，红细胞计数 2.96×10^{12}/L，血小板
计数 77×10^9/L。脉沉滑数，舌质淡红，苔白。

诊断：小血管炎（水肿）；甲状腺功能减退（瘿病）。

证候：阴虚火旺。

治则：滋阴清热。

方药：知母 10g，黄柏 10g，生地黄 15g，牡丹皮 10g，
茯苓 30g，泽泻 10g，山药 30g，山茱萸 10g，姜黄 10g，丹参
30g，炒白芍 10g，五味子 10g，煅牡蛎 30g。7 剂，每日 1 剂，
每日 2 次水煎服。

（目前正在服用的药物）

甲波尼龙片，每次 20mg，每日 1 次，口服。

碳酸钙 D_3 片，每次 0.5g，每日 1 次，口服。

骨化三醇片，每次 0.25μg，每日 1 次，口服。

醋酸钙片，每次 0.5μg，每日 3 次，口服。

甲磺酸多沙缓释片，每次 4mg，每日 1 次，口服。

羟氯喹片，每次 0.1g，每日 2 次，口服。

左甲状腺素片，每次 25mg，每日 1 次，口服。

左旋氨氯地平片，每次 5mg，每日 1 次，口服。

酒石酸美托洛尔片，每次 25mg，每日 1 次，口服。

泮托拉唑片，每次 40mg，每日 1 次，口服。

甲钴胺片，每次 0.5mg，每日 3 次，口服。

叶酸片，每次 5mg，每日 3 次，口服。

嘱低盐饮食。忌口：辣椒、酒类、羊肉。配餐：肉类（猪肉，或牛肉，或鸡肉）每天 60g。蛋白类：每天吃鸡蛋 2 个，或牛奶 500mL，或鱼类 60g。

2020 年 5 月 12 日二诊：血压 122/82mmHg，心率 105 次 / 分。患者服用上方，脉沉滑，舌质红，有齿痕，苔白。舌颤、手颤抖，但不转筋。胸胁苦满，下肢轻度水肿，大便不成形，且怕冷。血生化：谷丙转氨酶 46U/L，门冬氨酸转氨酶 100U/L，碱性磷酸酶 169U/L，γ- 谷氨酰转肽酶 212U/L，白蛋白 32g/L，尿素氮 8.76mmol/L，肌酐 105.7μmol/L，尿酸 315.6μmol/L，铁蛋白 >15000ng/mL。血常规：血红蛋白 104g/L，红细胞计数 2.93×10^{12}/L，白细胞计数 5.43×10^{9}/L，中性单核粒细胞百分比 81.5%，血小板计数 94×10^{9}/L。血沉 14mm/h。证属脾肾两虚，肝气郁滞。改拟健脾补肾、疏肝理气法。

方药：柴胡 10g，郁金 10g，炒白芍 10g，五味子 10g，党参 10g，炒白术 15g，茯苓 30g，山茱萸 10g，姜黄 10g，川芎 10g，鸡血藤 30g，淫羊藿 15g，巴戟天 10g，煅牡蛎 30g。14 剂，每日 1 剂，每日 2 次，水煎服。

减甲波尼龙，每次 16mg，每日 1 次，口服。

2020 年 5 月 29 日三诊：血压 145/91mmHg，心率 115 次 / 分。患者服用上方后，感腹部有下坠感，矢气多。库欣综合征，口角有溃疡，下肢乏力。脉沉滑，舌质红，有齿痕，苔白。证属肾虚不固，拟补肾固涩法。

方药：黄芪 30g，当归 10g，川芎 10g，丹参 30g，姜黄 10g，川牛膝 10g，桑寄生 30g，山茱萸 10g，五味子 10g，淫羊藿 15g，煅牡蛎 30g。14 剂，每日 1 剂，每日 2 次，水煎服。

2020 年 6 月 12 日四诊：血压 140/86mmHg，心率 111 次 / 分。患者服用上方后，腹部下坠感减轻，矢气减少，下肢乏力改善，满月脸，口角溃疡已愈，两眼昏花。脉沉滑，舌质暗红，苔薄白。尿常规：蛋白（±），白细胞（＋）。血生化：谷丙转氨酶 36U/L，γ- 谷氨酰转肽酶 77U/L，白蛋白 35.3g/L，尿素氮 7.72mmol/L，肌酐 104.3μmol/L，尿酸 326.3μmol/L，总胆固醇 6.26mmol/L，甘油三酯 2.1mmol/L，高密度脂蛋白 2.23mmol/L。C– 水反应蛋白 22.8mg/L。证属脾肾两虚，虚火上炎。再拟健脾补肾，佐清虚热法。

方药：黄芪 30g，党参 10g，炒白术 15g，茯苓 30g，柴胡 10g，升麻 10g，枳壳 10g，地骨皮 10g，山茱萸 10g，姜黄 10g，淫羊藿 15g，煅牡蛎 30g，甘草 6g。14 剂，每日 1 剂，每日 2 次，水煎服。

减甲波尼龙，每次 12mg，每日 1 次，口服。

2020 年 6 月 17 日五诊：患者食物过敏，起风团样痒疹。诊断为荨麻疹。给予祛风止痒、解表清里法。

方药：防风通圣散，每次 10g，每日 3 次，口服。

2020 年 7 月 10 日六诊：血压 144/87mmHg，心率 101 次 / 分。患者精神可，荨麻疹已消。下肢微肿，乏力。大便溏，每天 1 次，尿热不频，夜尿 2 次。脉沉滑，舌质淡红，苔白，有齿痕。尿常规：蛋白（±），白细胞（++）。血生化：肌酐 81.8μmol/L，白蛋白 39g/L，总胆固醇 7.09mmol/L，甘油三酯 2.72mmol/L，高密度脂蛋白 2.47mmol/L。铁蛋白 5046ng/mL。证属脾肾两虚，久病血瘀，下焦湿热。再拟健脾补肾、活血化瘀，佐清热利尿法。

方药：黄芪 30g，党参 10g，炒白术 15g，茯苓皮 30g，冬瓜皮 30g，三棱 15g，莪术 15g，姜黄 10g，山茱萸 10g，山茱萸 10g，芡实 10g，石韦 30g，淫羊藿 15g，煅牡蛎 30g。14 剂，每日 1 剂，每日 2 次，水煎服。

减甲波尼龙，每次 8mg，每日 1 次，口服。

2020 年 8 月 14 日七诊：血压 145/88mmHg，心率 101 次/分。患者满月脸，视物模糊，纳眠均可，夜尿 3 次，下肢乏力，舌质淡，苔薄白，有齿痕，脉沉数。血生化：白蛋白 41g/L，尿素氮 12.73mmol/L，肌酐 88.1μmol/L，尿酸 358.8μmol/L，总胆固醇 7.75mmol/L，甘油三酯 1.92mmol/L，高密度脂蛋白 2.92mmol/L。尿常规（-）。证属脾肾两虚，肝血不足，血瘀阻络。再拟健脾补肾、养肝明目、活血化瘀法巩固疗效。

方药：黄芪 30g，党参 10g，炒白术 15g，茯苓 30g，菊花 10g，枸杞子 10g，密蒙花 10g，姜黄 10g，三棱 15g，莪术 15g，荷叶 10g，山茱萸 10g，淫羊藿 15g。14 剂，每日 1 剂，每日 2 次，水煎服。

减甲波尼龙，每次 8mg，每日 1 次，口服。

按语：本案为系统性血管炎（又称 ANCA 肾炎）性肾损害，是一组以原发性血管壁炎症为基础的自身免疫性疾病。血管炎病变可引起心、肾、肝、胃肠、骨骼肌、神经等多系统发生病理性损害。因血管炎在临床往往先出现紫癜，故类属中医学的血症范畴。国内各地中医对紫癜的认识共同点是血瘀证，即瘀血阻络是血管炎的病理基础。故活血化瘀、凉血化斑为治疗本类疾病的基本法则，并应用于全病程中。吕师根据患者满月脸、身困乏力、手指发颤、下肢微肿、大便正常、小便利、脉沉滑数、舌质淡红、苔白等诸脉症分析，辨证为阴虚火旺证。故以滋阴清热法扶正祛邪。选用知柏地黄汤加减。知柏地黄汤出自《医宗金鉴》，具有滋阴降火之功，主治虚烦盗汗、腰脊酸痛、骨蒸痨热、遗精等症。待阴虚火旺症状缓解后，患者出现脾肾两虚，瘀血阻络证，并伴有肝郁气滞，口腔溃疡，荨麻疹，尿路感染等诸多变证，吕师谨守脾肾两虚、血瘀阻络病机，在健脾补肾、活血化瘀的基础上随证加减，调和阴阳。使瘀血去，血脉通。脏腑阴阳气血调和，则病得缓解。

糖尿病性肾病

赵某，男，64 岁。2021 年 4 月 7 日初诊。

患者于 10 年前无明显诱因突然消瘦，但无"三多"症状，在当地住院检查空腹血糖 11mmol/L，诊断为 2 型糖尿病，给予胰岛素治疗 3 月余，后改为伏格列糖、安可妥等治疗。9 年前曾因冠心病行介入治疗；2 年前出现下肢水肿，皮下注射优泌乐，口服伏格列糖、美托洛尔、瑞舒伐他汀、拜阿司匹林、曲美他嗪、单硝酸异山梨酯、厄贝沙坦、氢氯噻嗪片等治疗至今。现因下肢水肿加重来诊。症见：患者血压 140/77mmHg，心率 75 次 / 分。体重 59kg，身高 166cm。慢性病容，眼胞及下肢呈指凹性水肿，无"三多"症状，无头晕胸闷症状。大便干，每天 1 次。小便频，有尿等待。脉沉细，舌质微红，苔薄白。24 小时尿蛋白定量 8784mg；血生化：钾 2.96mmol/L，总蛋白 43.9g/L，白蛋白 26.2g/L，球蛋白 17.7g/L，尿素氮 8.51mmol/L，肌酐 70μmol/L，尿酸

534μmol，胱抑素 C1.19mg/L，β_2- 微球蛋白 2.59mg/L，血糖 12.92mmol/L，糖化血红蛋白 11.3%，总胆固醇 5.84mmol/L，甘油三酯 2.28mmol/L，磷脂酶 A_2 抗体 11.23RU/mL。尿常规：蛋白（+++），糖（+++），潜血（+）。

诊断：2 型糖尿病性肾病 4 期（消渴，水肿）。

证候：证属下消，肾虚水泛，兼有血瘀。

治则：益肾活血，化瘀利水。

方药 1：黄芪 30g，姜黄 10g，牛蒡子 9g，丹参 30g，茯苓 30g，冬瓜皮 30g，泽泻 10g，桑白皮 30g，山茱萸 10g，淫羊藿 15g，胡芦巴 30g，肉桂 3g，葛根 30g。14 剂，每日 1 剂，每日 2 次水煎服。

方药 2：雷公藤多苷片，每次 20mg，每日 3 次，口服。

葡醛内酯片，每次 0.2g，每日 3 次，口服。

嘱低盐、糖尿病饮食。忌辣椒、酒类、羊肉。

2021 年 4 月 28 日二诊：血压 150/82mmHg。患者服用上方后，大便溏，一天 2 ～ 3 次，停药后腹泻止，下肢水肿减轻，但皮下有瘀斑，腰酸，足趾关节无热痛，无"三多"症状，心前区无不适。脉沉细，舌质微红，苔薄白。24 小时尿蛋白定量 2435mg；血生化：总蛋白 49.2g/L，白蛋白 22.9g/L，球蛋白 26.3g/L，尿素氮 6.37mmol/L，肌酐 67.5μmol/L，尿酸 538μmol，胱抑素 C1.29mg/L，肝功能正常。证属脾肾两虚，湿浊瘀阻。治则：健脾补肾，化瘀利水，清化湿热。

方药 1：守 4 月 7 日药方去桑白皮、丹参；加白术 15g，威灵仙 10g，玉米须 30g。28 剂，每日 1 剂，每日 2 次，水煎服。

方药2：非布司他片，每次40mg，每日1次，口服。

2021年6月2日三诊：血压109/60mmHg。患者服用上方后纳眠均可，乏力改善，有时胸闷心慌，下肢水肿，大便正常，每天1次。尿频，尿等待。脉沉缓，舌质淡红，苔白有齿痕。24小时尿蛋白定量809mg；血生化：谷草转氨酶52U/L，谷丙转氨酶41U/L，总蛋白53.2g/L，白蛋白31.2g/L，球蛋白22g/L，尿素氮8.86mmol/L，肌酐73μmol/L，尿酸352μmol，胱抑素C 1.24mg/L，β_2-微球蛋白2.77mg/L，血糖8.61mmol/L。证属脾肾两虚，湿热下注。治则：健脾补肾，化瘀利水，清利湿热。

方药：守4月7日方减去桑白皮、山茱萸、淫羊藿；加石韦30g，昆布10g，金樱子10g，芡实10g。28剂，每日1剂，每日2次，水煎服。

按语： 本案糖尿病性肾病，以下肢水肿、大量蛋白尿、血脂升高、低蛋白血症为主要表现，病情已进入临床期。检查发现高血糖、高尿酸、高血脂、大量蛋白尿，唯肾功能尚未衰退。这些异常指标均为高滤过因素，都能加重肾脏损伤。吕师依其脉症，辨证为肾虚水泛，气化不利。采用益肾活血、化气行水法。同时，辨证治疗与对症治疗相结合，针对性地调理这些阴阳失衡的指标。拟方首选性味甘温的黄芪，升阳益气、化气行水，为君药。伍用姜黄、丹参破血行气、活血化瘀；牛蒡子性味辛苦寒，能疏散风热、解毒利咽、通利小便；桑白皮清肺热，胡芦巴温肾助阳，葛根解肌止痛、生津止渴，这三味中药的现代药理研究均显示有降血糖作用，共为臣药。佐用茯苓、泽泻淡渗利水，石韦、昆布软坚散结、清热通淋；胡芦巴、肉桂温补命门、化气行水。配合雷公藤多苷活血化瘀，现代药理研究发现雷公藤多苷能减少糖尿病肾病的蛋白尿。诸药合用，共奏益肾活血、化瘀利水之功。同时将血压、血脂、血糖、血尿酸、血磷等生化指标控制在正常范围，不仅使蛋白尿显著减少，改善了临床症状，而且保护了肾功能，病情较快地得到控制和缓解。

糖尿病性肾病，前列腺炎（消渴，水肿）

卜某，男，67岁。2018年8月24日初诊。

主诉：口渴多饮17年，下肢水肿4年余。

病史：2001年因口干多饮，体重下降，在当地医院检查发现糖尿病，服用消渴丸、优降糖等治疗，血糖有所下降。2014年下肢出现水肿，检查发现蛋白尿，血压升高。加服缬沙坦、硝苯地平片等治疗至今。因下肢水肿不消，今来我院寻求中医治疗。既往史：慢性前列腺炎史。症见：血压118/67mmHg，心率75次/分，体重72kg，身高169cm。神志清，慢性病容，下肢指凹性水肿，身困乏力，纳眠均可，尿频、尿急、尿分叉、尿不净。舌质淡红有瘀点，中有竖裂纹，苔白，脉沉细弦。24小时尿蛋白定量3630mg，24小时尿微白蛋白2325mg。血生化：总蛋白53.2g/L，白蛋白28g/L，球蛋白25.2g/L，尿素氮5.8mmol/L，肌酐116μmol/L，尿酸363μmol/L，总胆固醇4.02mmol/L，甘油三酯2.81mmol/L，葡萄糖6.52mmol/L，二氧化碳结合力23mmol/L，肾小球滤过率86.3mL/min，糖化血红蛋白6.6%。

诊断：2型糖尿病性肾病Ⅳ期，慢性前列腺炎（消渴，水肿）。

证候：肾虚水泛，气化不利。

治则：益肾活血，化气行水，清热通淋。

方药：黄芪 30g，姜黄 10g，牛蒡子 18g，丹参 30g，茯苓 30g，泽泻 10g，山茱萸 10g，石韦 30g，昆布 10g，金樱子 10g，芡实 10g，胡芦巴 30g，肉桂 3g。14 剂，每日 1 剂，每日 2 次，水煎服。

（目前正在服用的药物）

缬沙坦胶囊，每次 80mg，每日 1 次，口服。

硝苯地平缓释片，每次 20mg，每日 1 次，口服。

格列苯脲片，每次 1mg，每日 1 次，口服。

2018 年 9 月 11 日二诊：空腹血糖 6.3mmol/L，纳眠均可，眼胞及双下肢指凹性水肿，双足发木，感觉异常，大便偏干，尿频、尿急、尿分叉、尿不净。舌质淡红有瘀，中有竖裂纹，苔白，脉沉滑数。证属肾虚水泛，气化不利。拟益肾活血、滋肾通淋法：

方药：守 8 月 24 日方改牛蒡子 27g，加决明子 10g，炒白芍 10g。42 剂，每日 1 剂，每日 2 次，水煎服。

2018 年 10 月 16 日三诊：血压 118/68mmHg，心率 84 次/分。患者近日曾发热 2 天，最高体温 38.9℃，经服用感冒灵冲剂，热已退。现咽不利，有异物感，嗳气，左腰部酸困不适，双下肢指凹性水肿，尿频、尿急、尿分叉、尿不净，大便正常。舌质淡红有瘀，中有竖裂纹，苔白，脉沉滑数。24 小时尿蛋白定量 3850mg，尿白蛋白定量 1920.2mg/24h。证属下消，肾虚水泛，胃气不和。改拟益肾活血、疏肝和胃、化瘀利水法。

方药：黄芪 30g，姜黄 10g，牛蒡子 27g，丹参 30g，茯苓 30g，陈皮 10g，姜半夏 10g，枳壳 10g，前胡 10g，紫苏梗 10g，石韦 30g，金樱子 10g，芡实 10g，肉桂 3g。14 剂，每日 1 剂，每日 2 次，水煎服。

2018 年 10 月 30 日四诊：血压 135/69mmHg，心率 67 次 / 分。患者诉服用上方后口腔溃疡，纳眠可，下肢轻度水肿，尿频、尿急、尿不净，大便正常。舌质淡红，中有竖裂纹，苔白，脉沉弦。24 小时尿蛋白定量 990mg，24 小时尿白蛋白定量 984.1mg。证属下消，肾虚水泛，气化不利，虚火上炎。改拟益肾活血、化气行水，佐清虚火法：

方药：守 10 月 16 日方减去陈皮、姜半夏、枳壳、前胡、紫苏梗；加牡丹皮 10g，浙贝母 10g，地骨皮 15g，甘草 6g。14 剂，每日 1 剂，每日 2 次，水煎服。

2018 年 11 月 16 日五诊：血压 134/60mmHg，心率 80 次 / 分。患者诉服用上方后口腔溃疡愈合，但感咽不利，有异物感，纳眠可，下肢轻度水肿，夜尿 2 次，尿频、尿急、尿不净，大便正常。舌质淡红，中有竖裂纹，苔白，脉沉弦。24 小时尿蛋白定量 1330mg，24 小时尿白蛋白定量 1265.1mg。证属下消，肾虚水泛，气化不利，痰气互结。改拟益肾活血、化气行水、化痰散结法：

方药：守 10 月 16 日方减去枳壳、前胡、紫苏梗；加浙贝母 10g，槟榔 10g。14 剂，每日 1 剂，每日 2 次，水煎服。

2019 年 2 月 12 日六诊：患者服用上方 1 月余，血压 112/65mmHg，心率 91 次 / 分。近 1 周患者吃梨后，腹泻如水样便，一天 2～3 次，伴有咳嗽吐痰，今来复诊。症见：

下肢轻度水肿，纳眠均可，但感乏力，尿频，尿不尽。舌质淡红，苔腻。脉沉细数。证属寒湿中阻。急拟化湿和中，急治其标，再拟健脾渗湿，涩精固本，缓治其本。

方药 1：藿香正气软胶囊，每次 3 粒，每日 3 次，口服。

方药 2：黄芪 30g，姜黄 10g，党参 10g，炒白术 15g，茯苓皮 30g，陈皮 10g，姜半夏 9g，石韦 30g，金樱子 10g，芡实 10g，肉桂 3g。每日 1 剂，每日 2 次，水煎服。

2019 年 5 月 10 日七诊：血压 118/62mmHg。患者夜间腹疼，大便溏，每天 1 次，尿频，尿不尽。舌质淡，苔腻。脉沉弦。24 小时尿蛋白定量 0.74mg，24 小时尿微白蛋白 641mg。证属脾肾两虚，运化失调。改拟健脾止泻、补肾固摄法。

方药：黄芪 30g，淡附子 9g，炮姜 10g，姜黄 10g，丹参 30g，党参 10g，炒白术 10g，茯苓 30g，金樱子 10g，芡实 10g，肉桂 3g，淫羊藿 10g。每日 1 剂，每日 2 次，水煎服。

2019 年 7 月 5 日八诊：血压 136/61mmHg。患者腹痛腹泻明显缓解，大便日解 1 次，腰酸疼，仍尿频、尿不尽。舌质淡暗，有瘀点，苔厚腻，脉沉弦。24 小时尿蛋白定量 1.24g，尿白蛋白 296.6mg/24 小时。证属脾肾两虚，气化不利。继用健脾补肾、化气行水法。

方药：黄芪 30g，姜黄 10g，党参 10g，炒白术 10g，茯苓 30g，熟地黄 15g，川牛膝 10g，石韦 30g，金樱子 10g，芡实 10g，肉桂 3g，五味子 10g，煅牡蛎 30g。每日 1 剂，每日 2 次，水煎服。

2019 年 10 月 25 日九诊：脉沉弦数，舌质淡黄，苔黄腻。

睡眠流涎，腰酸困，下肢微肿，大便正常，尿频，尿不尽，偶有尿失禁。24 小时尿蛋白定量 491mg，24 小时尿白蛋白 358.5mg。证属下消，肾虚不固，下焦湿热未清。再拟益肾活血、清热通淋法。

方药：黄芪 30g，姜黄 10g，牛蒡子 9g，丹参 30g，半夏 9g，槟榔 10g，茯苓 30g，炒杜仲 15g，金樱子 10g，芡实 10g，山茱萸 10g，知母 10g，黄柏 10g，肉桂 3g。每日 1 剂，每日 2 次，水煎服。

按语： 糖尿病性肾病，主要是指糖尿病性肾小球硬化症，是糖尿病的慢性微血管并发症。糖尿病性肾病属中医学消渴的下消症。糖尿病到了中后期多以阴阳两虚，或阳虚水泛为主。吕师依其脉症，辨证为肾虚水泛，气化不利。故采用益肾活血、化气行水、清热通淋法治疗。拟方首选性味甘温的黄芪，升阳益气、化气行水，为君药。伍用姜黄、丹参破血行气、活血化瘀；牛蒡子性味辛苦寒，能疏散风热、解毒利咽、通利小便；金樱子、芡实即水陆二仙丹，与山茱萸联用，补肾涩精共为臣药。佐用茯苓、泽泻淡渗利水，石韦、昆布软坚散结、清热通淋；胡芦巴、肉桂温补命门、化气行水。我们在临床实践中发现，加入牛蒡子的中药复方在治疗糖尿病性肾病时降血糖和稳定血糖的作用明显增强，并且对蛋白尿也有良好的疗效。肉桂能增加肾血流量，增强利尿效果，并能提高胰岛素的敏感性。胡芦巴在印度医学中用于治疗糖尿病，有良好的降糖疗效。诸药合用，共奏益肾活血、化气行水、清热通淋之功。使肾得封藏，开合有度，瘀散水行，则消渴水肿自消。

糖尿病性肾病，镇痛剂肾病，腔隙性脑梗死，骨性关节炎（消渴，肾衰病，类中风，骨痹）

孔某，男，61岁。2015年10月30日初诊。

主诉：口渴多饮6年，关节痛，夜尿多，乏力4月余。

病史：患者2009年因口渴多饮检查发现糖尿病，2014年因头晕，左侧肢体无力，住院检查诊断为腔隙性脑梗死，经对症治疗，体质基本恢复。四个月前因膝关节疼痛，经查CT，诊断为双膝骨关节退行性病变。给予双氯酚酸钠片等口服，治疗3个月，患者出现食欲下降，口渴口苦，夜尿增至2～3次，劳累后下肢出现轻度水肿。在当地医院检查：血压155/95mmHg，尿常规：蛋白（+），糖（±），微白蛋白70.1mg/L。血生化：门冬氨酸转移酶14U/L，总蛋白68.2g/L，白蛋白46g/L，球蛋白21.6g/L，尿素氮15.8mmol/L，肌酐350μmol/L，尿酸273μmol/L，总胆固醇4.02mmol/L，甘油三酯2.08mmol/L，钾离子5.05mmol/L，磷离子1.29mmol/L，葡萄糖5.52mmol/L，二氧化碳结合力18.9mmol/L，肾小球滤过率15mL/min，糖化血红蛋白6.1%。诊断为"2型糖尿病性肾病Ⅴ期"。给予百令胶囊、二甲双胍、格列苯脲、海昆肾喜胶囊、舒筋活络胶囊等治疗月余，疗效不佳。今来我院寻求中医治疗。吕师诊其脉沉弦数，舌质淡红，苔白薄。结合病史、祥询用药史，理化检查，疑其不是2型糖尿病性肾病Ⅴ期，而应是镇痛剂诱发的急性间质性肾炎。建议其住院肾活检，明确诊断。

患者住院肾活检报告：亚急性间质性肾炎，伴早期糖尿病性肾病。肾图显示：双肾图呈低水平延长线，彩超报告：双肾大小正常，肾实质呈轻度弥漫性病变。脂肪肝，伴内有血管瘤。脑 CT：脑部双侧颞叶腔梗，脑白质脱髓鞘。24 小时尿蛋白定量 0.48g。尿常规：潜血（＋＋）。糖化血红蛋白 6.73%。吕师判断已证实，诊其脉沉弦数，舌质淡红，苔白薄。

诊断：2 型糖尿病性肾病（消渴），镇痛剂肾病，亚急性间质性肾炎（肾衰病）；腔隙性脑梗死（类中风）；骨质增生性关节炎（骨痹）。

证候：气阴两虚，毒邪伤肾，邪盛正衰，湿浊内蕴。

治则：益气养阴，滋肾平肝，化瘀降浊法。

方药 1：当归补血汤合生脉散加味。黄芪 30g，当归 10g，太子参 10g，麦冬 10g，五味子 10g，白芍 10g，枸杞子 15g，川芎 10g，钩藤 15g，桃仁 10g，红花 10g，淫羊藿 15g，槐花 30g，大黄炭 6g，煅牡蛎 30g。14 剂，每日 1 剂，每日 2 次，水煎服。

方药 2：甲泼尼龙 24mg，每日 1 次，口服。

（目前正在服用的药物）

甘精胰岛素，每次 12u，每日 3 次，皮下注射。

伏格列波胶囊，每次 1 粒，每日 1 次，口服。

比索洛尔，每次 1 片，每日 1 次，口服。

碳酸钙片，每次 0.6g，每日 1 次，口服。

黄葵胶囊，每次 5 粒，每日 3 次，口服。

百令胶囊，每次 5 粒，每日 1 次，口服。

2016 年 11 月 4 日二诊：患者按以上治疗方案回当地治疗一年整，今来复诊。症见患者呈满月脸，诉目昏，失眠，动则心悸，身困乏力，大便偏干，小便日解二次，舌质红，中有竖纹，苔白，脉沉弦数。尿常规：蛋白（＋），微白蛋白36.5mg/L。血生化：谷丙转氨酶60U/L，总蛋白67.4g/L，白蛋白45.8g/L，球蛋白21.6g/L，尿素氮8.1mmol/L，肌酐131μmol/L，尿酸250μmol/L，葡萄糖3.88mmol/L，肾小球滤过率49.915mL/min。眼底镜检查：白内障双眼底视网膜动脉硬化。证属肾虚火旺。改拟滋肾清热，养肝明目法：

方药：菊花10g，枸杞子15g，谷精草10g，决明子20g，知母10g，黄柏10g，生地15g，牡丹皮10g，茯苓30g，柏子仁30g，夜交藤30g，煅牡蛎30g，山茱萸10g。21剂，每日1剂，每日2次，水煎服。

减甲泼尼龙片，每次6mg，每日1次，口服。

其他西药方案同前，继用。

2016年12月23日三诊：患者服用上方后睡眠转佳，身困乏力症状基本缓解，下肢微肿，视物昏蒙，迎风流泪，口无干渴，大便正常，夜尿二次。舌质暗红，苔薄白，脉沉弦。尿常规：蛋白（－）。24小时尿蛋白定量0.01g。血生化：总蛋白67.4g/L，白蛋白45.7g/L，球蛋白21.7g/L，尿素氮5.9mmol/L，肌酐126μmol/L，总胆固醇5.86mmol/L，甘油三酯1.82mmol/L，低密度脂蛋白4.14mmol/L。证属肾虚火旺，肝血失养。拟滋补肝肾，清肝明目法：

方药：守10月30日方，减去柏子仁、夜交藤、煅牡蛎；加木贼10g，肉桂3g，淫羊藿10g。30剂，每日1剂，每日2次，水煎服。

减甲泼尼龙，每次4mg，每日1次，口服。

2017年1月17日四诊：患者服上方后下肢微肿，乏力症状减轻，但视物昏蒙，迎风流泪无明显改善。睡眠多梦，舌质红，苔薄白，脉沉弦。尿常规：蛋白（－），微白蛋白13.1mg/L。证属肾虚火旺，肝血失养。上方继服，滋补肝肾，清肝明目。

嘱减甲泼尼龙，每次2mg，每日1次，口服。

2017年2月28日五诊：患者服上方目昏，视物有飞蚊症状，下肢水肿已消，大小便顺利。舌质红，苔薄白，脉沉弦。尿常规：蛋白（－）。证属肾虚火旺，肝血失养。上方继服，滋补肝肾，清肝明目。

方药：菊花10g，枸杞子15g，谷精草10g，密蒙花10g，生地15g，熟地黄15g，川芎12g，茯苓30g，白芍10g，山茱萸10g，胡芦巴30g。30剂，每日1剂，每日2次水煎服。

嘱令停用甲泼尼龙、碳酸钙、黄葵胶囊、百令胶囊。继用胰岛素和降压药。

眼科会诊：诊断为白内障，给予普拉洛芬滴眼液外用。

2017年4月5日六诊：血压153/88mmHg。患者仍目昏，视物有飞蚊症状，近两天感右胁不适，胸闷，纳可眠差，大小便顺利。足踝有时微肿尿常规：蛋白（－）。血生化：尿素氮8.36mmol/L，肌酐143μmol/L，尿酸417μmol/L，葡萄糖5.6mmol/L。查右胁肋部起带状疱疹。证属肝肾阴虚，兼肝经湿热。拟清肝泻火，明目法：

方药：菊花10g，柴胡10g，黄芩10g，郁金15g，白芍10g，青皮10g，生地黄15g，滑石15g，甘草5g，山茱萸10g，夜交藤30g，炒枣仁10g。30剂，每日1剂，每日2次，水煎服。

按语： 吕师辨治本案糖尿病性肾病，病情复杂。糖尿病是慢性病，其起病缓慢，进展也慢，病程长，因其慢性微血管病变，免疫功能下降，常伴有脑动脉硬化、冠心病、视网膜病、神经系统病变等全身其他系统疾病和感染性疾病。其中发生肾损害的 2 型糖尿病病史大多在 4 年以上，病史在 4 年以内则少有肾损害者。而糖尿病一旦出现肾损害，从肾小球滤过率增高到慢性肾功能衰竭，也需 5～7 年左右的进展病程。吕师辨治本案，患者发现 2 型糖尿病已 6 年，现因头晕，左侧肢体无力住院，检查既发现腔隙性脑梗死，又发现蛋白尿，血肌酐 350μmol/L！显示糖尿病已引起肾脏病变，但患者肾功能恶化得这么快，又与糖尿病常见的缓慢进展的病程不符。详询病史，发现患者因骨质增生性关节炎曾口服数月双氯酚酸钠片等镇痛剂用药史。嘱咐患者住院肾活检，最终确诊为亚急性间质性肾炎。符合镇痛剂肾病的诊断。国内专家共识，认为治疗急性和亚急性间质性肾炎，须用激素类药物稳定细胞膜，消除炎症，以防止肾小管－间质坏死，保护肾功能。尽管胰岛素与所有激素相拮抗，会引起血糖的升高，使糖尿病病情加重。吕师权衡利弊，还是决定加用甲波尼龙半量口服，并调整降糖药控制血糖，对症治疗。急性和亚急性间质性肾炎类属中医学的关格、溺毒症。其病机系因长期服用镇痛药，蕴积成毒，耗气伤阴，肾失开合，膀胱气化失司，脾胃升降失调，湿浊中阻，阻遏气机所致。证属气阴两虚，毒邪伤肾，邪盛正衰，湿浊内蕴。故立法拟方，首用当归补血汤合生脉散加味：当归补血汤出自《内外伤辨惑论》，由黄芪、当归二味药组成，能补气生血，匡扶正气，共为君药；生脉散则出自《内外伤辨惑论》，由太子参、麦冬、五味子三味药组成，与煅牡蛎联用，具有益气生津，敛阴止汗的功效，与白芍、枸杞子合用，酸甘化阴，补肾填精，共为臣药；川芎、钩藤平抑肝阳；桃仁、红花活血逐瘀，疏通经络；淫羊藿温肾助阳；槐花、大黄炭泄热凉血，通腹泻浊，共为佐使。诸药合用，共奏益气养阴，滋肾平肝，化瘀降浊之功。当激素应用后，因激素为纯阳之品，使患者病机发生变化，出现阴虚火旺的证候。吕师随症改用知柏地黄汤、和杞菊地黄汤加减。知柏地黄汤出自《医宗金鉴》，具有滋阴降火之功，可用于治疗因应用激素出现的副作用如库欣症等阴虚火旺证。杞菊地黄汤出自《医级》，具有滋肾养肝之功。可用于治疗因应用激素出现的副作用如两眼昏花，视物不清，迎风流泪等肝肾阴虚证。中药联合西药，扶正祛邪，正邪兼顾，调和脏腑阴阳，终使镇痛剂造成的急性肾功能衰退得以康复。

银屑病性肾损害（白疕）

任某，男，25岁，农民。2003年11月8日初诊。

主诉：全身皮肤出红疹4年，下肢水肿1月余。

现病史：患者于4年前无明显诱因头皮、肘后、下肢散在出现红斑带鳞屑的皮疹，并逐渐延及躯干皮肤，当地医院检查诊断为银屑病，给克银丸等治疗，症状大部分缓解，但每至冬季病情复发，夏季较轻。1个月前患者在韩国打工时出现眼睑及下肢水肿，当地医院检查尿常规：蛋白（+++），诊断为银屑病性肾损害。给予足量的泼尼松 60mg，潘生丁、葡萄糖酸钙片等治疗月余，水肿不消。患者遂回国来我院治疗。检查：体温 36.7℃，心率 64 次/分，呼吸 18 次/分，血压 120/80mmHg。眼睑及下肢水肿，头皮、四肢及躯干皮肤散在分布呈叠瓦状白色鳞屑的红皮疹，腹水征（＋），脉沉滑，舌质红，苔黄。尿常规：蛋白（＋＋＋）；血生化：总蛋白 56.8g/L，白蛋白 29.2g/L，球蛋白 27.6g/L，尿素氮 6.3mmol/L，肌酐 102μmol/L，尿酸 435.4μmol/L，总胆固醇 7.7mmol/L，甘油三酯 2.8mmol/L；血常规：白细胞计数 6.7×10^9/L，中性粒细胞百分比 0.69，红细胞计数 4.42×10^{12}/L。免疫球蛋白 G 11.4g/L，免疫球蛋白 M 3.2g/L，免疫球蛋白 A 2.25g/L，补体 C_3 0.96g/L，补体 C_4 0.34g/L。

诊断：银屑病性肾损害（白疕）。

证候：血燥生风，久病及肾，肾虚水泛。

治则：滋阴补肾，凉血润燥。

方药：生地黄 15g，丹皮 10g，水牛角 30g，赤芍 6g，玄参 10g，川芎 15g，牛蒡子 6g，防风 10g，蝉蜕 10g，紫草 10g，女贞子 30g，旱莲草 30g，茯苓 30g，大腹皮 30g，山萸肉 10g，玉米须 30g。21 剂，每日 1 剂，每日 2 次，水煎服。

（目前正用药物）

醋酸泼尼松片，每日 15mg，1 次口服。

2003 年 11 月 29 日二诊：患者服用上方至第 3 周，水肿消退，尿常规：蛋白（－）；四肢及躯干皮肤带白色鳞屑的红色斑疹逐渐消退，仅头皮皮疹未消失。患者逐渐出现类库欣综合征面容，手心热。证属阴虚火旺，治疗改拟滋肾清热法。

处方：知母 10g，黄柏 10g，生地黄 15g，熟地黄 15g，玄参 10g，当归 10g，丹皮 10g，防风 10g，蝉蜕 10g，紫草 10g，赤芍 6g，女贞子 30g，旱莲草 30g，茯苓 30g，山萸肉 10g，玉米须 30g，淫羊藿 15g。21 剂，每日 1 剂，每日 2 次，水煎服。

2004 年 2 月 25 日三诊：患者住院期间守上方略有加减服用 2 个月，头皮皮疹亦消失，尿检正常。出院门诊治疗。

方药：守 11 月 29 日方 21 剂，每日 1 剂，每日 2 次，水煎服。

泼尼松逐步撤减。

2004 年 7 月 25 日四诊：患者守 11 月 29 日方又服用 4 周，已将泼尼松逐步撤停，病情缓解后停用中药。

按语： 本案系银屑病性肾损害。银屑病是自身免疫性疾病，因营血亏虚，血燥生风，肌肤失养所致。银屑病久病不愈，肾虚精亏，开合失司，则水湿稽留。该病肾虚不固、阴血亏虚为本，风、燥、湿热为标。故吕师依据继发性肾病须重点治疗原发病的原则，立法拟方，首选犀角地黄汤加味，即生地黄、水牛角、玄参、丹皮、赤芍清热凉血、滋阴润燥；伍用川芎、当归、牛蒡子、防风、蝉蜕活血祛风；女贞子、旱莲草、山萸肉滋补肝肾；佐用茯苓、大腹皮、玉米须淡渗利水。诸药合用，共奏清热凉血、滋阴润燥、活血祛风、滋补肝肾之功。燥热祛除，则营血得以濡养肌肤，肾得封藏，开合有度，则蛋白精微自消。

乙型肝炎抗原抗体复合物性肾炎？银屑病性肾损害？（胁痛，白疕）

董某，男，32岁。2013年9月6日初诊。

患者3个月前体检发现尿常规：蛋白尿（＋），肝肾功能、血脂正常，乙肝病毒五项检测呈小三阳。进一步复查24小时尿蛋白定量1.21g，诊断为慢性肾小球肾炎。在当地服中药治疗3个月，尿蛋白不消，今来我院寻求中医治疗。症见：血压120/90mmHg。慢性病容，全身无水肿，诉口干苦，不厌油腻，腹部胀，但感腰痛，右胁隐痛，下肢发木，睡眠差，大便正常，小便微黄，尿多泡沫。头皮和两肘后有小的片状红色伴有鳞屑的皮疹。脉沉弦，舌质红，苔白薄。尿常规：蛋白(+++)，潜血(++)，红细胞61.7/μL。患者拒住院做肾活检。

既往病史：发现乙肝，两对半呈小三阳已10年，因肝功能正常，未用抗病毒药物治疗；1年前发现银屑病，亦未用药物治疗。

诊断：乙型肝炎抗原抗体复合物性肾炎？（胁痛）；银屑病性肾损害？（白疕）。

证候：肝经湿热，血燥生风，肾虚不固。

治则：清肝解毒，滋阴润燥，凉血息风。

方药：黄芪30g，柴胡10g，白芍12g，郁金15g，川芎12g，钩藤15g，虎杖30g，贯众10g，制鳖甲15g，五味子10g，磁石30g，淫羊藿15g。每日1剂，每日2次，水煎服。

2014年1月24日二诊：患者守上方服用4月余，右胁痛、腰痛、口干苦症状均明显减轻，睡眠转佳。胃纳可，大便正常，头皮和肘后红斑鳞屑无大的变化。尿常规：蛋白（+），潜血（++），红细胞 31/μL。血压 130/90mmHg。证型同前，效不更法。

方药 1：守上方去磁石；加生地黄 15g，水牛角 30g，以凉血润燥、凉血息风。30 剂，每日 1 剂，每日 2 次水煎服。

方药 2：缬沙坦胶囊，每日 80mg，1 次口服。

2014 年 6 月 6 日三诊：患者守 2013 年 9 月 6 日方服用 4 月余，头皮和肘后皮疹已消退，右胁仍隐痛不适，腰已不痛，口已不苦，纳眠均可，大便正常，小便微黄。脉沉细弦，舌质微红，痰白薄。尿常规：蛋白（++），潜血（++）。证型同前。继用清肝解毒、滋阴润燥、凉血息风法。

方药：守 2013 年 9 月 6 日方，减去白芍、磁石，加赤芍 10g，水牛角 30g，玉米须 30g。每日 1 剂，每日 2 次，水煎服。

2014 年 8 月 8 日四诊：患者守 2014 年 6 月 6 日方服用 2 个月，右胁痛和腰痛症状消失，胃纳消化均正常，大便成形，小便微黄，有泡沫。余无不适。脉沉缓，舌质微红，苔薄白。尿常规：蛋白（+），潜血（++），糖（++），红细胞 56/μL。血压 110/80mmHg。血生化：谷丙转氨酶 38U/L，门冬氨酸转氨酶 33U/L，尿素氮 8.3mmol/L，肌酐 50μmol/L，尿酸 358μmol/L，葡萄糖 5.4mmol/L。证型同前，守上方加减。

方药：黄芪 30g，柴胡 10g，白芍 10g，郁金 15g，虎杖 30g，贯众 10g，醋炙鳖甲 15g，五味子 10g，水牛角 30g，淫羊藿 15g。每日 1 剂，每日 2 次，水煎服。

2015 年 2 月 6 日五诊：患者守上方服用 5 月余，冬季头皮和肘后又起少量皮疹，身无水肿，大便正常，脉沉缓，舌质微红，苔白。余无不适。尿常规：蛋白（-），潜血（++），糖（+），红细胞 $31.8/\mu L$。证属肝经湿热，肾虚不固，血燥生风。守方守法继服，巩固疗效。

方药： 守 2014 年 8 月 8 日方继服。30 剂。每日 1 剂，每日 2 次，水煎服。

按语： 本案为继发性肾病可能性很大，惜未能做肾活检确诊。患者既是乙肝病毒携带者，又患有银屑病，二者均有可能导致肾损害。乙型肝炎抗原抗体复合物性肾炎系因感受乙肝病毒，产生的免疫复合物沉积于肾小球上皮下引起的病理改变。银屑病是一种红色伴鳞屑皮疹为特征的皮肤病。病因未明，是自身免疫性疾病之一。银屑病是皮肤科常见病，但其继发肾病报道较少，可发生与类风湿性关节炎相似的关节病变，也可发生肾病综合征。其肾病病理类型有膜性肾病、膜增殖性肾小球肾炎、免疫球蛋白A肾病、局灶阶段性肾小球硬化、肾淀粉样变等报告，国内统计报告发病率低。银屑病属中医学的牛皮癣、白疕、水肿等范畴。其病机是营血亏虚，血分燥热，生风生燥，肌肤失养，久病及肾，肾虚精亏，开合失司，水湿稽留。本病肾虚不固、阴血亏虚为本，风、燥、湿、热为标。吕师辨治本案，依据继发性肾病重点治疗原发病的原则，依其脉症，认为本案证属肝经湿热，肾虚不固，血燥生风。故立法拟方，首选性味甘温的黄芪，益气升阳、化气行水，为主药。伍用柴胡、赤芍、郁金、虎杖、贯众、五味子清肝解毒，醋炙鳖甲滋阴潜阳、软坚消痞；生地黄、水牛角滋阴润燥、凉血祛风，共为臣药。佐用川芎、钩藤平抑肝阳；茯苓、玉米须淡渗利水；山茱萸酸敛固涩；淫羊藿补肾壮阳、祛风除湿。诸药合用，共奏清肝解毒、滋阴润燥、凉血息风之功。湿热祛除，则营血得以濡养肌肤，肾得封藏，开合有度，则尿蛋白自消。

乙型肝炎抗原抗体复合物性肾炎（水肿）

周某，男，30岁。2016年4月27日初诊。

主诉：下肢水肿1年余。

病史：患者于2015年3月因下肢水肿，在当地某医院检查血压110/70mmHg。血生化：谷丙转氨酶38U/L，门冬氨酸转氨酶40U/L，γ-谷氨酰转肽酶42U/L，总蛋白52.4mmol/L，白蛋白26.3g/L，球蛋白26.1g/L，尿素氮5.48mmol/L，肌酐47.1μmol/L，尿酸285.1μmol/L，总胆固醇6.24mmol/L，甘油三酯4.16mmol/L。尿蛋白（+++）。乙肝病毒五项检测：大三阳。初步诊断为肾病综合征，乙型肝炎抗原抗体复合物性肾炎待排除。转某医院住院肾活检报告：膜性肾病，乙肝病毒表面抗原（+），乙肝病毒e抗原（+）。给予拉米夫定片、泼尼松、百令胶囊等治疗1年，水肿消退，尿蛋白（-）。撤停拉米夫定片、泼尼松1月余，病情复发。复查24小时尿蛋白定量0.99g，尿白蛋白825.33mg/24h。今来我院寻求中医治疗。症见患者慢性病容，脉沉滑，舌质淡红，苔白。下肢水肿，大便成形，呈黄便，但肛门潮湿痒痛，有痔疮，小便浑浊，尿多泡沫。

诊断：乙型肝炎抗原抗体复合物性肾炎（水肿）；肛裂。

证候：肾虚不固，肝经湿热。

治则：补肾固涩，清热凉血法。

方药 1：黄芪 30g，汉防己 10g，生地黄 15g，女贞子 30g，旱莲草 30g，茯苓 30g，桑寄生 30g，芡实 30g，车前草 30g，玉米须 30g，山茱萸 10g。14 剂，每日 1 剂，每日 2 次，水煎服。

方药 2：痔瘘栓（本院制剂），每晚 1 枚，睡前纳入肛门内。

（目前正在服用的药物）

缬沙坦胶囊，每次 80mg，每日 1 次，口服。

百令胶囊，每次 2 粒，每日 3 次，口服。

2016 年 5 月 13 日二诊：患者服用上方后，大便黏滞不爽，小便浑浊，色黄，但无尿频、尿不尽症状。有阵发性心悸、下肢水肿。脉沉弦，舌质红，苔黄。尿常规：蛋白（＋），潜血（＋），红细胞 30.3/μL，白细胞 34.6/μL，细菌数 28.5/μL。24 小时尿蛋白定量 0.84g，尿白蛋白 839mg/24h。证属肾虚不固，湿热内蕴。改拟清利湿热法，祛邪安正。

方药：三仁汤加减。杏仁 10g，白豆蔻 10g，薏苡仁 30g，通草 3g，半夏 9g，淡竹叶 10g，车前草 30g，玉米须 30g，炙远志 10g，蒸槐角 10g，厚朴 10g，青风藤 10g，滑石 15g，甘草 6g。每日 1 剂，每日 2 次，水煎服。

2016 年 7 月 5 日三诊：患者感冒已愈，眼胞及下肢微肿，昨日又出现尿热、尿痛、尿不尽，尿仍浑浊，大便正常。脉沉弦，舌质红，苔黄厚。24 小时尿蛋白定量 0.53g，尿白蛋白 332.23mg/24h。证属肾虚湿热下注。再拟清热通立法。

方药：防风 10g，紫苏 10g，杏仁 9g，薏苡仁 30g，白豆蔻 10g，通草 3g，半夏 9g，石韦 30g，生地黄 15g，白茅根 30g，金樱子 10g，芡实 30g，王不留行 10g，滑石 15g，甘草 6g。每日 1 剂，每日 2 次，水煎服。

2016 年 9 月 6 日四诊：脉沉滑，舌质红，苔白。患者 3 天前左侧胸部连及腋窝起带状疱疹，伴有咽喉肿痛，下肢无水肿，大便日 1 次，小便黄。证属肝经湿热肾虚不固，拟清肝泻火、补肾固涩法。

方药：龙胆泻肝汤化裁。龙胆草 10g，柴胡 10g，炒白芍 10g，大青叶 30g，牛蒡子 6g，薏苡仁 30g，薄荷 10g，生地黄 15g，滑石 15g，甘草 6g，玉米须 30g，山茱萸 10g，白茅根 30g。每日 1 剂，每日 2 次，水煎服。

2016 年 9 月 29 日五诊：带状疱疹已愈，仅局部仍痒。咽痒咳嗽，脉沉滑，大便正常，小便利。舌质红，苔白。24 小时尿蛋白定量 0.9g，24 小时尿白蛋白 376.2mg。证属肝经湿热余邪未清，守上方加减。

方药：自拟滋肾清肝汤加减。柴胡 10g，郁金 15g，炒白术 15g，茯苓 30g，贯众 10g，制鳖甲 15g，五味子 10g，山茱萸 10g，薏苡仁 30g，芡实 30g，玉米须 30g，淫羊藿 15g。每日 1 剂，每日 2 次，水煎服。

2016 年 10 月 18 日六诊：患者肋间神经痛已止，腰不酸，下肢无水肿，大便正常，小便黄。脉沉，舌质红，苔白薄。24 小时尿蛋白定量 0.07g。证属肾虚不固，湿热未清。拟补肾固涩，佐清湿热法。

方药：黄芪 30g，生地黄 15g，牡丹皮 10g，女贞子 30g，旱莲草 30g，炒白术 10g，茯苓 30g，白花蛇舌草 30g，薏苡仁30g，芡实30g，山茱萸10g，淫羊藿15g。每日1剂，每日2次，水煎服。

2016年12月13日七诊：患者感冒已愈，偶感口苦，咽痒干咳，大小便正常，余无不适。脉沉滑，舌质淡红，苔薄白。24小时尿蛋白定量0.1g。尿常规：潜血（＋）。病情基本痊愈，再拟清肝解毒、补肾固摄法，善后治疗。

方药1：自拟滋肾清肝汤加减。柴胡10g，郁金15g，党参10g，炒白术15g，茯苓30g，贯众10g，炙鳖甲15g，五味子10g，山茱萸10g，射干10g，芡实30g，玉米须30g，淫羊藿15g。每日1剂，每日2次，水煎服。

方药2：柴胡90g，郁金150g，党参150g，炒白术150g，茯苓150g，贯众50g，炙鳖甲150g，五味子60g，山茱萸60g，旱莲草150g，芡实150g，淫羊藿150g。1剂，共研细面，制水丸，如绿豆大。每次10g，每日3次，温水送服。

按语： 本案乙型肝炎抗原抗体复合物性肾炎，是继发性肾病之一，类属中医学的黄疸、胁痛等范畴。乙肝系感受湿热毒邪，蕴结肝胆，久病耗伤气阴所致。乙型病毒性肝炎用常规治疗，清利湿热则易耗气伤阴，滋养肝阴则又易助湿，不易根治，治疗殊感棘手，是临床疑难病之一。吕师辨治本案，依其脉症分析，认为患者病情虚实夹杂，符合阴虚湿热证。采用正邪兼顾的治疗方法，取得了较为满意的疗效。其立法拟方，治疗湿热标实证，以柴胡疏肝散为主方加减，柴胡疏肝散出自《景岳全书》，具有疏肝行气、活血止痛之功。拟方选用柴胡、白芍、郁金、枳壳、枳椇子、葛根、茯苓、厚朴、砂仁、鸡内金等疏肝行气、健脾化湿、和血止痛；祛邪伍用虎杖、板蓝根、大青叶、连翘、大黄等，以清肝利胆、凉血解毒；扶正选用白芍、炙鳖甲、黄精等，以补益肝肾；佐用丹参、三棱、莪术活血化瘀、软坚散结；甘草为引，清热解毒，调和诸药。诸药合用，共奏清肝解毒、养血柔肝之功。使祛湿热之邪而不伤正，滋补肝肾而不助湿。正气康复，则邪自退。

狼疮性肾炎（痹证，水肿）

王某，女，25岁。2016年7月15日初诊。

主诉：关节痛伴下肢水肿4年余。

病史：患者4年前无明显诱因出现手足关节疼痛，遇冷手指冰冷苍白或发绀，口渴伴有口腔溃疡，下肢水肿，大便溏，一天2～3次，小便多泡沫，面部无皮疹。住当地某医院住院检查，抗核抗体（ANA）1：1000，抗SSA抗体（+），抗ds-DNA抗体（+），抗UIRnP抗体（+），抗SM抗体（+），抗AnVA抗体（+），抗ARPA抗体（+），Ru-52（+），C-反应蛋白15.48mg/L，补体C_3 0.947g/L，补体C_4 0.173g/L。尿常规：蛋白（++），潜血（±）。经肾活检诊断为狼疮性肾炎V型。给予泼尼松、环磷酰胺等治疗，水肿消退，关节痛缓解，但尿蛋白时多时少，一直未能转阴。近日病情加重，今来我院寻求中医治疗。症见患者满月脸，面部未见红斑，口腔有溃疡，无明显脱发，手足不温，遇冷手指苍白，下肢水肿，足跟痛。大便软，晨起即解，尿多泡沫。脉滑数，舌质红，舌苔斑驳。24小时尿蛋白定量7.28g。免疫球蛋白M 2.58g/L，补体C_3 0.407g/L，补体C_4 0.085g/L。血生化：γ-谷氨酰转肽酶 57U/L，总蛋白 44.2g/L，白蛋白 14.5g/L，球蛋白 29.7g/L，尿素氮 6.54mmol/L，肌酐 43μmol/L，尿酸 324μmol/L，总胆固醇 7.2mmol/L，甘油三酯 6.39mmol/L，低密度脂蛋白 3.83mmol/L，钙离子 1.84mmol/L，α_1- 微球蛋白 40mg/L。

诊断：狼疮性肾炎（痹证，水肿）。

证候：脾肾阳虚，瘀水互结。

治则：温肾利水，化瘀利水。

方药：黄芪 30g，淡附子 9g，炒白术 10g，茯苓皮 30g，冬瓜皮 30g，大腹皮 30g，肉桂 3g，川牛膝 10g，丹参 30g，山茱萸 10g，玉米须 30g，熟地黄 15g，益母草 20g。14 剂，每日 1 剂，每日 2 次，水煎服。

（目前正在服用的西药）

甲波尼龙片，每次 48mg，每日 1 次，口服。

吗替麦考酚酯胶囊，每次 0.5mg，每日 2 次，口服。

羟氯喹片，每次 1 片，每日 2 次，口服。

白芍总苷片，每次 2 粒，每日 2 次，口服。

肾炎康复片，每次 5 片，每日 3 次，口服。

百令胶囊，每次 2 粒，每日 3 次，口服。

阿法骨化醇，每次 0.25μg，每日 1 次，口服。

碳酸钙片，每次 0.6g，每日 1 次，口服。

贝那普利片，每次 10mg，每日 1 次，口服。

希诺宁片，每次 1 片，每日 2 次，口服。

环磷酰胺注射液 0.6g，加入生理盐水 250mL，每月 1 次，静脉点滴。

嘱防止日晒。低盐饮食，忌食辣椒、酒类、羊肉。

停用肾炎康复片、希诺宁片。

2016 年 8 月 24 日二诊：患者守上方中药服用 1 月余，下肢水肿减轻，尿量增多，口疮已愈合，手足欠温。脉滑数，舌质红，舌苔白。尿常规：蛋白（++），潜血（+）。复查抗核抗体 1 : 1000，抗 UI-nRNP 抗体（+），抗 SSA 抗体（+），Ru-52（+），其他均（-）。证属脾肾阳虚，瘀水互结。效不更法，守 7 月 15 日方继服。

2016 年 10 月 22 日三诊：患者守上方中药服用 2 月余，水肿消退过半。但感眼睛发胀，手足欠温，下肢酸软沉重，右足跟痛。大便软，小便利，泡沫较前减少。尿常规：蛋白（+），潜血（+），红细胞 39.7/μL。24 小时尿蛋白定量 0.7g。血生化：谷丙转氨酶 97U/L，门冬氨酸转氨酶 66U/L，γ- 谷氨酰转肽酶 83U/L，总蛋白 45.6g/L，白蛋白 20.3g/L，球蛋白 29.7g/L，葡萄糖 3.76mmol/L。血沉 33mm/h。血常规：白细胞计数 $10.9×10^9$/L，血红蛋白 156g/L。证属脾肾阳虚，瘀水互结。效不更法，守 7 月 15 日方继服。

2016 年 11 月 25 日四诊：患者晨起眼睑浮肿，视物模糊，两膝关节痛，怕冷，两手手指不温，雷诺氏征（+）。纳眠可，易汗，大便黏滞，小便利，有泡沫。月经正常。舌质红，苔薄黄，脉滑数。尿常规：蛋白（±），潜血（±）。24 小时尿蛋白定量 1.157g。血生化：谷丙转氨酶 45U/L，门冬氨酸转氨酶 45U/L，γ- 谷氨酰转肽酶 46U/L，总蛋白 52.9g/L，白蛋白 29.5g/L，球蛋白 23.4g/L，肌酐 38μmol/L，总胆固醇 8.0mmol/L，甘油三酯 4.11mmol/L，补体 C_3 0.97g/L，补体 C_4 0.15g/L。证属脾肾两虚，拟健脾补肾法。

方药：防己黄芪汤加减。黄芪30g，汉防己10g，炒白术15g，茯苓30g，川牛膝10g，桑寄生30g，肉桂3g，丹参30g，山茱萸10g，淫羊藿15g，枸杞子10g，密蒙花10g。10剂，每日1剂，每日2次，水煎服。

嘱撤减甲波尼龙片，每次24mg，每日1次，口服。

环磷酰胺已用总量3.6g。

停用：吗替麦考酚酯胶囊。其他西药同前，继服。

2016年12月20日五诊：近日感冒发热，全身酸困乏力，经服用感冒药后汗出热退。现仍咳嗽，咳吐黄痰，腰酸乏力，大便溏泄，夜尿2次，足跟痛，怕冷。证属肾虚不固，外感风邪。拟解肌发表，急治其标。

方药1：柴胡10g，葛根10g，防风10g，杏仁10g，法半夏10g，茯苓30g，川芎10g，山茱萸10g，玉米须30g。3剂，每日1剂，每日2次，水煎服。

方药2：守10月22日方减去肉桂、丹参，加熟地黄15g，白豆蔻10g，薏苡仁30g，山茱萸10g。每日1剂，每日2次，水煎服。

嘱减甲波尼龙片，每次20mg，每日1次，口服。

停用：白芍总苷。其他西药同前，继服。

环磷酰胺已服总量4.8g。

2017年2月24日六诊：患者服用上方2月余，24小时尿蛋白定量0.18g，尿微白蛋白93.62mg/24h。尿常规：蛋白（−）潜血（＋），红细胞47.9/μL。血生化：谷丙转氨酶68U/L，门冬氨酸转氨酶34U/L，γ-谷氨酰转肽酶46U/L，碱性磷酸酶38U/L，总蛋白59g/L，白蛋白35.4g/L，球蛋白23.6g/L，尿素氮 2.8mmol/L，肌酐 35μmol/L，尿酸 197μmol/L，总胆固醇 4.63mmol/L，甘油三酯 3.41mmol/L，补体 C_3 0.79g/L，补体 C_4 0.12g/L。证属脾肾两虚。再拟健脾补肾法。

方药：参苓白术散加减。黄芪 30g，党参 10g，炒白术 15g，茯苓 30g，防风 10g，薏苡仁 30g，炒扁豆 30g，山茱萸 10g，淫羊藿 15g，五味子 10g，玉米须 30g。每日 1 剂，每日 2 次，水煎服。

嘱撤减甲波尼龙片，每次 12mg，每日 1 次，口服。

环磷酰胺已服总量 6.0g。

2017 年 4 月 21 日七诊：血压 95/59mmHg，心率 80 次 / 分。患者眼胞晨起微肿，两手欠温，左手指关节受凉则痛，拇指发麻，腰酸困，月经正常，口有异味，大便黏滞，小便利。脉沉滑，舌质微红，苔薄白。尿常规：潜血（＋）。24 小时尿蛋白定量 0.09g。血生化：碱性磷酸酶 28U/L，肌酐 39μmol/L，肝肾功能均正常。证属脾肾两虚，风湿痹阻。改拟健脾补肾、祛风除湿法。

方药 1：黄芪 30g，汉防己 10g，炒白术 15g，制川乌 6g，独活 10g，薏苡仁 30g，土茯苓 30g，桂枝 10g，诃子肉 10g，炒杜仲 15g，玉米须 30g。每日 1 剂，每日 2 次，水煎服。

方药 2：来氟米特，每日 1 片，每日 1 次，口服。

嘱撤减甲波尼龙片，每次 8mg，每日 1 次，口服。

停用环磷酰胺，总量 7.2g。

2017 年 5 月 5 日八诊：患者晨起眼睑浮肿，腰困，手指关节痛已缓解，手指欠温，手心有汗，左足背起湿疹，局部瘙痒，大便黏滞，每日 1 次，小便利。月经正常。尿常规：

（－）。证属湿热内蕴。改拟燥湿清热法。

方药：四妙散加减。炒苍术 15g，黄柏 10g，川牛膝 10g，薏苡仁 30g，苦参 10g，白鲜皮 15g，山茱萸 10g，川芎 12g，炒杜仲 15g，甘草 6g，玉米须 30g。每日 1 剂，每日 2 次，水煎服。

按语：本案为狼疮性肾炎，是一种侵犯全身结缔组织的自身免疫性疾病。狼疮性肾炎属中医学的阴阳毒、温毒发斑、水肿、腰痛、虚劳等范畴。中医学认为狼疮性肾炎以先天肾阴亏损、阴虚火旺为本，感受湿热毒邪，或日晒热毒为标，乘虚浸淫肌肤，流窜经络及关节肌肉，燔灼营血，耗气伤阴，久病阴损及阳，入舍于肾所致。本案患者不仅具有因长期应用激素所引起的类库欣综合征，而且伴有口腔溃疡，手足不温，遇冷手指苍白，下肢水肿，五更溏便等表现，病情寒热虚实错综复杂。吕师依其脉症，权衡主次，辨证为脾肾阳虚，瘀水互结证。立法拟方，首选性味甘温的黄芪，升阳益气、利水消肿，是为君药；伍用性味辛热的淡附子温肾助阳，炒白术健脾渗湿，熟地黄、山茱萸补肾涩精，共为臣药；佐用茯苓皮、冬瓜皮、玉米须、大腹皮等淡渗利水之品与温补命门的肉桂，以及活血利水的川牛膝、丹参、益母草配伍，以增利水消肿之效。诸药合用，守方守法加减治疗，共奏健脾温肾、化瘀利水之功。脾胃健旺，则后天气血生化有源，先天之本肾精得以封藏，则开合有度，膀胱气化如常，瘀去水行，阴平阳秘，则诸症可平。

狼疮性肾炎继发急性肾功能衰竭（痹证，癃闭）

何某，女，41岁，农民。2011年2月11日初诊。

主诉：关节疼2年，全身水肿、尿少40天。

病史：患者两年前因关节痛，某医院检查诊断为"类风湿性关节炎"，用黄藤合剂等治疗2年余，关节疼痛减轻。40天前因发热、腹泻，尿少，下肢水肿。住当地医院检查，血生化：尿素氮24.21mmol/L，肌酐389μmol/L，尿酸73.3μmol/L。诊断为尿毒症，给予甲波尼龙片每天40mg口服、复方环磷酰胺片每天0.1g口服，以及硝苯地平、缬沙坦、美托洛尔、呋塞米、氢氯噻嗪、头孢曲松、低分子肝素钙、尿毒清等治疗月余，水肿日趋严重，今转我院治疗。症见：心率72次/分，血压210/120mmHg。神清，重病容，半卧位，面部未见红斑，脱发，全身高度水肿，伴大量腹水，纳差恶心，关节不痛，大便干结，日解小便约150mL。诊断为狼疮性肾炎继发急性肾脏功能衰竭。因其病情危重，给予血液超滤3次后，水肿症状显著改善，小便日解1500mL左右，大便干，每天1次。但腹仍肿大，下肢水肿。查血常规：白细胞计数1.27×10^9/L，中性单核粒细胞百分比54%，血红蛋白72g/L，红细胞计数2.47×10^{12}/L，血小板计数100×10^9/L。血生化：肝功能正常，总蛋白49.6g/L，白蛋白29.4g/L，球蛋白20.2g/L，尿素氮13.8mmol/L，肌酐137.7μmol/L，尿酸491μmol/L，胱抑素C 4.06mg/L，钾离子3.0mmol/L。抗核抗体（＋），抗Sm抗体（＋）。补体C_3 0.56g/L，C_4 0.24g/L。24小时尿蛋白总量6.76g。X线胸片提示两肺感染伴胸膜粘连，心包积液；心电图提示左室高电压，侧壁 ST-T 改变。

诊断：狼疮性肾炎继发急性肾功能衰竭（痹证，癃闭）。

证候：肾气虚衰，肝阳上亢，瘀水互结。

治则：滋肾平肝，化瘀利水。

方药：黄芪 30g，川芎 15g，钩藤 30g，丹参 30g，茯苓 30g，茯苓皮 30g，泽泻 15g，冬瓜皮 30g，葶苈子 30g，大枣 5 个，山茱萸 10g，玉米须 30g，肉苁蓉 15g，炒白芍 15g，猪苓 30g，淫羊藿 15g，炒杜仲 15g。7 剂，每日 1 剂，每日 2 次，水煎服。

嘱忌日晒，忌辣椒，酒类，羊肉，生冷瓜果。低盐，优质蛋白饮食。因血常规中白细胞计数过低，停用复方环磷酰胺片。

2011 年 3 月 22 日二诊：血压 160/100mmHg。患者服用上方，腹部仍肿大，双下肢水肿，周身乏力，失眠，胃纳一般，大便成形，日解 2 ～ 3 次，小便日解 1700mL，其中夜尿 2 ～ 3 次，舌质淡胖，苔薄白，脉沉细滑。尿常规：蛋白（+++），潜血（+++）。血生化：总蛋白 44.7g/L，白蛋白 27.1g/L，球蛋白 17.6g/L，尿素氮 12.1mmol/L，肌酐 139μmol/L，尿酸 626μmol/L，胱抑素 C 3.16mg/L。证属脾肾两虚，瘀水互结。改拟健脾温肾、化瘀利水法。

方药：黄芪 30g，炮附子 6g，炒白术 15g，茯苓 30g，泽泻 15g，冬瓜皮 30g，大腹皮 30g，葶苈子 30g，大枣 5 个，川芎 15g，丹参 30g，山茱萸 10g，芡实 30g，玉米须 30g，淫羊藿 15g。14 剂，每日 1 剂，每日 2 次，水煎服。

嘱甲波尼龙片改用泼尼松片，每日 60mg，每日 1 次，口服。

2011 年 4 月 8 日三诊：血压 160/90mmHg。患者腰以下水肿，伴有腹水，小便日解 1300mL，大便成形，日解 2 次。尿常规：蛋白（+++），潜血（+++）。血常规：白细胞计数 $3.1×10^9$/L，中性单核粒细胞百分比 71.3%。证属脾肾两虚，瘀水互结。改拟健脾温肾、化瘀利水法。

方药：黄芪 30g，汉防己 10g，党参 10g，炒白术 15g，茯苓 30g，泽泻 15g，冬瓜皮 30g，大腹皮 30g，川芎 15g，丹参 30g，地榆 30g，鬼箭羽 15g，巴戟天 10g，淫羊藿 15。14 剂，每日 1 剂，每日 2 次，水煎服。

2011 年 5 月 6 日四诊：血压 180/110mmHg。患者因睡眠差，入睡难，午后头疼，血压不稳，活动则腹部及下肢水肿加重，周身乏力，近日小便较前减少，大便成形，舌质淡，苔白有齿痕，脉沉滑。证属肾虚水泛。改拟温肾利水法：

方药：守 4 月 8 日方减去地榆、鬼箭羽；加白芍 12g，芡实 30g，玉米须 30g，肉桂 3g。14 剂，每日 1 剂，每日 2 次，水煎服。

减量：泼尼松片，每次 45mg，每日 1 次，口服。

2011 年 5 月 20 日五诊：血压 140/90mmHg。患者服用上方后尿量增多，日解 2000mL 以上，腹部及下肢水肿明显减轻，睡眠差，身困乏力。舌质淡红，苔白薄。脉沉弦。尿常规：蛋白（++），潜血（+++）。血常规：白细胞计数 $3.0×10^9$/L。血生化：总蛋白 47.5g/L，白蛋白 16.4g/L，球蛋白 21.1g/L，尿素氮 11.9mmol/L，肌酐 78.6μmol/L，尿酸 587μmol/L，二氧化碳结合力 21.28mmol/L。证型不变。

方药：守上方去川芎、丹参；加汉防己 10g，夜交藤 30g，合欢皮 30g。20 剂，每日 1 剂，每日 2 次，水煎服。

减量：泼尼松片，每次 40mg，每日 1 次，口服。

2020 年 4 月 21 日复诊：患者病情依据脾肾两虚，肝阳上亢，湿浊瘀阻为主证，守法辨证治疗至今已 8 年余，水肿消退，病情较为稳定。近日因情志不舒，感右胁不适，并恶心呕吐 1 次，但口不苦，不厌油。今日复诊，症见心率 68 次 / 分，血压 145/81mmHg。肝区无压痛，无叩击痛，莫非点无压疼，无叩击痛。仅足踝微肿，大便成形，每日 1 次，小便利。脉沉弦，舌质淡红，苔白薄。尿常规：蛋白（＋），微白蛋白 >0.2，白细胞计数 55/μL。血生化：尿素氮 16.69mmol/L，肌酐 167.6μmol/L，尿酸 438.4μmol/L。证属肾虚不固，肝胃不和。改拟补肾固摄、疏肝和胃法。

方药：黄芪 30g，柴胡 10g，郁金 10g，枳壳 10g，陈皮 10g，姜半夏 10g，茯苓 30g，川芎 10g，钩藤 10g，炒白术 15g，煅牡蛎 30g，淫羊藿 15g，玉米须 30g。28 剂，每日 1 剂，每日 2 次，水煎服。

（目前服用西药）

泼尼松，每次 15mg，每日 1 次，口服。

硝苯地平缓释片，每次 30mg，每日 1 次，口服。

缬沙坦胶囊，每次 80mg，每日 1 次，口服。

酒石酸美托洛尔片，每次 25mg，每日 1 次，口服。

阿法骨化醇，每次 0.25μg，每日 1 次，口服。

碳酸钙片，每次 0.75g，每日 1 次，口服。

按语：狼疮性肾炎的基本病机是肾阴虚损，热毒炽盛为

242

患，特点是本虚标实。其病因主要是阳热火毒之邪侵袭，燔灼营血，耗气伤阴，瘀凝脉络所致。若热毒之邪久留不去，常可累及脏腑，使体内脏腑阴阳失调。吕师辨治本案，就诊时患者已患病2年余，全身高度水肿，高血压，肾功能衰退，呈一派肾气虚衰，肝阳上亢，瘀水互结，正衰邪实之象。平治于权衡，立法拟方，首选性味甘温的黄芪利水消肿，为君药；伍用川芎、钩藤、炒白芍平抑肝阳，淫羊藿、肉苁蓉、炒杜仲、山茱萸补肾涩精，共为臣药；丹参、猪苓、茯苓皮、泽泻、冬瓜皮、玉米须、葶苈子、大枣，共为佐使，活血利水。诸药合用，共奏滋肾平肝、化瘀利水之功。待患者血压逐步下降后，患者出现大便不实，次数频多，夜尿多，水肿肿势不减，舌质淡胖，苔白，脉沉细滑等脾肾两虚，瘀水互结证。依其脉症，改拟健脾温肾、化瘀利水法，扶正祛邪。拟方首用性味甘温的黄芪和性味辛热的炮附子温补脾肾之阳气，利水消肿，共为君药；联用炒白术、大枣益气健脾；山茱萸、芡实、淫羊藿，补肾固涩，共为臣药；配合茯苓、泽泻、冬瓜皮、大腹皮、葶苈子、大枣、川芎、丹参、玉米须共为佐使，活血利水。诸药合用，共奏健脾温肾、化瘀利水之功。患者病情依据脾肾两虚，肝阳上亢，湿浊瘀阻为主证辨证治疗，至今已8年有余，水肿消退，病情基本稳定。

急性粒细胞性白血病，急性肾功能衰竭（血症，肾衰病）

张某，男，37岁。1995年11月7日会诊。

主诉：发热脾大4个月，腰痛少尿伴呕吐2天。

现病史：4个月前患者无明显诱因出现高热乏力，住当地医院检查，脾脏肿大，做骨髓穿刺后诊断为急性粒细胞性白血病，给予白消安等化疗2月余，病情好转，为求进一步治疗，转某上级医院住院，加用甲氨蝶呤、泰能注射液等治疗40余天，患者2天前突发腰痛，恶心呕吐，小便极少，病情迅速恶化。检查血常规：白细胞 $11.8 \times 10^9/L$，单核粒细胞百分比52%，淋巴细胞百分比44%，血红蛋白87g/L，红细胞计数 $2.8 \times 10^{12}/L$，血小板计数 $325 \times 10^9/L$。尿常规：蛋白（++），红细胞（+++），白细胞（+），尿酸盐（+++）。血生化：尿素氮24.9mmol/L，肌酐692μmol/L，尿酸927μmol/L，二氧化碳结合力13.7mmol/L。邀吕师会诊。症见：患者精神萎靡，面色苍白，形体消瘦，查体温36.9℃，心率80次/分，呼吸15次/分，血压125/52mmHg。胸骨有轻压痛，脾大左肋缘下2cm，双肾区有明显的叩击痛，小便日解80cm，尿中可见7块大小不等的坏死脱落的肾组织。脉沉细微数，舌质淡，苔黄腻。

诊断：急性粒细胞性白血病；高尿酸血症；急性肾功能衰竭。

辨证：证属血虚劳，营血亏耗，化疗以后，湿浊热毒壅盛，入舍于肾，阻滞气机，肾失开合，膀胱气化无能，而成癃闭。

治则：滋肾通关，通腑泻浊。

方药1：八正散合滋肾丸加味。瞿麦30g，萹蓄30g，石韦30g，车前草30g，猪苓30g，土茯苓30g，萆薢30g，姜半夏10g，竹茹10g，槐花10g，大黄10g，知母10g，黄柏10g，肉桂10g。每日1剂，急煎服。

方药2：5% 碳酸氢钠注射液 250mL，静脉点滴，每日1次。

建议停用泰能和化疗药物。

1995 年 11 月 16 日二诊：患者服用上方 2 剂后，尿量逐渐增多，服至第 4 剂，尿量增至 3400mL，腰痛、恶心呕吐逐渐减轻，能进饮食。服至第 8 剂，小便日解 2400mL，腰痛、恶心呕吐缓解，饮食逐渐恢复，已能下床活动。复查血常规：白细胞计数 $9.8×10^9$/L，中性粒细胞百分比 56%，淋巴细胞百分比 42%，血红蛋白 78g/L，红细胞计数 $2.7×10^{12}$/L，血小板计数 $325×10^9$/L。尿常规：蛋白（±），红细胞 0～3/HP，白细胞 0～2/HP。血生化：尿素氮 8.1mmol/L，肌酐 172μmol/L，尿酸 414μmol/L，二氧化碳结合力 18.7mmol/L。急性肾功能衰竭基本纠正，给予六味地黄丸和金水宝胶囊善后治疗。

按语：吕师辨治本案，系急性粒细胞性白血病化疗后引起的高尿酸血症、急性肾功能衰竭。甲氨蝶呤为最早的肿瘤化疗药，是周期性特异性药物和叶酸拮抗剂。作用于核糖核酸合成期，抗瘤谱广。常规剂量肾毒性少见，大剂量时肾毒性随之增强。在化疗时可因尿酸代谢异常引起高尿酸血症，尤其是在酸性环境中血尿酸形成结晶，沉积于肾小管，引起肾内堵塞、近端肾小管坏死，导致急性肾功能衰竭。吕师会诊时症见患者精神萎靡，恶心呕吐，几乎无尿。血尿酸高达 927μmol/L，伴有重度代谢性酸中毒。依其脉症，吕师认为证属血虚劳，加之药毒伤肾，湿浊壅盛，阻遏气机，耗伤阳气，致肾失开合，湿浊犯胃所致。其肾气衰微为本虚，湿浊热毒为标实。立法以祛邪安正为要，拟方选用八正散合滋肾丸加减。八正散出自《太平惠民和剂局方》，主治膀胱积热，热淋血淋；心火炽盛，口舌生疮；肾气实热，二便不利作痛，或下疳便毒。具有利水、泄热、通淋之功。滋肾丸（又称通关丸）出自《兰室秘藏》，主治热蕴膀胱，少腹胀满，尿闭不通。具有滋阴补肾，清利湿热，助膀胱气化之功。两方合用，滋肾通关，利水泄热。使湿热去，则肾司开合有度，膀胱气化如常，诸般危象方得渐除。

类风湿相关性肾病（骨痹，水肿）

李某，女，58岁。2015年8月16日初诊。

主诉：手关节痛15年，下肢水肿，夜尿多2年。

病史：患者于2000年因两手手指关节疼痛，在当地医院检查发现类风湿因子（+），诊断为类风湿性关节炎，赴某医院就诊，给予黄藤合剂等治疗12年，关节疼痛得到明显减轻。2012年出现高血压。2013年10月出现下肢水肿，在当地医院检查发现：尿蛋白（+）。血生化：肌酐100μmol/L。彩超：双肾体积缩小，左肾90mm×38mm，右肾71mm×38mm。停用黄藤合剂。2015年10月因下肢水肿，在当地医院检查：尿常规：蛋白（+）。尿 β_2- 微球蛋白11924ng/mL。血生化：尿素氮8.05mmol/L，肌酐157μmol/L。彩超：双肾体积缩小，肾实质呈弥漫性损害。今来我院寻求中医治疗。症见患者血压130/80mmHg。面色无华，腰困乏力，夜尿增多，夜尿3～4次，大便五更即解，一日一次。右手中指关节肿大，早晨肢体有晨僵现象。脉沉细微数，舌质红，苔白薄。

诊断：类风湿关节炎（骨痹）；慢性间质性肾炎（水肿）；慢性结肠炎（泄泻）；高血压病（眩晕）。

证候：脾肾两虚，气血双亏。

治则：健脾补肾，益气养阴法。

方药：黄芪30g，当归10g，川芎15g，钩藤15g，党参10g，炒白术15g，炮姜10g，补骨脂10g，茯苓30g，桑寄生30g，淫羊藿15g。5剂，每日1剂，每日2次水煎服。

（目前正在服用药物）

百令胶囊，每次2粒，每日3次，口服。

贝那普利片，每次10mg，每日1次，口服。

氨氯地平片，每次5mg，每日1次，口服。

酒石酸美托洛尔片，每次25mg，每日1次，口服。

服用中药期间停用固肠止泻丸、尿毒清颗粒。低盐、优质低蛋白饮食。忌食豆制品，辣椒，酒类，羊肉。

2015年9月20日二诊：患者服用上方后口干渴缓解，大便晨起即解，一日1～2次，小便利，夜尿四次。脉沉细，舌质红，苔白薄。证属脾肾两虚，气阴两亏。尿常规：蛋白（＋）。继用健脾补肾，益气养血法：

方药：守2015年8月16日方，减去党参、炮姜、补骨脂、白术；加乌梅10g，五味子10g，枸杞子15g，炒杜仲15g，甘草6g。5剂，每日1剂，每日2次水煎服。

2015年10月18日三诊：血压120/70mmHg。脉沉缓，舌质红，苔白薄，有瘀象。患者服用上方后感咽干疼，大便成形，夜尿3～5次。尿常规：蛋白（±）。尿β_2-微球蛋白1549ng/mL。血生化：尿素氮8.3mmol/L，肌酐109μmol/L。

证属气阴两虚，改拟益气养阴法：

方药：黄芪 30g，当归 10g，川芎 15g，太子参 10g，生地黄 15g，麦冬 10g，北沙参 30g，五味子 10g，白芍 12g，桑寄生 30g，山茱萸 10g。5 剂，每日 1 剂，每日 2 次水煎服。

2015 年 12 月 13 日四诊：血压 110/80mmHg。脉沉滑，舌质淡红，苔白薄，有瘀象。患者服用上方后，下肢水肿已消。近日感受风寒，咳嗽，咳黄白痰，大便溏，晨起一次。尿常规：（－）。血生化：肝功能正常。总蛋白 70g，白蛋白 46.4g，球蛋白 23.6g，尿素氮 5.99mmol/L，肌酐 105.5μmol/L，尿酸 268μmol/L。证属肾虚不固，风邪束肺。改拟补肾固摄，宣肺止咳法：

方药：黄芪 30g，党参 10g，炒白术 15g，茯苓 30g，炙麻黄 9g，杏仁 9g，射干 10g，姜半夏 9g，玉米须 30g，桑寄生 30g，山茱萸 10g。5 剂，每日 1 剂，每日 2 次水煎服。

2016 年 3 月 20 日五诊：血压 120/80mmHg。脉沉缓，舌质淡红，苔白薄。患者服用上方后，咳嗽停止，但又感咽喉痛，大便五更一次，胃纳差，夜尿 3 次。证属气阴两虚，改拟益气养阴法：

方药：太子参 10g，麦冬 10g，北沙参 30g，五味子 10g，枸杞子 10g，山药 30g，乌梅 10g，炒麦芽 30g，白豆蔻 10g，射干 10g，陈皮 10g，菊花 10g，玉米须 30g。5 剂，每日 1 剂，每日 2 次水煎服。

2016 年 4 月 17 日六诊：血压 112/68mmHg。脉沉缓，舌质淡红，苔白薄。患者服用上方后，咽喉痛已消失，大便不成形，每天 1 次。尿常规：尿比重 1.020。血生化：肝功能正常。总蛋白 68.2g/L，白蛋白 47.2g/L，球蛋白 21g/L，尿素氮 7.3mmol/L，肌酐 144.2μmol/L，尿酸 261μmol/L。证属脾肾两虚，改拟健脾补肾法：

方药：黄芪 30g，党参 10g，炒白术 15g，茯苓 30g，山药 30g，乌梅 10g，五味子 10g，白豆蔻 10g，玉米须 30g，桑寄生 30g，山茱萸 10g。淫羊藿 15g。5 剂，每日 1 剂，每日 2 次水煎服。

2016 年 5 月 15 日七诊：血压 110/70mmHg。脉沉缓，舌质淡红，苔白薄。患者服用上方后，感咽干不适，头发蒙，大便时干时溏，腰酸困。睡眠差。证属脾肾两虚，心血失养。

方药：守 2016 年 4 月 17 日方，减去白豆蔻，玉米须，桑寄生；加射干 10g，川芎 10g，制白附子 6g，夜交藤 30g。5 剂，每日 1 剂，每日 2 次水煎服。

2016 年 6 月 11 日八诊：血压 110/70mmHg。脉沉缓，舌质淡红，苔白薄。患者服用上方后，睡眠改善，大便溏，腰酸困。血常规：白细胞计数 3.37×10^9/L，红细胞计数 3.43×10^{12}/L，血红蛋白 109g/L，血小板计数 57×10^9/L。证属脾肾两虚，继用补肾健脾法：

方药：守 2016 年 4 月 17 日方，减去川芎、丹参、川牛膝；加丹参 30g，川牛膝 10g，补骨脂 10g。5 剂，每日 1 剂，每日 2 次水煎服。

2020 年 4 月 20 日九诊：患者以健脾补肾法为主，治疗已 5 年。近日复诊，脉沉弦，舌质淡，有瘀象，苔白。左手中指仍肿疼，下肢肌肉疼。五更大便，质软，一日两次。睡眠差。血常规：白细胞计数 4.7×10^9/L，红细胞计数 3.10×10^{12}/L，血红蛋白 106g/L，血小板计数 $10 \times 10^9/L$。血生化：肝功能正常。总蛋白 59.9g，白蛋白 35.1g，球蛋白 24.8g，尿素氮 10.7mmol/L，肌酐 97μmol/L，尿酸 208μmol/L，胱抑素 C 1.12mg/L。尿常规（-）。尿微白蛋白 180.6mg/L。证属脾肾两虚，再拟健脾补肾、祛风通络法：

方药：黄芪 30g，党参 10g，炒白术 15g，薏苡仁 30g，桂枝 10g，川牛膝 10g，木瓜 10g，青风藤 10g，乌梅 10g，夜交藤 30g，朱茯神 10g，淫羊藿 15g。5 剂，每日 1 剂，每日 2 次水煎服。

按语：吕师辨治本案类风湿关节炎肾损害，是以关节慢性炎症病变为主要表现的自身免疫性疾病。类风湿关节炎除了侵犯手足小关节外，还可累及肺、心、肾等其他脏器。其中类风湿关节炎肾脏病变的形式多样，主要包括类风湿关节炎原发性肾损害、血管炎、继发性淀粉样变、和药物性肾损害等。不同的病变，在临床的表现也不一，治疗方法和预后也各不相同。其中类风湿关节炎原发性肾损害的病理类型以系膜增生性肾小球肾炎最为常见，少数表现为肾病综合征。膜增殖性肾小球肾炎和新月体肾炎并不多见。因类风湿关节炎肾损害是继发性肾病，故治疗原则仍以原发性疾病为主。类风湿关节炎类属中医学的痹证。清代叶天士将痹证概括为三条：①气血营卫内虚是痹证致病的内在条件；②风寒湿热侵袭是痹证致病的外在因素；③经络气血痹阻是痹证的基本病变。本案患者以手指关节变形伴晨僵，贫血貌，夜尿多、五更大便等为主要症状。吕师依其脉症，辨证为脾肾两虚，气血双亏。立法以扶正为主，拟方首选黄芪、当归益气养血，化气行水，共为君药；伍用川芎、钩藤、白芍平抑肝阳；党参、炒白术、炮姜、补骨脂、茯苓渗湿健脾，以化生气血，桑寄生、炒杜仲、淫羊藿、山茱萸补肾固涩，祛风除湿，共为臣药；佐用川芎、丹参、川牛膝、玉米须活血利水；甘草为使，清热解毒，调和诸药。诸药合用共奏健脾补肾，益气养血之功。脾肾健旺，则气血营卫充盈，经络气血循行如常，则痹阻关节之风寒、湿热诸邪得以消除。

肾病综合征，真红细胞增多症（水肿，血症）

李某，女，55岁。2018年11月22日初诊。

主诉：体检尿蛋白异常增多5个月。

病史：患者2018年6月体检尿蛋白（+++）。在某医院进一步检查，检验结果符合肾病综合征的诊断，给予他克莫司、五酯胶囊、缬沙坦胶囊等治疗5个月，病情改善不明显，今来我院寻求中医治疗。一般体检血压140/110mmHg，体重49kg，身高158cm。症见患者面部及全身皮肤发红，下肢水肿，大便溏，每天1次，晨起即解，尿无热痛，夜尿1次。脉沉弦，舌质红，苔腻。24小时尿蛋白总量4.85g，24小时尿白蛋白>200mg；血常规：白细胞计数12.6×10^9/L，红细胞计数6.79×10^{12}/L，血红蛋白200g/L，血小板计数489×10^9/L。尿常规：蛋白（+++），潜血（+++），红细胞38.5/μL。血生化：尿素氮9.3mmol/L，肌酐88.6μmol/L，尿酸455.9μmol/L，PLA_2R：1：10。

既往史：左下肢静脉血栓形成。

诊断：肾病综合征（水肿）；真红细胞增多症？（血症）。

证候：血分郁热，肾虚肝旺，血瘀阻络。

治则：清热凉血，滋肾平肝，化瘀通络。

方药：水牛角 30g，生地黄 15g，牡丹皮 10g，川芎 15g，钩藤 15g，川牛膝 10g，桃仁 10g，红花 10g，大青叶 30g，山茱萸 10g，淫羊藿 15g，茯苓 30g，芡实 10g，葛根 30g。7 剂，每日 1 剂，每日 2 次，水煎服。

（目前正在服用的药物）

他克莫司胶囊，每次 1mg，每日 2 次，口服。

五酯软胶囊，每次 1 粒，每日 3 次，口服。

厄贝沙坦胶囊，每次 150mg，每日 1 次，口服。

阿托伐他汀片，每次 20mg，每日 1 次，口服。

阿法骨化醇片，每次 0.25μg，每日 1 次，口服。

缬沙坦氨氯地平片，每次 1 片，每日 1 次，口服。

美托洛尔片，每次 47.5mg，每日 1 次，口服。

匹伐他汀片，每次 15mg，每日 1 次，口服。

黄葵胶囊，每次 5 片，每日 3 次，口服。

百令胶囊，每次 4 粒，每日 3 次，口服。

建议做骨髓穿刺，排除真红细胞增多症。

低盐优质低蛋白饮食。忌口：辣椒，酒类，羊肉。

2018 年 12 月 6 日二诊：脉沉滑，舌质暗红，苔薄白。患者服上方后感口苦，胃脘不适，全身皮肤发红，下肢水肿，大便每天 1 次，基本成形。24 小时尿蛋白定量 2.96g，血常规：白细胞计数 14.3×10^9/L，红细胞计数 6.65×10^{12}/L，血红蛋白 203g/L，血小板计数 502×10^9/L。血生化：总蛋白 60.3g/L，白蛋白 37.4g/L，球蛋白 22.9g/L，尿素氮 10.23mmol/L，甘油三酯 2.19mmol/L，γ-谷氨酰转肽酶 50.1U/L。证属肾虚水泛，血瘀痹阻。再拟清热凉血、化瘀利水法。

方药：守 2018 年 11 月 22 日方减去钩藤、川牛膝，加赤芍 10g，夜交藤 30g，姜黄 10g。每日 1 剂，每日 2 次，水煎服。

2019 年 3 月 7 日三诊：脉沉滑，舌质暗红，苔薄白。咽干，胃感不适，下肢微肿，皮肤发红，膝关节疼，大便溏，每天 1 次，尿热，夜尿多，24 小时尿蛋白定量 2.75g。血常规：白细胞计数 16×10^9/L，红细胞计数 7.6×10^{12}/L，血红蛋白 212g/L，血小板计数 453×10^9/L。证属肾虚水泛，血分郁热。再拟滋阴补肾、凉血化瘀法。

方药：守 2018 年 11 月 22 日方减去钩藤、桃仁、红花，加防风、赤芍 10g，夜交藤 30g，姜黄 10g。7 剂，每日 1 剂，每日 2 次，水煎服。

再次动员患者做骨穿，以明确诊断。

2019 年 3 月 28 日四诊：脉沉数，舌质红，苔薄白。患者夜尿 3～4 次，影响睡眠，头晕，下肢水肿，左下肢痛，大便成形。骨穿报告：骨髓象符合真红细胞增多症。血生化：碱性磷酸酶 154U/L，乳酸脱氢酶 393U/L，心肌型肌酸激酶同工酶 38U/L，尿素氮 11.9mmol/L，肌酐 103μmol/L，尿酸 544μmol/L，β_2-微球蛋白 4.5mg/mL。β-脂蛋白血（ABL）1.86 拷贝/mL，JAK 23.39×10^5/拷贝，JAK_2/JAK 18.12%，流式 AK 细胞比例增高。血常规：白细胞计数 16.25×10^9/L，红细胞计数 7.91×10^{12}/L，血红蛋白 225g/L，血小板计数 428×10^9/L。证属肾虚不固，血分郁热。拟滋肾平肝、凉血化瘀法。

方药：水牛角30g，生地黄15g，牡丹皮10g，川芎15g，钩藤15g，川牛膝10g，桃仁10g，红花10g，大青叶30g，山茱萸10g，淫羊藿15g，茯苓30g，芡实10g，葛根30g。7剂，每日1剂，每日2次，水煎服。

（某西医院处方所用药物）

羟基脲片，每次0.5g，每日2次，口服。

别嘌醇缓释片，每次0.25g，每日1次，口服。

碳酸氢钠片，每次1g，每日3次，口服。

嘱停用阿法骨化醇、百令胶囊、黄葵胶囊。

2019年5月30日五诊：脉沉数，舌质红，苔薄白。患者加用羟基脲后，守上方中药略有加减，面部和全身皮肤已不发红，但手指甲发黑，睡眠改善，但心悸乏力，下肢水肿不明显，左下肢静脉血栓处仍痛，皮肤发痒。夜尿2次。血常规：白细胞计数$8.4×10^9$/L，红细胞计数$5.71×10^{12}$/L，血红蛋白165g/L，血小板计数$228×10^9$/L。证属肾虚不固，血分郁热。拟滋肾平肝、凉血化瘀法。

方药：守2019年3月28日方，加炙远志10g。每日1剂，每日2次，水煎服。

2019年6月28日六诊：脉沉滑数，舌质红，苔薄白。患者面色发白，但手指甲发黑，左下肢静脉血栓处仍痛，皮肤发痒。大便正常。24小时尿蛋白定量0.74g。证属肾虚不固，兼有湿热和血瘀。再拟滋阴补肾、化瘀利湿法。

方药：守2019年3月28日方，加姜黄10g，水牛角30g。每日1剂，每日2次，水煎服。

减羟基脲片，每次 0.5g，每日 2 次，口服。

2019 年 7 月 25 日七诊：脉沉滑微数，舌质红，苔薄白。身困乏力，心悸，纳眠均可，下肢微肿，夜尿正常，夜尿 2 次。24 小时尿蛋白定量 0.57g，24 小时尿白蛋白定量 516.91mg。血常规：白细胞计数 11.9×10^9/L，中性单核粒细胞百分比 68.3%，红细胞计数 3.35×10^{12}/L，血红蛋白 113g/L，血小板计数 465×10^9/L。血生化：碱性磷酸酶 144U/L，γ- 谷氨酰转肽酶 63.3U/L，肾功能、血脂均正常。证属脾肾两虚，心气不足。改拟健脾补肾法。

方药：黄芪 30g，当归 10g，川芎 10g，丹参 10g，白术 10g，茯苓 30g，炙远志 10g，柏子仁 10g，益母草 30g，山茱萸 10g，淫羊藿 15g。每日 1 剂，每日 2 次水煎服。

停用羟基脲、缬沙坦、别嘌醇、碳酸氢钠、阿托伐他汀。

（目前服用的药物）

他克莫司胶囊，每次 1mg，每日 2 次，口服。

五酯软胶囊，每次 1 粒，每日 3 次，口服。

美托洛尔片，每次 47.5mg，每日 1 次，口服。

阿司匹林片，每次 0.1g，每日 1 次，口服。

2019 年 8 月 29 日八诊：舌质淡，苔白，脉沉缓。左下肢微肿，咽干，纳眠均可，偶感心悸，大便正常。血常规：白细胞计数 12.0×10^9/L，中性单核粒细胞百分比 64.4%，红细胞计数 3.53×10^{12}/L，血红蛋白 123g/L。24 小时尿蛋白定量 0.59g，24 小时尿白蛋白 503.87mg。证型同前。

方药：守 2019 年 7 月 25 日方加玉米须 30g。14 剂，每日 1 剂，每日 2 次，水煎服。

2019 年 11 月 7 日九诊：脉沉滑，舌质淡红，苔薄白。患者面色及皮肤又开始发红，尿频，无尿不尽，大便正常。24 小时尿蛋白总量 0.336g，24 小时尿白蛋白 312.7mg。血常规：白细胞计数 15×10^9/L，中性单核粒细胞百分比 72.3%，血红蛋白 163g/L，红细胞计数 6.78×10^{12}/L，血小板计数 678×10^9/L。证属肾虚不固，血分郁热。改拟滋阴补肾、凉血化瘀法。

方药 1：生地黄 15g，牡丹皮 10g，水牛角 30g，赤芍 10g，大青叶 30g，三棱 15g，莪术 15g，益母草 30g，山茱萸 10g，玉米须 30g，桑寄生 30g，茯苓 30g。14 剂，每日 1 剂，每日 2 次水煎服。

方药 2：羟基脲片，每次 0.5g，每 2 日 1 次，口服。

双嘧达莫片，每次 25mg，每日 3 次，口服。

2020 年 1 月 16 日十诊：舌质暗红有瘀，苔白，有齿痕，脉沉滑。面部及肢体皮肤红色已退。纳差嗳气，口苦厌油，恶心，肝区无压痛，无叩击痛，莫非点有轻压痛。血常规：白细胞计数 11.3×10^9/L，中性单核粒细胞百分比 69.1%，血红蛋白 156g/L，红细胞计数 4.25×10^{12}/L，血小板计数 359×10^9/L。24 小时尿蛋白总量 0.3g。证属肾虚不固，肝胃不和。改拟疏肝和胃、补肾固摄、凉血清热法。

方药：柴胡 10g，郁金 15g，黄芩 10g，陈皮 10g，姜半夏 9g，茯苓 30g，炒麦芽 30g，白豆蔻 10g，生姜 10g，茵陈 30g，大青叶 30g，玉米须 30g，石韦 30g。每日 1 剂，每日 2 次水煎服。

2020 年 3 月 19 日十一诊：舌质微红有瘀，苔薄白，有齿痕。脉沉滑数。咽干咳嗽，胃纳可，偶感口苦，身困乏力，小腿痛，大便先干后溏。24 小时尿蛋白总量 0.36g，24 小时尿白蛋白定量 312.96mg。血常规：白细胞计数 $16×10^9$/L，中性单核粒细胞百分比 71.3%，血红蛋白 142g/L，红细胞计数 $4.1×10^{12}$/L，血小板计数 $466×10^9$/L。证属肾虚不固，血热未清，兼肝胃不和。再拟凉血清热、养阴益胃、补肾固摄法。

方药：生地黄 15g，玄参 10g，麦冬 10g，射干 10g，黄芩 10g，川牛膝 10g，炒杜仲 15g，木瓜 10g，葛根 30g，郁金 10g，炒麦芽 30g，大青叶 30g，芡实 10g。7 剂，每日 1 剂，每日 2 次水煎服。

按语：本案为真红细胞增多症，是骨髓增殖性疾病之一，是一种原因不明的慢性进行性骨髓造血功能亢进，血红蛋白及红细胞数与血容量绝对增多，血黏度及血液中粒细胞与血小板也有增加的疾病。临床以皮肤及黏膜呈深红色，毛细血管充盈，肝脾增大，以及各种血管性与神经性症状为特征。真红细胞增多症能否继发肾病综合征？吕师在临床共诊治 2 例，查阅资料尚未见相关报道。真红细胞增多症属中医学的血症。吕师认为本案系营气过实，血分郁热，血不利则病水，是本病的症结所在。主张以治原发病为主，故立法拟方，选用犀角地黄汤为主方加减。犀角地黄汤出自唐·孙思邈《备急千金要方》，具有清热解毒、凉血散瘀之功。处方中首用水牛角清心凉血，大青叶清热解毒，其中大青叶及其提取物青黛含有抗肿瘤成分靛玉红，共为君药；配伍生地黄滋阴清热、凉血止血；赤芍药、牡丹皮凉血散瘀；黄芪、茯苓、玉米须利水消肿；山茱萸、芡实补益肝肾、涩精止泻，共为臣药；

酌选桃仁、红花、益母草、当归、三棱、莪术、积雪草之类活血散瘀；炙远志、夜交藤安神益智，共为佐使。诸药合用，共奏清热凉血、滋肾平肝、化瘀通络之功。热清则血自宁，血活则瘀自散，血利则水自消。

慢性肾小球肾炎，乳腺癌术后左上肢水肿（水肿，乳岩）

邓某，女，68岁。2012年6月14日初诊。

主诉：乳腺癌术后左上肢水肿3年，双下肢水肿3个月。

病史：患者2009年发现左侧乳房出现包块，在当地某医院检查诊断为左侧乳腺癌，给予手术切除治疗。术后左上肢出现显著水肿，持续2年水肿不消。2012年3月患者又出现双下肢水肿，检查尿蛋白（+++），血压220/90mmHg。当地医院诊断为慢性肾小球肾炎（高血压型），给予贝那普利、硝苯地平、螺内酯等治疗3月余未愈，今来我院寻求中医治疗。症见患者慢性病容，左上肢肘部以远呈显著的指凹性水肿，双下肢水肿，脉沉弦，舌质淡红，苔白薄。血压180/100mmHg。尿常规：尿蛋白（+++）。血生化：总蛋白57g/L，白蛋白31.4g/L，球蛋白25.6g/L，尿素氮6.2mmol/L，肌酐124μmol/L，尿酸490μmol/L，总胆固醇6.9mmol/L，甘油三酯2.92mmol/L。

诊断：慢性肾小球肾炎（高血压型）；左侧乳腺癌术后左上肢水肿（水肿，乳岩）。

证候：肾虚肝旺，脉络痹阻，瘀水互结。

治则：益肾活血，平抑肝阳，通络利水。

方药1：黄芪30g，当归10g，柴胡10g，郁金15g，川芎

15g，钩藤 15g，三棱 15g，莪术 15g，桃仁 10g，红花 10g，射干 30g，白花蛇舌草 30g，茯苓 30g，泽泻 15g，淫羊藿 15g，玉米须 30g。45 剂，每日 1 剂，每日 2 次，水煎服。

方药 2：贝那普利片，每次 10mg，每日 1 次，口服。

美托洛尔片，每次 25mg，每日 1 次，口服。

硝苯地平片，每次 10mg，每日 1 次，口服。

2012 年 7 月 6 日二诊：患者调整血压，服上方后，血压 140/90mmHg。尿常规：尿蛋白（++）。左上肢水肿已从肘部消退至左手腕部以远，下肢水肿亦消退大半，仅足踝处轻度水肿，胃纳可，大便正常，仅感睡眠不佳。证属肾虚肝旺，脉络痹阻。继用益肾活血、化瘀利水，佐养血安神法。

方药：黄芪 30g，当归 10g，川芎 15g，钩藤 30g，丹参 30g，夜交藤 30g，合欢皮 30g，桃仁 10g，红花 10g，射干 30g，茯苓 30g，泽泻 10g，玉米须 30g，山茱萸 10g，淫羊藿 15g。30 剂，每日 1 剂，每日 2 次，水煎服。

按语：本案患者系左侧乳腺癌手术根治术已 2 年，未发现肿瘤复发、转移，今又出现肾脏病变，有可能是免疫异常引起，也可能是曾用化疗导致的肾损害，或可能是原发性肾病。本案因未能做肾活检，不能明确病理诊断。从临床表现分析，诊断为慢性肾小球肾炎高血压型。依其脉症，证属肾虚肝旺，脉络痹阻，瘀水互结。立法拟方，选用性味甘温的黄芪为主药，与当归联用，益气养血、利水消肿；臣用柴胡、郁金，疏肝解郁；川芎、钩藤，平抑肝阳；三棱、莪术、桃仁、红花，活血通络；射干、白花蛇舌草，清热解毒、破结泄热；佐用茯苓、泽泻、玉米须，淡渗利水；淫羊藿补肾壮阳。诸药合用，共奏益肾活血、平抑肝阳、通络利水之功。

处方中射干一味，性味苦、寒，入肺经。具有清热解毒、破结泄热、消痰涎、利咽喉的功效。常用于咽喉肿痛，肺热痰多，咳逆上气等症。20世纪60～70年代曾有《中医杂志》报道射干治疗乳糜尿有良效。吕师在临床试用射干治疗乳糜尿，果然效验。但用药量需大至30g，量小则效不佳。西医生理病理学认为，乳糜尿的发生多因感染血丝虫，或结核，或肿瘤后，堵塞淋巴管，导致乳糜池破裂所致。射干能治乳糜尿，可能是射干疏通了淋巴管？或是建立了淋巴管的侧支循环？由此联想到本案的乳腺癌切除手术中，同时扫除病灶周围的淋巴结，结扎其淋巴管，防止肿瘤转移，但也导致淋巴管中的乳糜不能正常回流，从而引起相关的肢体出现水肿。据此，吕师将射干试用于本案治疗乳腺癌切除术后引起的左上肢水肿，临床观察治疗2例，均能消除或明显减少淋巴管结扎引起的水肿。其消除水肿的药理作用不清楚，是建立了淋巴管的侧支循环？尚需进一步进行探讨。

透明细胞癌术后急性肾功能衰竭（关格）

刘某，男，70岁。2020年7月18日初诊。

主诉：肉眼血尿1月余。

病史：患者于2020年5月无明显诱因出现无痛性肉眼血尿，伴有尿频尿急，排尿困难。至当地医院住院检查诊断为"膀胱结石"，经予排石颗粒等排石治疗数日无效。转某医院住院进一步检查，尿常规：红细胞满视野。血生化：总蛋白73.4g/L，白蛋白43.4g/L，球蛋白30g/L，尿素氮15.7mmol/

L，肌酐 231.7μmol/L，尿酸 384μmol/L，葡萄糖 5.02mmol/L。彩超检查诊断为左肾透明细胞癌。给予左肾部分切除和碎石取石手术治疗，术后患者出现寒战高热，日解小便约 340mL，恶心呕吐。急查血生化：尿素氮 33.79mmol/L，肌酐 700.1μmol/L，钾离子 6.28mmol/L。诊断为急性肾功能衰竭。连续给予血液透析 7 次，小便增多，恶心缓解，但患者不愿再做血液透析，今来我院要求中医配合治疗。症见患者血压 165/90mmHg。心率 90 次/分，呼吸 18 次/分。贫血貌，重病容，头晕，四肢无力，心前区无不适，腹部胀满，无食欲。双下肢水肿。尿量增至日解 1600mL，大便溏，日解一次。脉沉弦数，舌质淡暗，苔白薄。血生化：总蛋白 55.6g/L，白蛋白 32.2g/L，球蛋白 23.4g/L，尿素氮 11.54mmol/L，肌酐 516.7μmol/L，尿酸 418μmol/L，二氧化碳结合力 23.32mmol/L，钾离子 4.9mmol/L，钠离子 139.56mmol/L，氯离子 100mmol/L，钙离子 1.95mmol/L，磷离子 1.35mmol/L。血常规：白细胞计数 8.9×10^9/L，中性单核粒细胞百分比 77%，淋巴细胞百分比 22%，血红蛋白 73g/L，红细胞计数 2.09×10^{12}/L，血小板计数 324×10^9/L。彩超：右肾发育不良，左肾术后部分残留肾。前列腺增生。

诊断：急性肾功能衰竭（关格）；左肾透明细胞癌术后。

证候：肾气虚衰，肝阳上亢，湿浊犯胃。

治则：益气养血，平抑肝阳，和胃降浊。

方药：黄芪 30g，当归 10g，川芎 10g，钩藤 15g，炒麦芽 30g，白豆蔻 10g，法半夏 10g，茯苓 30g，淫羊藿 15g，鸡内金 10g，大黄炭 6g，煅牡蛎 30g。14 剂，每日 1 剂，每日 2 次，水煎服。

（目前正在服用的药物）

尿毒清颗粒 5g，早晨、中午各 1 包，晚 2 包，冲服。

海昆肾喜胶囊，每次 2 粒，每日 3 次，口服。

百令胶囊，每次 2 粒，每日 3 次，口服。

银丹脑通胶囊，每次 2 粒，每日 3 次，口服。

丁苯酞胶囊，每次 2 粒，每日 3 次，口服。

嘱低盐优质低蛋白饮食。停用尿毒清颗粒。

2020 年 8 月 10 日二诊：患者现已出院。诉停止血液透析后，经服用中药治疗，头晕减轻，偶感胸闷，无心绞痛，睡眠可平卧，大便正常。脉沉细弦，舌质红，苔白薄。复查血生化：尿素氮 15.34mmol/L，肌酐 216.5μmol/L，尿酸 379μmol/L，钾离子 4.83mmol/L，钠离子 132mmol/L，氯离子 108mmol/L，钙离子 2.01mmol/L，磷离子 1.02mmol/L。证属肾气虚衰，心血瘀阻。再拟益气养血、调补心肾、通腑降浊法。

方药：黄芪 30g，当归 10g，川芎 10g，丹参 30g，全瓜蒌 10g，薤白 10g，太子参 10g，五味子 10g，炒白芍 10g，炒麦芽 30g，煅牡蛎 30g，淫羊藿 15g，大黄炭 6g，山茱萸 10g。14 剂，每日 1 剂，每日 2 次，水煎服。

2020 年 9 月 4 日三诊：脉沉细弦，舌质红，苔白薄。患者服用上方，食欲已恢复，饮食如常，胃纳可，无口渴多饮，腰无不适，大便正常，小便利，夜尿 3 次。证属肾气亏虚，兼有血瘀。再拟补肾固摄、化瘀降浊法。

方药：黄芪 30g，当归 10g，川芎 10g，钩藤 15g，柴胡 10g，郁金 15g，丹参 30g，石韦 30g，知母 10g，黄柏 10g，

肉桂 3g，大黄炭 5g。28 剂，每日 1 剂，每日 2 次，水煎服。

2020 年 10 月 2 日四诊：脉沉缓，舌质淡，苔薄白。患者纳眠均可，大便正常，每日 1 次，小便多，夜尿 4 ~ 5 次。无口渴症状。复查血生化：尿素氮 10.93mmol/L，肌酐 168.5μmol/L，尿酸 380.9μmol/L，钾离子 5.9mmol/L，钠离子 139.5mmol/L，氯离子 103.3mmol/L，钙离子 2.29mmol/L。证属气阴两虚。治疗先服用降血钾药物，再服益肾养血中药。

方药 1：聚磺苯乙烯钠散 15g，每日 1 次口服。连服 3 天。

方药 2：黄芪 30g，当归 10g，川芎 10g，钩藤 15g，枸杞子 10g，桑寄生 30g，炒白芍 10g，山茱萸 10g，川牛膝 10g，乌梅 10g，淫羊藿 15g，桂枝 10g。28 剂，每日 1 剂，每日 2 次，水煎服。

按语：本案患者系右肾发育不良，左肾透明细胞癌，给予左肾部分切除和膀胱碎石取石手术治疗后发生急性肾功能衰竭。急性肾衰是由多种诱因引起的，以肾功能急剧减退，水、电解质及酸碱平衡紊乱，氮质代谢产物在人体内停聚为病理特征的综合征。其病因繁多，发病机制复杂，有肾前性、肾后性、肾实质性之不同，病程有少尿无尿期、多尿期、恢复期之分，部分患者则无少尿无尿期，其变化多端。急性肾衰类属中医学的关格、癃闭症。本案患者临床表现为寒战高热、小便短少、恶心呕吐。患者发病初期因在外院抢救，推测其发病可能由泌尿系严重感染引起，也可能因抗感染时应用了具有肾毒性的抗生素所致，或因结石梗阻引起，或因失血失液所致。患者来诊时，在当地医院已血液透析 7 次，病情有所改善。但肾功能仍未恢复。依其脉症分析，邪气势衰，正气未复。当属肾气虚衰，肝阳上亢，湿浊犯胃。故立法拟方，首选黄芪，升阳益气、利水消肿，与当归配伍，大补气血，共为君药。伍用川芎、钩藤、煅牡蛎，平抑肝阳；淫羊藿温肾助阳；性味苦寒的大黄炭通腑降浊，共为臣药。炒麦芽、白豆蔻、法半夏、茯苓、鸡内金，和胃止呕、消导开胃，共为佐使。诸药合用，共奏益气养血、平抑肝阳、和胃降浊之功。当气血充盈，则五脏得以濡养，各司其职，邪去则正安。

肥胖相关性肾小球病，增生硬化型 IgA 肾病（肥人，尿浊）

马某，男，34 岁。2016 年 11 月 1 日初诊。

主诉：头晕 1 周，发现肾功异常 4 天。

病史：患者 1 周前发热后出现头晕症状，于 4 天前至当地医院检查血压 180/120mmHg；尿常规：蛋白（++），潜血（+++）；血生化：肌酐 176.5μmol/L，尿酸 549μmol/L。建议患者肾活检明确诊断。患者即入住某医院检查，24 小时尿蛋白定量 14091.7mg，24 小时尿白蛋白 7052mg。尿常规：蛋白（+++），潜血（+++），红细胞 29/μL，白细胞 39/μL。血常规：白细胞计数 6.28×10^9/L，中性单核粒细胞百分比 64%，红细胞计数 4.02×10^{12}/L，血红蛋白 111g/L，血小板计数 357×10^9/L。血生化：总蛋白 78.6g/L，白蛋白 43.4g/L，球蛋白 35.2g/L，尿素氮 8.1mmol/L，肌酐 198μmol/L，尿酸 531μmol/L，总胆固醇 4.52mmol/L，甘油三酯 6.92mmol/L。肾小球滤过率 36.88mL/min。彩超：双肾大小正常，实质弥漫性损伤。肾活检：增生硬化性 IgA 肾病。患者肾活检后即来我院中西医结合治疗。查患者血压 180/120mmHg，心率 60 次 / 分，身高 170cm，体重 85kg。症见患者呈慢性病容，诉头晕，视力正常，全身无水肿，尿多泡沫，大便溏，一天 2 次。纳眠均可，余无特殊不适。脉沉弦，舌质红，苔白。

既往史：3 岁时曾做扁桃体摘除手术史。

诊断：肥胖相关性肾小球病（肥人）；增生硬化型 IgA 肾病（尿浊）。

证候：肾虚肝旺，脾失健运，湿浊瘀阻。

治则：滋阴补肾，健脾渗湿，平抑肝阳。

方药：黄芪 30g，天麻 10g，钩藤 20g，知母 10g，黄柏 10g，淫羊藿 15g，党参 10g，白术 10g，茯苓 30g，山茱萸 10g，芡实 30g，玉米须 30g，石决明 30g。7 剂，每日 1 剂，每日 2 次，水煎服。

（目前正在服用的药物）

氨氯地平片，每次 5mg，每日 1 次，口服。

琥珀酸美托洛尔片，每次 47.5mg，每日 1 次，口服。

缬沙坦胶囊，每次 80mg，每日 1 次，口服。

苯溴马隆片，每次 50mg，每日 1 次，口服。

嘱低盐，优质低蛋白饮食。慎进食高嘌呤饮食。忌食豆制品、酒类、羊肉。减肥目标 < 75kg。

2016 年 11 月 8 日二诊：血压 159/90mmHg。患者服用上方后，头已不晕，全身无水肿，右足发麻，大便正常，日解 1 次，小便多泡沫，夜尿两次。舌质暗红，苔薄白。脉沉弦。24 小时尿蛋白定量 2630.7mg，血生化：尿素氮 9.7mmol/L，肌酐 164.8μmol/L，尿酸 541μmol/L，甘油三酯 6.35mmol/L，钾离子 5.32mmol/L。证属肾虚肝旺，湿浊内蕴。继用滋阴补肾、平抑肝阳法。

方药 1：黄芪 30g，川芎 12g，钩藤 20g，丹参 30g，知母 10g，黄柏 10g，淫羊藿 15g，炒苍术 10g，川牛膝 10g，积雪草 30g，山茱萸 10g，葛根 30g，炒杜仲 15g。14 剂，每日 1 剂，每日 2 次，水煎服。

方药 2：非诺贝特片，每次 0.2g，每日 1 次，口服。

2016 年 12 月 23 日三诊：患者服用上方后，大便溏泄，一天两次，小便利。纳眠均可，无腰痛，无水肿，右足仍发麻。脉沉弦，舌质红，苔白。尿常规：蛋白（±），潜血（±），红细胞 15/μL，白细胞 5/μL。血生化：总蛋白 81.1g/L，白蛋白 50.1g/L，球蛋白 31g/L，尿素氮 8.3mmol/L，肌酐 146.3μmol/L，尿酸 314μmol/L，总胆固醇 5.36mmol/L，甘油三酯 4.03mmol/L，高密度脂蛋白 1.11mmol/L，钾离子 5.8mmol/L。证属肾虚不固，脾失健运，久病血瘀。改拟健脾补肾，活血化瘀法。

方药：黄芪 30g，党参 10g，炒白术 10g，炒山药 30g，茯苓 30g，积雪草 30g，山茱萸 10g，葛根 30g，芡实 30g，桑寄生 30g，淫羊藿 15g。28 剂，每日 1 剂，每日 2 次，水煎服。

撤减苯溴马隆片，每次 50mg，每两天 1 次，口服。余药同前。

2017 年 1 月 20 日四诊：患者精神饮食均可，无水肿，大便成形，小便顺利，唯感久站腰酸，后背痛，右足发麻。脉滑数，舌质淡，苔白，有齿痕。24 小时尿蛋白定量 1273mg。血生化：总蛋白 82.9g/L，白蛋白 50.3g/L，球蛋白 32.6g/L，尿素氮 7.9mmol/L，肌酐 150.7μmol/L，尿酸 383μmol/L，总胆固醇 5.42mmol/L，甘油三酯 4.15mmol/L。证属肾虚肝旺。再拟滋肾平肝法。

方药：黄芪 30g，川芎 12g，钩藤 20g，丹参 30g，川牛膝 10g，桑寄生 30g，淫羊藿 15g，炒白术 10g，炒白芍 10g，茯苓 30g，山茱萸 10g，葛根 30g，木瓜 30g，淫羊藿 15g。28 剂，每日 1 剂，每日 2 次，水煎服。

2017 年 2 月 24 日五诊：血压 146/93mmHg。舌质红，苔白，脉沉滑数。患者纳眠正常，大小便顺利，无特殊不适。24 小时尿蛋白定量 860mg。尿常规：蛋白（++），潜血（±），红细胞 11/μL，病理管型 7/μL。血生化：总蛋白 83.6g/L，白蛋白 51.9g/L，球蛋白 31.7g/L，尿素氮 7.4mmol/L，肌酐 141μmol/L，尿酸 405μmol/L，总胆固醇 5.42mmol/L，甘油三酯 3.72mmol/L。证型同前，守上方加减。

方药：黄芪 30g，川芎 12g，钩藤 20g，丹参 30g，茯苓 30g，白花蛇舌草 30g，玉米须 30g，土茯苓 30g，山茱萸 10g，淫羊藿 15g，葛根 30g，淫羊藿 15g。28 剂，每日 1 剂，每日 2 次，水煎服。

2017 年 3 月 31 日六诊：血压 135/85mmHg。脉沉数，舌质红，苔白。患者纳眠均可，小便顺利，大便偶溏。余无不适。24 小时尿蛋白定量 859mg。尿常规均（－）。血常规：白细胞计数 $11.6×10^9$/L，中性单核粒细胞百分比 68%，红细胞计数 $4.39×10^{12}$/L，血红蛋白 127g/L，血小板计数 $316×10^9$/L。血生化：白蛋白 48.49g/L，尿素氮 11mmol/L，肌酐 137.7μmol/L，尿酸 479μmol/L，总胆固醇 5.42mmol/L，甘油三酯 4.15mmol/L。证属肾虚肝旺，脾失健运。再拟健脾补肾、平抑肝阳法。

方药：黄芪 30g，党参 10g，炒白术 10g，茯苓 30g，川芎 12g，钩藤 20g，丹参 30g，葛根 30g，土茯苓 30g，萆薢 30g，玉米须 30g，车前子 30g。28 剂，每日 1 剂，每日 2 次，水煎服。

2017 年 5 月 9 日七诊：血压 154/98mmHg，心率 97 次 / 分，体重 75kg。脉沉微弦，舌质红，有竖裂纹，苔白。患者近日多梦，纳眠均可，小便顺利，大便正常。余无不适。尿常规：蛋白（++）。24 小时尿蛋白定量 1300mg。血生化：尿素氮 10mmol/L，肌酐 108.5μmol/L，尿酸 374μmol/L，甘油三酯 2.96mmol/L，钾离子 5.42mmol/L。证属肾虚肝旺。再拟滋肾平肝法。

方药：黄芪 30g，川芎 12g，钩藤 20g，丹参 30g，夜交藤 30g，炒枣仁 10g，茯苓 30g，泽泻 10g，青风藤 10g，芡实 30g，煅牡蛎 30g，淫羊藿 15g。28 剂，每日 1 剂，每日 2 次，水煎服。

按语：吕师接诊本案时患者虽然已做过肾活检，病理诊断为增生硬化性 IgA 肾病，但根据患者的体重指数超标，以及高血压、高尿酸血症、高甘油三酯血症、大量蛋白尿、肾功能恶化和临床表现，亦完全符合肥胖相关性肾小球病的诊断。肥胖相关性肾小球病类属中医学的"肥人"。肥胖的发生，与脾胃密切相关。若脾胃运化发生异常，水谷肥甘之物无以化生气血精微，而转变为湿浊聚集于体内，导致体态肥胖。依其脉症，辨证为肾虚肝旺，脾失健运，湿浊瘀阻。故拟方重用黄芪健脾益气、利水消肿，为主药；与党参、白术、茯苓、玉米须联用，以增健脾祛湿之力；伍用天麻、钩藤、石决明平肝息风，知母配黄柏以滋肾清热，共为臣药；山茱萸性味酸温，益肾补肝，芡实性味甘涩平，能补脾利湿、固肾涩精；淫羊藿性味辛温，补肾壮阳、祛风除湿。诸药合用，共奏滋阴补肾、健脾渗湿、平抑肝阳之功。需要强调的是治疗本病的重点是减肥，患者凭毅力调整饮食习惯，在半年的治疗中，成功地将体重由85kg减至75kg，体重恢复正常范围后，其血压、血脂、大量蛋白尿和肾功能均得到了明显的改善。

肥胖相关性肾小球病（肥人）

案1 王某，女，34岁。2019年5月10日初诊。

主诉：婚后5年未育，尿检异常4个月。

现病史：患者2019年1月体检发现血压128/99mmHg，体重90kg，身高162cm。血常规：白细胞计数$9.4×10^9$/L，中性单核粒细胞百分比64.67%，红细胞计数$4.58×10^{12}$/L，血红蛋白128g/L，血小板计数$246×10^9$/L。尿常规：蛋白（+++），潜血（++），红细胞32.4/μL。血生化：肝功能正常，总蛋白76g/L，白蛋白45.8g/L，球蛋白30.6g/L，尿素氮4.8mmol/L，血肌酐65μmol/L，尿酸504μmol/L，血脂和电解质均在正常范围。但患者未曾重视和治疗。今因已婚5年未育，由其母亲陪同前来应诊。症见患者形体肥胖，全身无水肿。诉腰痛，身困乏力。大便晨起一次，基本成型，小便顺利，尿多泡沫，无尿热、尿频、尿痛。月经错后，量少，无白带。今查尿常规：尿蛋白（++），潜血（++），红细胞47/μL；24小时尿总蛋白定量 612.77mg。脉沉滑，舌质红，苔薄白。

诊断：肥胖相关性肾小球病（肥人）；不孕症。

辨证：脾肾两虚，痰湿内蕴。

治则：健脾渗湿，活血化瘀，补肾固摄。

方药 1：防己黄芪汤加减。黄芪 30g，汉防己 10g，白术 10g，茯苓 30g，三棱 15g，莪术 15g，姜黄 10g，葛根 30g，车前草 30g，威灵仙 30g，山茱萸 10g，淫羊藿 15g。14 剂，每日 1 剂，每日 2 次，水煎服。

方药 2：二甲双胍片，每次 0.5g，每日 2 次，口服。

嘱低盐，低嘌呤饮食。减肥目标 <74kg。

2019 年 5 月 23 日二诊：患者服上方后，腰痛减轻，大便溏，一天 3 ～ 4 次，但无不适，体困乏力较前改善，月经将至。脉沉滑，舌质淡红，苔薄白。证属肾虚不固，兼有湿热。改拟壮腰补肾、清化湿热法。

方药：守上方去葛根、车前草、威灵仙；加熟地 15g，川牛膝 10g，炒杜仲 15g。14 剂，每日 1 剂，每日 2 次水煎服。

2019 年 6 月 20 日三诊：血压 120/90mmHg，体重 91.5kg。尿常规：蛋白（+++），潜血（+++），红细胞 87/μL。患者服上方后，腰痛减轻，大便偏干，足踝微肿。脉沉滑，舌质淡红，苔薄白。证属肾虚肝旺，兼有血瘀。再拟滋肾平肝、活血化瘀法。

方药：黄芪 30g，川芎 10g，钩藤 15g，丹参 30g，三棱 15g，莪术 15g，姜黄 10g，牛蒡子 9g，川牛膝 10g，桑寄生 30g，炒杜仲 15g，山茱萸 10g。14 剂，每日 1 剂，每日 2 次水煎服。

2019 年 7 月 4 日四诊：血压 102/70mmHg，体重 89kg。尿常规：蛋白（++），潜血（+），红细胞 26/μL，白细胞（±）。脉沉缓，舌质尖红，苔薄白。月经周期正常，大便软，一天 2～3/ 次。余无不适。证属肾虚不固，兼有血瘀。

方药：守上方去川芎、钩藤；加桂枝 10g，茯苓 30g。14 剂，每日 1 剂，每日 2 次，水煎服。

2019 年 7 月 18 日五诊：血压 110/80mmHg，体重 87.5kg。24 小时尿总蛋白定量 140mg。脉沉滑，舌质红，苔薄白。月经已过，4～5 天即净。大便溏，余无不适。证属肾虚血瘀。再拟壮腰补肾、活血化瘀法。

方药：黄芪 30g，丹参 30g，三棱 15g，莪术 15g，姜黄 10g，牛蒡子 9g，泽泻 10g，川牛膝 10g，桑寄生 30g，炒杜仲 15g，山茱萸 10g，芡实 10g，淫羊藿 15g。14 剂，每日 1 剂，每日 2 次，水煎服。

2019 年 8 月 1 日六诊：体重 87kg。24 小时尿总蛋白定量 220mg。脉沉缓，舌质红，苔薄白。服上方平和，大便黏滞不爽，无特殊不适。证属肾虚血瘀，兼有湿热。守上方去泽泻、川牛膝、桑寄生、炒杜仲、芡实；加荷叶 10g，决明子 10g。14 剂，每日 1 剂，每日 2 次，水煎服。

2019 年 8 月 15 日七诊：血压 100/70mmHg，体重 84kg。24 小时尿总蛋白定量 180mg。脉沉缓，舌质红，有瘀象，苔薄白。服上方平和，大便黏滞不爽。月经延期未行，腰无不适。证属肾虚不固，湿浊瘀阻，冲任不调。改拟调理冲任、逐瘀通经法。

方药：黄芪 30g，柴胡 10g，郁金 15g，当归 10g，川芎

10g，熟地黄 15g，白芍 10g，桃仁 10g，红花 10g，制香附 10g，山茱萸 10g，玉米须 30g，加荷叶 10g，决明子 10g，酒大黄 5g。14 剂，每日 1 剂，每日 2 次，水煎服。

2019 年 8 月 29 日八诊：血压 104/70mmHg，体重 82kg。24 小时尿总蛋白定量 140mg。脉沉滑，舌质红，苔薄白。服上方后，大便正常。月经已行，多血块，无痛经，量可，五天即净。证属肾虚不固，湿浊瘀阻减轻。继用益气活血、化湿降浊法，祛邪安正。

方药：黄芪 30g，炒白术 15g，茯苓 30g，川芎 10g，丹参 30g，三棱 15g，莪术 15g，焦山楂 10g，荷叶 10g，决明子 10g，酒大黄 5g，山茱萸 10g，玉米须 30g。14 剂，每日 1 剂，每日 2 次，水煎服。

按语： 吕师辨治本案肥胖相关性肾小球病，患者虽体检发现蛋白尿，但因无水肿、尿少等肾炎临床表现，故未引起重视和治疗，而是以婚后不孕为主诉来诊的。肥胖相关性肾小球病起病隐匿，虽有蛋白尿，甚至大量蛋白尿，但血浆白蛋白多无明显减少，而且多无水肿，血脂以甘油三酯升高为主，伴有的高血压也多无头痛头晕等症状，所以最易误诊。而一旦出现贫血、视力下降、胸闷气急、恶心呕吐等症状，则多已进入慢性肾脏功能衰竭的进程。因此，对于体重指数 >27 的肥胖患者要及时体检，早发现，早治疗，方可避免贻误"战机"。患者的不孕症亦是肥胖引起的内分泌失调，子宫受挤压所导致。因此，治疗中心环节是减肥，一定要将体重控制到正常范围。吕师依其脉症辨证为脾肾两虚，痰湿内蕴。选用防己黄芪汤加减，健脾渗湿、活血化瘀、补肾固摄、祛邪安正。邪去则正安。

案 2 李某，男，26 岁，教练。2019 年 10 月 22 日初诊。

主诉：尿检异常 8 个月。

病史：患者 8 个月前体检发现尿蛋白（+++），潜血（++）。住当地医院进一步检查血压 160/110mmHg，体重 100kg，身高 180cm。血生化：谷丙转氨酶 100U/L，门冬氨酸转氨酶 74.2U/L，γ- 谷氨酰转肽酶 72.8U/L，总蛋白 71.1g/L，白蛋白 36.5g/L，球蛋白 24.6g/L，尿素氮 6.7mmol/L，肌酐 61μmol/L，尿酸 583μmol/L，总胆固醇 5.1mmol/L，甘油三酯 2.3mmol/L，葡萄糖 5.1mmol/L。24 小时尿蛋白定量 2.13g。诊断为肥胖相关性肾小球病。给予洛丁新、缬沙坦、苯溴马隆等对症治疗，以及节食减肥等措施治疗半年余，因尿蛋白未转阴，今来我院寻求中医治疗。查：血压 151/106mmHg，体重 95kg。症见患者形体肥胖，头不晕，腰不痛，全身皮肤无水肿，纳眠可，大便时干时溏，黏滞不爽，一天 3～4 次，小便顺利，多泡沫。脉沉弦，舌质淡红，苔薄白。血生化：谷丙转氨酶 74U/L，尿素氮 6.2mmol/L，肌酐 60.2μmol/L，尿酸 511.9μmol/L。24 小时尿蛋白定量 0.85g。

诊断：肥胖相关性肾小球病（肥人）。

证候：肾虚肝旺，脾失健运，胃热湿阻。

治则：健脾化湿，补肾平肝，清热导滞。

方药：黄芪 30g，川芎 10g，钩藤 15g，丹参 30g，三棱 15g，莪术 15g，葛根 30g，车前草 30g，淫羊藿 15g，山茱萸 10g，焦山楂 10g，酒大黄 5g，玉米须 30g。14 剂，每日 1 剂，每日 2 次，水煎服。

（目前正在服用的药物）

缬沙坦胶囊，每次 80mg，每日 1 次，口服。

酒石酸美托洛尔片，每次 25mg，每日 1 次，口服。

苯溴马隆片，每次 50mg，每日 1 次，口服。

嘱减肥目标 <85kg。

2019 年 11 月 5 日二诊：血压 158/108mmHg，体重 93kg，睡眠多梦，耳鸣，口干，大便日解 1 ～ 2 次 / 天。尿常规：蛋白（++），潜血（±）。血生化：谷丙转氨酶 65U/L，门冬氨酸转氨酶 44U/L，γ- 谷氨酰转肽酶 64U/L，尿素氮 4.37mmol/L，肌酐 58μmol/L，尿酸 404μmol/L，总胆固醇 4.7mmol/L，甘油三酯 1.61mmol/L。脉沉弦，舌质淡红，苔薄白。证属肾虚肝旺，脾虚失运，湿热内蕴。

方药 1：守上方加黄芪 30g，白芍 10g，五味子 10g。14 剂，每日 1 剂，每日 2 次，水煎服。

方药 2：联苯双酯 5 粒，每日 3 次，口服。

2019 年 11 月 19 日三诊：血压 151/92mmHg，体重 93kg，患者睡眠差，感头昏沉，眩晕耳鸣，腰酸不适，皮肤痒，大便黏滞，日 1 次，小便利。舌质淡红，苔薄白。脉沉滑数。尿常规：蛋白（+），潜血（+），红细胞 10/μL。血生化：谷丙转氨酶 65U/L，门冬氨酸转氨酶 44U/L，γ- 谷氨酰转肽酶 59U/L，尿素氮 4.91mmol/L，肌酐 58μmol/L，尿酸 397μmol/L。证型同前，守法守方加减。

方药：黄芪 30g，川芎 10g，钩藤 15g，丹参 30g，三棱 15g，莪术 15g，生薏苡仁 30g，生白术 10g，茯苓 30g，炒麦芽 30g，焦山楂 10g，酒大黄 10g，玉米须 30g。14 剂，每日

1 剂，每日 2 次，水煎服。

2019 年 12 月 3 日四诊：血压 157/95mmHg。脉沉弦，舌质淡红，有瘀象，苔白。患者皮肤痒已止，睡眠仍差，耳鸣，健忘。腰酸困，大便溏，一天两次，尿常规：蛋白（＋），潜血（＋），红细胞 14/μL。血生化：谷丙转氨酶 39U/L，门冬氨酸转氨酶 40U/L，γ– 谷氨酰转肽酶 57U/L，尿素氮 4.91mmol/L，肌酐 58μmol/L，尿酸 394μmol/L。证属肾虚肝郁，湿浊内蕴。再拟滋肾平肝、化瘀安神法。

方药：黄芪 30g，川芎 10g，钩藤 15g，丹参 30g，熟地黄 15g，川牛膝 10g，炒杜仲 15g，焦山楂 10g，山茱萸 10g，夜交藤 30g，酒大黄 5g，玉米须 30g，淫羊藿 15g。28 剂，每日 1 剂，每日 2 次，水煎服。

2020 年 1 月 3 日五诊：血压 129/71mmHg，体重 89kg。脉沉弦，舌质淡红，有瘀象，苔白。患者睡眠差，耳鸣，健忘。腰酸困，大便溏，一天两次。尿微量白蛋白 512.4mg/L。24 小时尿蛋白定量 513mg。证属脾肾两虚，湿浊内蕴。再拟健脾补肾、化湿祛瘀法。

方药：黄芪 30g，汉防己 10g，川芎 10g，丹参 30g，三棱 15g，莪术 15g，生白术 10g，茯苓 30g，煅磁石 30g，焦山楂 10g，酒大黄 10g，玉米须 30g，淫羊藿 15g。14 剂，每日 1 剂，每日 2 次，水煎服。

2020 年 3 月 27 日七诊：血压 129/84mmHg，体重 83kg。脉沉弦，舌质淡红，有瘀象，苔白。患者诉仍耳鸣外，大小便正常，余无不适感。尿常规：蛋白（±），潜血（±）。血生化：肝功、肾功、血糖、血脂均在正常范围。24 小时尿蛋白定量266mg。尿微量白蛋白260.43mg/L。证属肾虚肝旺，再拟滋肾平肝法。

方药：守2020年1月3日方，减去汉防己、白术、磁石、山楂；加钩藤15g，熟地黄15g，石菖蒲10g。14剂，每日1剂，每日2次，水煎服。

2020年4月24日八诊：血压125/77mmHg，体重83kg。患者睡眠多梦，耳鸣健忘，腰困，有时心悸。胃纳可，大小便正常。脉沉微弦，舌质红，有齿痕，苔白。尿常规均（－）。证属肾虚肝旺，兼有湿瘀。继用滋肾平肝法巩固疗效。

方药：守2020年1月3日方，减去汉防己、白术、磁石、山楂；加钩藤15g，炙远志10g，柏子仁10g。14剂，每日1剂，每日2次，水煎服。

按语： 吕师辨治本案肥胖相关性肾小球病，患者以肥胖、高血压、高尿酸血症、高甘油三酯血症、蛋白尿为主要表现。吕师认为肥胖相关性肾小球病多与脾失运化密切相关。脾胃升降失调，运化失司可分为两个方面：一是脾虚湿阻型，二是胃热湿阻型。依其脉症，辨证为肾虚肝旺，脾失健运，胃热湿阻，属正虚邪实之证。辨证立法，则须正邪兼顾。拟方首选性味甘平的黄芪益气健脾、运化水湿，为君药。伍用川芎、钩藤平抑肝阳；淫羊藿温肾助阳；葛根升脾阳以助运化（现代药理研究谓葛根具有降血压和降尿酸作用）；山茱萸酸敛固涩、补益肝肾，共为臣药。焦山楂、酒大黄清热导滞，与丹参、三棱、莪术配伍，活血逐瘀；车前草、玉米须淡渗利湿，共为佐使。诸药合用，共奏健脾化湿、补肾平肝、清热导滞之功。胃热得清，则胃降脾升，运化如常，则湿浊自去，肾得后天濡养，则封藏自固。

肥胖相关性肾小球病，IgA 肾病，慢性肾功能衰竭（肥人，肾衰病）

郝某，男，27 岁。2019 年 11 月 19 日初诊。

主诉：发现高血压 3 年，肾功能异常 2 个月。

病史：患者 2016 年即发现高血压，因无不适，并未重视治疗。2019 年 11 月体检发现血压 200/130mmHg，体重 95kg，身高 174cm。尿常规：蛋白（++）。血生化：肌酐 157μmol/L。即住某医院治疗，肾活检报告：轻系膜增生性 IgA 肾病，伴肾小球阶段硬化、肥胖相关性肾小球肥大、缺血性肾损伤。给予以下药物治疗：

羟氯喹片，每次 1 片，每日 2 次，口服。

环孢素 A 胶囊，每次 0.25mg，每日 2 次，口服。

琥珀酸美托洛尔片，每次 47.5mg，每日 1 次，口服。

氨氯地平片，每次 5mg，每日 1 次，口服。

匹伐他汀，每次 10mg，每晚 1 次，口服。

贝前列素钠片，每次 1 片，每日 3 次，口服。

非布司他片，每次 40mg，每日 1 次，口服。

舒洛地特片，每次 1 片，每日 1 次，口服。

尿毒清颗粒，每次 10g，早、中各 10g，晚 20g，口服。

百令胶囊，每次 4 粒，每日 3 次，口服。

经以上治疗 2 个月，复查肾功能继续衰退。今来我院寻求中医治疗。心率 75 次 / 分，血压 132/94mmHg，体重 75kg。症见患者慢性病容，全身无水肿，仅诉腰部酸腿困，纳眠均可，余无不适，大便正常，小便顺利。舌质红，有齿痕，苔黄腻，脉沉弦。尿常规：蛋白（＋）。血生化：总蛋白77.7g/L，白蛋白49.5g/L，球蛋白28.2g/L，尿素氮19.2mmol/L，肌酐294μmol/L，尿酸423μmol/L，总胆固醇5.2mmol/L，甘油三酯8.61mmol/L，高密度脂蛋白1.03mmol/L，低密度脂蛋白4.16mmol/L，肾小球滤过率37.94mL/min。

诊断：肥胖相关性肾小球病（肥人）；轻系膜增生性IgA肾病，伴肾小球阶段硬化（尿浊）；慢性肾功能不全（肾衰病）。

证候：肾虚肝旺，湿瘀互结。

治则：滋肾平肝、化瘀利湿、通腑降浊。

方药1：黄芪30g，当归10g，川芎15g，钩藤15g，丹参30g，姜黄10g，三棱15g，莪术15g，炒杜仲15g，桂枝10g，山茱萸10g，淫羊藿15g，酒大黄5g。28剂，每日1剂，每日2次，水煎服。

方药2：药用炭片，每次15mg，中午一次口服。

嘱低盐优质低蛋白饮食，忌食豆制品、辣椒、酒类、羊肉。停用环孢素A胶囊，尿毒清颗粒。

2019年12月6日二诊：患者服用上方后感头痛、咽痛口渴、腰酸困，大便偏干难解，小便泡沫减少，偶感尿频、尿热、尿急。脉沉弦，舌质淡红，有齿痕，苔白。复查：血压125/73mmHg，体重73kg。尿常规：蛋白（＋）。血生化：尿素氮10.1mmol/L，肌酐167.4μmol/L，尿酸308μmol/L，胱抑素C 2.02mg/L。证属肾虚肝旺，湿浊瘀阻。继用滋肾平肝、化瘀利湿、通腑降浊法。

方药1：守2019年11月19日方，减去姜黄、三棱、莪术、炒杜仲；加知母 10g，黄柏 10g，茯苓 30g，石韦 30g。28 剂，每日 1 剂，每日 2 次水煎服。

方药 2：缬沙坦胶囊，每次 80mg，每晚 1 次，口服。

嘱停用氨氯地平片、匹伐他汀、贝前列素钠片、非布司他片。

2020 年 1 月 15 日三诊：患者头痛缓解，咽痒，胃纳可，入睡难，腰腿酸困明显减轻，大便顺利，小便偶感尿频、尿热。脉沉缓，舌质淡，有齿痕，苔白。体重 68kg，血压 131/75mmHg。24 小时尿蛋白定量 0.16g，24 小时尿白蛋白定量 50.04mg。血生化：尿素氮 7.1mmol/L，肌酐 147μmol/L，尿酸 297μmol/L，胱抑素 C 2.0mg/L，甘油三酯 1.08mmol/L。证型同前。

方药：守上法加减。减去姜黄、三棱、莪术、炒杜仲；加石韦 30g，金樱子 10g，芡实 10g，甘草 6g，煅牡蛎 30g。28 剂，每日 1 剂，每日 2 次水煎服。

2020 年 3 月 24 日四诊：患者疫情期间停用中药半月余，病情好转，今来复诊，仅感腰酸，尿不尽，小便泡沫时多时少，身无水肿，大便正常。脉沉细弦，舌质红，苔薄白。尿常规均（－）。24 小时尿蛋白定量 0.16g，24 小时尿微量白蛋白 21.18mg。血生化：总蛋白 71g/L，白蛋白 49.4g/L，球蛋白 21.6g/L，尿素氮 5.0mmol/L，肌酐 143μmol/L，尿酸 380μmol/L，胱抑素 C 1.74mg/L，葡萄糖 4.76mmol/L，甘油三酯 1.81mmol/L，总胆固醇 3.05mmol/L，肾小球滤过率 57.4mL/min。证属肾虚肝旺，湿热下注。再拟滋肾平肝、清热通淋法。

方药：黄芪 30g，当归 10g，川芎 15g，钩藤 15g，丹参 30g，熟地黄 15g，川牛膝 15g，牡丹皮 10g，石韦 30g，金樱子 10g，芡实 10g，升麻 10g，山萸萸 10g，淫羊藿 15g，酒大黄 5g。14 剂，每日 1 剂，每日 2 次水煎服。

嘱停用爱西特。

2020 年 6 月 23 日五诊：体重 65kg，血压 120/87mmHg。患者大便溏，一天 1～3 次，小便顺利。脉沉滑，舌质淡红，苔白。24 小时尿蛋白定量 0.1g。24 小时尿白蛋白定量 15.73mg。血生化：尿素氮 8.9mmol/L，肌酐 130μmol/L，尿酸 392μmol/L，胱抑素 C 1.7mg/L，肾小球滤过率 63.97mL/min。证属脾肾两虚，改拟健脾补肾法。

方药 1：守 2020 年 3 月 24 日方，减去熟地黄、川牛膝、牡丹皮、石韦；加炒山药 30g，姜黄 10g，桑寄生 30g，煅牡蛎 30g。28 剂，每日 1 剂，每日 2 次水煎服。

方药 2：缬沙坦，每次 80mg，每日 1 次，口服。

琥珀酸美托洛尔片，每次 47.5mg，每日 1 次，口服。

百令胶囊，每次 4 粒，每日 3 次，口服。

嘱停用非布司他。

按语：肥胖相关性肾小球病即是因过度肥胖致使高脂血症、高瘦素血症、肾素 – 血管紧张素 – 醛固酮系统、胰岛素抵抗、氧化应激、炎症反应等多因素参与，造成肾小球肥大和硬化，并可逐步进展为慢性肾功能不全。本案患者经西医治疗 2 个月，其恶性高血压已得到控制，体重亦减轻 20kg，但血脂、血尿酸仍未控制到正常范围，致使肾功能继续恶化。究其原因，是高血脂、高尿酸引起的肾脏高滤过所致，另外与不当使用环孢素A胶囊相关。环孢素A是由真菌产生的环多肽，是钙调神经磷酸酶的抑制剂。其主要作用是抑制免疫系统的功能，主要用于器官和组织移植前后治疗机体的排斥反应以及移植物抗宿主病，亦用于各种自身免疫性疾病的治疗。环孢素A由于增加肾血管阻力，长期应用可引起持续性缺血，从而导致不可逆的组织间质纤维化及肾小管萎缩。肾缺血及钠潴留又可引起高血压。而肥胖相关性肾小球病的治疗应采取的综合措施是改变生活方式（限制食盐的摄入、低热卡饮食、规律有氧运动等），减轻体重，纠正胰岛素抵抗，抑制肾素－血管紧张素－醛固酮活性，纠正代谢紊乱等。因此，吕师果断停用环孢素A胶囊后，依据脉症，辨证为肾虚肝旺，湿瘀互结，属正虚邪实证。故立法拟方，首选黄芪、当归，益气养血、扶正祛邪，共为君药；川芎、钩藤平抑肝阳；炒杜仲、淫羊藿、山茱萸补肾固涩；酒大黄攻积导滞、泻火凉血。逐瘀通经，共为臣药；佐用丹参、姜黄、三棱、莪术活血祛瘀；桂枝为使，温通经脉。诸药合用，攻补兼施，祛邪安正，共奏滋肾平肝、化瘀利湿、通腑降浊之功。（现代药理研究证实：大黄酸可通过改善脂质代谢紊乱，逆转胰岛素抵抗，并能减轻血栓发生等作用，来减轻肾组织损伤。）中药与西药联合应用，平衡脏腑阴阳，稳定内环境，促使患者的肾功能得到了显著的改善。

代谢综合征，慢性肾功能衰竭（肥人，肾衰病）

马某，男，62岁。2019年12月4日初诊。

主诉：发现肌酐增高3月余。

病史：3个月前体检血压170/105mmHg，体重90kg。身高179cm，体重指数28.09。发现肾功能异常，血生化：尿素氮12.4mmol/L，肌酐186μmol/L，尿酸648μmol/L，葡萄糖6.8mmol/L，总胆固醇4.9mmol/L，甘油三酯4.17mmol/L。住某医院检查，诊断为代谢综合征。给予倍博特、非布司他、海昆肾喜胶囊、百令胶囊、尿毒清等治疗半月，出院时血肌酐降至138μmol/L。半个月前患者饮食不慎导致腹泻，再次住某医院，检查血生化：肌酐256μmol/L，尿酸740μmol/L，葡萄糖6.6mmol/L。经对症治疗腹泻痊愈。今来我院寻求中医治疗。症见患者血压140/76mmHg，心率79次/分，身高178cm，体重86kg。其下肢微肿，纳眠均可，大便一日2次，夜尿4次。阴囊潮湿，皮肤痒。脉沉弦，舌质红，苔厚腻。尿常规均（－）。血生化：尿素氮18.6mmol/L，肌酐210μmol/L，尿酸382μmol/L。肾小球滤过率30.16mL/min。既往史：患有高血压30年，最高血压170/105mmHg。

诊断：代谢综合征（肾衰病）。

证候：肾气虚衰，肝阳上亢，痰湿内蕴。

治则：滋肾平肝，通腑降浊。

方药：二仙汤合当归补血汤加减。黄芪30g，当归10g，川芎10g，丹参30g，钩藤10g，黄柏10g，知母10g，淫羊藿15g，仙茅10g，葛根30g，山茱萸10g，大黄炭5g，煅牡蛎30g。28剂，每日1剂，每日2次水煎服。

（目前正在服用的药物）

缬沙坦，每次80mg，每日1次，口服。

特拉唑嗪片，每次2mg，每晚1次，口服。

嘱低盐饮食，忌食辣椒，酒类，羊肉，豆制品。饮食调剂：肉类（猪、牛、鸡）60g/d。蛋白类：鸡蛋2个，或牛奶500mL，或淡水鱼60g/d。

2020年1月3日二诊：血压139/81mmHg。患者服上方后，大便一日2～3次。有尿等待，但无尿热尿痛。脉沉弦，舌质淡红，苔腻。血生化：尿素氮11.5mmol/L，肌酐162μmol/L，尿酸265μmol/L。肾小球滤过率38.661mL/min。尿常规：潜血（++），红细胞24/μL。证属肾气虚衰，肝阳上亢，痰湿内蕴。再拟滋肾平肝、通腑降浊法。

方药：二仙汤合当归补血汤、滋肾丸加减。黄芪30g，当归10g，川芎10g，钩藤15g，丹参30g，黄柏10g，知母10g，肉桂3g，淫羊藿15g，炒杜仲15g，车前草30g，石韦30g，煅牡蛎30g，大黄炭5g。28剂，每日1剂，每日2次水煎服。

2020年2月27日三诊：患者服用上方1个月后，在当地医院复查，血生化：尿素氮10.9mmol/L，肌酐109μmol/L，尿酸301μmol/L。肾小球滤过率63.75mL/min。尿常规：潜血（++），红细胞24/μL。血常规：白细胞计数5.83×10^9/L，红细胞计数4.37×10^{12}/L，血红蛋白131g/L，血小板计数190×10^9/L。因疫情，不方便到医院，患者即守上方继服20剂。

2020年3月18日四诊：血压146/82mmHg。脉沉弦，舌质淡红，苔薄白。患者服用上方后，乏力改善，纳眠均可，大便一日两次。余无不适。血生化：尿素氮10.9mmol/L，肌酐105μmol/L，尿酸337μmol/L，葡萄糖5.6mmol/L。肾小球滤过率65.222mL/min。尿常规：潜血（+++），红细胞47/μL。

血常规：白细胞计数 $6.14×10^9/L$，血红蛋白 126g/L，血小板计数 $233×10^9/L$。证属肾虚肝旺。继用滋肾平肝法。

方药：黄芪 30g，川芎 10g，钩藤 15g，丹参 30g，黄柏 10g，知母 10g，淫羊藿 15g，炒杜仲 15g，煅牡蛎 30g，益母草 30g，大黄炭 9g。28 剂，每日 1 剂，每日 2 次水煎服。

2020 年 4 月 3 日五诊：血压 137/76mmHg。心率 79 次 / 分。脉沉弦，舌质淡红，有齿痕，苔薄白。患者无水肿，纳眠均可，大便正常，小便有尿等待，余无不适。查尿常规：潜血（++）。血生化：尿素氮 12.59mmol/L，肌酐 114.1μmol/L，尿酸 498.5μmol/L。证属肾虚，下焦湿热。改拟滋肾平肝、清热通淋法。

方药：川芎 10g，钩藤 15g，丹参 30g，黄柏 10g，知母 10g，肉桂 3g，石韦 30g，金樱子 10g，芡实 10g，昆布 10g，大黄炭 9g，山茱萸 10g，升麻 10g，葛根 30g。14 剂。每日 1 剂，每日 2 次水煎服。

2020 年 4 月 17 日六诊：血压 138/69mmHg，心率 66 次 / 分。脉沉弦微数，舌质淡，苔薄黄。大便正常，夜尿 4 次，尿不净症状减轻。查尿常规：潜血（++）。血生化：尿素氮 12.31mmol/L，肌酐 103.4μmol/L，尿酸 328μmol/L，葡萄糖 6.5mmol/L。血常规：白细胞计数 $6.3×10^9/L$，红细胞计数 $2.95×10^{12}/L$，血红蛋白 125g/L，血小板计数 $220×10^9/L$。尿常规：潜血（+++），红细胞 38.5/μL。证属肾虚肝旺，湿浊内蕴。继用滋肾平肝、通腑降浊法。

方药：四妙散合滋肾丸加减。炒苍术 10g，黄柏 10g，薏苡仁 30g，川牛膝 10g，川芎 10g，钩藤 15g，丹参 30g，淫羊藿 15g，知母 10g，肉桂 3g，土茯苓 30g，车前草 30g，葛根 30g，大黄炭 9g。14 剂。每日 1 剂，每日 2 次水煎服。

2020 年 5 月 19 日七诊：血压 134/79mmHg，心率 62 次 / 分，体重 76kg。下肢微肿，夜尿 4 次，大便晨起即解，一日 2 次。阴囊潮湿。再入睡难。脉沉弦，舌质淡红，苔腻。查尿常规：潜血（++），红细胞 56/mL。血生化：尿素氮 10.38mmol/L，肌酐 99.1μmol/L，尿酸 335.4μmol/L。证属脾肾两虚，下焦湿热。再拟健脾补肾、燥湿清热法。

方药：黄芪 30g，当归 10g，川芎 10g，钩藤 15g，丹参 30g，党参 10g，炒白术 15g，茯苓 30g，川芎 10g，川牛膝 10g，薏苡仁 30g，合欢皮 30g，煅牡蛎 30g，炒苍术 10g，黄柏 10g。14 剂。每日 1 剂，每日 2 次水煎服。

按语：本案患者因体检发现高血压、高血糖、高血脂、高尿酸、肾功能减退、蛋白尿等多种指标代谢异常来诊，症见患者形体肥胖，但无头晕头疼，无水肿，无口渴多饮，无关节痛等症状。根据这些检查结果，符合代谢综合征的诊断。代谢综合征是因中心型肥胖，引起胰岛素抵抗、糖耐量受损、血脂异常、高血压等多种代谢危险因素在体内集结，并能促发动脉血管硬化的发生。代谢综合征类属中医学的肥人、消渴。其病机是过食肥甘，胃热津伤，脾失健运，痰湿瘀阻而发病。依其脉症，湿、痰、瘀属邪实，而肝、脾、肾虚属正虚，为虚实夹杂症。故立法拟方，首选黄芪、当归，益气升阳、养血活血，以助脾之健运，扶正祛邪，共为君药；伍用淫羊藿、仙茅、巴戟天、当归、黄柏、知母，即二仙汤，以清肝火、温肾阳，共为臣药；佐用苍术、黄柏，即二妙散，与葛根配伍，燥湿清热，以降血尿酸；川芎、丹参，活血祛瘀；山茱萸补益肝肾、酸敛固涩；大黄攻积导滞、清热凉血、活血逐瘀。诸药合用，共奏滋肾平肝、通腑降浊之功。脾胃健运，则湿浊去，脏腑气血调和，则脉静神安。

肾综合征出血热（疫毒发斑）

冯某，男，49岁。1991年12月4日初诊。

主诉：发热9天，鼻衄、便血、少尿4天。

现病史：患者9天前从家乡返城后，无明显诱因出现发热，体温40℃，头痛，全身酸困，伴咳嗽，至某医院就诊，查X线胸片，诊断为"肺部感染"，给予青霉素治疗4天体温不降，患者遂转住市某医院，查血压71/34mmHg，血常规：白细胞计数$20.0×10^9$/L，拟诊为感染性休克？流行性出血热？给予小诺米星、氨苄西林、先锋霉素V、地塞米松等治疗4天，体温下降，停用上述药物，则体温再次升高，脐周痛，伴有眼结膜出血、鼻衄、柏油样便，表情淡漠，突然瘫倒，小便日解约50mL。急转某医院，经抢救，血压渐升，但少尿，恶心呕吐，眼球结膜充血。检查出血热抗体阳性；尿蛋白（++），红细胞（++++）；血生化：尿素氮31.9mmol/L，肌酐610μmol/L，二氧化碳结合力15.5mmol/L。诊断为肾综合征出血热。血液透析1次，仍无尿。患者要求中医治疗，转入我院。入院时症见：体温37.1℃，心率74次/分，呼吸16次/分，血压90/60mmHg。神志虽清，但表情淡漠，眼球结膜充血，而无醉酒样面容，无皮疹，鼻衄，痰中带血，柏油样便，恶心呕吐，脐周痛，胸痛，尿赤浑浊。听诊心音低弱、心律齐，肺部无异常；肝脾不大，腹软无压痛，肾区有明显叩击痛，脉沉细弱，舌质红瘦、苔黄燥无津。患者诉说头疼、腰痛、乏力、口干渴、恶心、两天无尿。血常规：血红蛋白119g/L、红细胞计数 $3.32×10^{12}$/L、白细胞计数 $11.1×10^9$/L、中性单核粒细胞百分比 75%、淋巴细胞百分比 25%、嗜酸性粒细胞百分比 3%；血生化：总蛋白 54g/L，白蛋白 27g/L，球蛋白 27g/L，尿素氮 21.3mmol/L，肌酐 576.3μmol/L，尿酸 324μmol/L，二氧化碳结合力 15.4mmol/L 钾离子 3.1mmol/L，钠离子 132mmol/L，氯离子 118mmol/L，钙离子 2.02mmol/L。出血热抗体（+）。尿放免：白蛋白 117μg/mL，免疫球蛋白 G 10.9μg/mL，$β_2$- 微球蛋白 9429μg/mL。

诊断：肾综合征出血热；急性肾功能衰竭（少尿期）。

立即进行第二次血液透析，透析中发现血流量很差，给补液 3000mL 后透析方能顺利完成。下机后又补液体 2000mL。

证候：热毒壅盛，心肾俱衰，阴津枯涸，开合失司。

治则：清瘟解毒，滋阴凉血，通腑降浊。

方药 1：清瘟败毒饮加减。生地黄 30g，玄参 15g，牡丹皮 10g，麦冬 15g，白芍 20g，金银花 20g，连翘 15g，大黄炭 15g，丹参 15g，白花蛇舌草 30g，白茅根 30g，黄芩 10g，三七粉 6g，生甘草 3g。3 剂。每日 1 剂，每日 2 次急煎服。

方药 2：大黄 30g，炒槐花 30g，蒲公英 30g，地榆炭 30g，生牡蛎 30g。3 剂，水煎 250mL。3 剂。保留灌肠，每日 1 次。

1991年12月5日二诊：患者尿量增至400mL，表情淡漠，精神萎靡不振，已不恶心，仍无食欲。

1991年12月6日三诊：血液透析1次，透析过程中补5%葡萄糖和生理盐水等液体3000mL。

1991年12月11日四诊：患者体温恢复正常，尿量逐日递增，入院第6天小便日解5400mL，进入多尿期，体质虚弱，口干渴，脉沉细弱，舌质红，少津。证属肾气衰微，开合失司，气阴两伤。拟益气养阴法。

方药：生脉散合增液汤加味。人参15g，太子参15g，麦冬15g，五味子15g，沙参15g，石斛15g，生地黄15g，山药30g，莲子肉10g。7剂，每日1剂，每日2次水煎服。另依病情静脉补充电解质和液体，纠正电解质紊乱和酸碱平衡。

1991年12月19日五诊：患者经中西医结合治疗，精神较前好转，眼结膜出血逐渐吸收，鼻衄停止，大便呈黄褐色，一日5次，尿量日3800mL左右。仍时有恶心呕吐，听诊肺部可闻及少量湿啰音。舌质红，苔黄，脉沉细。血常规：白细胞计数17.5×10^9/L，中性粒细胞百分比89%，淋巴细胞百分比10%，血红蛋白56g/L，血小板计数268×10^9/L。尿常规：蛋白（±），红细胞（++），白细胞（+）。血生化：尿素氮29.1mmol/L，肌酐713µmol/L，二氧化碳结合力25.9mmol/L，葡萄糖5.2mmol/L，钾离子3.1mmol/L，钠离子132mmol/L，氯离子118mmol/L，钙离子2.02mmol/L。患者仍在多尿期，病情好转。方药1和方药2继用，停止血液透析。

1991年12月20日六诊：患者精神可，已有食欲，尿量日1820mL，大便呈黄褐色。病情好转。

1991年12月26日七诊：体温36℃，心率80次/分，呼吸 20 次 / 分，血压 120/83mmHg。患者眠可，有时偶感恶心呕吐，尿量日 3400mL。大便呈黄褐色。尿放免：白蛋白 183μg/mL，免疫球蛋白 G 120μg/mL，β_2- 微球蛋白 >5500μg/mL。舌质淡，苔白，脉沉细。证属脾肾虚衰，气血双亏，湿浊犯胃。停止中药灌肠。改拟健脾补肾、益气养血、化湿降浊、扶正祛邪法。

方药：黄芪 30g，当归 10g，山药 30g，薏苡仁 30g，白豆蔻 10g，太子参 10g，竹茹 10g，川牛膝 15g，炒杜仲 30g，茯苓 30g，山茱萸 10g，淫羊藿 15g，巴戟天 10g，肉苁蓉 10g。28 剂。每日 1 剂，每日 2 次，水煎服。

1992 年 1 月 25 日八诊：患者守上方略有加减服用 1 个月，恶心呕吐停止，食欲增加，腹已不胀，尿量日 2500mL，其中夜尿 1200mL，舌质淡，苔白，脉沉细。尿常规：蛋白（－）；尿毛森试验：尿比重平均值 1.014。血生化：尿素氮 15.6mmol/L，肌酐 379μmol/L。患者已进入出血热病恢复期，证属脾肾两虚，气血双亏。再拟健脾补肾、益气养血法。

方药：黄芪 30g，当归 10g，熟地黄 15g，白豆蔻 10g，茯苓 30g，泽泻 10g，山药 30g，牡丹皮 10g，太子参 10g，山茱萸 10g，肉苁蓉 10g，大枣 3 个。24 剂。每日 1 剂，每日 2 次，水煎服。

1992 年 2 月 22 日九诊：患者精神饮食均恢复正常，大小便顺利，其中夜尿 800～1100mL。尿常规：红细胞 3～5/HP，白细胞（＋）。血常规：白细胞计数 10.2×10^9/L，中性单核粒细胞百分比 87%，淋巴细胞百分比 13%，血红蛋白 66g/L，红细胞计数 2.73×10^{12}/L，血小板计数 316×10^9/L。血生化：尿素氮 4.9mmol/L，肌酐 119μmol/L，二氧化碳结合力 5.31mmol/L，钾离子 5.0mmol/L，钠离子 127mmol/L，氯离子 96mmol/L，钙离子 2.32mmol/L。舌质淡，苔白，脉沉细。患者基本痊愈，带药出院，善后治疗。

方药：黄芪 30g，当归 10g，熟地黄 15g，白豆蔻 10g，茯苓 30g，炒白术 10g，山药 30g，枸杞子 10g，太子参 10g，山茱萸 10g，肉苁蓉 10g，大枣 3 个。14 剂。每日 1 剂，每日 2 次，水煎服。

按语：肾综合征出血热是感染汉坦病毒引起的一种急性自然疫源性疾病，其病原型别较多，传播途径广泛，发病机制复杂，临床表现多样，病情危重易变，并发症多而难治，病死率高是其特点。出血热类属中医学的"温毒疫斑""伏气瘟疫"。吕师辨治本案，患者在该单位医院已经历过发热期、休克期，经抢救休克并血液透析一次后转来我院。患者来诊时精神萎靡，胃肠道症状严重，小便日解仅 50mL，伴眼结膜出血、鼻衄、柏油样便，处于少尿、无尿期。吕师辨证，认为证属疫毒壅盛，气血两燔，肾气衰微，开合失司所致，属邪盛正衰。急拟清瘟败毒饮加减化裁。清瘟败毒饮出自《疫疹一得》，具有清热解毒、凉血化斑之功。吕师所拟方药，因患者已无阳明气分证，故未选生石膏、知母，而首选清热解毒的金银花为君药，与连翘、大黄炭、黄芩、白花蛇舌草联用，以通下三焦热邪；与生地黄、麦冬、玄参、牡丹皮、三七粉、白芍配伍，清热解毒、凉血散瘀，共为臣药；佐用丹参，活血散瘀；地榆炭、槐花、白茅根凉血止血；生甘草为使，清热解毒，调和诸药。诸药合用，共奏清瘟解毒、凉血化斑、通腑降浊之功。当患者日解小便超过 400mL 时，即进入多尿期，停止血液透析。患者舌质淡，苔白，脉沉细。尿量逐渐增多，最多达到日解小便 5400mL，进入多尿期。瘟疫热毒病势已衰，正气未复。证属脾肾两虚，气血双亏。依据脉症，改拟健脾补肾、益气养血、化湿降浊法，扶正祛邪。拟方首选黄芪，升阳益气、利水消肿，与当归配伍，大补气血，共为君药。伍用太子参、山药、薏苡仁、茯苓，补脾胃、益肺肾；炒杜仲、山茱萸、淫羊藿、巴戟天、肉苁蓉，壮腰膝、补肾阳，共为臣药。佐用川牛膝，活血利水；白豆蔻醒脾开胃、芳香化浊，竹茹清热止呕。诸药合用，共奏健脾补肾、益气养血、化湿降浊之功。当患者尿量恢复正常，饮食基本恢复时，患者病情即进入恢复期，此时患者病邪已退，脾肾两虚，气血双亏。再拟健脾补肾、益气养血法，拟方以当归补血汤和六味地黄汤等加减，匡扶正气，善后治疗。总之，本病初起多以邪实为主，正气被遏；随着病程的进展，形成病邪势衰，正气亦虚；根据病情在辨治中实者泻之，虚者补之，正邪兼顾，使患者平安过渡到恢复期，补益气血，善后治疗，方可获得全功。

Fabry 肾病（腰痛）

李某，女，28 岁。2018 年 3 月 1 日初诊。

主诉：尿检异常 2 年余。

病史：患者 2016 年 2 月因妇科病检查时发现尿蛋白(++)。血压 140/90mmHg。追询既往史，诉发现高血压已 10 年。即诊断"高血压肾损害"，给予缬沙坦降压治疗，血压下降后自行停药。2018年1月再次体检时发现尿蛋白（+++），即住某医院做肾活检，诊断为Fabry肾病，给予缬沙坦、百令胶囊、肾炎康复片、阿魏酸哌嗪片等治疗1月余，复查24小时尿蛋白定量3.74g。尿常规：蛋白（+++），糖（±），红细胞23/μL，白细胞58.9/μL，上皮细胞89.6/μL，细菌860.7/μL。血生化：总蛋白60.8g/L，白蛋白26.7g/L，球蛋白34.2g/L，尿素氮2.0mmol/L，肌酐48μmol/L，尿酸381μmol/L，总胆固醇2.87mmol/L，甘油三酯1.83mmol/L，低密度脂蛋白1.98mmol/L，葡萄糖5.7mmol/L。抗核抗体（−），可洗脱核抗原酶谱（−），乙肝病毒五项检查均（−），甲状腺功能正常。今来我院寻求中医治疗。症见血压120/90mmHg，体重82.5kg，身高170cm。患者神清，慢性病容，全身无水肿，仅感腰痛，大小便顺利，尿无热痛，无尿频、尿不尽症状，泌尿点无压痛。脉沉缓，舌质淡红，苔白薄。

诊断：Fabry肾病（腰痛）。

证候：肾虚肝旺。

治则：滋肾平肝法。

方药：黄芪30g，川芎10g，钩藤15g，丹参30g，熟地黄15g，川牛膝10g，桑寄生30g，炒杜仲15g，狗脊30g，姜黄10g，芡实30g，山茱萸10g，淫羊藿15g。30剂。每日1剂，每日2次，水煎服。

（目前正在服用的西药）

缬沙坦胶囊，每次80mg，每日1次，口服。

阿魏酸哌嗪片，每次100mg，每日3次，口服。

2018年3月29日二诊：血压130/70mmHg。患者服用上方后咳嗽，腰酸困，下肢微肿，有尿不尽症状，大便正常，一天1~2次。脉沉缓，舌质淡红，苔白薄。血生化：总蛋白82.7g/L，白细胞45.3g/L，球蛋白37.4g/L，总胆固醇5.26mmol/L，甘油三酯1.91mmol/L，低密度脂蛋白2.92mmol/L。证属肾虚肝旺，湿热下注。治宜滋肾平肝、清热通淋法。

方药：黄芪30g，川芎10g，钩藤15g，丹参30g，熟地黄15g，川牛膝10g，桑寄生30g，炒杜仲15g，狗脊30g，姜黄10g，芡实30g，石韦30g，黄柏10g，射干10g，杏仁10g，淫羊藿15g。30剂，每日1剂，每日2次水煎服。

2018年4月29日三诊：患者服用上方后，咳嗽已止，腰痛缓解，下肢轻微水肿，腿痛，近日大便又溏，一天1~2次。小便利。脉沉缓，舌质淡红，苔白薄。24小时尿蛋白定量1.09g。血生化：总蛋白82g/L，白蛋白46.5g/L，球蛋白35.5g/L，总胆固醇5.24mmol/L，甘油三酯3.11mmol/L。证属脾肾两虚，肝阳上亢。再拟健脾补肾、平抑肝阳法。

方药：黄芪30g，党参10g，炒白术15g，茯苓30g，川芎10g，钩藤15g，丹参30g，木瓜15g，川牛膝10g，桑寄生30g，炒杜仲15g，姜黄10g，淫羊藿15g，车前子30g。30剂，每日1剂，每日2次水煎服。

2018年5月31日四诊：患者服用上方后，咳嗽时臀部肌肉痛，腰痛缓解，下肢轻微水肿，腿痛减轻，近日大便又干，2~3天1次。小便利。月经正常。脉沉缓，舌质淡红，苔白薄。24小时尿蛋白定量0.92g。证属肾虚不固。再拟补肾固涩，佐平肝法。

方药：黄芪30g，川芎10g，钩藤15g，熟地黄15g，川牛膝 10g，茯苓 30g，炒杜仲 15g，狗脊 30g，续断 10，木瓜 15g，炒白术 15g，石韦 30g，山茱萸 10g，淫羊藿 15g。30 剂，每日 1 剂，每日 2 次水煎服。

　　按语：Fabry 病，或称弥漫性躯体血管角质瘤。是一种性连锁遗传性鞘糖脂类代谢病。本病在临床以男性特别是 B 型血者症状严重，而女性为携带者或为轻症。本病起病多在儿童少年期即可出现发作性掌部痉挛神经痛、四肢有蚁行感，腰背、肚脐以下、会阴、大腿等处皮肤表层出现成簇或葡萄状的点状鲜红、紫红，或黑红色的血管扩张区，可高出表面。或伴有抽风、偏瘫、高血压、心脏病病变、血尿、蛋白尿、糖尿、氨基酸尿，或尿崩症、肾小管酸中毒、肾功能衰竭等。本病误诊率较高，且无特效疗法，西医主要为对症治疗。本案患者系青年女性，神经痛及皮肤皮疹等临床症状并不明显。仅以高血压和蛋白尿为主要表现。吕师依其脉症辨证，认为该病为禀赋不足，肾虚不固，肝阳上亢。故立法拟方，首选性味甘温的黄芪，升阳益气、利水消肿，为君药；伍用川芎、钩藤平抑肝阳；熟地黄、桑寄生、炒杜仲、狗脊、芡实、山茱萸、淫羊藿补肾壮阳、收敛固精，为臣药；佐用丹参、川牛膝、姜黄，活血祛瘀。诸药合用，共奏补肾固摄、平抑肝阳之功。使脏腑阴阳平衡，改善病情，减轻患者的痛苦，取得了一定的疗效。

三、间质性肾炎

急性间质性肾炎

案1　曾某，男，16岁。2000年7月25日住院。

主诉：发热、皮疹、关节痛，伴呕吐、腰痛。尿少6天。

现病史：患者20天前因交通意外致颅外伤，左侧肢体瘫痪，在当地某医院手术治疗，住院期间曾用脱水剂、抗生素（不详）等，9月26日伤口愈合出院，出院后第六天出现发热、呕吐、腰背疼、关节疼、全身皮肤散在出现小出血点。当地检查发现肝肾功能异常，转我院治疗。症见患者体温38.9℃，心率100次/分，呼吸25次/分，血压130/90mmHg。神志清，急性病容，面色无华，全身皮肤有散在小出血点，浅表淋巴结不大，听诊心率齐，心脏各瓣膜无异常杂音，两肺呼吸音清晰，肝区有叩击痛，脾不大，腹软无压疼，肾区有叩击痛，四肢关节疼痛。24小时尿量800mL。脉沉细数，舌质红，苔白。尿常规：蛋白（+-）；血常规：血红蛋白117g/L，红细胞计数$3.9×10^{12}$/L，白细胞计数$15.8×10^9$/L，血小板计数$124×10^9$/L，中性单核粒细胞百分比81%，淋巴细胞百分比14%，嗜酸性粒细胞百分比3%。血生化：总蛋白60g/L，白蛋白38g/L，谷草转氨酶49U/L，谷丙转氨酶30U/L，碱性磷酸酶402U/L，谷氨酰转肽酶224U/L，尿素氮12.6mmol/L，肌酐159μmol/L，尿酸445μmol/L，二氧化碳结合力18.72mmol/L，钾离子3.04mmol/L，钠离子130mmol/L，氯离子89mmol/L，钙离子 2.03mmol/L；尿放免：白蛋白 39μg/mL，免疫球蛋白 G 8.2μg/mL，β_2-微球蛋白 2845μg/mL。

诊断：急性间质性肾炎；药物性肝炎。

证候：热毒壅盛，肝肾两伤。

治则：清热解毒，和胃止呕。

方药：生石膏 30g，槐花 30g，生地黄 15g，白芍 15g，太子参 10g，麦冬 10g，五味子 10g，玄参 10g，陈皮 10g，半夏 10g，竹茹 10g，防风 10g。6 剂，每日 1 剂，每日 2 次水煎服。

7 月 28 日：患者发热不退，24 小时尿量 4900mL。查体温 39.4℃，心率 98 次/分，呼吸 24 次/分。给予退热对症治疗。

氢化可的松 100mg 加 5% 葡萄糖注射液 500mL 静脉点滴。

8 月 4 日：体温已降，皮疹已退，关节疼止，神疲乏力，胃疼泛酸，口干多饮，不思饮食。证属气阴两伤，拟益气养阴、和胃止酸。

方药：黄芪 30g，丹参 30g，海螵蛸 30g，鸡血藤 30g，薏苡仁 30g，沙参 20g，浙贝 15g，麦冬 10g，当归 10g，竹茹 10g。6 剂，每日 1 剂，每日 2 次水煎服。

8 月 10 日：患者 24 小时尿量 2400mL，神疲乏力，饮食不佳，肝区仍有触痛，舌质红，苔薄，脉沉细。复查血生化：总蛋白 55g/L，白蛋白 30g/L，谷草转氨酶 32U/L，谷丙转氨酶 48U/L，碱性磷酸酶 272U/L，尿素氮 16mmol/L，肌酐 150μmol/L，二氧化碳结合力 25.7mmol/L，钾离子 3.52mmol/L，钠离子 134mmol/L，氯离子 96mmol/L，钙离子 2.19mmol/L。

尿常规：蛋白（-）。证属肝肾两虚，气血双亏。拟调补肝肾、益气养血法。

方药1：黄芪30g，山药30g，熟地黄15g，茯苓15g，党参15g，炒白芍15g，川牛膝15g，当归10g，丹皮10g，柴胡10g，五味子10g，泽泻10g，枸杞10g，山萸肉10g。6剂，每日1剂，每日2次水煎服。

方药2：百令胶囊，巩固治疗1月余，肝肾功能恢复正常。

按语：本案患者因颅外伤住院手术、抗感染治疗后出现发热、皮疹、关节痛三联症，并伴有呕吐、腰痛，以及肝肾功能损伤，据此诊断为药物过敏导致的急性间质性肾炎和药物性肝炎。其早期邪盛正虚，宜清热解毒、和胃止呕，祛邪为主。而病至后期，邪气渐退，则脏腑多有虚损。吕师辨治，认为急性间质性肾炎的病程进入恢复期时，补益脏腑，应重在调补气血，气血旺盛则诸脏腑自健。

案2 杨某，男，17岁。2001年5月20日初诊。

主诉：发热、皮疹、手脱皮、呕吐、腰痛、少尿23天。

现病史：患者23天前因饮食不洁，引起发热、腹泻，在宁夏某县医院诊断为急性肠炎，给抗生素（不详）治疗三天引起发热、心悸，住当地医院诊断为"心肌炎？"加用鱼腥草、利巴韦林等治疗3天无效，患者出现腰痛、少尿无尿、恶心呕吐、全身皮肤起红色斑疹、关节疼痛。进一步查血生化：尿素氮12.4mmol/L、肌酐585.81μmol/L、尿酸642μmol/L、二氧化碳结合力18.69mmol/L、钾离子4.2mmol/L、钠离子152mmol/L、氯离子122mmol/L；尿蛋白（++），脓球（+++）；可洗脱核糖核酸酶谱：均（–）；心电图：窦性心律，不定性室内传导阻滞；24 小时尿蛋白定量：0.82g；血沉：136mm/ 小时；出血热抗体：阴性。诊断为急性间质性肾炎，急性肾功能衰竭。给泼尼松等治疗十余天，体温下降，但皮疹不退，手掌足掌皮肤剥脱，转我院治疗。症见：体温 36.8℃，心率 140 次 / 分，呼吸 22 次 / 分，血压 120/60mmHg。急重病容，神志清楚，全身皮肤满布红色皮疹，浅表淋巴结不大。心肺听诊：心律齐，心率快，心脏各瓣膜无异常杂音，两肺呼吸音清晰，肝脾不大，腹软无压疼，肾区有叩击痛，四肢关节疼痛，手掌足掌皮肤剥脱，脉疾数，舌质红，苔黄燥。

诊断：急性间质性肾炎，急性肾功能衰竭（关格）。

辨证：热毒壅盛，充斥三焦，伤及脏腑，燔灼营血。

治则：泻火解毒，凉血化斑。

方药 1：金银花 30g，板蓝根 30g，生地黄 15g，连翘 15g，赤芍 15g，太子参 10g，丹皮 10g，紫草 10g，黄芩 10g，薄荷 10g，大黄炭 10g。3 剂，每日 1 剂，每日 2 次水煎服。

方药 2：泼尼松片，每次 30mg，每日 1 次，口服；5% 葡萄糖注射液 500mL，清开灵注射液 20mL 静脉点滴。

2001 年 5 月 23 日二诊：体温 38.7℃，心率 100 次 / 分，呼吸 19 次 / 分，血压 120/60mmHg。患者服用上方后，24 小时尿量 2630mL，脉沉数，舌质红，苔黄。证型同前。

方药 1：守 2001 年 5 月 20 日方，加生石膏 30g，知母 10g。7 剂，每日 1 剂，每日 2 次，水煎服。

方药 2：5% 葡萄糖注射液 500mL，地塞米松 10mg，静脉点滴。

2001 年 5 月 31 日三诊：发热已退，口干多饮，日解小便 4200mL，皮疹减轻，左下肢又出现水肿，检查发现左下肢静脉栓塞。中医辨证：血分郁热，燔灼营血，气血凝滞，阻塞经络。治则：凉血化斑，滋阴清热，活血通脉。

方药 1：金银花 30g，赤芍 30g，泽兰 30g，草薢 30g，生地黄 15g，玄参 15g，川牛膝 15g，桃仁 10g，红花 10g，陈皮 10g，大黄 10g，甘草 10g。6 剂，每日 1 剂，每日 2 次，水煎服。

方药 2：5% 葡萄糖注射液 500mL，尿激酶 10 万单位，静脉滴注。

停用清开灵、地塞米松。

2001 年 6 月 11 日四诊：左下肢水肿消退，小便日解 2200mL，夜尿减少，皮疹已退，精神好转，饮食增加，体质瘦弱，脉沉细，舌质红，苔薄白。尿常规：蛋白（－），红细胞 2 ～ 6/HP；血常规：血红蛋白 86g/L，红细胞计数 2.5×10^{12}/L，白细胞计数 9.7×10^9/L，中性单核粒细胞百分比 72%，淋巴细胞百分比 25%，嗜酸性粒细胞百分比 3%；血生化：尿素氮 9.2mmol/L，肌酐 128μmol/L，尿酸 344μmol/L，二氧化碳结合力 19mmol/L；尿放免：白蛋白 11μg/mL，免疫球蛋白 G 9.3μg/mL，β_2- 微球蛋白 4119μg/mL。病已进入恢复期。证属脾肾两虚，拟用健脾补肾、益气养血法。

方药 1：黄芪 30g，泽兰 30g，牡蛎 30g，丹参 30g，生地黄 15g，川牛膝 15g，赤芍 15g，川芎 15g，太子参 10g，麦冬 10g，五味子 10g，木瓜 10g。每日 1 剂，每日 2 次，水煎服。

方药2：百令胶囊，每次2粒，每日3次，口服。

2001年6月29日五诊：复查尿放免：白蛋白9.1μg/mL，免疫球蛋白G 9.2μg/mL，β₂-微球蛋白654μg/mL。基本痊愈，带中药方回当地巩固治疗。

按语： 本案是在应用抗生素后发生发热、皮疹、关节痛三联征及急性肾功能衰竭，符合急性间质性肾炎的诊断，患者转我院治疗时已进入多尿期，既有气阴两虚证，又有气滞血凝，痹阻经脉证，治疗既要用生脉散、增液汤益气养阴、扶其正气，又要用身痛逐瘀汤活血通脉、化瘀利水，正邪兼顾，方使病情顺利进入恢复期。

案3 张某，女，25岁。1991年3月16日初诊。

主诉： 身肿3月余，发热、皮疹、恶心、无尿1个月。

现病史： 患者原有甲亢病史，两个多月前在妊娠3个月时，因受风寒引起全身水肿，当地医院检查诊断为"急性肾炎"，治疗月余无效，做水囊引产后出现高热、腹痛、恶露腥臭，给氨苄西林治疗4天，出现皮肤药疹，突然无尿，呕恶不止，进一步检查，诊断为"急性肾功能衰竭"，给血液透析治疗28天，一直无尿，转我院治疗，给中药泄腑通浊，配合抗生素、血液透析治疗20天，病情无好转，因不控制进水量，曾4次发生急性左心衰。症见：体温36.5℃，心率105次/分，呼吸22次/分，血压150/90mmHg。急危病容，胸闷胸痛，颈前甲状腺肿大，心悸汗出，恶心呕吐，腹痛拒按，腰以下水肿，经闭，小便日解50～80mL。尿常规：亚硝胺（+），蛋白（+++），潜血（+++），RBC3～5/HP，WBC（++）；血沉43mm/h；尿及阴道分泌物细菌培养均为大肠杆菌生长。血生化：尿素氮 18.1mmol/L，肌酐 866μmol/L，二氧化碳结合力 16.6mmol/L；游离三碘甲状腺原氨酸 5.6ng/mL，游离甲状腺素 100ng/mL；甲状腺过氧化物酶抗体：阳性；肾图示双肾功能重度损伤；超声心动图示左心负荷过重。

诊断：急性肾小球肾炎（水肿）；急性间质性肾炎（关格）；胎盘滞留合并子宫内膜感染（腹痛）；桥本甲状腺炎（瘿病）；泌尿系感染（热淋）。

辨证：药毒伤肾，瘀水互结，心肾阳衰。

治则：温补心肾，化瘀利水。

方药 1：黄芪 60g，茯苓 30g，葶苈子 30g，附子片 15g，红参 15g（另煎），猪苓 15g，泽泻 15g，白术 10g，丹皮 10g，桃仁 10g，红花 10g。3 剂，每日 1 剂，每日 2 次，急煎服（浓煎）。

方药 2：上肉桂 3g（冲服），鹿茸粉 0.6g（冲服）。3 剂。

配合血液透析治疗，每周 3 次。

1991 年 3 月 25 日二诊：上方连服 9 剂，尿量渐增至700mL，胸闷减轻，仍心悸出汗，水肿未消。守上方去葶苈子；加浙贝母 10g，昆布 10g，海藻 10g，瓜蒌 30g。继服18 剂。

1991 年 4 月 12 日三诊：尿量增至 1700mL，水肿渐消，胸闷心悸，明显缓解。舌质淡、苔白腻，脉细数。尿常规：蛋白（+++）；血生化：尿素氮 17.8mmol/L，肌酐 536μmol/L，二氧化碳结合力 16.6mmol/L。辨证：邪气已退，心肾两虚，气血两亏。治则：益气养血，阴阳双补。

方药 1：白芍 30g，生地黄 30g，川芎 15g，赤芍 15g，麦冬 15g，太子参 15g，五味子 15g，玄参 15g，红参 15g（另煎），丹皮 10g，炙甘草 10g，甘松 10g。每日 1 剂，每日 2 次，水煎服。

方药 2：鹿茸粉 0.5g，上肉桂 1g（冲服）。每日 1 次，水冲服。

停止血液透析。

1991 年 7 月 26 日四诊：患者守上方略有加减，服用 3 月余，体质渐复，病情趋于稳定，复查尿蛋白（++）。血生化：尿素氮 7.85mmol/L，肌酐 239μmol/L，二氧化碳结合力 18.6mmol/L。带药回当地巩固治疗。

按语：本案患者在患有桥本甲状腺炎、急性肾炎、人工流产后胎盘滞留合并子宫内膜炎、泌尿系感染的基础上，又因使用氨苄西林免疫介导诱发急性肾小管坏死，其病程迁延，病因多，病机十分复杂，既有忧思郁怒，气滞血凝，瘀水互结，又有冲任虚损，湿热下注，兼有药毒伤肾，心肾俱衰，气化无能，水凌心肺，正衰邪实交织，治疗殊感棘手。患者先后在当地医院和本院血液透析 48 天，依然无尿。加之患者不愿控制进水，曾 4 次发生急性左心衰。病情危重。吕宏生老师无奈请先师吕承全教授会诊。根据其久病不愈，湿、热、瘀、毒内结，心肾俱衰辨证，权衡利弊，先师果断拟用温补心肾、化瘀利水之法，选用生脉散、参附汤、肉桂、鹿茸等扶正祛邪之品，方使病机扭转，尿量逐渐恢复，脱离透析后，病情渐趋稳定。吕宏生老师经治此案，总结经验教训，强调治疗急性肾功能衰竭，不可只管攻邪，而犯虚虚实实之戒，应正邪兼顾，方能相得益彰。

膈下脓肿，继发急性间质性肾炎（腹痛，血症，肾衰病）

贾某，男，57岁，干部。2009年8月7日会诊。

主诉：上腹部疼痛、恶心3月余，下肢出现紫斑8天。

病史：患者3个月前曾因急性胰腺炎、急性腹膜炎，2次进京至某医院手术治疗。术后仍间断发热，胸下部及上腹部持续性钝痛，呃逆，恶心，纳差，出汗。再次住院检查，彩超发现肋膈肌升高，膈下有数个反应性积液，内有大小不同的液平反射波。腹腔穿刺为脓性渗液。血常规：白细胞计数 $17.4×10^9/L$，中性粒细胞百分比93%，淋巴细胞百分比7%，血红蛋白114g/L，红细胞计数 $3.52×10^{12}/L$，血小板计数 $302×10^9/L$。血生化：肝肾功能正常。诊断为膈下脓肿。给予氨苄西林、头孢曲松等治疗半月余，体温下降，但腹痛未减轻，呃逆，恶心未减，近8天来双下肢皮肤出现散在紫斑。复查尿常规：蛋白（++），潜血（+++），红细胞327/mL，白细胞5/mL；血常规：白细胞计数 $14.2×10^9/L$，中性粒细胞百分比91%，淋巴细胞百分比8%，血红蛋白111g/L，红细胞计数 $322×10^{12}/L$，血小板计数 $313×10^9/L$。血生化：总蛋白57.3g/L，白蛋白37.2g/L，球蛋白20.1g/L，谷丙转氨酶34U/L，γ-谷氨酰转肽酶41U/L，尿素氮13.3mmol/L，肌酐179μmol/L，尿酸413μmol/L。因患者出现肾损害，邀吕师会诊。症见：体温37.9℃，心率90次/分，呼吸20次/分。血压140/90mmHg。神志清楚，重病容，腹部胀满，上腹部有压痛及反跳痛，未叩及移动性浊音。肾区无叩击痛，泌尿点无压痛，腰以下可见皮下散在葡萄皮色斑疹，不高出皮肤，按压不褪色，不痛不痒。下肢无水肿。舌质红，舌苔腻，脉沉滑数。询及患者上腹部仍痛，呃逆，纳差，小便黄，大便干，每天 1 次。

诊断：膈下脓肿（腹痛）；急性间质性肾炎（腹痛，血症，肾衰病）。

证候：热毒炽盛，血热发斑。

治则：清热泻火，凉血化斑，通腑降浊。

方药 1：犀角地黄汤合黄连解毒汤加减。生地黄 15g，牡丹皮 10g，赤芍 10g，水牛角 30g，黄连 10g，黄芩 10g，黄柏 10g，防风 10g，蝉蜕 10g，益母草 30g，连翘 15g，陈皮 10g，半夏 10g，酒大黄 10g。14 剂，每日 1 剂，每日 2 次，水煎服。

方药 2：西黄丸 6g，每日 2 次，口服。

2009 年 8 月 21 日二次会诊：患者服用上方后，体温 37.2℃，心率 82 次 / 分，呼吸 18 次 / 分。腰以下紫斑消失，大便已不干。体温已降，不恶心，胃纳较前改善。舌质红，舌苔白，脉沉滑数。复查尿常规：蛋白（＋），潜血（＋＋），红细胞 37/mL。血常规：白细胞计数 $12.4×10^9$/L，中性粒细胞百分比 85%，淋巴细胞百分比 15%，血红蛋白 110g/L，红细胞计数 $343×10^{12}$/L，血小板计数 $297×10^9$/L。血生化：总蛋白 59g/L，白蛋白 37.9g/L，球蛋白 21.1g/L，谷丙转氨酶 36U/L，门冬氨酸转氨酶 34U/L，γ- 谷氨酰转肽酶 38U/L，尿素氮 8.6mmol/L，肌酐 134μmol/L，尿酸 400μmol/L。证属热毒内蕴，肾虚不固。再拟清热解毒、滋阴补肾法。

方药 1：生地黄 15g，熟地黄 15g，牡丹皮 10g，黄连 10g，连翘 15g，金银花 10g，防风 10g，蝉蜕 10g，益母草

30g，茯苓 30g，地榆 19g，白茅根 30g，山萸肉 10g。14 剂，每日 1 剂，每日 2 次，水煎服。

方药 2：西黄丸 6g，每日 2 次，口服。

2009 年 9 月 4 日三次会诊：患者服用上方后，精神转佳，腹痛缓解，纳眠均可，大便正常，小便利。舌质红，舌苔薄白，沉滑数。复查尿常规：蛋白（±），潜血（+），红细胞 78/mL。血常规：白细胞计数 11.4×10^9/L，中性粒细胞百分比 80%，淋巴细胞百分比 20%。血生化：尿素氮 7.4mmol/L，肌酐 118μmol/L，尿酸 342μmol/L。证属热毒内蕴，肾虚不固。再拟清热解毒、滋阴补肾法。

方药：生地黄 15g，熟地黄 15g，牡丹皮 10g，黄连 10g，连翘 15g，金银花 10g，小蓟 30g，地榆 19g，白茅根 30g，益母草 30g，茯苓 30g，山萸肉 10g。14 剂，每日 1 剂，每日 2 次，水煎服。

嘱停服西黄丸。

2009 年 9 月 19 日四次会诊：患者服用上方后，复查尿常规：蛋白（-），潜血（+），红细胞 33/mL。血常规：白细胞计数 9.3×10^9/L，中性粒细胞百分比 72%，淋巴细胞百分比 27%。复查彩超，膈下未探及积液及液平反射波。患者仅有镜下血尿，精神可，腹部检查无压痛，大小便顺利。舌质淡红，舌苔薄白，脉沉缓。基本痊愈。再拟滋阴补肾法善后治疗。

方药：生地黄 15g，熟地黄 15g，牡丹皮 10g，茯苓 30g，女贞子 30g，旱莲草 30g，益母草 30g，地榆 9g，白茅根 30g，山萸肉 10g。10 剂，每日 1 剂，分 2 次水煎服。

按语： 本案是膈下脓肿应用氨苄西林后引起的急性肾小管－间质性肾炎。膈下脓肿是位于膈肌及其系膜之间的局限性脓肿，多继发于腹腔化脓性感染之后，偶见于其他化脓性病灶血行感染。致病菌多为大肠杆菌、链球菌和葡萄球菌，多为混合性感染。其中Ⅳ型链球菌能引起肾小球肾炎。膈下脓肿属中医学的肠痈、结胸、腹痛等范畴。患者所用的氨苄青霉素过敏反应有发热、皮疹、关节痛等副作用。患者感受药毒，燔灼营血，血热发斑，入舍于肾，导致急性间质性肾炎。吕师依其脉症，认为其病机多因感受热毒之邪，外邪侵袭，燔灼营血，内入于肠腑，化腐成脓所致。故立法拟方，选用犀角地黄汤合黄连解毒汤加减，祛邪以安正。其中犀角地黄汤出自《备急千金要方》，具有凉血化斑的功效，黄连解毒汤则出自《外台秘要》，具有泻火解毒的功效。另配用的西黄丸，出自《外科证治全生集》，具有解毒消痈、化痰散结、活血化瘀的功效。诸药联用，共奏泻火解毒、消痈散结、凉血化斑之功。热毒去，则紫癜退，脓肿消，诸脏安。

急性间质性肾炎，代谢综合征（肾衰病，肥人）

任某，男，52岁。2017年5月12日初诊。

主诉：腰痛7年，足痛月余，肾功能异常5月余。

病史：患者自1990年始因腰椎间盘膨出，经常服用吡罗昔康片对症治疗。2016年11月曾2次发生痛风，间断服用别嘌醇片治疗。同年12月因腰痛加重，体检发现血生化：尿素氮11mmol/L，肌酐162.7μmol/L，尿酸501.1μmol/L，胱抑素C 2.83mg/L；尿常规：蛋白（++）。彩超：双肾大小正常，实质弥漫性损伤，双肾囊肿。诊断为肾功能不全。患者在当地医院服用硝苯地平缓释片、尿毒清、别嘌醇片等治疗 2 月余，疗效不佳。遂至北京某医院住院，肾活检为急性间质性肾病。给予甲泼尼龙片、硝苯地平、开同、非布司他、百灵胶囊等治疗。出院后继用上方案治疗 2 月余，今来我医院寻求中医治疗。症见患者血压 143/86mmHg，心率 90 次 / 分，身高 165cm，体重 69kg。患者神志清楚，全身无水肿，易汗，不感乏力，纳眠一般，大便偏干，夜尿 2 ～ 3 次。尿常规：蛋白（+++），尿微白蛋白 >0.15，红细胞 6.5/μL。血生化：尿素氮 12.12mmol/L，肌酐 186μmol/L，尿酸 544μmol/L，胱抑素 C 2.53mg/L，葡萄糖 8.22mmol/L，视黄醇结合蛋白 98mg/L。脉沉弦，舌质淡，苔白。

既往史：2007 年出现高血压，常服利血平片治疗。

诊断：急性间质性肾病（肾衰病）；代谢综合征（肥人）。

证候：肾虚肝旺，药毒伤肾，湿浊瘀阻。

治则：平肝潜阳，清利湿热，通腑降浊。

方药：黄芪 30g，当归 10g，川芎 12g，钩藤 15g，生地黄 15g，牡丹皮 10g，炒白芍 10g，五味子 10g，枸杞子 15g，炒杜仲 15g，淫羊藿 15g，酒大黄 5g，槐花 30g，煅牡蛎 30g。14 剂，每日 1 剂，每日 2 次水煎服。

（目前服用的药物）

甲泼尼龙片，每次 24mg，每日 1 次，口服。

钙尔奇片，每次 0.6g，每日 1 次，口服。

硝苯地平缓释片，每次 10mg，每日 1 次，口服。

α- 酮酸片，每次 4 片，每日 3 次，口服。

碳酸氢钠片，每次 1.0g，每日 3 次，口服。

甘草酸二胺片，每次 100mg，每日 3 次，口服。

百令胶囊，每次 4 粒，每日 3 次，口服。

非布司他，每次 40mg，每日 1 次，口服。

嘱低盐、低嘌呤、优质低蛋白饮食。

2017 年 6 月 2 日二诊：血压 152/88mmHg，心率 80 次 / 分。脉沉滑数，舌质淡红，苔薄白。下肢微肿，大便已不干，夜尿 2 次。余无不适。尿常规：蛋白（++），潜血（±），红细胞 16/μL。血生化：谷丙转氨酶 132U/L，门冬氨酸转氨酶 51U/L，碱性磷酸酶 51U/L，总蛋白 68.7g/L，白蛋白 41.1g/L，球蛋白 27.6g/L，尿素氮 12.12mmol/L，肌酐 152μmol/L，尿酸 451μmol/L，胱抑素 C 2.18mg/L。证属肾虚肝旺，湿浊内蕴。再拟滋肾平肝法。

方药：黄芪 30g，生地黄 15g，牡丹皮 10g，川芎 10g，钩藤 15g，炒白芍 10g，五味子 10g，葛根 30g，茯苓 30g，山茱萸 10g，车前草 30g，酒大黄 5g，槐花 30g，煅牡蛎 30g。14 剂，每日 1 剂，每日 2 次水煎服。

2017 年 6 月 23 日三诊：血压 110/77mmHg，心率 88 次 / 分。患者纳眠均可，夜尿 2 次。大便软，每天 1 次。脉沉滑数，舌质淡红，边有齿痕，苔薄白。下肢微肿，劳累后感腰膝酸软，纳眠可，大便正常。夜尿 1 次。余无不适。彩超：轻度脂肪肝。乙肝病毒五项检查均（-）。血生化：谷丙转氨酶 90U/L，门冬氨酸转氨酶 41U/L，碱性磷酸酶 51U/L，尿素氮 11mmol/L，肌酐 122.3μmol/L，尿酸 225.9μmol/L，胱抑素 C 2.79mg/L，β_2- 微球蛋白 4.0mg/L。证属肾虚不固，气血双亏，湿浊内蕴。再拟益肾养血、化瘀降浊法。

方药1：黄芪30g，当归10g，川芎12g，炒白芍10g，五味子10g，枸杞子15g，茯苓30g，山茱萸10g，川牛膝10g，桑寄生30g，决明子10g，淫羊藿15g，酒大黄5g。14剂，每日1剂，每日2次水煎服。

方药2：缬沙坦胶囊，每次80mg，每天1次，口服。

嘱减甲波尼龙片，每次12mg，每天1次，口服。

减非布司他，每次40mg，每天1次，口服。余药同前。

2017年7月7日四诊：血压112/74mmHg，心率85次/分。舌质淡红，苔薄黄。患者服用上方后，鼻周起红疖，汗多，下肢微肿，酸困乏力，纳眠均可，夜尿3次，大便正常。血生化：尿素氮12.7mmol/L，肌酐112.6μmol/L，尿酸394.3μmol/L，胱抑素C 2.98mg/L，β_2-微球蛋白4.3mg/L。证属肾虚不固，气阴两虚。改拟益气养阴法。

方药：黄芪30g，当归10g，川芎12g，炒白芍10g，太子参10g，麦冬10g，土茯苓30g，葛根30g，车前草30g，玉米须30g，山茱萸10g，酒大黄5g，槐花30g。28剂，每日1剂，每日2次水煎服。

2017年8月16日五诊：脉沉滑，舌质淡红，苔薄白。偶感口干，手指转筋，腰无不适，夜尿1次，大便正常。尿常规：蛋白（++）。血生化：谷丙转氨酶77U/L，总蛋白67.4g/L，白蛋白34.8g/L，球蛋白32.6g/L，尿素氮11.7mmol/L，肌酐119μmol/L，尿酸439μmol/L，胱抑素C 3.04mg/L，葡萄糖6.13mmol/L，β_2-微球蛋白6.4mg/L，总胆固醇7.84mmol/L，甘油三酯6.54mmol/L，低密度脂蛋白3.8mmol/L。证属气阴两虚。再拟益气养阴法。

方药：黄芪 30g，当归 10g，川芎 12g，炒白芍 10g，太子参 10g，麦冬 10g，五味子 10g，茯苓 30g，山茱萸 10g，玉米须 30g，淫羊藿 10g，酒大黄 5g，煅牡蛎 30g。20 剂，每日 1 剂，每日 2 次水煎服。

嘱减甲波尼龙片，每次 8mg，每日 1 次，口服。余药同前。

2017 年 9 月 19 日六诊：血压 113/76mmHg。脉沉滑，舌质淡红，苔薄白。近日感冒，咳嗽，吐白痰。身困乏力，小便利，夜尿一次，大便正常。尿常规：蛋白（++），红细胞 8/HP。血生化：谷丙转氨酶 60U/L，尿素氮 11.5mmol/L，肌酐 105.1μmol/L，尿酸 360.6μmol/L，胱抑素 C 2.88mg/L，葡萄糖 6.41mmol/L，总胆固醇 8.19mmol/L，甘油三酯 5.07mmol/L。证属气阴两虚，外感风邪。再拟益气养阴，佐宣肺止咳法。

方药：黄芪 30g，生地黄 15g，北沙参 10g，杏仁 10g，牛蒡子 6g，桔梗 10g，山药 30g，芡实 30g，山茱萸 10g，淫羊藿 15g，玉米须 30g，大黄炭 5g，煅牡蛎 30g。28 剂，每日 1 剂，每日 2 次水煎服。

嘱减甲波尼龙片，每次 6mg，每日 1 次，口服。余药同前。

2017 年 10 月 27 日七诊：血压 128/83mmHg，心率 90 次/分。脉沉缓，舌质淡红，苔薄白。患者咳嗽已止，口干。乏力改善，下肢轻度水肿，夜尿 12 次，大便正常。尿常规：蛋白（++）。血生化：谷丙转氨酶 38.1U/L，总蛋白 66.7g/L，白蛋白 38.1g/L，球蛋白 27.6g/L，尿素氮 9.3mmol/L，肌酐

100.3μmol/L，尿酸 407μmol/L，胱抑素 C 2.4mg/L，葡萄糖 8.67mmol/L，总胆固醇 8.67mmol/L，甘油三酯 6.18mmol/L。证属肾虚不固。再拟补肾固摄法。

方药：黄芪 30g，生地黄 15g，熟地黄 15g，牡丹皮 10g，茯苓 30g，炒山药 30g，当归 10g，山茱萸 10g，川芎 10g，姜黄 10g，大黄炭 5g，煅牡蛎 30g。28 剂，每日 1 剂，每日 2 次水煎服。

嘱减甲波尼龙片，每次 4mg，每日 1 次，口服。停 α- 酮酸。余药同前。

2017 年 12 月 22 日八诊：血压 120/85mmHg。脉沉滑微数，舌质淡红，苔薄白。眼昏泪多。下肢酸困，无水肿。大便偏干，夜尿一次。尿常规：蛋白（++）。血生化：谷丙转氨酶 40U/L，总蛋白 67.3g/L，白蛋白 40.1g/L，球蛋白 27.2g/L，尿素氮 9.1mmol/L，肌酐 120.6μmol/L，尿酸 378.4μmol/L，胱抑素 C2.51mg/L，葡萄糖 6.41mmol/L，总胆固醇 7.31mmol/L，甘油三酯 4.03mmol/L。证属肾虚火旺。改拟滋补肝肾，佐化瘀降浊法。

方药：知母 10g，黄柏 10g，生地黄 15g，熟地黄 15g，牡丹皮 10g，菊花 10g，枸杞子 15g，茯苓 30g，积雪草 30g，川牛膝 10g，炒杜仲 15g，大黄炭 5g，煅牡蛎 30g。28 剂，每日 1 剂，每日 2 次水煎服。

嘱减甲波尼龙片，每次 2mg，每日 1 次，口服。余药同前。

2018 年 2 月 24 日九诊：血压 123/87mmHg。脉沉滑微数，舌质淡红，苔薄白。口干，腰酸乏力，迎风流泪，纳眠均可，大小便顺利。尿常规：蛋白（++）。血生化：总蛋白66.7g/L，白蛋白39.7g/L，球蛋白27g/L，尿素氮9.0mmol/L，肌酐155.6μmol/L，尿酸374μmol/L，胱抑素C 2.35mg/L，葡萄糖7.13mmol/L，总胆固醇6.67mmol/L，甘油三酯4.02mmol/L。证属肾虚火旺。改拟滋补肝肾，佐化瘀降浊法。

方药：黄芪30g，姜黄10g，牛蒡子9g，丹参30g，菊花10g，枸杞子15g，熟地黄15g，川牛膝10g，炒杜仲15g，北沙参15g，山茱萸10g，大黄炭5g，煅牡蛎30g。28剂，每日1剂，每日2次水煎服。

嘱停用甲波尼龙片、钙尔奇片。

2018年4月4日十诊：血压107/73mmHg，心率98次/分。脉沉缓，舌质红，苔薄白。迎风流泪，听力下降，纳眠均可，腰酸乏力，大便溏，小便顺利。血常规：白细胞计数$6.9×10^9$/L，红细胞计数$4.0×10^{12}$/L，血红蛋白118g/L，血小板计数$247×10^9$/L。血生化：总蛋白60.8g/L，白蛋白36.2g/L，球蛋白24.6g/L，尿素氮13mmol/L，肌酐144μmol/L，尿酸367μmol/L，胱抑素C 2.44mg/L，葡萄糖6.35mmol/L。尿常规：蛋白（++）。证属脾肾两虚。再拟健脾补肾法。

方药1：黄芪30g，当归10g，川芎12g，党参10g，炒白术15g，茯苓30g，桑寄生30g，山茱萸10g，川牛膝10g，山药30g，玉米须30g，淫羊藿15g，煅牡蛎30g。28剂，每日1剂，每日2次水煎服。

方药2：缬沙坦胶囊，每次80mg，每日1次，口服。

百令胶囊，每次2粒，每日3次，口服。

按语： 急性间质性肾炎是指肾间质水肿、炎症细胞浸润为特征的一组急性肾脏病。临床以腰痛、排尿困难，甚至少尿或无尿，或夜尿增多为主要表现，检查可发现多数伴有肾小管功能不同程度的损害。其发病诱因很多，由感染、药物等引起。本病显性发病，起病急，进展速度快，若因认识不足而延误治疗，则易导致肾功能衰竭。急性间质性肾炎属中医学的"腰痛""发斑""关格"等范畴。本病的形成，多因感受湿热、热毒之邪，蕴结三焦，伤及脏腑，阻滞气机，致使肾失开合，膀胱气化失司，脾胃升降失调而为病；或因素体虚弱，感受外邪，邪气内聚，阻滞气机，伤及于肾，开合不利所致。本病总属本虚标实证，一般初期多为湿热、热毒壅盛，脏腑虚损，以邪实为主。病至后期，肾与脾胃等脏腑气阴两伤，则以正虚为主。吕师依其脉症分析，认为符合热毒炽盛的腰痛症。急则治其标，故立法拟方，仿用清瘟败毒饮加减，清瘟败毒饮出自《疫疹一得》，本方具有清热解毒、凉血泻火之功。主治瘟疫热毒，充斥内外，气血两燔证。方中重用生石膏、知母、甘草，取法白虎汤，意在清泄阳明经热，以保津；伍用黄柏、黄连、黄芩，是仿用黄连解毒汤方义，意在通泄三焦火热；配用生地黄、玄参、牡丹皮、生白芍、紫草、丹参，是仿用犀角地黄汤方义，以清热解毒、凉血散瘀。后期依病情酌用炙龟甲补肾阴，肉苁蓉、巴戟天补肾阳，黄芪补气。诸药合用，共奏清热泻火、凉血化斑之功。热毒消退，则肾之开合、膀胱之气化自如。

慢性间质性肾炎继发急性间质性肾炎（虚淋，热毒发斑）

孙某，女，71岁。1998年8月3日初诊。

主诉：足痛 6 天，发热、皮疹、关节痛 4 天。

现病史：患者因泌尿系感染引起慢性间质性肾炎已 7 年余。尿蛋白（＋）；血生化：尿素氮 14.3mmol/L，肌酐 276.3mol/L，尿酸 686mol/L。于 6 天前因痛风发作服用别嘌呤醇引起过敏反应，高热，关节肌肉疼痛，全身满布红色皮疹。住某医院给泼尼松、氯苯那敏、抗生素等治疗 4 天。体温不降，关节疼痛减轻，又因出现面及四肢水肿，皮疹不退。瘙痒不止，大便干结。转我院治疗。症见患者体温 38.4℃，心率 92 次／分，呼吸 21 次／分。全身满布红色皮疹，恶心，口干，夜尿频多，身困乏力，大便干结。尿常规：蛋白（＋）；血常规：血红蛋白 56g/L，红细胞计数 $2.35×10^{12}$/L，白细胞计数 $14.3×10^9$/L，中性单核粒细胞百分比 81%，淋巴细胞百分比 15%，嗜酸性粒细胞百分比 4%；血生化：尿素氮 14.7mmol/L，肌酐 512μmol/L，尿酸 573μmol/L，二氧化碳结合力 16.7mmol/L；尿放免：白蛋白 47μg/mL，免疫球蛋白 G 17μg/mL，$β_2$– 微球蛋白 8700μg/mL。脉沉细数，舌质红，苔黄腻。

诊断：慢性间质性肾炎继发急性间质性肾炎；慢性肾功能不全；高尿酸血症；别嘌呤醇过敏。

证候：湿热壅盛，蕴结三焦。

治则：清化湿热，凉血化斑。

方药 1：清温败毒饮加减。生石膏 30g，知母 10g，生地黄 15g，丹皮 10g，赤芍 10g，黄连 10g，黄芩 10g，大黄 10g，防风 10g，紫草 10g。21 剂，每日 1 剂，每日 2 次水煎服。

方药 2：泼尼松片，每次 30mg，每日 1 次，口服。

1998 年 8 月 24 日二诊：患者守上方服用治疗 20 余天，皮疹消退，瘙痒缓解，患者食欲不振，口干，夜尿频多，身困乏力，脉沉细，舌质红，苔薄白。复查尿常规：蛋白（+）。证属脾肾虚衰，湿浊内蕴。治宜燥湿清热、益肾健脾、化瘀降浊法。

方药：四妙散加味。炒苍术 10g，黄柏 10g，赤芍 10g，大黄 10g，巴戟天 10g，川牛膝 15g，淫羊藿 15g，当归 15g，威灵仙 20g，薏苡仁 30g，丹参 30g，炒槐花 30g，车前草 30g。21 剂，每日 1 剂，每日 2 次水煎服。

减泼尼松 25mg，每日 1 次，口服（每半月撤减 5mg）。

1998 年 9 月 15 日三诊：上方略有加减，服用 40 余天，泼尼松片逐步撤停，水肿消退。饮食增加，体质明显改善，复查血常规：血红蛋白 72g/L，红细胞计数 2.93×10^{12}/L，白细胞计数 8.7×10^9/L，中性单核粒细胞百分比 42%，淋巴细胞百分比 56%；血生化：尿素氮 13.6mmol/L，肌酐 259μmol/L，尿酸 441μmol/L，二氧化碳结合力 19.7mmol/L；尿放免：白蛋白 41μg/mL，免疫球蛋白 G 11μg/mL，β_2- 微球蛋白 2709μg/mL。病情好转，守上方 7 剂，带药出院。

按语： 本案患者有慢性间质性肾炎、慢性肾功能不全病史，因排泌功能衰退引起痛风，服用别嘌呤醇后又出现发热、皮疹、关节痛等过敏反应，致使肾功能进一步恶化。别嘌呤醇是类似次黄嘌呤的药物，它通过竞争性抑制黄嘌呤氧化酶，来使体内的尿酸合成减少。并经代谢转变为氧基嘌呤经肾排出体外。其副作用可发生腹痛腹泻、低热、肝功能异常及瘙痒性斑丘疹等。吕师辨治本案，基于慢性间质性肾炎、慢性肾功能不全肾气虚衰、气阴两虚为本，湿浊内蕴为标的认识，加之药毒外袭，热毒发斑，入舍于肾。辨为正衰邪实证。立法急则治其标，祛邪以安正。选用防风通圣散加减。防风通圣散出自《宣明论方》，主治外感风邪，内有蕴热，表里俱实证。并治疮疡肿毒、肠风痔瘘、丹斑瘾疹等。吕师急则治其标，用清瘟败毒饮清化湿热、凉血化斑，疏其邪滞；待邪气退，再议其慢性病之脏腑虚损，调理脾肾，善后治疗。

反流性肾病并发急性肾功能衰竭（热淋，关格）

于某，女，65岁。2015年2月20日初诊。

主诉：尿频、尿急2年余，突然少尿无尿10天。

病史：患者于2012年2月无明显诱因出现尿热、尿频、尿痛，在某医院检查。尿常规：蛋白（+），白细胞（++），红细胞（+），上皮细胞（+）。诊断为肾盂肾炎，给予左氧氟沙星、呋喃妥因、头孢类抗生素等治疗，病情时好时差，反复发作，一直未愈。10天前因尿频、尿不净症状再次复发，某医给予亚胺倍南针剂治疗后突然出现腰痛、小腹痛，少尿、无尿，继之出现恶心呕吐。住院检查血生化：尿素氮28.9mmol/L，肌酐801μmol/L，尿酸487.2μmol/L，钾离子5.79mmol/L。血常规：白细胞计数$11.7×10^9$/L，单核粒细胞百分比61%，淋巴细胞百分比33%，嗜酸性粒细胞百分比6%，血红蛋白91g/L，红细胞计数$343×10^{12}$/L，血小板计数$316×10^9$/L。尿常规：蛋白（+），白细胞（+）。诊断为"急性肾功能衰竭"。10天内给予补液体、血液透析4次，恶心呕吐缓解，但仍少尿无尿。今来我院，要求中药配合治疗。症见患者面白无华，全身无水肿，腰部叩击有胀痛不适，腹部检查泌尿点有轻压痛，肝脾不大，小便短少，日解 400mL 左右。大便偏干，每天 1 次。脉沉细，舌质淡红，苔白薄。追询患者出现少尿无尿前情况，有汗蒸理疗史，否认糖尿病史，否认使用过镇痛剂、马兜铃酸类中草药等病史。查血压 136/65mmHg。血生化：尿素氮 18.2mmol/L，肌酐 302.8μmol/L，尿酸 419μmol/L，钾离子 4.95mmol/L，钠离子 143mmol/L，氯离子 109mmol/L，钙离子 2.34mmol/L，磷离子 1.48mmol/L，二氧化碳结合力 24.4mmol/L。血常规：白细胞计数 $8.3×10^9$/L，中性单核粒细胞百分比 83%，淋巴细胞百分比 9.6%，嗜酸性粒细胞百分数 0.8%，血红蛋白 75g/L。彩超显示：双肾中度积水，双侧输尿管上段中度扩张，未见结石、息肉。

诊断：反流性肾病继发急性肾功能衰竭（虚淋，关格）。

证候：气阴两虚，药毒壅盛，肾气被遏，开合失司。

治则：滋肾通关，清热通淋，和胃降浊。

方药：石韦 30g，知母 10g，黄柏 10g，肉桂 3g，生地黄 15g，丹皮 10g，白芍 12g，陈皮 10g，半夏 9g，土茯苓 30g，大黄 10g，槐花 30g。20 剂，每日 1 剂，每日 2 次水煎服。

2015 年 3 月 19 日二诊：患者服用上方 20 剂，尿量逐渐增多，腹痛症状缓解，尿频、尿不尽、尿痛症状减轻，已停血液透析。今来复诊，大便软，食欲增加。小便日解 1500mL，大便正常。脉沉细，舌质淡红，苔白腻。复查血生化：尿素氮 9.2mmol/L，肌酐 172.2μmol/L，尿酸 378μmol/L。证型同前。守上法加减。

方药：滋肾丸加味。知母 10g，黄柏 10g，肉桂 3g，瞿麦 30g，蕄蓄 30g，蒲公英 30g，石韦 30g，生地黄 15g，丹皮 10g，白芍 12g，大黄 10g，槐花 30g。继服 14 剂。每日 1 剂，每日 2 次水煎服。

按语： 吕师辨治本案，患者原本患有反流性肾病并慢性肾盂肾炎，在应用抗生素后出现急性肾功能衰竭。究其原因，泰能是碳青霉烯类抗生素，具有抗菌谱广、抗菌作用强的特点。但其具有一定的肾毒性，肾功能衰退的患者应用时需要调整剂量。患者应用抗生素前曾做过汗蒸理疗。中医认为汗为心之液；汗者，气分之水也。汗蒸则耗气伤阴。患者出大汗后应用抗生素泰能，导致抗生素在肾脏的血药浓度异常增高，产生的肾毒性导致急性肾功能衰竭的发生。患者来诊时虽已血液透析 4 次，但尿量仍在 400mL 左右，仍在少尿期。针对病情，吕师认为本病系因气阴两虚，药毒壅盛，肾气被遏，开合失司所致。证属邪盛正衰。故立法以扶正祛邪为主。拟方首选知母、黄柏，滋补肾阴，为主药，与肉桂配伍，化气行水；黄柏与石韦、土茯苓配伍，清利下焦湿热；生地黄、丹皮、白芍滋阴清热、凉血止血；大黄、槐花清热泻火、凉血解毒，共为臣药；佐用陈皮、半夏和胃止呕。诸药合用，共奏滋肾通关、清热通淋、和胃降浊之功。使肾阴充盈，则气化有源，肾司开合，则水津四布，五经并行，揆度以为常也。

糖尿病继发急性间质性肾炎（消渴，肾衰病）

王某，女，68 岁。2019 年 8 月 26 日初诊。

主诉：口渴多饮 26 年，肾功能异常 3 个月。

病史：患者患糖尿病已 26 年，应用胰岛素治疗，血糖控制较好。因抵抗力低，平素易感冒，常服用感冒通片。3 个月前患者再次感冒，高热不退，至当地某医院住院，给用吲哚美辛栓剂塞肛退热，用药后患者出现神志不清，医生诊断为"后循环缺血"，经输液抢救（用药不详），神志逐渐清醒后，进一步检查发现患者入院时的血肌酐 111μmol/mL 上升至 206μmol/mL。经对症治疗，疗效不佳。今患者来我院寻求中医治疗。查血压 130/70mmHg，体重 70kg，身高 159cm。症见患者慢性病容，口干多饮，夜尿 3 ～ 4 次，但尿无热痛，无尿急、尿不净症状，大便干，数日一解。舌质暗，苔白，脉沉细。24 小时尿蛋白定量 0.36g，脑钠肽前体 1963pg/mL。尿常规：白细胞 263/μL。血常规：白细胞计数 8.75×10^9/L，红细胞计数 3.39×10^{12}/L，血红蛋白 118g/L，血小板计数 142×10^9/L。血生化：总蛋白 71.7g/L，白蛋白 37.3g/L，球蛋白 34.4，葡萄糖 13.34mmol/L，甘油三酯 2.42mmol/L，总胆固醇 3.49mmol/L，低密度脂蛋白 1.42mmol/L，尿素氮 17.8mmol/L，肌酐 202μmol/L，尿酸 420μmol/L，钾离子 6.5mmol/L，胱抑素 C 2.4mg/L。甲状旁腺激素 79.4mg/mL。

诊断：急性间质性肾炎（镇痛剂肾病）（肾衰病）；高钾血症；2 型糖尿病（消渴）；膀胱炎（热淋）。

辨证：气阴两虚，药毒伤肾，闭阻里窍，湿热下注。

治则：通腑泻浊，滋肾通关，清热通淋。

方药 1：聚磺苯乙烯钠散，每日 1 次 15g，口服。连用 3 天。

方药 2：滋肾丸合白虎汤加味。知母 10g，黄柏 10g，肉

桂 3g，生石膏 30g，北沙参 30g，麦冬 10g，天花粉 30g，萹
蓄 30g，瞿麦 30g，石韦 30g，煅牡蛎 30g，大黄 6g，槐花
30g。5 剂，每日 1 剂，每日 2 次，水煎服。

（目前正在应用的药物）

门冬胰岛素：早 26U，中午 16U，晚 14U，皮下注射。

甘精胰岛素：睡前 6U，皮下注射。

华法林钠片：每次 1.25g，每日 1 次，口服。

氯比格雷片：每次 1 片，每晚 1 次，口服。

阿托伐他汀片：每次 10mg，每日 1 次，口服。

比索洛尔片：每次 1.5 片，每日 1 次，口服。

呋塞米片：40mg，每日 1 次，口服。

氨氯地平片：每次 5mg，每日 1 次，口服。

α- 酮酸片：每次 4 片，每日 3 次，口服。

嘱因高钾血症，停用贝那普利片、尿毒清。先服用聚磺
苯乙烯钠散排血钾治疗，待血钾降至正常后，再服用中药煎
剂。低盐优质低蛋白糖尿病饮食。忌豆制品、酒类、羊肉。

2019 年 9 月 2 日二诊：复查血钾 4.97mmol/L。患者服用
上方后，大便溏，每天 1 次，夜尿 3 次，口干渴症状减轻。
脉沉缓，舌质淡红，苔薄白。证属气阴两虚，气化不利。拟
益气养血、滋阴补肾法。

方药：当归补血汤合生脉散合滋肾丸加减。黄芪 30g，当
归 10g，川芎 15g，丹参 30g，太子参 10g，麦冬 10g，五味
子 10g，知母 10g，黄柏 10g，肉桂 30g，桑寄生 30g，淫羊藿
15g，大黄炭 5g，炒槐花 30g，煅牡蛎 30g。12 剂，每日 1 剂，
每日 2 次水煎服。

2019年9月21日三诊：患者服用上方后感头昏不适，夜尿多，大便不爽。下肢腓肠肌痛，脉沉缓，舌质淡红，苔薄白。证属气阴两虚，再拟益气养血法。

方药：生脉散合柴葛解肌汤加减。太子参10g，麦冬10g，五味子10g，柴胡10g，葛根30g，川牛膝15g，木瓜10g，炒杜仲15g，桑寄生30g，大黄炭5g，炒槐花30g，煅牡蛎30g。15剂，每日1剂，每日2次水煎服。

2019年10月14日四诊：患者服上方仍感口干多饮，夜尿3次，但尿无热痛，无尿急、尿不尽症状，腰及下肢肌肉痛，脉沉缓，舌质淡红，苔薄白。复查尿常规：蛋白（±），糖（±），白细胞248/μL。血常规：白细胞计数7.49×10⁹/L，红细胞计数3.41×10¹²/L，血红蛋白110g/L，血小板计数133×10⁹/L。血生化：葡萄糖9.65mmol/L，尿素氮13.2mmol/L，肌酐179μmol/L，尿酸370μmol/L，钾离子4.5mmol/L，胱抑素C 2.49mg/L。证属气阴两虚，再拟益气养血法。

方药：生脉散加味。太子参10g，麦冬10g，五味子10g，白芍10g，枸杞子10g，熟地黄15g，川牛膝10g，木瓜10g，淫羊藿15g，大黄炭5g，炒槐花30g，煅牡蛎30g。15剂，每日1剂，每日2次水煎服。

嘱（肌溶解症？）停用阿托伐他汀片。

2019年11月4日五诊：脉沉缓，舌质淡红，苔薄白。患者停用阿托伐他汀片后身痛缓解，但仍感身困乏力，大便溏，小便无热痛，但夜尿多。证属脾肾两虚，气血双亏。改拟健脾补肾、益气养血法。

方药：当归补血汤合四君子汤加味。黄芪30g，当归

10g，川芎 15g，丹参 30g，党参 10g，炒白术 15g，茯苓 30g，枸杞子 15g，山茱萸 10g，炒杜仲 15g，大黄炭 5g，煅牡蛎 30g。21 剂，每日 1 剂，每日 2 次水煎服。

2019 年 11 月 25 日六诊：脉沉缓，舌质淡红，苔薄白。患者服上方，身困乏力改善，口干减轻，夜尿减少。复查血常规：白细胞计数 11.18×10^9/L，红细胞计数 3.18×10^{12}/L，血红蛋白 104g/L，血小板计数 166×10^9/L。血生化：葡萄糖 9.65mmol/L，尿素氮 14mmol/L，肌酐 178μmol/L，尿酸 402μmol/L，钾离子 5.8mmol/L。患者发现高血钾后，已自服两瓶聚磺苯乙烯钠散。证属脾肾两虚，气血双亏。改拟健脾补肾、益气养血法。

方药：守 2019 年 11 月 4 日方继服。21 剂，每日 1 剂，每日 2 次水煎服。

按语：本案系非甾体消炎药引起的肾损害。非甾体消炎药主要是通过干扰肾内血管扩张的前列腺素合成，影响肾脏血流动力学过程而引起血管收缩，致使肾组织缺血、缺氧，导致不同程度的肾功能损害，甚至急性间质性肾炎并伴有重度蛋白尿、急性肾皮质坏死，或伴有腰痛的急性肾衰、肾乳头坏死、恶性高血压及水钠潴留等肾脏综合征。能引起间质性肾炎的非甾体消炎药至少有 8 种，如非诺洛芬、萘普生、布洛芬、非那西丁、双氯芬酸、吲哚美辛等。这类镇痛剂引起的肾病属中医学的"消渴""腰痛""癃闭""关格""虚劳"等范畴。本病的形成，因素体虚弱，服用镇痛药物后，淤积成毒，消灼气阴，耗伤元阴元阳，肾失开合，湿浊内生所致。辨治这类镇痛剂肾病，清·林珮琴《类证治裁·关格》中认为：治关格宜先施降火、豁痰、通瘀之法治其标，后用甘润滋液、酸甘化阴治法治其本。吕师辨治本案，患者原有糖尿病史，系气阴两虚体质，应用吲哚美辛栓剂后出现神志不清，肾功能急剧恶化。符合镇痛剂肾病的诊断。依其脉症，证属气阴两虚，药毒伤肾，闭阻里窍，湿热下注所致的毒邪壅盛，肾阳被遏证。故立法拟方，首选知母、黄柏、肉桂，即滋肾丸，滋肾通关，共为君药。伍用生石膏、知母、北沙参、麦冬、天花粉，清热生津，共为臣药。佐用萹蓄、瞿麦、石韦清热通淋；性味苦寒的大黄清热泻火、凉血解毒，与泄热凉血的槐花配伍，通腑泻浊；性味咸平的煅牡蛎，平惊恙，除拘缓。诸药合用，共奏滋肾通关、通腑降浊、清热通淋之功。待热毒去，患者口渴多饮，乃气阴两伤，故改拟黄芪、当归益气养血，共为君药；伍用太子参、麦冬、五味子，甘润滋液、益气生津、敛阴止汗；白芍、山茱萸，与牡蛎配伍，酸甘化阴，潜阳固涩；枸杞子、熟地黄、桑寄生、淫羊藿、炒杜仲，补益肝肾；脾虚便溏时改用党参、炒白术、茯苓、炒麦芽，健脾渗湿；佐用川芎、丹参、川牛膝活血化瘀；毒邪未净加大黄炭、炒槐花祛邪安正。诸药合用，祛邪安正，共奏健脾补肾、益气养血之功。毒邪得去，则正气康复。

Ⅱ型肾小管酸中毒（痿症）

牛某，女，47岁。2016年8月26日初诊。

主诉：全身乏力，伴间断软瘫13年。

病史：患者2003年无明显诱因出现全身无力、瘫软，在当地某医院检查发现低血钾，拟诊为Ⅱ型肾小管酸中毒，干燥综合征？给予枸橼酸钾口服，对症治疗，软瘫症状缓解。患者长期间断服用枸橼酸钾，病情稳定。2 个月前（2016 年 6 月）患者再次发生软瘫、晕倒，当地医生急给静脉补氯化钾后神志清醒，软瘫症状改善，遂住医院系统检查。抗核抗体（－），可洗脱核糖核酸酶谱（－）；甲状腺功能正常；血生化：总蛋白 60.5g/L，白蛋白 39.9g/L，球蛋白 20.6g/L，尿素氮 3.61mmol/L，肌酐 50μmol/L，尿酸 266μmol/L，钾离子 3.7mmol/L，钠离子 140mmol/L，氯离子 108mmol/L，钙离子 2.26mmol/L，磷离子 1.24mmol/L，葡萄糖 4.15mmol/L，低密度脂蛋白 1.16mmol/L；24 小时尿蛋白定量 0.06g；尿比重 1.010；血常规：白细胞计数 3.26×10^9/L，中性单核粒细胞百分比 49%，红细胞计数 3.57×10^{12}/L，血红蛋白 131g/L，血小板计数 145×10^9/L。排除了干燥综合征。诊断为 Ⅱ 型肾小管酸中毒，给予 10% 枸橼酸钾口服液，每次 15mg，每日 1 次，口服。带药出院。患者今来我院，要求中医配合治疗。症见患者血压 100/60mmHg，心率 60 次 / 分，呼吸 16 次 / 分。神志清，慢性病容，四肢乏力，不畏冷，无异常出汗，走路多则足痛，晨起眼泡水肿，下肢轻度浮肿，口干，心悸气短，纳眠均可，腹胀，无腰痛，大便正常，夜尿多，月经量少，周期正常，有通经。舌质淡，苔白，脉沉缓。

诊断：Ⅱ 型肾小管酸中毒（痿症）。

证候：肾虚不固，气阴两伤。

治则：益气养阴，补肾固涩。

方药 1：太子参 10g，麦冬 10g，五味子 10g，枳壳 10g，青皮 10g，陈皮 10g，法半夏 9g，茯苓 30g，泽泻 10g，厚朴

10g，山茱萸 10g，甘草 6g。7 剂，每日 1 剂，每日 2 次水煎服。

方药 2：10% 枸橼酸钾口服液，15mg，每日 1 次，口服。

2016 年 9 月 2 日二诊：患者服用上方后，口不渴，夜尿 2 次，仍感下肢酸困乏力，足跟痛，轻度水肿，心悸失眠。舌质淡，苔薄白，脉沉细数无力。证属肾虚不固，气阴两虚。再拟益气养阴、壮腰补肾法。

方药：黄芪 30g，当归 10g，熟地黄 15g，川牛膝 15g，炒杜仲 15g，骨碎补 10g，鸡血藤 30g，淫羊藿 15g，炒枣仁 10g，陈皮 10g，枳壳 10g，山茱萸 10g。14 剂，每日 1 剂，每日 2 次水煎服。

2016 年 9 月 20 日三诊：患者服用上方后感舌疼，昨天又出现大便溏泄，失眠心悸，四肢不温，下肢乏力无改善。舌质淡，苔薄白，脉沉细数无力。证属脾肾两虚，心血失养。改拟健脾和胃、养血安神法。

方药：黄芪 30g，当归 10g，党参 10g，麦冬 10g，五味子 10g，陈皮 10g，白豆蔻 10g，炒枣仁 10g，炒山药 30g，川芎 12g，炒麦芽 30g。7 剂，每日 1 剂，每日 2 次水煎服。

2016 年 9 月 29 日四诊：患者服用上方后腹泻止，每天 1 次，小便正常，胃纳一般，睡眠改善，仍足跟痛，下肢乏力。脉沉细数，舌质红，苔斑剥。证属肾虚不固，脾胃不和。再拟补肾固涩、健脾和胃法。

方药：黄芪 30g，当归 10g，熟地黄 15g，川牛膝 15g，炒杜仲 15g，陈皮 10g，法半夏 9g，茯苓 30g，泽泻 10g，桂枝 10g，淫羊藿 15g，山茱萸 10g。28 剂，每日 1 剂，每日 2 次水煎服。

2016 年 11 月 16 日五诊：患者初服用上方后感腹胀，继服则腹胀消失，乏力较前改善，四肢转温，劳累后则感下肢发胀，足跟痛，睡眠多梦，但已不心悸。大便正常，夜尿 2次。脉沉细数，舌质红，苔白。并诉自停枸橼酸钾已 10 天。证属肾虚不固，脾胃不和。再拟补肾固涩、健脾和胃法。

方药：黄芪 30g，熟地黄 15g，川牛膝 15g，陈皮 10g，白豆蔻 10g，枳壳 10g，浙贝母 10g，郁金 10g，法半夏 9g，茯苓 30g，泽泻 10g，桂枝 10g，淫羊藿 15g。7 剂，每日 1 剂，每日 2 次水煎服。

按语：肾小管酸中毒是指近曲小管重吸收碳酸氢根，或远曲小管泌氢、排铵，尿液酸化功能障碍所致的一个综合征。其主要特征有慢性高氯性酸中毒，高钾血症，或低钾血症，低钙血症，及水、电解质平衡失调等。其临床表现轻者可无表现，而典型者以烦渴多饮、多尿、虚弱无力，知觉迟钝、麻痹，或恶心呕吐，或心律失常，或呼吸失常，或发生尿路结石，或发生佝偻病、骨软化症、侏儒症等发育障碍。肾小管酸中毒属中医学的"消渴""呕吐""痿证""五迟五软"等范畴。其病机是先天禀赋不足，五脏柔弱，肾气亏虚，肝血失养，津液不足，或饮食失宜，恣食炙煿，化燥生热，壮火食气，致肾水亏少所致。总属本虚标实之证。临床以脾肾两虚、肝血亏虚、肾阴亏虚证为常见类型。吕师辨治本案，患者以全身无力、瘫软，口干，心悸，夜尿多，舌质淡，苔白，脉沉缓为主症。依其脉症，辨证为肾虚不固，气阴两伤，属正虚。故立法拟方，首选味甘、微苦、性温的太子参益气补脾，为君药；太子参与麦冬、五味子联用，即生脉散，益气生津、敛阴止汗。黄芪、当归益气养血；熟地黄、山茱萸酸甘化阴，补益肝肾，共为臣药。佐用枳壳、厚朴、青皮行气除胀；陈皮、法半夏、茯苓、甘草即二陈汤，理气和中；泽泻淡渗利湿而不伤阴；甘草甘温，调和诸药。诸药合用，共奏益气养阴、补肾固涩之功。现代药理研究证实，枳壳、厚朴、青皮、陈皮等行气药和泽泻等利水渗湿中药中均含有较多的钾，应用这类药物辨治Ⅱ型肾小管酸中毒，可使其低钾血症得到相应的改善。总之，培补脾肾、养血柔肝、扶正为主，方可获得效验。

慢性间质性肾炎（镇痛剂肾病），慢性肾功能不全（肾衰病）

史某，女，68岁。2019年11月6日初诊。

主诉：面黄乏力，发现肾功能异常4个月。

病史：患者2019年6月体检发现血压157/68mmHg。血常规：白细胞计数4.8×10^9/L，红细胞计数2.37×10^{12}/L，血红蛋白75.8g/L，血小板计数101×10^9/L。血生化：碱性磷酸酶134U/L，尿素氮14.8mmol/L，肌酐242μmol/L，尿酸374μmol/L，高密度脂蛋白0.5mmol/L。尿常规：潜血（++），红细胞23/mL。彩超：双肾大小正常，皮质变薄。住院进一步检查，诊断为慢性肾功能不全（失代偿期）。给予海昆肾喜胶囊、肾康注射液、重组人促红细胞生成素、氨氯地平等治疗后出院。今来我院寻求中医治疗。症见患者神志清楚，慢性病容，贫血貌，全身无水肿，大便成形，每日1次，夜尿1次，无口渴多饮症状。仅感饮食口淡无味，余未诉特殊不适。脉沉细，舌质暗红，苔薄白。查心率66次/分，血压159/72mmHg。体重48kg，身高140cm。血生化：尿素氮10.11mmol/L，肌酐200μmol/L，尿酸485μmol/L，电解质均正常。既往史：2017年右手腕关节骨折史。多年来，因牙痛，有经常服用安乃近、保泰松、泼尼松等治疗史。否认糖尿病、高血压病、尿路感染，否认具有肾毒性的抗生素、马兜铃酸药物治疗史，否认重金属接触史。

诊断：慢性间质性肾炎（镇痛剂肾病）；慢性肾功能不全（肾衰病）。

证候：药毒伤肾，肾气虚衰，气血双亏，湿浊内蕴。

治则：益气养血，补肾固涩，化瘀降浊。

方药：当归补血汤加味。黄芪30g，当归10g，川芎10g，升麻10g，陈皮10g，姜半夏10g，茯苓30g，枸杞子15g，炒白芍10g，炒麦芽30g，山茱萸10g，葛根30g，车前草30g，淫羊藿10g，酒大黄5g。28剂，每日1剂，每日2次水煎服。

（目前正在应用的药物）

重组人促红细胞生成素注射液，6000U/支，每周1次皮下注射。

琥珀酸亚铁片，每次0.1g，每日1次，口服。

苯磺酸氨氯地平片，每次5mg，每日1次，口服。

海昆肾喜胶囊，每次2粒，每日3次，口服。

嘱优质低蛋白饮食。慎用镇痛剂等肾毒性药物。

2019年12月11日二诊：血压167/71mmHg，心率77次/分。脉沉缓，舌质红，苔白。服上方后纳眠均可，近日牙齿松动，疼痛不已，在当地医院给予牛黄甲硝唑片治疗后，牙痛减轻。大便成形，每日 1 次。夜尿 2 次。血常规：红细胞计数 $3.57×10^{12}$/L，血红蛋白 114g/L，血小板计数 $234×10^9$/L。血生化：尿素氮 15.34mmol/L，肌酐 177μmol/L，尿酸 397μmol/L，电解质正常。证属肾虚火旺，气阴两虚。改拟滋阴清热、补肾固涩法。

方药：守 2019 年 11 月 6 日方，减去陈皮、姜半夏、茯苓；加生地黄 15g，牡丹皮 10g，栀子 10g。28 剂，每日 1 剂，每日 2 次水煎服。

2020 年 6 月 17 日三诊：新冠肺炎疫情期间停服中药，应用前述西药治疗半年。今来复诊。症见患者面色无华，诉头晕，手麻，牙齿松动，疼痛间断发作。口不渴，夜尿不多。脉沉细弦，舌质淡红，舌苔白。血压 168/69mmHg。血常规：白细胞计数 $10.4×10^9$/L，血红蛋白 106g/L，红细胞计数 $3.22×10^{12}$/L，血小板计数 $258×10^9$/L。血生化：尿素氮 15.57mmol/L，肌酐 166μmol/L，尿酸 540μmol/L，胱抑素 C 2.38mg/mL，电解质正常。证属肾虚火旺，气阴两虚。继用滋阴清热、补肾固涩法。

方药：守 2019 年 11 月 6 日方，减去陈皮、姜半夏、茯苓；加钩藤 15g，丹参 30g，川牛膝 10g，炒杜仲 15g。28 剂，每日 1 剂，每日 2 次水煎服。

2020 年 8 月 5 日四诊：血压 140/61mmHg，心率 59 次/分。脉沉缓，舌质淡红，苔薄白。面色萎黄，病牙脱落后牙痛止。头不晕，但感头部热。口淡无味，大小便正常。尿常规：潜血（++）。血常规：白细胞计数 $10.0×10^9$/L，红细胞计数 $3.26×10^{12}$/L，血红蛋白 106g/L，血小板计数 $258×10^9$/L。血生化：总蛋白 77.7g/L，白蛋白 40.7g/L，球蛋白 37g/L，尿素氮 12.94mmol/L，肌酐 111μmol/L，尿酸 430μmol/L。证属肾气虚衰，气血两虚，湿浊内蕴。治拟益气养血、化瘀降浊法。

方药：守 2019 年 11 月 6 日方，减去升麻、茯苓、炒白芍、炒麦芽；加钩藤 15g，白豆蔻 5g，炒麦芽 30g，川牛膝 10g，桑寄生 30g。28 剂，每日 1 剂，每日 2 次水煎服。

按语： 本案属镇痛剂肾病，其发病隐匿，以面黄乏力为首要症状就诊。身无水肿，其血压仅收缩压较高，而舒张压正常，尿检未见蛋白尿，而血生化提示肾功能已失代偿，彩超提示肾皮质变薄。引起间质性肾炎的病因繁多，且因其病史冗长，病因难寻。不过本案有幸追询出因牙痛经常服用镇痛剂的治疗史，综合以上体征，并排除了其他引起肾间质损害的诱因，明确诊断为镇痛剂引起的慢性间质性肾炎。吕师依其脉症分析，符合药毒伤肾，肾气虚衰，气血双亏，湿浊内蕴。证属正虚邪实。故立法以扶正祛邪为主，拟方以当归补血汤为主方加味。首选黄芪、当归，益气养血、匡扶正气，为君药；黄芪与升麻配伍，升阳益气；当归、川芎、炒白芍养血生血；枸杞子、山茱萸、淫羊藿补益肝肾，共为臣药；佐用陈皮、姜半夏、茯苓、炒麦芽燥湿化痰、和胃降逆；葛根、车前草清热利湿；酒大黄清热泻火、通腑降浊。诸药合用，正邪兼顾，共奏益气养血、补肾固涩、化瘀降浊之功。正气复，则邪自退。

慢性间质性肾炎（对比剂肾病）（肾衰病）

曲某，男，57 岁。2018 年 12 月 18 日初诊。

主诉：心脏经皮冠脉介入术后肾功能异常 5 个月。

病史：患者于 2018 年 7 月因冠心病在某医院做经皮的冠脉介入治疗术，术后复查发现患者肾功能损伤，血肌酐 190μmol/L。诊断为对比剂肾病。给予海昆肾喜胶囊、白令胶囊、尿毒清等治疗 1 月余，复查血肌酐 160μmol/L，好转出院。2018 年 12 月初因下肢出现轻度水肿，入住某医院。查肾功能：血肌酐 150μmol/L，诊断为冠心病，心肌梗死 PCI 术后，慢性肾功能不全。给予肾康注射液等治疗半个月，好转出院。因面黄乏力、下肢轻度水肿，今来我院寻求中医治疗。症见患者心率 59 次 / 分，血压 145/87mmHg，体重 65kg，身高 172cm。面色无华，下肢轻度水肿，口不渴，夜尿 2～3 次。大便正常。舌质淡红，有齿痕，苔白，脉沉细。血常规：血红蛋白 133g/L。血生化：尿素氮 10.7mmol/L，肌酐 145μmol/L，尿酸 506μmol/L，胱抑素 C 2.06mg/L，内生肌酐清除率 44.16mg/mL。心电图：前间壁心肌梗死。

诊断：对比剂肾病（肾衰病）；冠心病心肌梗死 PCI 术后（胸痹）。

证候：肾虚肝旺，心血瘀阻，药毒伤肾，浊毒内蕴。

治则：平抑肝阳，活血通脉，和胃降浊。

方药：当归补血汤合瓜蒌薤白半夏汤加减。黄芪 30g，当归 10g，全瓜蒌 10g，薤白 10g，川芎 10g，钩藤 15g，丹参 30g，茯苓 30g，泽泻 10g，山茱萸 10g，煅牡蛎 30g，淫羊藿 15g。7 剂，每日 1 剂，每日 2 次水煎服。

嘱低盐、优质低蛋白饮食，忌豆制品、羊肉。

（目前正在服用的西药）

琥珀酸美托洛尔片，每次 47.5mg，每日 1 次，口服。

波立维片，每次 1 粒，75mg，每日 1 次，口服。

阿托伐他汀片，每次 20mg，每日 1 次，口服。

缬沙坦胶囊，每次 80mg，每日 1 次，口服。

胺碘酮片，每次 200mg，每日 1 次，口服。

利伐沙班片，每次 10mg，每日 1 次，口服。

呋塞米片，每次 20mg，每日 1 次，口服。

螺内酯片，每次 20mg，每日 1 次，口服。

2018 年 12 月 25 日二诊：患者服用上方后下肢水肿减轻，纳眠均可，夜尿 3～4 次，心前区有时不舒，两手欠温，大便正常。舌质暗，苔白脉沉细弦。血压 97/68mmHg。证属肾虚不固，心血瘀阻，湿浊内蕴。拟益气养血、活血通脉、化湿降浊法。

方药：黄芪 30g，当归 10g，川芎 10g，钩藤 15g，全瓜蒌 10g，丹参 30g，川牛膝 10g，桑寄生 30g，姜黄 10g，山茱萸 10g，大黄炭 5g，煅牡蛎 30g，淫羊藿 15g。28 剂，每日 1 剂，每日 2 次，水煎服。

2019 年 1 月 23 日三诊：上方略有加减服用 1 个月，下肢微肿，夜尿 2 次，大便正常。纳眠均可，血尿酸升高，但无关节痛，余无不适。血压 124/82mmHg。血生化：尿素氮 8.6mmol/L，肌酐 129μmol/L，尿酸 624μmol/L，胱抑素 C 1.88mg/L。证属肾虚不固，气阴两虚，兼有湿热。拟补肾固涩、益气养血、活血通脉，佐燥湿清热法。

方药：黄芪 30g，当归 10g，川芎 10g，钩藤 15g，炒苍术 15g，黄柏 10g，薏苡仁 30g，葛根 30g，车前草 30g，大黄炭 5g，茯苓皮 30g，淫羊藿 15g，煅牡蛎 30g。14 剂。每日 1 剂，每日 2 次水煎服。

2019 年 2 月 19 日四诊：血压 121/74mmHg。患者精神可，下肢已不肿。再入睡难。夜尿 2 次，大便正常。尿常规：蛋白（±），微白蛋白 6mg/L。血生化：尿素氮 6.9mmol/L，肌酐 119μmol/L，尿酸 770μmol/L，胱抑素 C 2.01mg/L。舌质淡暗，苔薄黄，脉沉迟。证属肾虚不固，湿热内蕴。拟益气养心、清化湿热、平抑肝阳法。

方药 1：黄芪 30g，当归 10g，川芎 10g，钩藤 15g，太子参 10g，麦冬 10g，五味子 10g，夜交藤 30g，炒枣仁 10g，葛根 30g，大黄炭 5g，淫羊藿 15g，煅牡蛎 30g。14 剂。每日 1 剂，每日 2 次水煎服。

方药 2：非布司他片，每次 40mg，每日 1 次，口服。

嘱因心动过缓，停用胺碘酮。

2019 年 5 月 27 日五诊：上方略有加减服用 3 个月，精神可，大便正常，小便利，夜尿不多，已无不适感。脉沉细弦，舌质红，苔白。血生化：尿素氮 7.3mmol/L，肌酐 129μmol/L，尿酸 523μmol/L，胱抑素 C 1.95mg/L。证属肾虚不固，湿热内蕴。继用清利湿热法，祛邪安正。

方药：生石膏 30g，知母 10g，炒苍术 10g，厚朴 10g，川牛膝 15g，薏苡仁 30g，葛根 30g，芡实 10g，山茱萸 10g，玉米须 30g，大黄炭 5g。14 剂。每日 1 剂，每日 2 次水煎服。

按语：对比剂肾病系高血压冠心病介入治疗中使用造影剂所致。随着影像学和介入治疗中使用造影剂的日益增多，由造影剂所致的急性肾损伤的发生率也逐年增加。造影剂对肾小管细胞有直接毒性作用。它扰乱线粒体酶活性和线粒体膜电位，可能是直接损害，导致肾单位远端的细胞凋亡，或因肾灌注减少，缺血缺氧导致肾小管损伤。对比剂肾病类属中医学的"关格""癃闭"等范畴。患者素有阴虚肝旺，心血瘀阻之体，因药毒侵袭，生热化火，伤津灼络，闭阻气机，肾气被遏，湿浊内蕴所致。但经治5月余，迁延未愈，肾间质已有实质损坏，由急性肾衰转为慢性肾衰。吕师依其脉症，辨证为肾气虚衰，气血双亏。故立法拟方，首选黄芪、当归益气养血，共为主药；伍用川芎、钩藤、煅牡蛎，潜阳固涩；全瓜蒌、薤白、丹参、葛根，温通心阳、活血通脉；川牛膝、桑寄生、山茱萸、淫羊藿，补益肝肾，共为臣药；佐用炒苍术、黄柏、薏苡仁、葛根、车前草燥湿清热、化湿降浊（现代药理研究证实此类药能排血尿酸）；茯苓、泽泻淡渗利湿。诸药合用，共奏平抑肝阳、活血通脉、和胃降浊之功。正邪兼顾，邪去则正安。

慢性间质性肾炎（马兜铃酸肾病）（肾衰病）

赵某，女，55岁，农民。2018年5月19日初诊。

主诉：腰困，肾功能异常4月余。

病史：2018年1月因腰困不适，至当地医院检查彩超，结果示：左肾96mm×40mm×42mm；右肾99mm×41mm×41mm。双肾小结石，右肾囊肿。血生化：尿素氮13.1mmol/L，肌酐162μmol/L，UA 442μmol/L，胱抑素C 1.55mg/L，β_2-微球蛋白2.9mg/mL。诊断为慢性肾功能不全。给予尿毒清治疗4个月，近日复查血生化：尿素氮12.5mmol/L，肌酐169μmol/L，尿酸 414μmol/L，胱抑素 C 1.67mg/L。尿常规：蛋白 trace，微白蛋白 >0.15。24 小时尿蛋白定量 410mg。血常规：白细胞计数 $5.16×10^9$/L，血红蛋白 118g/L，红细胞计数 $3.86×10^{12}$/L，血小板计数 $176×10^9$/L。疗效不佳。今来我院寻求中医治疗。症见患者血压 120/95mmHg。体重 70kg，身高 164cm。患者慢性病容，全身无水肿，偶有腰酸，口干，夜尿增多症状，大便偏干。脉沉细，舌质淡暗，苔白。

既往史：有甲亢病 I^{131} 治疗史；数年前曾因乳腺疾病有服用数月龙胆泻肝丸治疗史。

诊断：慢性间质性肾炎（马兜铃酸肾病）（肾衰病）；甲状腺功能减退（瘿病）。

证候：药毒伤肾，肾失封藏，气阴两虚，开合失司。

治则：益气养血，补肾固涩，佐清热降浊。

方药：黄芪 30g，当归 10g，川芎 10g，白芍 10g，茯苓 30g，枸杞子 10g，山茱萸 10g，大黄炭 5g，淫羊藿 15g，煅牡蛎 30g。14 剂，每日 1 剂，每日 2 次水煎服。

（目前正在服用的药物）

金水宝胶囊，每次 3 粒，每日 3 次，口服。

左甲状腺素片，每次 50mg，每日 1 次，口服。

尿毒清颗粒，早晨、中午各 1 包，晚 2 包，口服。

嘱服用中草药期间停用尿毒清颗粒。

2018 年 6 月 30 日二诊：脉沉细，舌质淡暗，苔白。口干渴，夜尿 1 次。大便正常，腰困不适。血生化：尿素氮 10.46mmol/L，肌酐 134μmol/L，尿酸 495μmol/L。证属气阴两虚，湿浊内蕴。再拟益气养阴、化湿降浊法。

方药：黄芪 30g，当归 10g，川芎 10g，白芍 10g，茯苓 30g，枸杞子 10g，山茱萸 10g，大黄炭 5g，淫羊藿 15g，煅牡蛎 30g。太子参 10g，麦冬 10g，姜黄 10g，制鳖甲 15g，炒麦芽 30g。14 剂，每日 1 剂，每日 2 次水煎服。

2018 年 7 月 28 日三诊：脉沉缓，舌质淡红，苔白。口发黏，大便每天 1 次，夜尿 2 次。近日右足踝肿痛，但局部不红不热。血生化：尿素氮 9.7mmol/L，肌酐 129μmol/L，尿酸 455μmol/L。证属气阴两虚，湿浊流注关节。改拟益气养血、祛湿通络法。

方药：守 2018 年 6 月 30 日方，减去枸杞子、煅牡蛎、姜黄、炒麦芽；加丹参 30g，木瓜 10g，薏苡仁 30g，川牛膝 10g。14 剂，每日 1 剂，每日 2 次，水煎服。

2018 年 8 月 25 日四诊：脉沉缓，舌质淡红，苔白。右足踝仍痛，局部不红不热。口不渴，夜尿 2 次，大便不干。血生化：尿素氮 9.69mmol/L，肌酐 111μmol/L，尿酸 478μmol/L，胱抑素 C 1.6mg/mL。证属气阴两虚，湿浊流注关节。再拟益气养血、祛湿通络法。

方药：太子参 10g，麦冬 10g，五味子 10g，炒苍术 15g，黄柏 10g，川牛膝 10g，薏苡仁 30g，葛根 30g，车前子 30g（布包），土茯苓 30g，萆薢 30g，石韦 30g，栀子 10g，大黄炭 5g。14 剂，每日 1 剂，每日 2 次水煎服。

2018 年 9 月 22 日五诊：脉沉数，舌质淡红，苔白。患者足痛缓解。现口干渴，夜尿 2 次，再入睡难。阵发性心悸胸闷。尿常规：蛋白（+）。血生化：尿素氮 8.9mmol/L，肌酐 131.4μmol/L，尿酸 411μmol/L。胸部 CT：心脏主动脉瘤样扩张，两肺无异常。证属肾虚不固，气阴两伤。改拟调补心肾、化湿降浊法。

方药：当归补血汤合生脉散加味。黄芪 30g，当归 10g，川芎 10g，党参 10g，麦冬 10g，五味子 10g，郁金 10g，柏子仁 10g，炙远志 10g，葛根 30g，萆薢 30g，白芍 10g，大黄炭 6g。14 剂，每日 1 剂，每日 2 次，水煎服。

2018 年 10 月 20 日六诊：脉沉细数，舌质淡红，苔白。患者口干渴，夜尿 2 次，大便正常。睡眠改善，偶感心悸，胸已不闷，腰痛。复查尿常规均为（－）；血常规：Hb 147g/L；血生化：尿素氮 10.9mmol/L，肌酐 118μmol/L，尿酸 407μmol/L，总胆固醇 8.51mmol/L，甘油三酯 12.3mmol/L，高密度脂蛋白 0.89mmol/L，γ– 谷氨酰转肽酶 73U/L。核磁共振：腰椎间盘突出。证属肾虚不固，气阴两伤，兼有血瘀。效不更法。

方药 1：守 2018 年 9 月 22 日方，减去郁金、柏子仁、炙远志、葛根、萆薢；加枸杞子 10g，熟地黄 15g，川牛膝 10g，狗脊 30g，炒杜仲 15g。14 剂，每日 1 剂，每日 2 次水煎服。

方药 2：非诺贝特，每日 1 粒，口服。

2018 年 12 月 15 日七诊：脉沉缓，舌质红，苔白。口已不干，夜尿减少，睡眠改善，仍感腰痛。尿常规：蛋白（±），尿微白蛋白 93mg/L。血生化：谷丙转氨酶 43.2U/L，γ– 谷氨酸肽酶 50U/L，总蛋白 77g/L，白蛋白 49.9g/L，球蛋白 27.1g/L，尿素氮 11.2mmol/L，肌酐 138μmol/L，尿酸 315μmol/L，胱抑素 C 2.0mg/mL。β_2– 微球蛋白 3.81mg/mL，总胆固醇 6.38mmol/L，甘油三酯 1.92mmol/L，低密度脂蛋

白 3.84mmol/L，葡萄糖 4.9mmol/L。证属肾虚不固，气阴两伤。再拟益气养血、状腰补肾，佐化瘀降浊法。

方药：黄芪 30g，当归 10g，川芎 10g，太子参 10g，麦冬 10g，五味子 10g，炒白芍 10g，夜交藤 30g，炒枣仁 10g，煅牡蛎 30g，川牛膝 10g，炒杜仲 15g，大黄炭 6g，甘草 6g。14 剂，每日 1 剂，每日 2 次水煎服。

2019 年 2 月 16 日八诊：脉沉缓，舌质淡暗，苔白。腰痛减轻，大便干，夜尿减少。血生化：总蛋白 80g/L，白蛋白 46g/L，球蛋白 34g/L，尿素氮 10.6mmol/L，肌酐 111.5μmol/L，尿酸 407μmol/L，证型同前。

方药：守 2018 年 12 月 15 日方减去白芍、煅牡蛎；加丹参 30g，乌梅 10g，枸杞子 15g。14 剂，每日 1 剂，每日 2 次水煎服。

2019 年 3 月 16 日九诊：脉沉滑，舌质红，苔薄白。口不干，夜尿减少，腰无不适，大便正常，偶有阵发性心悸。证属肾虚不固，心气不足。拟益气养心、补肾固涩法。

方药：守 2018 年 12 月 15 日方，减去白芍、炒杜仲；加丹参 30g。14 剂，每日 1 剂，每日 2 次水煎服。

按语： 马兜铃酸肾病是近些年来发现并确立的一个新病种。是因服用含马兜铃酸的药物引起的肾小管、肾间质的损害。马兜铃酸肾病在临床有急性马兜铃酸肾病、慢性马兜铃酸肾病和肾小管功能障碍三个病理类型。其病理以局灶或广泛的肾小管变性、萎缩、寡细胞浸润的灶性纤维化为主，肾小管上皮细胞修复能力差。根据马兜铃酸肾病的发病机理和临床表现，类属中医学的"关格""腰疼""虚劳""消渴""五迟五软"等范畴。其病机是服用苦寒有毒之药，戕伐肾气，肾失封藏，开合失司，精血亏耗，脾肾虚衰，湿浊瘀阻所致。本案患者起病隐匿，发现时其肾功能已受损害，但无水肿，仅有腰酸、口干、夜尿增多症状，吕师依其脉症分析，系因毒邪伤肾，肾失封藏，气阴两虚，开合失司所致。当属正虚邪实证。故立法以扶正祛邪为主。拟方首选黄芪、当归，即当归补血汤，益气养血，共为君药。伍用白芍、太子参、麦冬、五味子，甘润滋液、益气生津、敛阴止汗；白芍、山茱萸与牡蛎配伍，酸甘化阴、潜阳固涩；枸杞子、熟地黄、狗脊、淫羊藿、炒杜仲，补益肝肾，共为臣药。佐用川芎、丹参活血通络；茯苓淡渗利水；大黄炭清热降浊。诸药合用，共奏益气养血、补肾固涩，佐清热降浊之功。气血充盈，则肾得封藏，开合有度。

慢性间质性肾炎，慢性肾功能不全（虚淋，肾衰病）

崔某，女，64 岁。农民。2005 年 7 月 23 日初诊。

主证：尿热尿频反复发作 7 年，肾功能异常 6 天。

病史：患者自 1998 年始出现尿热尿频，当地医院尿检发现尿蛋白、红细胞、白细胞异常升高，诊断为肾盂肾炎，给予呋喃妥因等治疗，症状缓解后即自行停药。由于治疗不彻底，7 年来尿路感染间断反复发作，曾用诺氟沙星、左氧氟沙星、三金片等治疗，病情时轻时重，一直未愈。6 天前，患者再次出现尿热、尿频、尿痛，伴发热、腰痛，当地医生给予庆大霉素治疗 3 天，体温下降，尿热、尿频、尿痛诸症明显减轻，但食欲下降，复查血生化：尿素氮 12.6mmol/L，肌酐 304μmol/L，尿酸 361μmol/L。尿常规：蛋白（＋），白细胞 23/HP。诊断为慢性肾功能不全。今来我院寻求中医治疗。症见患者血压 120/76mmol，慢性病容，面色萎黄，无水肿，腰酸，肾区无叩击痛，脐两侧泌尿点有轻压痛，大便不干，小便有尿不尽、夜尿频症状，睡眠差。脉沉缓，舌质淡红，苔白薄。

诊断：慢性间质性肾炎（虚淋）；慢性肾功能不全（肾衰病）。

证候：肾气虚衰，湿热下注。

治则：益肾活血，清热通淋，通腑降浊。

方药：当归补血汤合滋肾丸加味。黄芪 30g，当归 10g，知母 10g，黄柏 10g，肉桂 3g，瞿麦 30g，萹蓄 30g，石韦 30g，生地黄 15g，丹皮 10g，白花蛇舌草 30g，大黄炭 6g，煅牡蛎 30g。14 剂，每日 1 剂，每日 2 次水煎服。

2005 年 8 月 9 日二诊：患者服用上方后腰痛、小腹痛，尿热尿频诸症状均减轻，今来复诊，睡眠差，头晕耳鸣，偶发心慌，伴有咽痒咳嗽，胃脘不适，尿黄，夜尿 2 ～ 3 次。脉沉细，舌质淡红，苔薄白。证属肾虚下焦湿热，外感风邪。拟滋肾通淋，佐养血安神、宣肺止咳法。

方药：知母 10g，黄柏 10g，肉桂 3g，石韦 30g，瞿麦 30g，马鞭草 30g，蛇舌草 30g，甘草 6g，山药 30g，薏苡仁 30g，炒枣仁 10g，杏仁 10g。14 剂，每日 1 剂，每日 2 次水煎服。

2005 年 9 月 18 日三诊：血压 140/80mmHg。睡眠差，头晕心慌，腰酸，尿道灼热，夜尿 2 次，大便溏软，每日 2 次。

脉沉滑，舌质淡，苔薄白。血生化：尿素氮 12.36mmol/L，肌酐 189μmol/L，葡萄糖 6.5mmol/L。尿常规：白细胞（++），白细胞 276.5/μL。证属肾虚下焦湿热。再拟清热通淋，佐宁心安神法。

方药：瞿麦 30g，萹蓄 30g，石韦 30g，菊花 10g，马鞭草 30g，蛇舌草 30g，黄柏 10g，滑石 15g，甘草 6g，夜交藤 30g，土茯苓 30g。14 剂，每日 1 剂，每日 2 次水煎服。

2005 年 10 月 26 日四诊：患者头晕，失眠，乏力，心悸气短，尿热，尿频。舌质淡红，苔薄白。证属心气不足，湿热下注。改拟养血安神、清热通淋法。

方药：太子参 15g，麦冬 10g，五味子 10g，川芎 10g，萹蓄 30g，石韦 30g，蛇舌草 30g，黄柏 10g，滑石 15g，甘草 6g，栀子 10g，夜交藤 30g，炒枣仁 10g。10 剂，每日 1 剂，每日 2 次水煎服。

2019 年 10 月 24 日五诊：患者慢性间质性肾炎每于尿路感染病情发作时，吕师即以益气养血的当归补血汤、滋肾通关的滋肾丸、清热通淋的八正散等三方为主方随症加减，至今已 15 年，病情基本稳定。今日再次复诊。症见患者血压 150/70mmHg。头痛，食欲差，口淡无味，面色萎黄，嗳气吞酸，大便溏，一日一次。脉沉弦，舌质淡，苔薄白。尿常规：蛋白（++），白细胞 251/μL。血常规：白细胞计数 5.32×10^9/L，红细胞计数 3.31×10^{12}/L，血红蛋白 110g/L，血小板计数 185×10^9/L。血生化：钾离子 5.5mmol/L，碱性磷酸酶 136U/L，尿素氮 22.8mmol/L，肌酐 285μmol/L，尿酸 365μmol/L，葡萄糖 6.9mmol/L，总胆固醇 5.97mmol/L，甘油三酯 1.68mmol/L，低密度脂蛋白胆固醇 3.3mmol/L。彩超：左肾 63mm×28mm，右肾 59mm×30mm，双肾缩小。证属脾肾虚衰，气血双亏。再拟健脾补肾、益气养血法。

方药 1：黄芪 30g，当归 10g，川芎 15g，陈皮 10g，炒麦芽 30g，白豆蔻 10g，山药 30g，夜交藤 30g，大枣 2 个，淫羊藿 15g，巴戟天 10g。14 剂，每日 1 剂，每日 2 次水煎服。

方药 2：多糖铁复合物片，每日 0.15g，1 次口服。

重组人促红细胞生成素注射液，4000U/支，每周 1 次，皮下注射。

按语：慢性间质性肾炎是指因细菌等感染导致的有明确的肾盂肾盏的炎症、纤维化和变形的肾脏疾病。大多数慢性肾盂肾炎的病理组织学特征是一种肾小管性损伤、间质炎症和瘢痕形成。形态学改变为粗糙的肾脏瘢痕或局限性肾脏瘢痕的形成，瘢痕大多覆盖于双侧肾上下极皮质乳头，肾盏变形为其特征。慢性肾盂肾炎属中医学的虚淋范畴。吕师辨治本案，患者以尿不尽、夜尿频为主诉来诊。该患者系老年女性，来诊时患尿路感染反复发作已 7 年，检查肾功能已失代偿，双肾体积缩小，贫血症状突出，无高血压，无水肿。综合脉症，符合慢性间质性肾炎的诊断。证属肾气虚衰，湿热下注。故立法以扶正祛邪为主，拟方首选黄芪、当归，益气养血，匡扶正气，为君药。伍用瞿麦、萹蓄、石韦、白花蛇舌草清热通淋、祛邪安正；知母、黄柏、肉桂滋补肾阴，以助膀胱气化，共为臣药。佐用生地黄、丹皮清热凉血；大黄炭通腑降浊；煅牡蛎重镇安神。诸药合用，共奏益肾活血、清热通淋、通腑降浊之功。吕师守方守法，随证加减治疗，给予患者调理已达 15 年，肾功能改善，病情稳定，仍能做一般家务。

慢性移植肾肾病（肾衰病）

案 1　赵某，男，43 岁。2013 年 3 月 18 日初诊。

主诉：肾移植术后 1 年，小便泡沫增多 4 日。

现病史：患者 1 年前因"慢性肾衰"行肾移植术，定期复查一直病情稳定，故放松饮食，在近 4 日内连续食用烤鸭、鱼、羊肉汤等，发现小便泡沫异常增多，复查尿常规：蛋白（+++）。血生化：尿素氮 12.8mmol/L，肌酐 296μmol/L，尿酸 614μmol/L。急来就诊。接诊时测血压 140/90mmHg。症见患者满月脸，下肢轻度浮肿，自述不思饮食，腹胀，大便黏滞不爽。观其舌质红，苔黄厚腻，脉弦滑。

诊断：慢性移植肾肾病（肾衰病，尿浊）。

证候：肾虚火旺，肠胃积热。

治则：滋阴清热，消食导滞。

方药：知母 15g，黄柏 15g，生地黄 15g，牡丹皮 12g，茯苓 30g，泽泻 15g，炒麦芽 20g，焦山楂 15g，枳实 10g，川芎 15g，制大黄 8g，莱菔子 15g，莪术 10g，山萸肉 10g。10 剂，每日 1 剂，每日 2 次水煎服。

嘱控制高蛋白饮食，宜清淡饮食。

2013 年 3 月 28 日二诊：诉尿中泡沫减少，腹胀减轻，饮食有所好转，下肢浮肿基本消退，舌质红，苔薄腻，脉弦略数。效不更法，守上方加减。

方药：知母 15g，黄柏 15g，生地黄 15g，牡丹皮 12g，陈皮 15g，清半夏 9g，泽泻 15g，炒麦芽 20g，焦山楂 15g，川芎 15g，薏苡仁 30g，制大黄 8g，枳实 10g，莪术 10g，山萸肉 10g。14 剂，每日 1 剂，每日 2 次水煎服。

2013 年 4 月 12 日三诊：半个月后患者致电吕师，称服药后下肢浮肿完全消退，复查尿常规：蛋白（－）。肾功能：尿素氮 7.6mmol/L，肌酐 149μmol/L，尿酸 496μmol/L。吕师虑其血尿酸仍高，嘱其守上方加车前草 30g，威灵仙 10g 继服，巩固疗效，并要求患者低嘌呤饮食，定期复查。

按语：本案移植肾患者出现蛋白尿和肾功能异常，系患者食用高蛋白饮食所致。患者做肾移植后，服用泼尼松、他克莫司等免疫抑制剂，食欲旺盛，库欣征明显。高蛋白饮食后易引起肾小球产生高滤过，长期高蛋白饮食能加速肾小球动脉硬化，从而引起蛋白尿、肾功能异常。吕师依其脉症，认为证属肾虚火旺，肠胃积热。拟用滋阴清热、消食导滞法祛邪安正。拟方以选用知柏地黄汤为基础方，滋肾清热，配合炒麦芽、决明子、制大黄、泽泻、焦山楂、莪术等消积导滞，配伍川芎活血化瘀，有效改善肾脏高滤过，后调以陈皮、半夏健脾燥湿，薏苡仁健脾利湿，从而减少蛋白尿，保护肾功能。在饮食调理方面，吕师反复强调肾病患者忌以高蛋白饮食自行"补虚"，尤其是羊肉羊奶，认为羊肉辛热助火，尤当忌食。

案 2 杨某，男，41 岁。2012 年 6 月 12 日初诊。

主诉：肾移植术后 5 年，下肢浮肿 1 个月。

现病史：患者因慢性肾功能衰竭于 2010 年行肾移植术。1 个月前因饮食不慎，致大便溏泄，经对症治疗后，腹泻止，但大便仍不成型，并出现双下肢轻度浮肿。在当地医院查尿常规示：蛋白（+++）。血生化示：尿素氮 6.1mmol/L，肌酐 78μmol/L。给予甲泼尼龙注射液冲击等治疗 5 天，疗效不佳，遂赴郑州某医院住院治疗。入院后查尿常规示：蛋白（+++）。血生化示：尿素氮 9.4mmol/L，肌酐 171μmol/L，尿酸 420μmol/L。他克莫司血药浓度 4.2ng/mL。血压 130/85mmHg。给予中药大黄制剂保留灌肠等治疗 10 余天，复查尿常规示：蛋白（+++）。血生化示：尿素氮 14.6mmol/L，肌酐 272μmol/L，尿酸 403μmol/L。病情加重，遂出院来我门诊寻求中医治疗。症见：下肢轻度浮肿，面色无华，纳食不振，大便溏泄，舌质淡红，有齿痕，苔薄白，脉沉细。

诊断：慢性移植肾肾病（肾衰病）。

证型：脾肾两虚，湿浊瘀阻。

治法：健脾止泻，温肾利水，化瘀降浊。

方药：黄芪 30g，炒薏苡仁 30g，炒白术 15g，茯苓 30g，泽泻 15g，炒山药 30g，炒白扁豆 30g，炮姜 10g，党参 15g，玉米须 30g，山萸肉 15g，芡实 30g，桑寄生 30g。14 剂，每日 1 剂，每日 2 次水煎服。

2012 年 6 月 26 日二诊：诉下肢浮肿减轻，饮食较前好转，大便已成形，1 日 1 次，舌质淡红，有齿痕，苔薄白，脉沉细。复查尿常规示：蛋白（+++）。血生化示：尿素氮 8.1mmol/L，肌酐 142μmol/L，尿酸 380μmol/L。他克莫司血药浓度 6.5ng/mL。肾功能已较前明显改善。辨证为脾肾两虚，拟用健脾补肾法。

方药：黄芪 30g，党参 15g，炒白术 10g，茯苓 30g，桂枝 10g，川芎 15g，山萸肉 12g，丹参 30g，炮姜 6g，芡实

30g，桑寄生 30g，淫羊藿 15g。30 剂，每日 1 剂，每日 2 次水煎服。巩固疗效。

按语：腹泻能够影响肠道对免疫抑制剂的吸收和利用，致使免疫抑制作用不充分，从而诱发移植肾肾病。此外，慢性腹泻对免疫系统亦有较大影响。此类证候当属中医脾肾两虚证。李杲认为，"人以胃气为本""百病皆由脾胃衰而生也"。张景岳认为"肾为先天之本"。以脾肾立论，是吕师学术思想的核心。吕师临床诊病，不仅重视脾胃正气，而且同样重视肾阴肾阳之盛衰。故在临床上，多采用参苓白术散、四君子汤、四神汤等健脾止泻、补肾固涩，药物常用黄芪、党参、山药、莲子、白术、薏苡仁等健脾胃补其不足，以淫羊藿、巴戟天、肉苁蓉、桑寄生、山萸肉、山药等温补肾阳调补肾气，既提高机体免疫能力，又提高了肠道对免疫抑制剂的吸收和利用，常收到较好效果。同时指出，虽然中药大黄具有泄毒降浊的作用，近年来在肾病领域应用非常广泛，但并非所有肾功能异常患者均适用大黄。只有体质壮实、肠道积热、耐于攻下的患者才适用。而本案患者属于脾肾两虚型，本就脾虚泻下便溏，使用大黄制剂灌肠，更加重脾虚。中医学是门非常灵活的临床医学，临床中必须做到辨证论治，不拘于常法，灵活对待，才是中医学术的思想精髓。

案 3 张某，男，32 岁。2020 年 4 月 8 日初诊。

主诉：肾移植已 17 年，发现血肌酐升高 5 月余。

病史：患者 15 岁时因患肾病尿毒症在某医院做肾移植术。肾移植术后服用抗排异药物治疗，病情一直稳定。5 个月前在某医院定期体检，发现血肌酐 140μmol/L。尿蛋白（+）。

给加用复方肾炎片治疗数月，疗效不佳。今来我院寻求中医治疗。症见患者心率 78 次 / 分，血压 97/67mmol/L，身高 159cm，体重 45kg。慢性病容，形体消瘦，全身无水肿，食欲差，晨起大便 1～2 次，质溏，尿有泡沫。皮肤易生疖肿。舌质淡暗，苔白薄。脉沉细无力。尿常规：蛋白（＋）。24 小时蛋白定量 334.69mg。血生化：碱性磷酸酶 127U/L，总蛋白 79.2g/L，白蛋白 44.1g/L，球蛋白 35.1g/L，尿素氮 7.36mmol/L，肌酐 139μmol/L，尿酸 233μmol/L，胱抑素 C 1.59mg/L，总蛋白 5.74mmol/L，甘油三酯 1.13mmol/L，高密度脂蛋白胆固醇 0.8mmol/L。他克莫司血药浓度：5.7μg/mL。血常规：白细胞计数 $7.0×10^9$/L，中性粒细胞百分比 69%，淋巴细胞百分比 30%，血红蛋白 113g/L，红细胞计数 $3.98×10^{12}$/L，血小板计数 $334×10^9$/L。

诊断：移植肾肾病（肾衰病）。

证候：脾肾两虚，运化失调。

治则：健脾补肾法。

方药：黄芪 30g，当归 10g，川芎 10g，白术 10g，茯苓 30g，山药 30g，姜黄 10g，桑寄生 30g，山茱萸 10g，玉米须 30g。7 剂，每日 1 剂，每日 2 次，水煎服。

（目前正在服用的药物）

他克莫司胶囊，每次 1mg，每日 2 次，口服。

麦考芬钠肠溶片，每次 360mg，每日 2 次，口服。

甲泼尼龙片，每次 4mg，每日 1 次，口服。

肌苷片，每次 0.4g，每日 3 次，口服。

碳酸氢钠片，每次 0.6g，每日 3 次，口服。

别嘌呤醇片，每次 0.1g，每日 1 次，口服。

百令胶囊，每次 2 粒，每日 3 次，口服。

复方肾炎片，每次 3 片，每日 3 次，口服。

嘱低盐饮食。忌食辣椒、酒类、豆制品、羊肉。配餐：每日肉类（猪、牛、鸡）55g；蛋白类：鸡蛋 2 个，或牛奶 500mL，或淡水鱼类 60g。

2020 年 4 月 17 日二诊：患者服用上方平和。饮食略增，手足欠温，大便成形，每天 1 次。尿多泡沫。脉沉滑，舌质红，有少量齿痕，苔白薄。证属脾肾两虚。再拟健脾补肾法。

方药：黄芪 30g，党参 10g，白术 10g，茯苓 30g，山药 30g，炒扁豆 30g，薏苡仁 30g，当归 10g，姜黄 10g，白豆蔻 10g，玉米须 30g，淫羊藿 15g，大枣 2 个。14 剂，每日 1 剂，每日 2 次水煎服。

2020 年 5 月 5 日三诊：血压 118/85mmol/L，患者服用上方平和，现无水肿，纳眠均可，大便黏滞，一天 2 次。小便一日 2 次，有尿不尽感。脉沉滑，舌质暗红，苔腻。证属脾肾两虚，兼有下焦湿热。再拟健脾补肾、燥湿清热法。

方药：炒苍术 10g，黄柏 10g，川牛膝 15g，薏苡仁 30g，炒扁豆 30g，石韦 30g，芡实 10g，金樱子 10g，白豆蔻 10g，玉米须 30g，山茱萸 10g。14 剂，每日 1 剂，每日 2 次水煎服。

2020 年 6 月 30 日四诊：血压 110/79mmol/L，心率 62 次/分。患者每日睡眠约 5 小时左右，精神不佳，饮食正常，大便软溏，一天两次，小便不利，有尿不尽症状。舌质淡红，苔白腻。脉沉滑。尿常规（-）。24 小时尿蛋白定量 132.88mg。血生化：肝功能正常，总蛋白 81.5g/L，白蛋白 44.6g/L，球蛋白 35.1g/L，尿素氮 4.93mmol/L，肌酐 112μmol/L，尿酸 393.4μmol/L，胱抑素 C 1.76mg/L，葡萄糖 4.68mmol/L。他克莫司血药浓度：13.6μg/mL。血常规：白细胞计数 $5.3×10^9$/L，中性粒细胞百分比 75.8%。证属心脾两虚，下焦湿热。改拟补益心脾、清化湿热法。

方药：黄芪 30g，白术 10g，茯苓 30g，山药 30g，炒扁豆 30g，薏苡仁 30g，夜交藤 30g，炒枣仁 10g，石韦 30g，金樱子 10g，芡实 10g，淫羊藿 15g。14 剂，每日 1 剂，每日 2 次，水煎服。

因他克莫司血药浓度过高，减为早 1mg，晚 0.5mg，口服。

2020 年 7 月 15 日五诊：血压 110/79mmol/L，心率 62 次 / 分。患者服用上方后睡眠较前改善，时感腰痛，下肢无水肿，尿无热痛，但仍有尿不尽感，夜尿 2 次。舌质淡红，苔白腻，脉沉滑。证属肾虚不固。再拟补肾固涩法。

方药：黄芪 30g，当归 10g，熟地黄 15g，川牛膝 10g，牡丹皮 10g，茯苓 30g，泽泻 10g，山茱萸 10g，夜交藤 30g，炒枣仁 10g，石韦 30g，金樱子 10g，芡实 10g，淫羊藿 15g。14 剂，每日 1 剂，每日 2 次水煎服。

2020 年 8 月 25 日六诊：患者形体消瘦，全身无水肿。大便成形，每日 1 次。夜尿 2 次，仍有尿不尽感。舌质淡红，苔白腻。脉沉滑。他克莫司血药浓度：5.6μg/mL。血生化：总蛋白 81g/L，白蛋白 48.4g/L，球蛋白 31.7g/L，尿素氮 5.11mmol/L，肌酐 103μmol/L，尿酸 459μmol/L，胱抑素 C 1.37mg/L。证属肾虚不固。再拟补肾固涩法。

方药：黄芪 30g，党参 10g，白术 10g，茯苓 30g，山药 30g，石韦 30g，浙贝母 10g，金樱子 10g，芡实 10g，淫羊藿 15g。14 剂，每日 1 剂，每日 2 次水煎服。

按语：本案患者移植肾已 17 年，近日复查发现肾功能减退，寻找其诱因，血药浓度在正常范围，不存在他克莫司剂量不足引起的排异，也不存在因剂量过大引起的中毒反应，也无感染诱因，但发现患者食欲差，体质消瘦，五更大便，而且皮肤易发生感染。依其脉症分析，证属脾肾两虚，运化失调。吕师认为慢性腹泻不仅会引起患者机体免疫力的下降，而且影响免疫抑制剂的吸收利用，致使免疫抑制效果不充分，从而诱发移植肾的慢性排异反应。吕师在抗排异反应药物治疗的基础上，结合中医理论指导治疗慢性排异反应，以脾肾虚损为本，以外感六淫、饮食劳倦所伤等为标，辨证本案为本虚标实之证。故依病情选用四君子汤、参苓白术散、四神汤等健脾止泻之品，与补肾固涩中药配伍，治疗慢性腹泻，不仅可提高患者自身的机体免疫力，并可使免疫抑制剂经过胃肠的正常吸收和利用而提高血药浓度，使移植肾的慢性排异得到修复。

移植肾肾病，肾盂肾炎（肾衰病，热淋）

李某，女，26 岁。2013 年 7 月 6 日初诊。

主诉：肾移植半年，尿热尿频 3 周。

病史：患者 2013 年 1 月因慢性肾功能衰竭行肾移植术。术后服用他克莫司、泼尼松、缬沙坦、苯磺酸氨氯地平、百灵胶囊等抗排异和对症治疗，病情稳定。22 天前因外出憋尿后出现小腹胀痛，伴有尿热、尿痛症状。急至某医院检查尿常规：蛋白尿（++），白细胞（++），红细胞（+）。尿细菌培养：大肠埃希菌生长。诊断为肾盂肾炎。给予头孢噻肟钠、左氧氟沙星等静脉输液治疗 3 周，症状改善不明显。今来我院寻求中医治疗。症见患者满月脸，表情痛苦，诉用左氧氟沙星后恶心，食欲下降，小腹隐痛，尿频，尿不尽。大便不干。检查双侧泌尿点均有压痛，脉沉滑数。舌质红，苔薄黄。尿常规：蛋白尿（++），白细胞（+），潜血（+）。血生化：总蛋白 48.2g/L，白蛋白 25.2g/L，球蛋白 23g/L，尿素氮 10.2mmol/L，肌酐 235μmol/L，尿酸 267μmol/L，总胆固醇 4.1mmol/L，甘油三酯 1.1mmol/L；24 小时尿蛋白定量 2.745g。

诊断：移植肾肾病（肾衰病）；肾盂肾炎（热淋）。

证候：肾气虚衰，湿热下注。

治则：滋肾清热，利水通淋。

方药：石韦散合滋肾丸加减。石韦 30g，瞿麦 30g，萹蓄 30g，白花蛇舌草 30g，知母 10g，黄柏 10g，肉桂 3g，滑石 15g，蒲公英 30g，淫羊藿 15g，山茱萸 10g，玉米须 30g。14 剂，每日 1 剂，每日 2 次水煎服。

2014 年 2 月 26 日二诊：患者因饮食不慎，引起腹胀纳呆，大便溏泄，下肢微肿，来我医院治疗。看到 2013 年 7 月 6 日的病案，询问患者当时用药情况，回复：上方中药服用有效，共服用五周后，肾盂肾炎痊愈。继服他克莫司、泼尼松等免疫抑制剂，肾功逐渐改善，慢性排异逐渐停止。今诊其脉沉滑，舌质淡红，苔白腻。尿常规：蛋白尿（+）。血生化：总蛋白 52.7g/L，白蛋白 36.1g/L，球蛋白 16.6g/L，尿素氮 8.5mmol/L，肌酐 121μmol/L，尿酸 321μmol/L，总胆固醇 5.75mmol/L。他克莫司血药浓度：3.3μg/mL。证属脾肾两虚，湿困中阻，脾胃运化升降失调所致。拟化湿和中、健脾补肾法。

方药：黄芪 30g，党参 10g，炒白术 15g，炒山药 30g，炒扁豆 30g，砂仁 6g，茯苓 30g，川芎 15g，丹参 30g，川牛膝 15g，桑寄生 30g，芡实 30g，玉米须 30g，淫羊藿 15g。28剂，每日 1 剂，每日 2 次水煎服。

2014 年 8 月 13 日三诊：患者守 2 月 26 日中药处方服用 5 月余，下肢水肿完全消失，大便正常，每日 1 次，仅感腰酸。病情稳定，余无特殊不适。脉沉缓，舌质淡红，苔薄白。尿常规：尿蛋白（±）。血生化：总蛋白 63.2g/L，白蛋白 42.3g/L，球蛋白 20.9g/L，尿素氮 7.47mmol/L，肌酐 129μmol/L，尿酸 342μmol/L，低密度脂蛋白胆固醇 2.96mmol/L。证属脾肾两虚。效不更法。

方药：守 2 月 26 日方加炒杜仲 15g。14 剂，每日 1 剂，每日 2 次水煎服。巩固治疗。

按语：本案系因肾脏移植术后患者出现的复杂性尿路感染，此类感染大多发生在肾脏移植术后的头几个月，常见的致病菌是大肠杆菌，其次是克雷伯肺炎杆菌、白色念珠菌，或巨细胞病毒，或结核杆菌，或支原体、衣原体等。移植肾感染，可能导致血肌酐的上升，或可引起免疫爆发式反应，最终导致同种异体移植物的功能失调或排异反应。移植肾感染的特征是起病及病程发展比较迅猛，以混合感染多见，而临床表现不典型。与其严重程度不相称，易造成误诊。因此感染目前仍是肾移植患者死亡的最重要因素之一。尿路感染类属中医学的"淋证"范畴。本案为年轻女性肾移植术后患者，因憋尿引起尿路感染，并导致肾功能减退，提示移植肾发生了慢性排异。憋尿，是女性尿路感染最常见的发病诱因之一。吕师认为移植肾发生排异，系肾阴不足，下焦感受湿热之邪所致。故立法主张用滋肾清热、利水通淋为主，以祛邪安正。所拟方药首选性味苦寒的石韦为君药，与瞿麦、萹蓄联用，清热通淋。伍用知母、黄柏、肉桂，即滋肾丸，与生地黄并用，滋阴降火，清下焦湿热，以助膀胱气化；白花蛇舌草、蒲公英清热解毒；山茱萸、淫羊藿酸敛固涩、补益肝肾，共为臣药。佐用滑石利水通淋、祛湿利窍；玉米须利水消肿。诸药合用，共奏滋肾清热、利水通淋之功。下焦湿热得除，肾之开合有度，则小水自利。

二诊因患者脾胃虚弱，饮食不慎，导致湿困中焦，升降失调。因腹泻易导致肠道对免疫抑制剂的吸收障碍，致使免疫抑制剂血药浓度低下，达不到免疫效果，从而导致本病的发生。吕师采用健脾补肾、化湿和胃止泻之法，调理脏腑阴阳，稳定内环境平衡，从而稳定病情，收到了较好疗效。

四、肾系疾病

前列腺肥大，尿潴留（癃闭）

案1 车某，男，67岁。1983年12月13日5:30am急诊。主诉：小便滴沥不畅3年，小便不通1天余。

病史：患者近 3 年来小便不利，尿频，滴沥不尽，尿等待，昨天突然出现小便不通，小腹胀满，至当地县医院检查，诊断为前列腺肥大、尿潴留。急予导尿治疗，但导尿管因插入困难，导尿失败。在下腹部做膀胱穿刺，抽出尿液约 1500mL，小腹胀满症状得到临时缓解后，急转职工医院急诊科。时值吕师夜班。症见患者神志清楚，急病容，诉小便不通已 1 天余。心肺检查无异常，腹部检查，肝脾不大，下腹部隆起，脐下三指可触及充盈胀大的膀胱，小便不通，仅可挤出少量的尿液。肛门指诊，前列腺肿大Ⅱ度，边界清楚，质软，有压痛。舌质红，苔白薄。脉弦数。尿常规：脓球少许。急取导尿包，给予局部消毒，铺上洞巾，做导尿术，换用细导尿管，持续半小时，导尿管仍不能插入膀胱，导尿失败。改用气海穴、关元穴按摩、热熨治疗亦无效。再改用细纸捻刺激鼻孔，促使打喷嚏多次，小便亦不能排出。开中药 3 剂，急煎。清晨 8 点收入外科病房，给予抗感染治疗。并通知患者，若药物治疗不效，则准备手术治疗。

诊断：前列腺肥大，尿潴留（癃闭）。

证候：肾气不足，湿热下注，开合失司。

治则：软坚散结，清热通淋。

方药：八正散加减。瞿麦 30g，萹蓄 30g，滑石 30g，黄柏 10g，木通 6g，昆布 15g，海藻 15g，海浮石 30g，川贝母 10g，牡丹皮 10g，败酱草 30g，蒲公英 30g。3 剂，急煎服。

患者 8 点 40 分服用上方中药，至当天下午 1 点左右，小便即一次自行排出约 500mL，解小便时感尿道热痛。效不更法，继服上方。

1983 年 12 月 15 日二诊：患者服用上方 3 剂后，小便逐渐顺利，尿道亦不再感疼痛，但排尿时仍无力，射程很近。近日咳嗽，患者惧怕手术，今已办出院，改为门诊治疗。舌质红，苔薄白，脉弦数。证属肾虚，湿热下注。继拟软坚散结、清热通淋，佐润肺止咳法，巩固疗效。

方药：瞿麦 30g，萹蓄 30g，滑石 30g，黄柏 10g，昆布 15g，海藻 15g，海浮石 30g，川贝母 10g，牡丹皮 10g，败酱草 30g，蒲公英 30g，沙参 15g，茜草 10g，百合 30g。6 剂，每日 1 剂，每日 2 次水煎服。

按语：吕师在门急诊接治本案前列腺肥大尿潴留，患者来诊时小便不通已 10 余小时，小腹胀痛，坐卧不宁，奔迫难堪，病势急且危重。两次导尿均失败，准备手术治疗。前列腺肥大是男性老年常见病之一。类属中医学的虚淋、癃闭、关格等范畴。本病病位虽在膀胱，但与三焦决渎密切相关。审其病因病机，则多为虚、瘀、痰、滞。而把握其病机，亦分两大类：湿热、气结、瘀血等阻碍膀胱气化者，多属实证；中气不足，或肾阳、肾阴不足，而影响肾之开合、膀胱之气化者，则多属虚证。吕师依其脉症，辨证为湿热蕴结下焦，闭阻气机，肾失开合所致。在将患者由急诊转入外科病房准备手术之际，给患者拟定一处方，急煎服。所拟方药，选用木通、滑石、瞿麦、萹蓄诸利水通淋之品清利湿热；伍以黄柏清泄下焦湿热；牡丹皮凉血化瘀；败酱草、蒲公英清热解毒，共为臣药；佐用昆布、海藻、海浮石、川贝母等软坚散结。诸药合用共奏软坚散结、清热通淋之功。患者服过中药后，湿热得去，痰结得散，使肾之开合有度，膀胱气化如常，小便则自行排出，使患者免受一刀之苦。

案2 任某，男，72 岁。2019 年 8 月 22 日初诊。

主诉：小便不通 5 天。

病史：患者出现尿频、尿急已 7 年，因不严重，未曾重视；近日外出旅游，于 5 天前因饮食不慎，出现呕吐腹泻一次，服药对症治疗后症状缓解。晚间突然出现排不出小便，在当地医院检查诊断为：前列腺肥大，尿潴留。给予导尿后尿潴留症状缓解，但随后 2 天导尿管仍排尿不畅，憋胀感强。返家后至某医院二次做导尿术并留置导尿管治疗后排尿通畅，并发现原导尿管有凝血块堵塞。现服用左氧氟沙星、和哈乐治疗。仍感小腹不适，尿频，今来我院寻求中医治疗。症见患者精神可，饮食正常，大便偏干，留置导尿管导出的小便呈黄色。脉沉滑，舌质淡红，苔白。尿常规：红细胞 51/μL。

诊断：前列腺肥大，尿潴留（癃闭）。

证候：肾虚不固，湿热下注，开合失司。

治则：滋肾通关，清热通淋，软坚散瘀。

方药：滋肾丸合八正散加减。石韦 30g，萹蓄 30g，瞿麦 30g，知母 10g，黄柏 10g，肉桂 3g，生地黄 15g，牡丹皮 10g，昆布 10g，白茅根 30g，滑石粉 30g，大黄 6g。7 剂，水煎服。每日 1 剂，每日 2 次水煎服。

嘱忌食辣椒，酒类。食疗可常吃海带，苹果。

2019 年 8 月 22 日二诊：患者服用上方中药后小腹拘急、尿频症状减轻。大便已不干。脉沉滑，舌质淡红，苔白。证型同前。

方药：守上方加浙贝母 10g，蒲公英 30g。7 剂。每日 1 剂，每日 2 次水煎服。

2019 年 8 月 22 日三诊：小腹憋胀感减轻，导尿管已去除，现腰酸困，仍感尿频、尿线细，有尿不尽症状，大便正常。脉沉滑，舌质淡红，苔白。证型同前，守上方加减。

方药：滋肾丸合知柏地黄汤加减。石韦 30g，知母 10g，黄柏 10g，肉桂 3g，生地黄 15g，熟地黄 15g，川牛膝 15g，牡丹皮 10g，昆布 10g，浙贝母 10g，白茅根 30g，滑石粉 30g。7 剂，水煎服。每日 1 剂，每日 2 次水煎服。

2019 年 8 月 29 日四诊：服上方后，患者小便频、尿不净，腰酸困、小腹胀等症状明显缓解。大便正常。余无不适。证型同前，守上方加减，善后治疗。

方药：石韦 30g，知母 10g，黄柏 10g，肉桂 3g，熟地黄 15g，川牛膝 15g，牡丹皮 10g，昆布 10g，浙贝母 10g，煅牡蛎 30g，车前草 30g。7 剂，水煎服。每日 1 剂，每日 2 次水煎服。

按语：吕师辨治本案前列腺肥大尿潴留，依其脉症，认为患者系下焦湿热，闭阻气机，肾失开合，引起小便不通。属正虚邪实证。故吕师拟方重用滋肾通关丸加减，滋肾通关丸出自《兰室秘藏》，能清下焦湿热，以助膀胱气化，故为主方；伍用益智仁、覆盆子、桑螵蛸补肾固摄，肉苁蓉、巴戟天温肾助阳；天花粉、黄精、滋阴补肾，以滋化源，共为臣药；佐淡渗之茯苓渗湿健脾；反佐苦寒之黄连、黄柏、以燥湿清热。诸药合用，共奏清热通淋、滋肾通关、软坚散瘀之功。湿热得清，肾之开合有度，膀胱得以气化，则小便自利。

中枢性尿崩症（消渴）

张某，男，39 岁。农民。2015 年 5 月 24 日初诊。

主诉：口渴多饮 2 月余。

病史：患者 2 个多月前无明显诱因出现口干渴多饮、多尿症状，饮水最多时一天可饮农夫山泉水 24 瓶亦不能解渴，食欲下降。在当地医院检查肝、肾功能，血脂均正常，血糖 5.62mmol/L。尿常规：蛋白（－），尿糖（－），尿比重 1.005。脑 CT：脑垂体未见异常。否认肾炎病史。诊断为尿崩症。曾服用氢氯噻嗪、卡马西平治疗效果不佳，改用醋酸去氨加压素等治疗，症状得到明显改善，但药物不能减停。今来我院要求中医治疗。症见患者面色无华，慢性病容，皮肤发干，偏瘦，身困乏力，四肢欠温，食欲差，口干烦渴，小便日解 4000mL 左右，大便正常。脉沉细数，舌质淡红，舌苔少。

诊断：尿崩症（消渴）。

证候：肾阳衰微，开合失司。

治则：温肾固本。

方药：金匮肾气丸加味。制附子 9g，肉桂 3g，生地黄 15g，熟地黄 15g，牡丹皮 10g，泽泻 10g，生山药 30g，山茱萸 10g，桑寄生 30g，淫羊藿 15g，鹿茸粉 0.5g(冲服)。14 剂，每日 1 剂，每日 2 次水煎服。

2015 年 6 月 7 日二诊：患者服用上方后，四肢较前温和，食欲略有改善，口渴多饮、多尿症状改善不明显。小便日解 3700mL 左右，大便正常。脉沉细数，舌质红，舌苔少。证型同前，守上方加减。

方药 1：制附子 9g，生地黄 15g，熟地黄 15g，牡丹皮 10g，泽泻 10g，枸杞子 15g，生山药 30g，山茱萸 10g，桑寄生 30g，淫羊藿 15g，巴戟天 10g。14 剂，每日 1 剂，每日 2 次水煎服。

方药 2（经验方：益泉胶囊）：鹿茸粉 10g，肉桂粉 45g。二药混匀，装 0 号空心胶囊，每次 2 粒，每日 2 次，温水送服。

2015 年 6 月 21 日三诊：患者服用上方后，精神可，胃纳转佳，四肢温和，体力较前恢复，口渴多饮症状减轻，小便日解 3300mL 左右，大便正常。脉沉细数，舌质红，舌苔少。证型同前，效不更法。

方药 1：守上方加沙苑子 30g，菟丝子 30g。14 剂，每日 1 剂，每日 2 次水煎服。

方药 2：益泉胶囊 1 剂，用法同前。

2015 年 7 月 5 日四诊：患者口渴多饮、多尿症状基本缓解，体力恢复，小便日解 2600mL 左右，大便正常。余无不适。脉沉缓，舌质微红，舌苔薄白。守方继服 14 剂。益泉胶囊 1 剂，用法同前。巩固疗效。

按语：中枢性尿崩症属中医学的消渴、消瘅范畴。吕师辨治本案，症见患者呈慢性病容，身困乏力，四肢不温，脉沉细数，舌质淡红，苔白。依其脉症，认为符合因脏腑阴阳气血失调，致命门火衰，阳不化气，水精不布，水不得火，有降无升，开合失司，水直下而为消渴。故吕师立法，以温肾固本为主。方用金匮肾气丸加味。金匮肾气丸出自汉·张仲景《金匮要略》，具有温补肾阳之功，主治肾阳不足，命门火衰。所拟方中，首选制附子、肉桂温补肾中之阳，为君药；与血肉有情之品鹿茸和淫羊藿联用，补精填髓，温肾助阳；与滋补肾阴的生地黄、熟地黄、桑寄生、补益肝脾的山茱萸、山药配伍，辅助滋补肾中之阴，意在阴中求阳，共为臣药；佐用茯苓、泄泻淡渗利湿，牡丹皮清泻肝火，与温补肾阳之品相配，意在补中有泻，补而不腻。诸药合用，共奏温肾固本之功。肾气康复，开合有度，水道通调，水液输布如常，则消渴自消。

脑垂体瘤术后继发尿崩症（消渴）

曹某，女，54 岁。2019 年 9 月 10 日初诊。

主诉：多饮、多尿 1 月余。

病史：患者于 1 个月前在当地某医院行脑垂体瘤微创手术治疗后出现多饮、多尿，小便日解多达 4000mL 以上。检查血糖正常，尿比重 1.010，诊断为尿崩症。给予泌凝片等治疗，多尿症状可缓解，但药力过后则仍多尿，并感汗多、心慌乏力，食欲下降。今来我院寻求中医治疗，症见患者慢性病容，除了上述症状外，无其他特殊不适。脉沉微数，舌质红，苔薄白。查血压 140/76mmHg，心率 74 次 / 分。尿常规：尿比重 1.015。血生化：谷丙转氨酶 46U/L，葡萄糖 5.51mmol/L，尿素氮 6.9mmol/L，肌酐 110μmol/L，尿酸 314μmol/L，钙离子 2.45mmol/L。甲状腺功能：游离三碘甲状腺原氨酸 6.12pmol/L，促甲状腺素 8.54uIU/mL，抗甲状腺球蛋白抗体 43.1IU/mL。

既往史：患高血压 11 年，桥本甲状腺炎 5 年余。

诊断：脑垂体瘤术后继发尿崩症（消渴）。

证候：肾阳虚衰，开合失司。

治则：温肾助阳，固涩。

方药：熟地黄15g，川牛膝10g，牡丹皮10g，茯苓30g，山药30g，山茱萸10g，浙贝母10g，柏子仁10g，淫羊藿15g，巴戟天10g，鹿茸粉1g（冲服）。14剂，每日1剂，每日2次水煎服。

（目前服用药物）

醋酸去氨加压素片（泌凝），0.1mg，每日3次，口服。

西尼地平片，每次5mg，每日1次，口服。

美托洛尔缓释片，每次23.75mg，每日1次，口服。

左甲状腺素片，每次25mg，每日1次，口服。

2019年9月24日二诊：血压146/77mmHg，心率66次/分。患者服用上方后乏力感减轻，但食欲仍差，入睡困难，睡醒时汗出，阵发性心慌，大便溏，尿量多，伴有尿不净感。脉沉滑，舌质暗红，苔黄，斑剥，有齿痕。证属肾阳虚衰，开合失司。守上方加减。

方药：熟地黄15g，川牛膝10g，牡丹皮10g，桑寄生30g，山药30g，山茱萸10g，五味子10g，桂枝10g，夜交藤30g，炒枣仁10g，淫羊藿15g，巴戟天10g，鹿茸粉1g（冲服）。14剂，每日1剂，每日2次水煎服。

2019年10月8日三诊：血压141/76mmHg，心率75次/分。患者服用上方后乏力、心慌较前缓解，食欲增加，睡眠仍差，大便溏，仍口渴多尿。舌质红，苔少。脉沉细微数。证属肾阳虚，开合失司。再拟温肾助阳，佐养血安神法。

方药：淡附子6g，肉桂3g，熟地黄15g，牡丹皮15g，山药 30g，茯苓 15g，桑寄生 30g，淫羊藿 15g，山茱萸 10g，五味子 10g，鹿茸粉 1g（冲服），夜交藤 30g，炒枣仁 10g。28 剂，每日 1 剂，每日 2 次水煎服。

2019 年 11 月 1 日四诊：血压 130/76mmHg，心率 68 次/分。患者服用泌凝片偶有药力不足时出现尿量增多。说话多时感乏力、心慌。身燥热，无烘热出汗。尿道痒，尿不尽。胃纳可，大便溏，一天 2～3 次。入睡难。证属肾阳虚，开合失司，心血不足。再拟温肾助阳，佐养血安神。

方药：淡附子 6g，肉桂 3g，熟地黄 15g，牡丹皮 15g，山药 30g，茯苓 15g，桑寄生 30g，淫羊藿 15g，山茱萸 10g，急性子 10g，鹿茸粉 1g（冲服），夜交藤 30g，炒枣仁 10g，炙远志 10g。28 剂，每日 1 剂，每日 2 次水煎服。

泌凝片，每次 0.1mg，每日 2 次，口服。

2019 年 11 月 29 日五诊：血压 154/70mmHg，P62 次/分。患者服上方后尿频较前减少，乏力改善，入睡难，偶有烘热出汗。大便软，一天 2～3 次。脉沉缓，舌体胖大，有齿痕，苔白。证属肾失开合，心脾两虚。改拟健脾补肾、养血安神，佐滋阴润燥法。

方药：淡附子 9g，炒白术 10g，茯苓 30g，川牛膝 10g，桑寄生 30g，山茱萸 10g，淫羊藿 15g，夜交藤 30g，炒枣仁 10g，急性子 10g，浮小麦 30g，甘草 6g，大枣 2 个，煅牡蛎 30g，鹿茸粉 1g（冲服）。28 剂，每日 1 剂，每日 2 次水煎服。

泌凝片，每次 0.1mg，每日 1 次，口服。

2019 年 12 月 27 日六诊：血压 147/76mmHg，心率 68 次/分。患者服上方后尿量时多时不多，并有尿不尽感，多尿时伴有心慌、乏力。睡眠差，入睡难，仍有阵发性烘热。脉沉缓，舌体胖大，有齿痕，苔白。证型同前，治则不变，守上方继服 35 剂。

泌凝片，每次 1/4 片，每日 1 次，口服。

2020 年 4 月 10 日七诊：患者守上方服用 3 月余，病情大有好转。每日尿量在 1800mL 左右，约一小时一次，易疲劳，入睡难，大便成形，每日 2～3 次。脉沉细，舌质红，苔斑剥。偶有烘热。证属肾虚不固。拟温肾固涩法。

方药：淡附子 6g，肉桂 3g，鹿茸粉 1g（冲服），熟地黄 15g，川牛膝 10g，茯苓 15g，泽泻 10g，山茱萸 10g，山药 30g，淫羊藿 15g，夜交藤 30g，炒枣仁 10g，煅牡蛎 30g，浮小麦 30g，甘草 6g，大枣 2 个。28 剂，每日 1 剂，每日 2 次水煎服。

停用泌凝片。

按语：尿崩症是指抗利尿激素严重缺乏，或部分缺乏（中枢性尿崩症），或肾脏对抗利尿激素不敏感（肾性尿崩症），致肾小管重吸收水分的功能障碍，从而引起多尿、烦渴、多饮，低比重尿、低渗尿为特征的一组综合征。尿崩症属中医学的消渴、消瘅范畴。《内经》云："五脏皆柔弱者，善病消瘅。"其病机多由肾虚不能约束小便所致，但有偏肾阳虚、偏肾阴虚之差异。吕师辨治本案。依其脉症，认为符合阴阳两虚证，治疗须阴阳双补。故立法拟方重用鹿茸粉益髓填精、补肾固摄，为君药，与益智仁、枸杞子、肉苁蓉、巴戟天联用，温肾助阳；熟地黄补血气、滋肾水、补真阴，与生地黄、玄参、天花粉合用，滋阴生津，以滋化源，为臣药；佐用黄芪、党参、山药健脾益气，以补先天；川芎为使，行气活血。诸药合用，健脾益肾，阴阳双补。真阴得复，阴生阳长。阴平阳秘，则消渴自愈。

腺性膀胱炎（淋证）

路某，女，41 岁。2018 年 10 月 25 日初诊。

主诉：排尿疼痛时轻时重，反复发作 4 年。

现病史：患者于 2014 年无明显诱因出现排尿疼痛。在当地医院检查尿常规：潜血（++），红细胞 7/μL。诊断为"尿路感染"，给予诺氟沙星、左氧氟沙星等抗生素治疗后尿痛症状缓解。2017 年再次出现排尿疼痛症状，先后给予左氧氟沙星、头孢哌酮等抗生素，及三金片、银花泌炎灵等治疗 1 年余，尿痛症状时轻时重，一直未消失。1 周前在某职工医院做膀胱镜检查，病理报告诊断为腺性膀胱炎，今来我院寻求中医治疗。症见患者慢性病容，自诉呈持续性尿道隐痛，以会阴部为著，排尿时尤甚。夜尿 3～4 次，血压 115/78mmHg，心率 83 次 / 分。尿常规：潜血（++），红细胞 7/μL。舌质淡紫，苔焦黄。脉沉弦。尿常规：红细胞 2/μL，白细胞 2/μL，潜血（+）。

诊断：腺性膀胱炎（气淋）。

证候：肝郁气滞，湿热下注。

治则：利气疏导，清热通淋。

方药：四逆散合六一散加味。柴胡 10g，枳实 10g，炒白芍 10g，石韦 30g，生地黄 15g，知母 10g，黄柏 10g，急性子 10g，白茅根 30g，滑石 15g，甘草 6g。14 剂，每日 1 剂，每日 2 次。水煎服。

2019 年 9 月 17 日二诊：患者诉服用上方 1 月余，未见明显疗效，改用呋喃妥因片抑菌疗法，每日 1 次口服 0.2g，治疗半年有余，尿道及会阴部隐痛，时轻时重，仍未消失。今来复诊。血压 115/78mmHg，心率 83 次 / 分。患者自感尿道持续性疼痛、灼热，月经过后的前 2～3 天小腹疼痛症状加重，并伴有腰痛，以后小腹痛会逐渐减轻，夜尿 2 次，大便正常。纳眠可，脉沉细弦。舌质红，苔薄白。证属气血不调，血瘀阻络。改拟化瘀散结、滋肾通淋法。

方药：石韦散合滋肾丸合失笑散加减。生地黄 15g，瞿麦 30g，萹蓄 30g，石韦 30g，知母 10g，黄柏 10g，肉桂 3g，急性子 10g，蒲黄 10g，五灵脂 10g，白芍 10g，甘草 6g。14 剂，每日 1 剂，每日 2 次水煎服。

2019 年 10 月 2 日三诊：患者服用上方后自感小腹、尿道、会阴部灼热隐痛减轻。月经已过，仍痛经，月经量不多，乳房痛，有硬结。腰酸痛，睡眠时大腿后侧胀痛，影响睡眠。大便正常。舌质红，苔白。脉沉弦数。证属肝气郁结，气血瘀滞，下焦湿热。再拟化瘀止痛、清热通淋法。

方药：守上方去生地黄，加青皮 10g，浙贝母 10g。14 剂，每日 1 剂，每日 2 次，水煎服。

2019 年 10 月 18 日四诊：患者服用上方后小腹、尿道、会阴部灼热隐痛感略有减轻，咽不利，有异物感，偶有厌油恶心、反酸、胃灼热，大便正常。舌质红，苔厚微黄。脉沉细弦。证属肝郁气滞，下焦湿热。再拟疏肝理气、化瘀散结、清利湿热法。

方药：守 9 月 17 日方去生地黄、萹蓄；加柴胡 10g，郁金 10g，茵陈 30g，法半夏 10g。14 剂，每日 1 剂，每日 2 次水煎服。

2019 年 11 月 1 日五诊：患者服用上方后尿道灼热、隐痛感轻微，夜尿 2 次。大便正常。行经腹痛，已 10 余日仍淋漓不净，白带不多。厌油腻感减轻。脉沉细弦，舌质淡红，苔薄白。证属肝气郁结，气血不调。

方药：守 9 月 17 日方去生地黄、瞿麦、萹蓄；加柴胡 10g，郁金 15g，茵陈 30g，炒杜仲 15g。30 剂，每日 1 剂，每日 2 次水煎服。

2019 年 12 月 4 日六诊：血压 106/74mmHg，心率 87 次/分。患者尿道、会阴部隐痛症状较前减轻，咽干痛，耳鸣，心烦易怒，胸闷善太息，乳房刺痛、胸胁串痛，月经正常，白带不多。大便干结带血，肛门痛（肛裂）。小便黄。脉沉细弦。舌质红，苔薄白。证属气血不调，血瘀阻络。改拟化瘀散结、滋肾通淋法。

方药：柴胡 10g，郁金 15g，茵陈 30g，炒白芍 10g，枳壳 10g，青皮 10g，制香附 10g，急性子 10g，炒杜仲 15g，甘草 6g，滑石 15g，知母 10g，黄柏 10g，肉桂 3g，石韦 30g。28 剂，每日 1 剂，每日 2 次水煎服。

2019 年 12 月 27 日七诊：血压 120/75mmHg，心率 112 次/分。患者行经结束后尿道口灼热、疼痛较为明显，偶感耳鸣，下肢夜间发胀，大便溏，日一次，夜尿一次。偶感乳房刺痛。脉沉细弦。舌质红，苔薄白。证属气血不调，血瘀阻络。改拟化瘀散结、滋肾通淋法。

方药：守 2019 年 12 月 4 日方去炒杜仲、茵陈；加川楝子 10g，栀子 10g，沉香 1g（水冲服）。每日 1 剂，每日 2 次水煎服。

2020 年 8 月 11 日八诊：血压 121/59mmHg，心率 99 次 / 分。患者服用上方后，尿道及会阴部热灼疼痛减轻。新冠疫情期间停药。今来复诊，情志不舒，月经紊乱，数月月经不潮，行经则乳房疼痛，月经淋漓不尽。腰酸困，下肢发胀。口臭、大便干。脉沉滑，舌质淡红，苔白厚。证属肝气郁结，胃有积热。再拟疏肝解郁、清热导滞法。

方药：守 2019 年 12 月 4 日方去炒杜仲、茵陈；加酒大黄 5g。30 剂，每日 1 剂，每日 2 次水煎服。

按语： 腺性膀胱炎以膀胱黏膜移行上皮增生与化生同时存在为病理特征，临床以尿路刺激症状为主症，属中医学的气淋范畴。吕师诊得患者脉沉弦为肝郁之脉。少腹和会阴乃足厥阴肝经循行之处。患者感受湿热之邪，加之情志怫郁，则肝失条达，湿热与肝气郁结，膀胱气化不利，导致小便涩滞，少腹及会阴疼痛。依其脉症，符合气淋之实证。故吕师采用利气疏导、清热通淋法治之。拟方首选性味苦平的柴胡疏肝解郁，为君药；与郁金、急性子配伍，行瘀散结；与炒白芍配伍，养血敛阴、柔肝止痛；生地黄、知母、黄柏均入肾经，滋补肾水之不足，并能泻膀胱相火，共为臣药；佐用石韦、白茅根、滑石清热利水、利窍通淋；甘草为使，泻火解毒，缓和药性。诸药合用，共奏利气疏导、清热通淋之功。肝气疏，则会阴痛自止，湿热除，则小便自利。

第四章　弟子心悟

吕宏生老师辨治肾脏疾病的
学术思想与经验探析

一、辨治肾病，以脾肾为本

吕宏生老师在诊治肾脏疾病中师承了其父吕承全教授以脾肾为本的学术思想，而且将这一理念贯穿临床始终。我在师承学习过程中对这一观点和理念深有体会，受益匪浅。

吕师在临床诊治肾脏疾病的过程中非常重视调理脾肾功能，这一学术思想渊源于《黄帝内经》，同时也继承了其父吕承全教授的学术理念。《素问·平人气象论》曰："人无胃气曰逆，逆者死。"《灵枢·五味》曰："胃者，五脏六腑之海也。水谷皆入于胃，五脏六腑皆禀气于胃。"李杲提出"人以胃气为本""百病皆由脾胃衰而生也"。对此，吕师非常推崇。脾胃为后天之本、气血生化之源，五脏六腑皆禀气于胃。若内伤脾胃，则百病由生。脾胃运化功能，包括运化水谷精微和运化水湿的功能强弱，直接关系着临床疗效。

吕师辨治肾病临证注重补益脾胃，并不是一味温补，脾胃所伤，有虚有实。如为虚证，则尊李杲之法，常以甘温之剂补其中。对内伤劳损者，吕师常用党参、白术、黄芪、山药、莲子、薏苡仁等益气健脾、温补脾胃。对胃阴不足者，常用太子参、麦冬、石斛等药物养阴益胃，补其不足。如为实证，则当效法张从正，当以攻下。对内伤有余之疾病，该下即下，该清当清，可以用黄连、大黄、栀子、连翘、金银花、胡黄连、贝母、鸡内金、三棱、莪术等攻邪之药祛邪安正，邪去则元气自复。

脾胃为后天之本，而肾为先天之本，内寓元阴元阳，不仅要重视脾胃之气，而且要非常重视肾阴肾阳虚衰。命门为水火之府、阴阳之宅、精气之海、生死之窦。若命门亏损，则五脏六腑皆失所持，临证所见肾气亏虚、肾阳不足患者很多。肾又主水，主藏精，内寓命门之火，二者相互依存，相互作用，共为生化之源、生命之本。针对肾阳虚者，常用附子、肉桂、淫羊藿、巴戟天、鹿茸、肉苁蓉等调补肾气，温补肾阳；对肾阴虚者，常常选用山茱萸、枸杞子、熟地黄、蒸首乌等滋阴益肾、补肾填精；针对阴虚火旺者，常在滋补肾阴基础上，配伍知母、黄柏等药以清相火，调整脏腑阴阳平衡。

二、"亢则害，承乃治"，奠定了"过盛"学说的基础

在诊治糖尿病性肾病、肥胖相关性肾小球病和代谢综合征等疾病的临床实践中，吕师根据阴阳平衡理论提出了"过盛"学说，受吕师的影响和思考，我在临床中对这一观点和理念也深有体会。

一个时代的疾病谱，与社会发展水平及患者生活条件

是密切相关的。这些年来，社会经济发展迅速，人们物质生活水平日益提高，社会环境的变化不仅对民众的饮食起居有很大的影响，与疾病病种的构成、致病原因也有非常密切的关系。

历代各医家之学术主张都是根据当时社会环境所创立的，如刘完素倡"六气皆从火化"，世称寒凉派；张从正称"邪去则正安"，世称攻下派；李杲谓"人以胃气为本"，世称补土派；朱震亨曰"阳常有余，阴常不足"，世称滋阴派。他们的学术思想都是在当时的历史背景条件下，是在大量实践的基础上，总结客观规律，上升为理论，用以指导临床的。新中国成立前，人民生活水平低下，加之连年战争，致霍乱、乙脑、伤寒、斑疹伤寒、麻疹、痢疾、鼠疫、猩红热、疟疾等瘟疫流行，因此治疗以传染病为主。而新中国成立后，人民生活安定，生活水平不断提高，瘟疫已很少见到，而现代文明诱发的糖尿病、肥胖病、高血压、心脑血管疾病、老年病等日益增多。《内经》云："膏粱之变，足生大丁。"现代人饮食不节，恣食肥腻，损伤脾胃，阻滞气机，脾失运化，胃失和降，升降失调，食、火、痰、瘀内蕴，则百病由生；究其病因，皆为膏粱之变，太过所致。由此，吕师倡导"过盛"学说。提出了调节饮食，加强锻炼的预防措施，在治疗上对营养过剩致病者，仿张从正的下法，分别选用消积导滞、清热泻火、理脾化痰、活血化瘀等法祛邪安正，其中使用大黄、三棱、莪术、焦山楂、决明子、丹参等频率很高，用起来得心应手，收效殊良。

消积导滞法是"过盛"学说理论指导下吕师常用的治疗

方法之一，攻导之法是驱逐人体内病邪的便捷之法，具有去菀陈莝、推陈出新的作用。临床上中毒性消化不良、阑尾炎、胰腺炎、胆囊炎、急性肾功能衰竭、胆结石等，凡湿热内蕴，或邪毒内陷者，均可用下法。如鼻衄、支气管扩张咳血、大叶性肺炎等病，病在肺而取之于大肠，攻大肠以降肺气，肠道一畅，肺火即降。又如脑出血、中毒性脑病、乙型脑炎、癫痫等，用大黄既可清热醒脑、凉血止血，又可降低颅内压，此为上病下治，釜底抽薪之法。同时应该看到，过食厚味，易积湿生热，气血痰食郁结不化，阻塞气机，壅滞经络，或耗阴，或伤阳，或灼气生热，或滞血成瘀，亦能变生诸病。目前的心脑血管病、高血压、高血脂、糖尿病、肥胖相关性肾小球病、代谢综合征患者增多，多因于此。治疗应以调理脾胃、消积导滞、祛湿化痰、化瘀通络为主。此时通导，意在治本。

三、前列腺肥大，需辨其虚证与实证

前列腺肥大为老年男性常见病，临床表现为尿线细、尿无力、余沥不尽，膀胱内尿液不能完全排空，严重者可因尿潴留导致梗阻性肾病，甚至肾衰竭。中医学将前列腺肥大归属于"癃闭"范畴。

吕师辨治前列腺肥大，强调要掌握以下要点：从病因上讲，有内因和外因的不同。外因所致者，主要有风、寒、湿、热。内伤所致者，多为虚、瘀、痰、滞。从病机上多分为两大类：由湿热、气结、瘀血等阻碍膀胱气化者，多属实证；

由中气不足，或因肾阴、肾阳不足，而影响肾失开合者，多属虚证。其病位在膀胱，但与三焦决渎密切相关。故治疗上，必须查清病因，以利尿启癃为大法。

癃闭其病机多以肾虚为主，且常有湿热、血瘀、痰湿兼夹。肾虚有气虚、阴虚之分，邪实有湿热、血瘀及气滞之别。气虚者宜温补肾阳，化气行水，常用补中益气汤或金匮肾气丸为主；血瘀者，加郁金、王不留行、炒山甲、牡丹皮、赤芍、大黄等；痰湿兼夹者，加浙贝母、桔梗、海藻、昆布等。治疗总以化气行水、化瘀散结、通利小便为大法。肾为先天，主藏精，内寓元阴元阳，肾主水，司开合，与膀胱相表里，气化则小便出。若肾阴虚小便淋沥难下者，为化源不足，不能化气行水。治应滋阴补肾，可用六味地黄丸，或滋肾通关丸合增液汤加减以滋化源，气化有源，则小便自利。

四、困惑肾内科的特发性水肿（瘀胀症）辨治经验

在跟师坐诊过程中，经常遇到这样一类疑难病症患者，尤其以女性为多见，主要表现为全身瘀胀而肿，肿胀的特点是用手重按虽凹陷，但较实，弹性良好，与一般水肿按之如泥不同。但到医院反复做尿常规、甲状腺、心、肝、肾功能等常规检查均正常，致使患者四处求医，非常苦恼。

吕师的父亲吕承全教授在临床治疗肝、肾病水肿时发现这种疑难病。研究发现该病有以下几个特点：其一是晨起颜面及手尤甚，傍晚下肢较重，周而复始，呈周期性改变；其二是与季节相关，夏季其肿胀显著，冬季其肿胀相对减轻；

其三是月经前或更年期，其瘀肿较重；其四是与情绪密切相关，尤其是生气、情绪激动时肿胀加重；其五是肢体肿胀用手重按虽凹陷，但较实，弹性良好，与一般水肿按之如泥不同。故将本病定名为"瘀胀症"，西医学称为特发性水肿。本病多见于经产期和更年期妇女，也见于内环境剧烈改变的青春期女性，而男性少见。本病的发生诱因多与月经初潮、更年期、生育过多、人工流产、子宫或卵巢去势手术，以及精神刺激、情绪波动、情志抑郁等多种因素有关。这一类疾病的发生往往是由于冲任损伤，或天癸亏竭，加之肝气郁结，气滞作胀，血瘀则肿，同时肾气不足，致气血瘀滞，瘀水互结，阴阳失衡而发病。

瘀胀症（特发性水肿），中医文献无此病名，但在中医文献中的六郁证、肿胀、肤胀、水肿诸证论述中有较为类似的记载。吕师经过临床观察和分析，认为本病的发生多为外感六淫、内伤七情、禀赋不足，以及医源性的因素等导致冲任虚损，或天癸耗竭，肾气不足，加之情志抑郁不舒，致气滞血瘀而成。女子以血为本，泛水为血所化，而血来源于脏腑化生。下焦之血与肝、肾、冲、任、督带诸脉密切相关。肝藏血，主疏泄，喜条达。肾藏精，精化血，肾主水，司开合，为先天之本。肝肾相生，则精血充盈，汇于冲任，下达胞宫，主宰着人体发育及生殖功能。若产育过多，损伤冲任，或天癸已竭，肾精亏耗，肾气虚衰，则"寒独留则血凝泣，凝则脉不通"。若情志抑郁，肝失疏泄则气血瘀滞，"逆于身则水血相搏，变为水肿"；肝肾同病，则气血失调，运行不畅，气滞则胀，血瘀作肿；肾虚不固，开合失司，水泛肌肤，是导致瘀胀症的基本病机。吕承全教授认为本证为虚实夹杂症。治疗重点应在调理肝肾和气血上下功夫，扶正祛邪。并创拟出以开郁消胀、化瘀消肿、调补肾气为治则的经验方——开郁消胀汤的治疗经验，经多年验证，疗效良好。

附"开郁消胀汤"：郁金 10g，丹参 30g，三棱 10g，莪术 10g，大黄 10g，肉苁蓉 10g，淫羊藿 10g，巴戟天 10g。

吕师在师承其父辨治瘀胀症的经验基础上，在实践中结合西医对特发性水肿的研究，发现该病与泌乳素、雌二醇分泌异常相关，查阅中药文献，发现炒麦芽不仅能消积导滞，而且善疏肝气，能够抑制泌乳素的分泌。另外，查阅清宫太医院的《药性通考》中有"泽兰性味苦、甘，气微温。无毒。入肝脾二经。理胎产、消身面、四肢浮肿，破宿血，去癥瘕，行瘀血"的记载。吕师将炒麦芽、泽兰这两味药加入先师所研制的经验方中，经实践验证，治疗瘀胀症，消肿效果更佳。

（李瑞娟）

吕宏生老师辨治慢性肾功能衰竭临证经验感悟

慢性肾功能衰竭是因各种慢性肾脏疾病或其他系统疾病累及肾脏，导致肾小球硬化、肾小球滤过率下降，引起代谢紊乱及其相关临床表现的综合征。慢性肾功能衰竭属于中医学"水肿""虚劳""癃闭""关格"等范畴。其病机为肾气虚衰，阴阳失调，气血亏耗，湿、浊、瘀、毒诸邪蕴结三焦所致。其病以肾元亏虚为本，以湿、瘀、浊、毒为标，为本虚标实之证。其病位主要在肾，关乎肺、脾胃、肝诸脏，与机体阴阳气血津液失常有关，病变过程中产生的瘀血、水湿、浊毒之邪既是病理产物，又是疾病的恶化因素，与正虚互为因果，形成本虚标实、内外相干的多环节病理局面。其临床表现往往虚实互见、错综复杂、变化多端，辨证治疗尤为棘手。吕师辨治慢性肾功能衰竭，以脾肾为本，非常注重维护肾之元气，促使三焦气化功能向良性方面转化。其临床诊疗经验主要有以下两个方面。

一、急则治其标，缓则治其本，顾扶肾元为要

吕师在诊疗慢性肾功能衰竭时尤其强调补肾健脾。脾者，化生水谷精微以养诸脏，为后天之本。肾者，藏精，内藏命门之火，为先天之本，为元阴元阳之宅。张景岳《类经附翼·求正录》："真阴真阳皆藏于肾。命门总主乎两肾，两肾皆属于命门。故命门者，为水火之腑，为阴阳之宅，为精气之海，为死生之窦。若命门亏损，则五脏六腑皆失所持，而阴阳病变，无所不至。"《景岳全书》亦云："命门为元气之根，五脏之阴气，非此不能滋；五脏之阳气，非此不能发。"若脾肾阳虚，命门火衰，元气不足，则肾脏功能虚损，而见水肿、面色萎黄、乏力、恶心呕吐、眩晕、皮肤瘙痒等诸多变症。据此，吕师经多年临床实践，形成了急则治其标，缓则治其本，

顾扶肾元为要的诊疗经验。

慢性肾功能衰竭亦可出现急症，在脾肾虚衰，湿、瘀、浊、毒蕴结三焦基础病变条件下，多由外感六淫、内伤七情、饮食劳倦所诱发，其中尤以升降失调，湿浊犯胃最为常见。临床以舌苔白或腻或黄燥、呼吸带有溺臭气味、腹胀纳差、呕恶不止、皮肤瘙痒、下肢水肿，甚或便秘尿少等症为主。吕师常选用当归补血汤合黄槐温胆汤加大黄、槐花等，通腑降浊，和胃止呕，祛邪安正，急治其标；慢性肾衰大便排泄黏滞不爽，舌苔白腻，舌体胖大，兼有外感寒湿之邪者，吕师在黄槐温胆汤的基础上加用藿香、佩兰、白蔻等化湿解表，伴有发热者，再加柴胡、葛根、防风、薄荷之类解肌退热；兼有发热头痛，咽喉肿痛，咳吐黄痰，舌苔薄黄，脉滑数，外感风热之邪者，吕师在黄槐温胆汤的基础上，常与桑菊饮或银翘散合方加减，急治其标。尤其是慢性肾衰因饮食不节，宿食停滞，积久化生湿热，引起腹胀便秘，或大便酸臭，小便黄赤，甚或发热，脉弦，或滑数，舌苔白或黄燥者，是慢性肾功能衰竭病情迅速恶化的加重因素，应高度重视，可在黄槐温胆汤的基础上，重用大黄、麦芽、神曲、焦山楂等消积导滞。外感六淫、内伤饮食这类逆症急则治其标，祛邪以安正，若医治得法，调养适宜，衰败的肾功能检验指标多能得到不同程度的改善。

慢性肾功能衰竭病势较缓时，吕师则以扶正为主，缓者治其本，重在调补脾肾，顾扶元气。慢性肾功能衰竭以脾肾虚衰，气血双亏最为常见，临床以面色萎黄，头晕乏力，心悸气短，腰膝酸软，下肢水肿，纳差腹胀，大便溏薄，脉沉细，舌质淡，多齿痕，苔白或白腻等为主要表现。吕师辨证，以益气养血、调补脾肾为主，拟方常用当归补血汤、归脾汤为主方，与淫羊藿、巴戟天、肉苁蓉等加减，以匡扶正气。兼有水肿者，加茯苓、泽泻、冬瓜皮、葶苈子、桂枝等；兼有舌苔厚腻、腹胀纳差者，加白豆蔻、陈皮、半夏、炒麦芽等；大便干结，或黏滞不爽，加大黄炭、炒槐花；脾胃虚弱，大便溏泻，不能服用大黄者，配合应用包醛氧化淀粉，或药用炭片等西药吸附剂，帮助排泄湿浊毒邪，以正邪兼顾。

慢性间质性肾炎尿毒症，以及糖尿病性肾病在临床以肾气虚衰，气阴两虚证颇为常见，临床以面色萎黄、口干多饮、夜尿频多，甚或恶心呕吐，脉沉细无力，舌质红，苔白为主要表现。吕师辨证，以益气养血，酸甘化阴法为主。常选用当归补血汤合生脉散为主方，与乌梅、白芍、北沙参等配伍，酌加大黄、槐花、六月雪等通腑降浊、清热凉血之品，以扶正祛邪。

慢性肾小球肾炎慢性肾衰时，在临床上伴有不同程度的高血压者最为常见。临床以面色无华、头晕头昏、腰膝酸痛，或伴耳鸣耳聋，或伴肢体发麻、转筋，舌质微红，脉沉细弦为主症。吕师辨证为肾气虚衰，肝阳上亢。立法拟方常选用羚角钩藤汤合二仙汤等加减，以育阴潜阳、平肝息风，效果显著。其常用方药组成：川芎、钩藤、丹参、知母、黄柏、当归、淫羊藿、巴戟天、山茱萸、大黄炭。加减：头晕耳鸣者，加夏枯草、白芍、珍珠母等以平肝潜阳；手颤、下肢转筋者，加煅龙骨、煅牡蛎以平肝息风；恶心呕吐、舌苔白腻者，加生姜、半夏、竹茹、藿香、佩兰等，以芳香化浊、和胃止呕；舌质紫暗、脉沉细涩者，加三棱、莪术等，以活血化瘀；尿素氮、肌酐异常升高者，加大黄或大黄炭、槐花、六月雪，以通腑降浊；腰膝酸痛者，加炒杜仲、川牛膝、熟地黄、桑寄生，以壮腰补肾；失眠多梦者，加夜交藤、炒枣仁，以养血安神；若伴有尿频尿急、尿热频痛者，加石韦、马鞭草、白花蛇舌草、栀子等以清热通淋；尿蛋白增多者，加玉米须、山茱萸、芡实以利尿消肿、酸敛固摄。总之，辨证施治要谨守病机，有者求之，无者求之，盛者责之，虚者责之，必先五胜，疏其血气，令其条达，而致脏腑阴阳和平。临床上，并可与西药配合，对症治疗，使紊乱的内环境达到新的平衡，中医和西医相结合，取长补短，则延缓慢性肾功能衰竭进程的效果会更加显著。

慢性肾功能衰竭若发展至终末期，阳损及阴，上盛下衰，补气则肝阳上亢，滋阴又碍胃气，用药颇为棘手。若再逆转，正气颓败，风阳上扰，湿浊内陷心包，或上蒙清窍，或水凌心肺，则可引起胸闷喘满，不能平卧，甚或神志昏迷，四肢抽搐，是病势已危！需急用血液透析等替代疗法救治，方不致贻误病机。

二、饮食调养，能延缓病程进展

吕师在多年的临床实践中发现，肾病患者若食用羊肉，或过量食用其他肉、蛋、奶等高蛋白、高脂肪饮食，亦会加重病情。据此，吕师针对肾病患者，强调三分治疗，七分调养。在治疗中嘱咐患者不仅要低盐饮食，尤要忌食羊肉，并针对不同的肾病患者对蛋白和脂肪的生理需求，根据具体病情进行饮食调剂。实践验证，饮食疗法能明显改善肾功能的生化检验指标，有效延缓了慢性肾衰的进程。

医案

患者，女，56岁。2018年11月20日初诊。

主诉：面黄乏力，夜尿增多8个月。

现病史：8个月前患者无明显诱因突然出现晕倒，急住当地某医院治疗，查血压138/90mmHg。泌尿系统彩超：双肾萎缩，血流信号明显减少；血生化：尿素氮11.2mmol/L，肌酐300μmol/L，尿酸531.2μmol/L。尿常规：蛋白（＋），白细胞3～6/HP。血常规：白细胞$5.62×10^9$/L，红细胞$3.44×10^{12}$/L，血红蛋白89g/L，血小板$216×10^9$/L。既往因情志抑郁曾有服用龙胆泻肝丸月余用药史。诊断为"慢性间质性肾炎，马兜铃酸肾病，肾性贫血"。给予尿毒清颗粒，复方α-酮酸片等药物治疗半年余，效欠佳，今来诊治。症见患者血压：180/110mmHg。腰部两侧受凉后困痛，皮肤发痒，起鳞状皮屑，平素怕冷，易感冒，无恶心干呕，无胸闷气短，无头晕，纳眠可，夜尿2次，小便泡沫多，大便糊状，日1次。已绝经。舌质红，苔黄厚，脉沉细弦。

诊断：慢性间质性肾炎（马兜铃酸肾病）；慢性肾功能衰竭。

证候：肾气虚衰，肝阳上亢，湿浊内蕴。

治则：益气养血，滋肾平肝，化湿降浊。

方药1：黄芪30g，当归10g，川芎10g，钩藤15g，丹参

30g，炒苍术 12g，黄柏 10g，淫羊藿 15g，薏苡仁 30g，葛根30g，车前草 30g，柏子仁 30g，夜交藤 30g。14 剂，水煎服。

方药 2：小苏打片每次 1.0g，每日 1 次，口服；

药用炭片每次 1.5g，每日 1 次，口服；

苯溴马隆片，每次 50mg，每日 1 次，口服。

2018 年 12 月 11 日：皮肤发痒较前减轻，口苦厌油，腹胀胃满，近日因天气变冷，出现感冒症状、头晕、怕冷，无鼻塞流涕。证属肾气虚衰，肝郁脾虚，外感风寒。急则治其标，改拟疏风解表、SASX 健脾疏肝法。

方药：紫苏叶 10g，防风 10g，川芎 10g，柴胡 10g，郁金 12g，茵陈 30g，陈皮 10g，姜半夏 9g，茯苓 30g，葛根30g，车前草 30g，酒萸肉 10g。14 剂，水煎服。

2019 年 1 月 8 日：服上方后感冒愈，口苦厌油症状减轻，自觉右足大趾关节红肿疼痛，腰痛减轻，夜尿 3 次，泡沫尿减少。证属肾气虚衰，湿浊流注关节所致。改拟疏肝利胆、燥湿清热、通腑降浊法。

方药 1：生石膏 30g，知母 9g，升麻 9g，生地黄 10g，丹皮 10g，炒苍术 12g，黄柏 10g，薏苡仁 30g，川牛膝 10g，茵陈 30g，半夏 9g，薄荷 9g，玉米须 30g，大黄炭 10g。14 剂，水煎服。

方药 2：非布司他片，每日 40mg，一次口服。

2019 年 1 月 22 日：胃纳可，已不厌油腻，右足大趾关节肿痛已消，自觉皮肤瘙痒明显好转。证属肾气虚衰，肝阳上亢。再予益气养血、滋肾平肝、化湿降浊法，扶正祛邪。

方药：黄芪 30g，当归 10g，川芎 10g，钩藤 15g，丹参

30g，防风 10g，蝉蜕 10g，地肤子 15g，槐花 30g，大黄炭 5g，淫羊藿 15g。28剂，水煎服。

按： 吕师辨治本案，认为本病病机特点是肾气虚衰，肝阳上亢，湿浊内蕴。属正衰邪实之证。故在病情较缓时拟用黄芪、当归益气养血；川芎、钩藤、淫羊藿等滋肾平肝；肌酐、尿毒素增高，提示湿浊毒素内蕴，选用大黄、槐花等通腑降浊。诸药合用，正邪兼顾，共奏益气养血、滋肾平肝、化湿降浊之功。当兼有外感风寒时，选用紫苏、防风解表散寒；兼有肝胆湿热时，选用柴胡、茵陈清肝利胆；而当痛风发作时，选用生石膏、知母、苍术、黄柏、葛根、车前草等清热镇痛、化湿降浊。依症辨析，圆机活法，急则治其标，缓者治其本，以顾扶肾元为要。在治疗的同时，嘱咐患者低盐优脂低蛋白饮食，禁食羊肉，调剂肉、蛋、奶等优质蛋白、脂肪类食物的生理需要量。吕师的综合治疗方法，使患者的病情得到明显改善。

（陈文军）

吕宏生老师治疗过敏性紫癜性肾炎经验的学习心得

过敏性紫癜性肾炎是以皮肤紫癜、出血性胃肠炎、关节炎及肾脏损害为特征的综合征。其基本病理变化是全身性弥漫性小血管炎，是一种血管变态反应性出血性疾病。其致病病因可能与感染、食物、药物、虫咬等因素相关。其肾损害是由于血循环中有可溶性免疫复合物在肾脏内沉积引起，是一种免疫复合物性肾炎，也是较为常见的继发性肾脏病。过敏性紫癜性肾炎在临床可表现为隐匿性肾炎、肾炎综合征、肾病综合征、急进性肾炎以及肾功能损害。

过敏性紫癜性肾炎属于中医学的"肌衄""尿血""水肿""葡萄疫"等范畴。肌衄，血证也。查阅整理有关衄血的中医文献，明·王肯堂《证治准绳·杂病》云："血乃水谷之精，化于脾，生于心，藏于肝，布于肺，施于肾。"隋·巢元方《诸病源候论·热病衄候》曰："邪热与血气并，故衄也。"《景岳全书·血证》指出："血本阴精，不宜动也，而动则为病；血主营气，不宜损也，而损则为病。而动者多由于火，火盛则迫血妄行；损者多由于气，气伤则血无以存。"又云："血之妄行，又火者多，然未必尽由于火也。故于火证之外，则有脾胃阳虚而不能统血者，有气陷而血亦陷者，有病久滑泄而血因动者，有风邪结于阴分而为便血者。"清·夏禹铸《幼科铁镜·辨诸血》曰："肺朝百脉之气，脾统诸经之血。盖荣血者，水谷之精气也。脾胃有伤，荣卫虚弱，故血失常道而妄行。"《金匮要略·肺痿肺痈咳嗽上气病脉证治》曰："风伤皮毛，热伤血脉……热之所过，血为之凝滞。"《血证论·瘀血》谓："既然是离经之血，虽是清血、鲜血，亦是瘀血。"均提示瘀血在本病中存在。清·程文囿《医述》引《医学六要》曰："血证有四，曰虚、曰瘀、曰热、曰寒。之法有五，曰补、曰下、曰破、曰凉、曰温。"明·张介宾《景岳全书·卷之三十·血症·论治》："凡治血证，须知其要，而动血之由，惟火惟气耳。故察火者，但查其有火无火，察气者，但察其气虚气实，知此四者，而得其所以，则治血之法无余义矣。"清·唐容川《血证论·卷五·瘀血》曰："故凡血证。总以祛瘀为要。"《血证论·阴阳水火气血论》又云："治血者，必治脾为主。"明·李梴《医学入门·血》曰："血病每以胃药收功，胃气一复，其血自止。"

综上所述，血证的发生，归纳起来，多因素体不足，外感风热入侵，或食用辛辣燥热之品，或药邪入侵，胃生积热，燔灼营血，内外相合，与血搏结，热毒血瘀，迫血妄行，损伤脉络，发为本病。若血渗肌肤发为紫斑，邪热循经下行损伤肾络，血随尿出则为溺血；热扰肠络则为便血。三焦受损，决渎不利，水湿内停则可见水肿；升降失司，气机不畅可有恶心、呕吐、腹痛等症状。日久不愈，耗伤气血，脾肾功能失调，则外感热毒，入舍于五脏，日久成瘀，形成热瘀互阻的证候。瘀血痹阻关节，则关节疼痛。久病气血耗伤、脾肾俱虚，失其封藏固摄之能，可致腰困乏力、无痛血尿、蛋白尿久治难消。

吕师根据过敏性紫癜性肾炎临床证候及血证病机演变特点，认为其病位在血脉，并和肺、脾、肾密切相关。而热毒蕴结，迫血妄行，为发病的关键，血热或气虚致使血瘀，为主要病理机制，气血亏虚为病势之转归。故治疗时主张以调理脾胃为主，遵循《血证论》中所提出的止血、消瘀、宁血、补血等治血四法，治疗过敏性紫癜性肾炎。

吕师辨治过敏性紫癜性肾炎，以脾肾为本，非常注重维护肾之元气，促使三焦气化功能向良性方面转化。余通过学习吕师临床诊治过敏性紫癜性肾炎的经验，体会主要有以下四点。

临床上过敏性紫癜性肾炎总属虚实错杂，多为本虚标实之证，病初以邪实为主，如风、热、湿、毒、瘀等，病久则以虚证为主，故一般治疗当遵守实则祛邪安正、虚则扶正祛邪之法则；若遇患者久病不愈，或是失治误治，常可形成邪实未去、正气已虚之势，治疗时应注意祛邪勿忘扶正、扶正勿要留邪，勿犯虚虚实实之戒。活血化瘀须贯穿于治疗始终。

一、攻邪同时注重调护正气

过敏性紫癜性肾炎因无特效药，致病程缠绵反复，久病易损伤正气，且祛邪时常用凉血化斑等苦寒攻伐之品，易伤及脾胃阳气，多与正虚密切相关，所以无论患者正气是否虚弱，在治疗的整个阶段均应考虑到正气的保护。使正气充盛得以祛邪外出。对久病体虚之人，尤应忌克伐无度。常用黄芪、党参、生山药、白术等药恢复脾胃之气，兼防苦寒之品伤胃之弊。阴虚证应用熟地黄、醋炙龟甲等养阴之品时易滋腻碍胃，可配合砂仁、白豆蔻、陈皮、清半夏等药和降胃气、畅达中焦。

二、活血化瘀贯穿始终

本病中瘀血既是病理产物又是致病因素，对疾病的发展和预后都有着重要的影响。无论是风邪袭表或阴虚动风动血，还是热毒迫血妄行，均有血行脉外而为瘀，故活血治血贯穿于治疗始终。且在治疗中注意炭药的止血功能，烧炭存性，灵活加用炭药，将进一步提高治疗效果。

三、治防结合，注重饮食

过敏性紫癜性肾炎患者应注重休息，尤其是肾外表现突出的患者更应注意避免劳累，注意防寒保暖。饮食营养不仅要均衡，而且必须忌口，如忌用海鲜、羊肉、辣椒、酒等热性食物。慎食草莓、李子、樱桃、杏、葡萄、橘子、荔枝、桂圆、芒果等热性水果，以及易致敏的药物和用品。

四、注重中西医同用

过敏性紫癜病机复杂，容易反复。当伴有重度水肿、大量蛋白尿、血尿、高血压甚至出现肾功能损害时，应及时进行肾穿刺活检，根据病理结果帮助鉴别诊断、调整治疗方案及判断预后。通过中医整体辨证治疗，联合西医针对过敏性紫癜性肾炎所伴有的剧烈腹痛、关节疼痛、癫痫样抽搐等症状，应用糖皮质激素、雷公藤多苷等免疫抑制剂、抗凝、镇痛、镇静等药物对局部症状重点治疗，有助于缓解病情，提高疗效。

（程新）

吕宏生老师从脾胃论治糖尿病性肾病思路探析

跟吕师随诊以来，深感吕师以脾胃为本立论为核心，根据脏腑学说，运用八纲辨证论治，调和阴阳的学术思想贯穿于疾病始终。糖尿病性肾病是糖尿病最严重的并发症之一，也是糖尿病的重要死亡原因。吕师针对该病病机特征辨证和辨病相结合，标本兼治，采用扶正固本、祛邪安正之法，改善临床症状，消除或减少蛋白尿，取得了较好疗效。现将吕师从脾胃论治疗糖尿病性肾病的思路探析如下。

一、病因病机

糖尿病性肾病依据其不同病变阶段分别属中医学"消渴""水肿""关格"范畴。临床上表现为蛋白尿、高血压、眩晕，后期出现肾功能进行性损害，直至发展为终末期肾病。中医学认为，先天禀赋不足，饮食不节，情志失调，房劳伤肾或失治误治等是本病发生的主要原因；肾虚不足，阴津亏损，进而阴损及阳，是其基本病理。吕教授认为"五脏之伤，穷必及肾"，糖尿病性肾病临床上以气阴两虚、脾肾两虚者居多，一方面是脾肾两虚，气化无能，水湿泛滥；另一方面肾失固摄，阴精暗耗，常有血瘀证，从而形成阴阳气血俱虚，水湿泛滥之虚实夹杂证候。终末期糖尿病性肾病则以阳衰湿浊瘀阻为主要表现。治疗糖尿病性肾病重点在于治疗蛋白尿，同时控制好血糖、血压、血脂，并根据脉证，采用急者治其标，缓者治其本的原则。

二、脾胃为本立论渊源

吕师重视脾胃的思想渊源于《灵枢·五味》"胃者，五脏六腑之海也。水谷皆入于胃，五脏六腑皆禀气于胃"。对李杲提出的"人以胃气为本""百病皆由脾胃衰而生也"的学说颇为推崇。

1.脾胃为后天之本，补后天以养先天

《素问·太阴阳明论》曰："脾者土也，治中央，常以四时长四脏，各十八日寄治，不得独主于时也。"指出脾脏属土，于四时之末各旺十八日。在《脾胃论》中，李杲多次引用《素问·经脉别论》"饮入于胃，游溢精气，上输于脾，脾气散精，上归于肺，通调水道，下输膀胱，水精四布，五经并行，合于四时五脏阴阳，揆度以为常也"，来说明脾胃的重要性，强调脾胃输布精气在人体生理功能中的重要地位，旨在说明脾土长养万物、灌溉四旁，为四时五脏生化之本。正如《景岳全书·杂症谟》所言："脾胃有病，自宜治脾，然脾为土脏，灌溉四旁，是以五脏中皆有脾气……故善治脾者，能调五脏，即所以治脾也。说明饮食物的代谢主要靠胃的受

纳腐熟、脾的运化，将营养物质输布于全身各个组织、器官，脏腑功能才能协调运行。脾的运化水谷精微功能旺盛，机体的消化吸收功能才健全，才能为化生精、气、血、津液提供足够的营养，从而濡养脏腑、经络、四肢百骸，以及筋肉皮毛等组织，使机体进行正常的生理活动。

吕师认为，大约半数糖尿病性肾病患者的Ⅰ、Ⅱ、Ⅲ期没有糖尿病的"多饮多食多尿"等三多症状，其早期的肾损害也多缺乏典型的临床表现。因此，中医学望、闻、问、切的宏观辨证需要与西医学的微观辨证相结合，诸如糖尿病病史，血糖、糖化血红蛋白、血尿素氮、血肌酐、人血白蛋白、蛋白尿等的测定结合起来，才能早期发现，及时准确地辨证施治，防止遗漏，提高疗效。

吕师发现早期糖尿病多属肺胃积热，耗伤气阴。大约半数患者表现为口渴多饮、多食多尿等症状，证属胃火炽灼，消蚀水谷，阳明热盛，耗伤津液，津液不足，肠道失润所致。治疗上主张清宣肺胃，常选用人参白虎汤加减。治宜清泻胃火、养阴生津，方中大剂量重用石膏煎汤代水，取其性专清泻胃火之力增强；知母苦寒质润，清泻而不伤津；生地黄、麦冬、葛根、天花粉益胃养阴、增液生津；黄连、栀子、黄芩助石膏增强清热泻火之功；牛膝引热下行，诸药合用，则阳明胃火得以清泻，阴津不足得以濡养。以气阴两伤为主者，常表现为乏力、口干、口渴、腰膝酸软，治疗上主张清胃热、滋肾阴为主，常用玉女煎加减，玉女煎一方出自《景岳全书》，具有清胃泻火、滋阴增液之功。方由石膏、熟地黄、麦冬、知母、牛膝组成。方中石膏，知母清阳明有余之火为君；熟地黄补少阴不足之水，为臣；麦门冬滋阴生津为佐；牛膝导热引血下行，以降炎上之火，而止上溢之血为使。吕师常用经验方参五胶囊（西洋参、五倍子、五味子）控制血糖，疗效较佳。

2. 脾胃为升降之枢，调畅气机

脾为脏，属阴，喜燥恶湿，得阳始运，胃为腑，属阳，喜润恶燥，得阴始安。脾与胃，一脏一腑，一运一纳，一润一燥，一升一降，既相互依赖，又相互制约。脾主升，胃主降，脾气升，则水谷之精微得以输布，胃气降，则水谷及其糟粕才得以下行。故《临证指南医案》说："脾宜升则健，胃宜降则和。"两脏燥湿相济，阴阳相合，方能完成饮食物的吸收、传化。《临证指南医案》又说："太阴湿土得阳始运，阳明燥土得阴自安。"脾胃在生理上相互联系，在病理上也相互影响。如脾为湿困，清气不升，可影响胃的受纳与和降，可出现食少、恶心、呕吐、脘腹胀满等症。相反，饮食失节，食滞胃脘，胃失和降，亦可影响脾的升清与运化，可出现腹胀泄泻等症，如《素问·阴阳应象大论》所说"清气在下，则生飧泄；浊气在上，则生䐜胀"。脾胃不足，则五脏之升降浮沉失衡，正如《素问·五常政大论》所言"阴精所奉其人寿，阳精所降其人夭"。若脾胃功能正常，吸收的水谷精微物质得以散于肝继而归于心肺，则春夏之令得行，阴精得以上奉，以滋养周身；若脾胃不足，水谷精微物质下流，无以奉养周身，则疾病发生，正如《脾胃论·天地阴阳生杀之理在升降浮沉之间论》所曰"损伤脾胃，真气下溜，或下泻而久不能升，是有秋冬而无春夏，乃生长之用陷于殒杀之气，而百病皆起，或久升而不降亦病焉"。

糖尿病性肾病中后期，湿浊证较为突出，湿阻脾胃，使胃失和降，表现为纳呆、腹胀、恶心、呕吐等，吕师根据"六腑以通为用"理论，治以通降胃气，常用半夏泻心汤合枳术丸加减：半夏，黄芩，黄连，干姜，党参，白术，枳实，甘草，大枣。半夏泻心汤辛开苦降，调中和胃，方中半夏、黄芩、干姜、党参、黄连、甘草、大枣取半夏泻心汤之意，和胃降逆、开结除痞；黄连、吴茱萸取左金丸之意，清肝泻火、降逆止呕；佛手、香橼皮理气和中、除满止痛；枳壳、大腹皮、陈皮理气和中、调和肠胃；茯苓、建曲、麦芽健脾和胃消食；甘草兼能调和诸药。诸药配合，寒温并用，辛开苦降，调中和胃。枳术丸是调理脾胃的代表方剂，为易水学派张完素所创，白术甘温，健脾利水助脾气升，枳实苦寒，行气助胃气降。白术用量多于枳实，以补养脾胃为主，兼治痞消食，为补中有消，以补为主。用白术之本意，不取其食速化，但令人胃气强实不复伤也。

3. 脾虚湿运难化，肾阳虚水不化气

糖尿病性肾病表现以阴虚为主者，吕师多选用六味地黄丸、杞菊地黄丸等滋肾填精。吕师认为本病多由脾虚不能运化水湿，日久导致肾失封藏，阴精亏耗，进而阴损及阳，肾失开合，水无所主发展而来，故常以滋肾填精为治疗方法；但在滋阴的同时提出注意阴阳互根互用，需顾及肾阳、阳中求阴。日久多致水肿，吕师认为糖尿病性肾病后期多以肾阳

虚衰为主，肾虚水泛，治当温阳利水，常选用真武汤、五苓散、金匮肾气丸加减治疗，以温肾助阳、化气行水。真武汤组成：茯苓、芍药、生姜、附子、白术。本方为治疗脾肾阳虚，水湿泛溢的基础方。盖水之制在脾，水之主在肾，脾阳虚则湿难运化，肾阳虚则水不化气而致水湿内停。肾中阳气虚衰，寒水内停，则小便不利；水湿泛溢于四肢，则沉重疼痛，或肢体浮肿；水湿流于肠间，则腹痛下利；上逆肺胃，则或咳或呕；水气凌心，则心悸；水湿中阻，清阳不升，则头眩。若由太阳病发汗太过，耗阴伤阳，阳失温煦，加之水渍筋肉，则身体筋肉瞤动、站立不稳。其证因于阳虚水泛，故治疗当以温阳利水为基本治法。本方以附子为君药，本品辛甘性热，用之温肾助阳，以化气行水，兼暖脾土，以温运水湿。臣以茯苓利水渗湿，使水邪从小便去；白术健脾燥湿。佐以生姜之温散，既助附子温阳散寒，又合苓、术宣散水湿。白芍亦为佐药，其义有四：一者利小便以行水气，《本经》言其能"利小便"，《名医别录》亦谓之"去水气，利膀胱"；二者柔肝缓急以止腹痛；三者敛阴舒筋以解筋肉瞤动；四者可防止附子燥热伤阴，以利于久服缓治。

4. 调脾胃、护胃气以防病养生

《脾胃论》说："百病皆由脾胃衰而生也。"疾病的发生取决于人体的正气和病邪交争。脾为人体后天之本，气血生化之源，若脾胃功能正常，气血充盈，则正气强盛，外邪无从入侵，则疾病无所生。《素问·平人气象论》曰："人以水谷为本，故人绝水谷则死，脉无胃气亦死。"而李东垣从《黄帝内经》中提出了"内伤脾胃，百病由生"的内伤学说，如在《脾胃论·脾胃虚实传变论》中说："元气之充足，皆脾胃之气所无伤，而后能滋养元气；若胃气之本弱，饮食自倍，则脾胃之气既伤，而元气亦不能充，此诸病之所由生也。"《王旭高医案》说："胃气一虚，则百病丛生。"《医宗必读·肾为先天之本，脾为后天之本论》说："胃气一败，百药难施。"提示胃气对人体极为重要，治疗疾病更应时时顾护胃气，吕师认为对症下药应注意：①应用补益药物时，注重理气醒脾，补而不滞，滋而不腻。②应用清热利湿药物时，避免大苦大寒，一味清热，必碍脾胃。③用生姜、大枣、甘草以调养胃气。④服药期间饮食要有禁忌，避免辛辣伤胃。

三、久病必瘀，活血化瘀治疗贯穿始终

消渴病多继发水肿、胸痹、肢体麻木、中风等，吕教授认为此均由血瘀痹阻经络血脉所致，所谓久病必瘀。故在治疗过程中兼见有血瘀证者，吕师多采用活血化瘀、利水治疗，酌加桃仁、红花、三棱、莪术、丹参、川芎、姜黄等活血化瘀药物，临床多奏效。

综上所述，糖尿病是内分泌代谢性疾病之一，当糖尿病患者出现蛋白尿或者水肿时，则临床提示糖尿病继发肾损害。吕师认为，该病临床上以气阴两虚、脾肾两虚者最多。一方面是脾肾阳虚，气化无权，水湿浸渍；另一方面脾失健运，肾失固摄，阴精暗耗，常兼血瘀，故而形成阴阳气血俱虚，水湿泛滥之虚实夹杂证。糖尿病性肾病早期多表现为气阴两

虚兼瘀血内阻，治疗以益气养阴为主，佐以活血化瘀。若进入临床蛋白尿期，应扶正祛邪并举，处以补肾健脾、益气活血法，尤其强调扶正治疗，避免一味利尿，犯"虚虚实实"之戒，使难以奏效。

（刘浩飞）

参考文献

［1］王刚 . IgA 肾病现代中医治疗［M］. 南京：江苏科学技术出版社，2006.

［2］钱桐荪 . 肾脏病学［M］. 北京：华夏出版社，2001.

［3］谌贻璞，余学清 . 肾内科学［M］. 北京：人民卫生出版社，2015.

［4］阴健，郭力弓 . 中药现代研究与临床应用［M］. 北京：学苑出版社，1993.

［5］阴健 . 中药现代研究与临床应用［M］2 版 . 北京：中医古籍出版社，1995.

［6］李恩 . 中医肾藏象理论传承与现代研究［M］. 北京：人民卫生出版社，2007.

［7］林善锬 . 现代肾脏生理与临床［M］. 上海：复旦大学出版社，2009.

［8］邝安堃 . 糖尿病在中国［M］. 长沙：湖南科学技术出版社，1991.

［9］［美］vijai K.Pasupuleti JamesW.Anderson，主编 . 张智武，译 . 功能食品、血糖健康与Ⅱ型糖尿病［M］. 北京：中国轻工业出版社，2012.

［10］冷方南 . 中国中成药优选［M］. 北京：人民军医出版社，1914.

［11］王光宇，王义新 .320 种中药及其微量元素［M］. 北京：中国科学技术出版社，2018.

[12] 全国中草药汇编编写组.全国中草药汇编(下册)[M].北京:人民卫生出版社,1974.

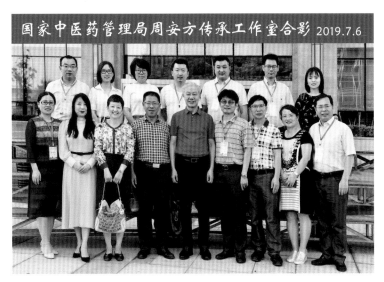

国家中医药管理局周安方传承工作室部分成员合影

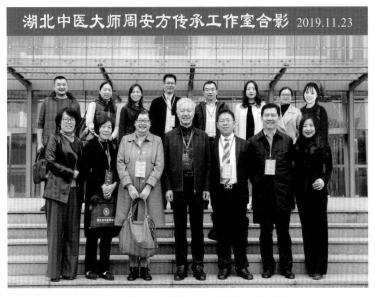

湖北中医大师周安方传承工作室部分成员合影

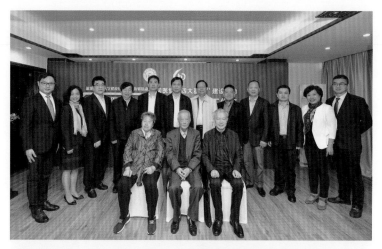

湖北省卫健委领导，湖北中医药大学党委书记、校长为湖北中医大师周安方教授等传承工作室揭牌后合影

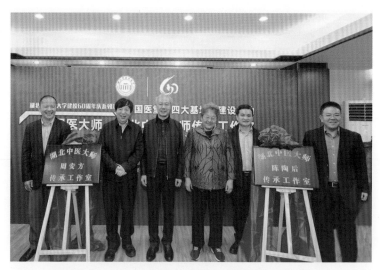

湖北省卫健委领导、湖北中医药大学领导为湖北中医大师周安方教授等传承工作室揭牌

世界中联男科专业委员会第十三届学术年会　国际中医男科学会第十五届学术大会
海峡两岸中医男科第十届学术论坛　湖北省中医药学会男科专业委员会第十届学术年会
暨湖北省中医师协会生殖医学专委会第三届学术年会　合影

中国梦　精　神
国家富强　民族振兴　人民幸福

2021.11.13

与参加世界中医药学会联合会男科专业委员会学术年会的代表合影

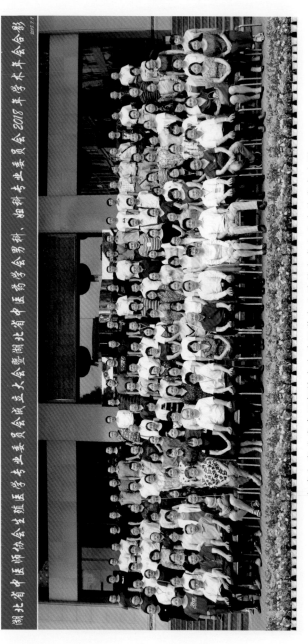

湖北省中医师协会生殖医学专业委员会成立大会暨湖北省中医药学会男科、妇科专业委员会2018年学术年会合影 2018.7.7

与参加湖北省中医师协会生殖医学专业委员会成立大会的代表合影

自序

　　中医药是中国优秀传统文化的瑰宝，是发祥于中国古代的研究人体生命、健康、疾病及其诊疗的科学。中医药学具有独特的理论体系、丰富的临床经验和科学的思维模式，是以自然科学知识为主体，与人文、社会科学知识相交融的科学知识体系。

　　中医药不仅是我国优秀传统文化的重要组成部分，而且为我国各民族的生存和繁衍做出了巨大贡献，是我国医药卫生事业不可或缺的一支重要力量。

　　传承创新发展中医药是中华民族伟大复兴的大事，对于弘扬中华优秀传统文化、增强民族自信和文化自信、促进文明互鉴和民心相通、推动构建人类命运共同体具有重要意义。

　　在新时代的感召下，努力发挥中医药的原创优势，是我等中医药人的职责所在。笔者自幼深爱中医，及至从事中医工作，更是矢志不渝地研究中医、传承中医、弘扬中医，从医50余年来，不敢怠慢人生，不敢无所追求，精勤不倦，锲而不舍，勤求古训，广纳新知，师事众家，博采众长，坚持实践，勤于笔耕。

　　在50余年的临床、教学、科研与管理工作中，笔者认真总结记录心得体会，日积月累，集腋成裘，其中属于"医话"内容的就有200余篇，分别为医经研读、理论探讨、治法研究、临证感悟、各家学说、医史人物、考证训诂、争鸣评议等内容。这些内容既有书写的读书体会、临证心得，又有整理的口授笔录、讲课录音；既有记叙文体，又有说明文体、议论文体；少则数百字，多则几千言。为了把中医药这一祖先留给我们的宝贵财富传承好、发展好、利用好，贡献自己一点微薄的力量，兹择取这些医话中临床指导意义较大者 100 余篇，分别进行修改，整理撰著成书，分为医经阐奥、理论发微、治法求真、临证感悟四个部分，名之曰《诊余琐记——周安方医话选粹》。

周安方传承工作室的成员，尤其是王朝阳、涂俊一同志协助做了许多工作，在此致以衷心感谢！

希望本书的出版，能对中医学术的发展有所裨益，对后来学人研习中医药学有所启发。书中的学术观点毕竟是一家之言，如有疏漏失当之处，诚望读者批评指正。

周安方

2022 年 2 月 17 日于武汉

目录

目 录

引 言

医话汇聚了医家的读书心得、研习体会、临证经验，体现了医家的中医理论思维模式和临床辨证论治特色，是医家长期临床、教学与科研实践的结晶，是医家基础理论造诣与临床技能水平的展示，是中医理论传承与发展的重要载体，也是中国医药学伟大宝库的重要组成部分。

医话可以扩展读者的见闻、启迪读者的思维，有利于读者加深对中医经典原著的理解、深化对中医理论的认识、拓展临床辨治思路、提高临床诊疗水平。

古代名医多以口授、笔记、笔谈等形式记录其诊疗经验、临床体会，阐述其研究心得，出现诸多医话类名著，如清代黄凯钧的《友渔斋医话》、清代魏之琇的《柳州医话》、清代王士雄的《潜斋医话》、清代陆以湉的《冷庐医话》等等。

当代诸多名老中医，既精中医经典，又富临床经验，他们秉承弘扬中医、造福人民之旨，撰著医论医话，如中国中医药出版社出版的《叶橘泉方证药证医话》《中医历代医话选》，人民卫生出版社出版的《刘渡舟医论医话100则》等，其传承中医学术、传播临床经验的赤诚之心，为我等内心所敬仰，亦是我等学习之楷模。

笔者有感于此，不揣浅陋，抛砖引玉，在已出版医论、医案等作品之余，再撰《诊余琐记——周安方医话选粹》一书。书中内容包括"医经阐奥"17篇，阐述了部分中医经典名言的奥秘所在；"理论发微"20篇，阐发了部分中医基础理

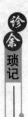

论的微妙之处；"治法求真"23篇，探讨了部分经典特色治法的真实内涵；"临证感悟"48篇，介绍了部分常见症状辨治的经验感悟。一家之言，刍荛之见，期冀能为读者提高中医理论思辨能力与临床诊疗水平贡献绵薄之力。

医经阐奥

治病必求于本

《素问·阴阳应象大论》说:"阴阳者,天地之道也,万物之纲纪也,变化之父母,生杀之本始,神明之府也。治病必求于本。"

对于本条经文"治病必求于本"中的"本",大多注家释为"阴阳"。如清代张志聪《黄帝内经素问集注》说:"本者,本于阴阳也。人之脏腑、气血、表里、上下,皆本乎阴阳。而外淫之风寒、暑湿、四时、五行,亦总属阴阳之二气。至于治病之气味,用针之左右,诊别色脉,引越高下,皆不出乎阴阳之理,故曰治病必求于本。谓求其病之本于阴邪、本于阳邪也,求其病之在阳分、阴分、气分、血分也。审其汤药之宜,用气之升、味之降、温之补、苦之泻也。此篇论治道当取法乎阴阳,故首提曰:治病必求于本。"

我非常赞同张志聪的观点。因为《黄帝内经》(简称《内经》)非常重视运用阴阳理论来说明人的生理、病理,并以之指导疾病的诊断、治疗。故《素问·生气通天论》说:"夫自古通天者,生之本,本于阴阳。"《素问·生气通天论》说:"阴平阳秘,精神乃治;阴阳离决,精气乃绝。"《素问·阴阳应象大论》说:"善诊者,察色按脉,先别阴阳。"《素问·至真要大论》说:"谨察阴阳所在而调之,以平为期。"由此可见，阴阳和调是维系生命的根本，阴阳失调是引起疾病的根源，治疗疾病就要抓住"调和阴阳"这个根本大法。

纵观《内经》原文，除了重视求"阴阳"这个总体原则外，还注重一些具体的"求本"方法。

一是求病因。如《素问·至真要大论》说："必伏其所主，而先其所因。"认为要制伏战胜疾病，首先要杜绝、去除病因。故明代张介宾《景岳全书·传忠录》说："起病之因，便是病本。"强调抓住了病因，针对病因治疗，就是抓住了治疗的根本。

二是求病机。如《素问·至真要大论》说："谨守病机，各司其属。"明代张介宾《类经·疾病类》说："机者，要也。"说明掌握了疾病的病机，就掌握了疾病的关键，针对疾病病机治疗，就是抓住了治疗的关键。

三是求精气（肾）。如《素问·金匮真言论》说："夫精者，身之本也。"说明精气是人体生命的本原，是构成人体和维持人体生命活动的最基本的物质。因此，治疗疾病要注重顾护精气。肾藏精，为先天之本，顾护了精气就是顾护了先天之本。

四是求胃气（脾胃）。如《素问·玉机真脏论》说："五脏者，皆禀气于胃，胃者，五脏之本也。"明代李中梓《医宗必读·脾为后天本论》说："胃气一败，则百药难施。"胃气，一是指胃之受纳、腐熟水谷的功能，与脾之运化功能合称为"中气"；二是指不疾不徐、从容和缓的脉象，反映了脾胃功能正常。脾与胃为表里，是后天之本，因此，治疗疾病要注重顾护脾胃，也就是要顾护后天之本，不使中气有伤。

由此可见，在临床上我们要在把握"求阴阳"这个总体原则的同时，还要进一步"求病因""求病机""求精气""求胃气"。这几个方面是有机联系在一起的，因此要整体把握、灵活运用。

治未病

"治未病"思想源于我国的《黄帝内经》，迄今已有两千多年的历史。《素问·四气调神大论》说："道者，圣人行之，愚者佩之。从阴阳则生，逆之则死；从之则治，逆之则乱……是故圣人不治已病治未病，不治已乱治未乱，此之谓也。夫病已成而后药之，乱已成而后治之，譬犹渴而穿井，斗而铸锥，不亦晚乎？"《灵枢·逆顺》说："上工，刺其未生者也；其次，刺其未盛者也……上工治未病，不治已病，此之谓也。"《素问·八正神明论》说："上工救其萌芽……下工救其已成，救其已败。"均是极早论述"治未病"思想的古籍文献。

两千多年来，"治未病"思想一直指导着我国医家的临床实践，为维护我国人民的健康做出了不朽贡献。对于"治未病"的理解，目前尚无统一意见，我个人认为包括以下三个方面。

一是疾病未生。即机体既没有任何病理改变，又没有任何临床表现的状态，换句话说就是处于"健康未病态"。

二是疾病未发。即体内已有潜在病理改变，但无任何临床表现的状态（病理信息处于潜伏期、隐匿期），换句话说就是处于"潜病未病态"。

三是疾病未传。人体是一个有机的整体，若身体的某一器官、组织局部发生疾病，按照疾病传变规律则会导致其他相关器官、组织发病。疾病未传，是指已经发病，但只有原发病，没有影响、传变到其他组织、器官，换句话说就是处于"疾病未传态"。

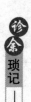

中医"治未病"的策略包括以下三个方面。

一是未病先防，重在摄生。即在未患病之前，采取各种措施，做好预防工作，防止疾病的发生。其方法主要从养生增强正气及防止病邪侵害两方面入手，《内经》对此有比较系统的论述。如《素问·刺法论》说："正气存内，邪不可干。"《素问·上古天真论》说："虚邪贼风，避之有时，恬惔虚无，真气从之，精神内守，病安从来。"又说："上古之人，其知道者，法于阴阳，和于术数，食饮有节，起居有常，不妄作劳，故能形与神俱，而尽终其天年，度百岁乃去。"《灵枢·本神》说："故智者之养生也，必顺四时而适寒暑，和喜怒而安居处，节阴阳而调刚柔，如是则僻邪不至，长生久视。"《素问·四气调神大论》说："阴阳四时者，万物之终始也，死生之本也，逆之则灾害生，从之则苛疾不起，是谓得道。道者，圣人行之，愚者佩之。从阴阳则生，逆之则死，从之则治，逆之则乱。"此外，后世医家也有进一步认识，如东汉张仲景《金匮要略·脏腑经络先后病脉证》说："若人能养慎，不令邪风干忤经络……病则无由入其腠理。"元代朱震亨《丹溪心法·不治已病治未病》说："与其救疗于有疾之后，不若摄养于无疾之先。盖疾成而后药者，徒劳而已。"

二是既病防变，重在阻断。即在已发疾病的基础上尽早辨证、诊断和治疗，同时应根据疾病传变规律进行治疗，以防止疾病进一步传变，也就是从阻断疾病传播途径和先安未受邪之地两个方面着手。古代医家对此也有充分论述，如《难经·七十七难》说："所谓治未病者，见肝之病，则知肝当传之与脾，故先实其脾气，无令得受肝之邪，故曰治未病焉。"东汉张仲景《金匮要略·脏腑经络先后病脉证》说："若人能养慎，不令邪风干忤经络；适中经络，未流传脏腑，即医治之；四肢才觉重滞，即导引、吐纳、针灸、膏摩，勿令九窍闭塞。"清代叶桂《外感温热论》说："或其人肾水素亏，虽未及下焦，先自彷徨矣！此必验之于舌，如甘寒之中加入咸寒，务在先安未受邪之地，恐其陷入易易耳。"

三是瘥后防复，重在巩固。是指在疾病初愈阶段或病情稳定之后，采取巩固性治疗或预防性措施，如节饮食、慎起居等调摄，以防止疾病反复或留下后遗症，从而掌握健康的"主动权"。《内经》和《伤寒论》对此也有论述，如《素问·热病》说："诸遗者，热甚而强食之，故有所遗也；病热少愈，食肉则复，多食则遗。"东汉张仲景《伤寒论》398条说："病人脉已解，而日暮微烦，以病新瘥，人强与谷，脾胃气尚弱，不能消谷，故令微烦，损谷则愈。"

阳化气，阴成形

《素问·阴阳应象大论》说："阴阳者，天地之道也，万物之纲纪也，变化之父母，生杀之本始，神明之府也。治病必求于本。故积阳为天，积阴为地。阴静阳燥。阳生阴长，阳杀阴藏。阳化气，阴成形。"本节原文论述了阴阳的基本概念以及阴阳二者之间的关系，说明人身阴阳与天地四时阴阳息息相通，无论养生、治病都要取法于阴阳。

"阳化气，阴成形"，概括了人体阳气和阴气的主要功能，即阳气具有化气的功能，阴气具有成形的功能。故明代张介宾《类经》说："阳动而散，故化气；阴静而凝，故成形。"清代张志聪《黄帝内经素问集注》说："天主生物，地主成物。故阳化万物之气，而吾人之气由阳化之；阴成万物之形，而吾人之形由阴成之。"

"阳化气，阴成形"，说明了人体阳气和阴气二者之间相互依存、相互为用和协调统一的关系。一是反映人的生命起源："阳化气，阴成形"功能正常，则能孕育生命，故《灵枢·决气》说："两精相搏，合而成形，常先身生，是谓精。"二是反映人的生理状态："阳化气，阴成形"功能正常，则能维系人的健康，故《素问·生气通天论》说："阴平阳秘，精神乃治。"三是反映人的病理变化："阳化气，阴成形"功能失常，就会影响人的健康，甚至危及人的生命，故《素问·生气通天论》说："两者不和，若春无秋，若冬无夏……阴阳离决，精气乃绝。"

近年来，"阳化气，阴成形"理论在临床应用方面有了进一步发展。如在恶性肿瘤的认识方面，认为恶性肿瘤的发生在于阴阳失调，肿瘤的生长存在"阳化气"不足、"阴成形"太过的内部环境。"阴成形"太过，则造成痰湿浊瘀结聚堆积而生成有形之肿瘤；"阳化气"不足则气不足，"邪之所在，皆为不足"（《灵枢·口问》），故阳气不足之处便是痰湿浊瘀等病邪最易结聚之所。"阳化气"不足与"阴成形"太过相互为患，是形成肿瘤的基本病机。因此，临床上根据"阳化气，阴成形"理论采用"温阳化气法"治疗肿瘤，已经成为重要治法之一。当然，在肿瘤发生发展的不同阶段，可能见热毒之象，但此热毒之象也是在"阴成形"基础上产生的。因此，一般来说，肿瘤以"阴成形"为本，热毒现象为标，故其治疗应温阳治其本、解毒治其标。

此外，在应用"阳化气，阴成形"理论治疗冠心病、肥胖症、肺结节、膝关节炎、椎管狭窄症、不孕不育症、多囊卵巢综合征、子宫内膜息肉等方面，亦取得了良好疗效。

阳道实，阴道虚

《素问·太阴阳明论》曰："阳者，天气也，主外；阴者，地气也，主内。故阳道实，阴道虚。"

对于此条原文中"阳"与"阴"的解释，隋代杨上善认为阳指天、阴指地，他在《黄帝内经太素》中说："阳为天气，主外，故阳道实也。阴为地气，主内，故阴道虚也。"明代张介宾认为阳指外感病，阴指内伤病，他在《类经》中说："阳刚阴柔也。又外邪多有余，故阳道实；内伤多不足，故阴道虚。"明代马莳认为阳指阳经，阴指阴经，他在《黄帝内经素问注证发微》中说："人身本与天地相参，故天在外，主包夫地；地在内，主承于天。人身六阳气犹天气也，主运于外；人身六阴气犹地气也，主运于内；阳运于外者为实，阴运于内者为虚。"日本森立之认为阳指阳气，阴指阴血，他在《素问考注》中说："无形之阳气养有形之阴质，故常实；有形之阴质受无形之阳气，故常虚。人身之气血者，阳气常实于外，阴血常虚于内，虚故阳气乘其虚，滋养阴血；实故阴血受其实，而含蓄阳气。所以气常实，形常虚也；自无虚隙谓之实，自不闭塞谓之虚也。"

历代医家对"阳道实，阴道虚"的认识尚存分歧。笔者以为，本节原文是《太阴阳明论》篇的一部分，自然应与"太阴阳明"有关。此处之"阴"当指"太阴脾"，"阳"当指"阳明胃"，这样就与篇名"太阴阳明"相吻合。脾为阴脏，藏精而不泻，故满而不能实。胃为阳腑，传化物而不藏，故实而不能满，所以就生理而言"脾脏多虚，胃腑多实"；饮食入于胃，则胃气充盈而胃脉实，脾不得禀水谷之气则脾脉虚，所以就经脉而言，"阳脉多实，阴脉多虚"；五脏精气虽藏而不泻，但精气易虚，内伤多不足，脏病多虚，六腑易满，邪气多有余，腑病多实，所以就病机而言，"阳明多实，太阴多虚"；阳病多见实证，实证易愈，阴病多见虚证，虚证难愈，所以就病证而言，"阳病多实，阴病多虚"。由此可见，"阳道实，阴道虚"深刻揭示了足太阴脾、足阳明胃的生理功能及病理特点，对于临床指导脾胃病的辨证论治具有重要意义。

推而广之，脾胃为后天之本。脾为五脏之一，此处可泛指五脏；胃为六腑之一，此处可泛指六腑。从生理上看，五脏属阴，六腑属阳，二者各具有不同的生理功能和生理特点。五脏贮藏精气，藏而不泻，静而主内，故多不足；六腑传化水谷，泻而不藏，动而主外，故多有余。从病理上看，外感之邪首先侵犯阳经、阳腑，多见邪气有余的实证；内伤之因首先侵犯阴经、阴脏，多见正气不足的虚证。因此临床上五脏病多虚，六腑病多实。由此可见，"阳道实，阴道虚"，不仅深刻揭示了足太阴脾、足阳明胃的生理功能及病理特点，而且揭示了五脏六腑的生理功能及病理特点，不仅对于临床指导脾胃病的辨证论治具有重要意义，而且对于临床指导五脏六腑病的辨证论治亦有重要意义。

卫出于下焦

《灵枢·营卫生会》说："黄帝曰：愿闻营卫之所行，皆何道从来？岐伯答曰：营出于中焦，卫出于下焦。"对于"卫出于下焦"，注家认识尚有分歧。

持"卫出于上焦"说者，依据是《太素》《千金》《外台》等"下"均作"上"。隋代杨上善《黄帝内经太素》说："卫出上焦者，出胃上口也。"清代张志聪《黄帝内经灵枢集注》说："《决气篇》曰：'上焦开发，宣五谷味，熏肤，充身，泽毛，若雾露之溉，是谓气'。《五味篇》曰：'辛入于胃，其气走于上焦，上焦者，受气而营诸阳者也'。卫者，阳明水谷之悍气，从上焦而出卫于表阳，故曰卫出上焦。"

持"卫出于下焦"说者，依据是宋代史崧藏本《灵枢》原作"下"。如明代张介宾《类经》说："其气自膀胱与肾，由下而出，故卫出于下焦。"

据宋以前《经籍志》载现存《灵枢》的刊本、抄本十六种，均来源于宋代史崧藏本，而史崧藏本是目前有文献记载的《灵枢》最早刊刻蓝本。史崧本虽然至宋中世始出，但对忠实于《内经》而言仍属可信。由此可见，"卫出于下焦"为《内经》原文更为可信。所以笔者认为应该尊崇《内经》原文作"卫出于下焦"为妥。

从文理来说：出现认识分歧的关键在于对原文"出"字的理解。"出"，有发出、产生之意。原文"愿闻营卫之所行，皆何道从来"之"从来"，意为"从哪里来"，据此，则此处之"出"当作"产生"解。那么"卫出于下焦"当理解为"卫产生于下焦"，即卫气产生于下焦肾。

从医理来说：明代张介宾《类经》说："卫气属阳，乃出于下焦，下者必升，故其气自下而上，亦犹地气上为云也。"卫气具有护卫肌表、抗御外邪、温煦机体的功能，故明代孙一奎《医旨绪余》说："卫气者，为言护卫周身，温分肉，肥腠理，不使外邪侵犯也。"清代周学海《读医随笔》说："卫气者，热气也。凡肌肉之所以能温，水谷之所以能化，卫气之功用也。"人体的卫外功能是与生俱来的，也就是说来源于先天，而肾为先天之本，卫气自然出之于肾。

从临床来说：卫外功能减退，很容易感邪致病，对此卫阳不足之证，治宜温补卫阳。东汉张仲景屡用附子温卫阳，而附子实是温肾阳的要药，由此可以理解为温肾阳即所以温卫阳。如《伤寒论》20 条说："太阳病，发汗，遂漏不止，其人恶风，小便难，四肢微急，难以屈伸者，桂枝加附子汤主之。"此系太阳病发汗太过，损伤卫阳，卫阳不足，腠理不密，遂漏不止，并且恶风，故用桂枝汤加温肾阳以温卫阳之附子治疗。301 条说："少阴病，始得之，反发热，脉沉者，麻黄附子细辛汤主之。"此系少阳病阳气虚，卫外功能减退，无以抗御外邪，致使外寒入侵，故用温肾阳以温卫阳之附子治疗。

卫气产生于肾之后，需要中焦营气的充养，上焦肺气的宣发，故此可以理解为卫气出于下焦，充养于中焦，宣发于上焦。

五脏使人痿

《素问·痿论》说："黄帝问曰：五脏使人痿，何也？岐伯对曰：肺主身之皮毛，心主身之血脉，肝主身之筋膜，脾主身之肌肉，肾主身之骨髓……帝曰……论言治痿者，独取阳明，何也？岐伯曰：阳明者，五脏六腑之海，主润宗筋，宗筋主束骨而利机关也。冲脉者，经脉之海也，主渗灌溪谷，与阳明合于宗筋，阴阳总宗筋之会，合于气街，而阳明为之长，皆属于带脉，而络于督脉。故阳明虚，则宗筋纵，带脉不引，故足痿不用也。"

痿证是指肢体筋脉弛缓，软弱无力，不能随意运动，或伴有肌肉萎缩的一种病证。肺主身之皮毛，肺热津伤，皮毛失荣，可致肺痿；心主身之血脉，心血瘀阻，心脉失荣，可致脉痿；肝主身之筋膜，肝血不足，筋膜失荣，可致筋痿；脾主身之肌肉，脾气亏虚，肌肉失荣，可致肉痿；肾主身之骨髓，肾精亏虚，骨髓失荣，可致骨痿。故《素问·痿论》说"五脏使人痿"。

笔者受经文"五脏使人痿"的启发，发现阳痿的发病也与五脏相关，因此提出了"五脏使人阳痿"的观点。阳痿，又称"阴痿"，是指阴茎勃起障碍，性生活困难的一种病证。临床上，肾阳亏虚，命门火衰，鼓阳无力之阳痿，治宜补肾壮阳，药用右归丸治疗，如明代张介宾《景岳全书》说："男子阳痿不起，多由命门火衰""火衰者，十居七八。"脾气亏虚，化源不足，肌肉失养之阳痿，治宜补中益气，药用补中益气汤治疗，如清代叶桂《临证指南医案·阳痿》华岫云按："阳明虚则宗筋纵，盖胃为水谷之海，纳食不旺，精气必虚，况男子外肾，其名为势，若谷气不充，欲求其势之雄壮坚举，不亦难乎？治唯通补阳明而已。"心气不足，心血瘀滞，血脉瘀阻之阳痿，治宜益气活血，药用当归补血汤、补阳还五汤治疗，如清代陈士铎《辨证录》说："人有交感之时，忽然阴痿不举，百计引之，终不能鼓勇而战，人以为命门火衰，谁知是心气之不足乎。"肝气郁结，疏泄不及，气血瘀滞之阳痿，治宜行气活血，药用逍遥散治疗，如清代沈金鳌《杂病源流犀烛》说："失志之人，抑郁伤肝，肝木不能疏达，并致阴痿不起。"肺气亏虚，母病及子，肾气亦虚之阳痿，治宜补肺益肾，药用人参蛤蚧散治疗。

治痿独取阳明

《素问·痿论》说："帝曰：如夫子言可矣。论言治痿者独取阳明，何也？岐伯曰：阳明者，五脏六腑之海，主润宗筋，

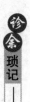

宗筋主束骨而利机关也。冲脉者，经脉之海也，主渗灌溪谷，与阳明合于宗筋，阴阳总宗筋之会，合于气街，而阳明为之长，皆属于带脉，而络于督脉。故阳明虚，则宗筋纵，带脉不引，故足痿不用也。"

本节原文提出了"治痿者独取阳明"的问题。《素问·太阴阳明论》说："四肢皆禀气于胃而不得至经，必因于脾乃得禀也。今脾病不能为胃行其津液，四肢不得禀水谷气，气日以衰，脉道不利，筋骨肌内，皆无气以生，故不用焉。"阳明胃与脾相表里，脾主肌肉，为后天之本，气血生化之源，五脏六腑、四肢百骸均赖脾胃运化的水谷精微及其化生的气血之滋养。脾胃亏虚，气血化源不足，五脏六腑、四肢百骸失养，从而发生痿证，故从脾胃入手是治疗痿证的重要方法之一。

至于"取阳明"之法，《素问·痿论》指出："各补其荥而通其俞，调其虚实，和其逆顺。"强调要根据痿证的虚实情况，予以辨证施针，分别施以虚则补之、实则泻之。至于药物治疗，一是补虚，用于治疗脾胃虚弱之痿证，药用参苓白术散、补中益气汤；二是泻实，用于治疗湿阻中焦之痿证，药用平胃散、二陈汤。

原文论述了五脏痿证及其治疗方法，故说"各补其荥而通其俞，调其虚实，和其逆顺"。如肺主身之皮毛，肺热津伤，皮毛失荣，可致肺痿，治以清肺润燥，可用清燥救肺汤；心主身之血脉，心血瘀阻，心脉失荣，可致脉痿，治以活血通脉，可用血府逐瘀汤；肝主身之筋膜，肝血不足，筋膜失荣，可致筋痿，治以滋补肝血，可用四物汤；脾主身之肌肉，脾气亏虚，肌肉失荣，可致肉痿，治以补中益气，可用补中益气汤；肾主身之骨髓，肾精亏虚，骨髓失荣，可致骨痿，治以补肾益精，可用左归丸。

对于原文"独取阳明"，不能理解为"只取阳明"，此处

"独"字重点在于突出调理后天脾胃在痿证治疗中的重要性。从下文"各补其荥而通其俞，调其虚实，和其逆顺"分析，治痿仍需辨证论治，"治痿者不能独取阳明"。

胃不和则卧不安

《素问·逆调论》说："帝曰：人有逆气不得卧……何脏使然？愿闻其故。岐伯曰：不得卧……是阳明之逆也……阳明者胃脉也，胃者六腑之海，其气亦下行。阳明逆不得从其道，故不得卧也。《下经》曰'胃不和则卧不安'，此之谓也。"

历代注家对于"胃不和则卧不安"的解释尚存分歧，但大多数注家认为胃气不和，可以扰乱心神，造成心神不安，从而导致不寐。

本节原文主要论述了阳明经气上逆，致使胃气不得下行，造成"胃不和"，导致"卧不安"的机理。至于"胃不和则卧不安"的具体机理，可从以下两个方面理解：一是胃与心有络脉相通，胃气上逆，可以通过胃络影响于心，致使心神不宁，从而导致不寐。如《素问·逆调论》说："胃之大络，名曰虚里，贯膈络肺，出于左乳下，其动应衣（手），脉宗气也。"《灵枢·经别》说："足阳明之正，上至髀，入于腹里，属胃，散之脾，上通于心。"清代俞根初《通俗伤寒论》说："胃络通心。"二是脾胃化生的水谷精微上输于心，以养心神，则心神安宁；若胃不和则纳运失常，化源不足，无以养心，则心神不宁，从而导致不寐。如《素问·经脉别论》说："食气入胃，浊气归心。"由此可见，胃与心的关系非常密切，胃不和可以扰乱心神，进而导致不寐。

脾与心的关系也很密切。一是母子关系：脾（胃）属

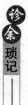

土，心属火，火生土，心为脾之母，脾（胃）为心之子，心脾（胃）是母子关系，母病可以及子，子病也可及母。二是经脉相通：《灵枢·经脉》说："脾足太阴之脉，起于大指之端……其支者，复从胃，别上膈，注心中。"脾（胃）之疾病可以影响于心，心之疾病也可影响于脾（胃）。脾（胃）之疾病影响于心，导致卧不安，是为"胃不和则卧不安"；心之疾病影响于脾（胃），导致胃不和，则为"卧不安则胃不和"。临床上，因心不藏神而长期不寐的患者，常常存在胃脘胀痛、食欲不振、呕恶反酸、大便稀溏等脾胃功能紊乱的症状，治宜养心安神、健脾和胃，可用归脾汤合参苓白术散。现代研究证实，睡眠障碍可以导致大脑皮质功能失调，迷走神经兴奋，引起胃的壁细胞大量分泌胃酸，进而造成胃的黏膜损伤，从而引起消化功能紊乱的病证。

魄门亦为五脏使

《素问·五脏别论》说："魄门亦为五脏使，水谷不得久藏。"

"魄"，通"粕"。"魄门"，指排泄糟粕的"肛门"。"魄门亦为五脏使"，意思是说魄门的生理与五脏之间有着密切的关系。

一是魄门的启闭要依赖于心神的主宰、肝气的条达、脾胃的升降、肺气的宣肃、肾气的固摄，方能不失常度。魄门的启闭有序、糟粕浊气排泄有度，是心、肝、脾、肺、肾五脏生克制化、阴阳对立统一和气机升降出入共同作用的结果。

二是魄门的启闭正常有利于脏腑气机升降，魄门的功能可以反映脏腑的状况。如明代张介宾《类经》说："大肠与肺为表里，肺藏魄而主气，肛门失守则气陷神去，故曰魄门。不独是也，虽诸腑糟粕固由其泻，而脏气升降亦赖以调，故亦为五脏使。"

魄门在病理状态下，无论是大便秘结不通，或是水谷混杂而下的洞泻不止，还是大便失禁，都能反映胃肠病变，还可反映五脏状况。故"魄门亦为五脏使"对于五脏疾病的治疗及预防都有一定指导意义。

临床上，魄门启闭失常之便秘或泄泻，多与五脏功能失调有关。如肝气郁结，失于疏泄，横逆乘脾，脾失运化，而为泄泻，此乃魄门闭合失司，治疗可用痛泻要方抑肝扶脾；肝气郁结，气机郁滞，不能宣达，导致大肠通降失常而出现便秘，此乃魄门开启失司，治疗可用六磨汤顺气行滞。不仅大便秘结或泄泻要根据辨证的结论而分别治疗不同的脏腑，而且某些脏腑的病变也可通过调节肛门启闭收到疗效，如痰热壅肺，肺气上逆，喘咳气涌，胸部胀痛，痰黏而黄，可以通大肠以降肺气，药用宣白承气汤。

可见，魄门的生理病理与五脏是密切相关的。反之，魄门的启闭正常与否，又影响着脏腑气机的升降。

生病起于过用

《素问·经脉别论》说："春秋冬夏，四时阴阳，生病起于过用，此为常也。""过用"，即超越常度。如唐代王冰注解说："不适其性，而强云为，过即病生，此其常理。五脏受气，盖有常分，用而过耗，是以病生。"明代张介宾《类经》说："五脏受气，强弱各有常度，若勉强过用，必损其真，则病之由起也。"

本节原文主要论述了五脏"过用"的病证，但从《内经》

整体来看，"过用"是患病的常见病因。无论内、外因素突发性地过度作用于人体，或是长期渐进地作用于人体，都可影响脏腑经络的气机，破坏机体的阴阳平衡，耗损机体的气血津液，造成功能的过度消耗和机体的组织损伤，从而引起疾病。由此可见，"过用"对人体造成的影响是严重的，因此，"生病起于过用"至今仍具有普遍意义。"过用"的内容及其致病机理可以概括为以下四个方面。

一是饮食过用致病。饮食过用包括饮食不节、饮食偏嗜等。《内经》反复强调饮食不节、五味偏嗜是导致多种疾病的原因。如《灵枢·小针解》说"饮食不节，而疾生于肠胃。"《素问·痹论》说："饮食自倍，肠胃乃伤。"《素问·生气通天论》说："高梁之变，足生大丁，受如持虚。""因而饱食，筋脉横解，肠澼为痔；因而大饮，则气逆。"《素问·奇病论》说："此人必数食甘美而多肥，肥者令人内热，甘者令人中满，故其气上溢，转为消渴。"《灵枢·五味》说："酸走筋，多食则令人癃。"

二是劳逸过用致病。劳逸过用包括过劳和过逸两个方面。过劳，又包括体劳、劳神和房劳，表现在体力劳动过度、脑力劳动过度及房事活动过度，从而耗伤气血，损伤形体，导致疾病发生。如《素问·调经论》说："有所劳倦，形气衰少。"《素问·举痛论》说："劳则喘息汗出，外内皆越，故气耗矣。"《素问·宣明五气》说："久视伤血……久立伤骨，久行伤筋。"《素问·痿论》说："入房太过，宗筋弛纵，发为筋痿，及为白淫。"《素问·腹中论》说："若醉以入房，气竭肝伤，故月事衰少不来也。"过逸也可致病，如《素问·宣明五气》说："久卧伤气，久坐伤肉。"此外，陈寿《三国志·魏书·吴普传》说："动摇则谷气得消，血脉流通，病不得生，譬犹户枢不朽是也。"说明适度运动，有助于脾胃运化、气血流通。反之，如果过逸，则既碍脾胃运化，又碍气血流通，导致运化失常、气血瘀滞等疾病。

三是情感过用致病。情感过用是指情志过激，欲望过度。人有七情六欲，本属正常的生理现象，但突发、剧烈的情绪波动变化或长期持续的不良情绪刺激，超过人体生理正常调节能力，则属过用。如《素问·阴阳应象大论》说："暴怒伤阴，暴喜伤阳，厥气上行，满脉去形。"《素问·上古天真论》说："以欲竭其精，以耗散其真，不知持满，不时御神，务快其心，逆于生乐。"《素问·痿论》说："有所失亡，所求不得，则发肺鸣，鸣则肺热叶焦。"《灵枢·本神》说："怵惕思虑者则伤神，神伤则恐惧，流淫而不止。"充分说明情志过激、欲望过度是导致脏腑气机失调而患病的重要原因。

四是医疗过用致病。医疗过用是指药物、针灸、推拿按摩等治疗方法的过用。如《素问·腹中论》说："石药发癫，芳草发狂。"《素问·至真要大论》说："夫五味入胃，各归所喜……久而增气，物化之常也；气增而久，夭之由也。"《素问·五常政大论》告诫说："大毒治病，十去其六；常毒治病，十去其七；小毒治病，十去其八；无毒治病，十去其九……无使过之，伤其正也。""方有大小，有毒无毒，固宜常制矣。"强调药性皆偏，暂用可以治病，过量久用反可致病或使病情恶化。

由此可见，"生病起于过用"的发病学思想，对于指导临床养生、防病、治病、康复等均有重要意义，提示我们在防病治病中要注意避免"过用"，纠正"过用"。

年长则求之于府

《素问·示从容论》说："夫年长则求之于府，年少则求之于经，年壮则求之于脏。""年长"，即"年老"。"府"，即"六腑"，这里主要是指胃肠，而胃肠又与脾密切相关。

"年长则求之于府"，是脾胃学说在老年人防病治病、延缓衰老中的具体应用，它揭示了老年病从脾胃论治的重要性。

脾胃为气血生化之源，五脏六腑、四肢百骸均赖以养。故《素问·玉机真脏论》说："五脏者，皆禀气于胃。胃者，五脏之本也。"《灵枢·五味》说："胃者，五脏六腑之海也。水谷皆入于胃，五脏六腑皆禀气于胃。"明代李时珍《本草纲目》说："土者万物之母，母得其养……百病不生矣。""土为元气之母，母气既和……久视耐老。"说明脾胃健旺，则身体健康，寿命长久。

脾胃为后天之本。脾胃内伤，运化失常，化源不足，势必影响其对于五脏六腑、四肢百骸的供养，进而引发诸多老年疾病。故金代李杲《脾胃论》说："内伤脾胃，百病由生。""百病皆由脾胃衰而生也。"明代李中梓《医宗必读》说："胃气一败，则百药难施。"

临床上，从脾胃论治，是老年人防病治病、延缓衰老的重要方法。如明代张介宾《景岳全书》说："土气为万物之源，胃气为养生之主。胃强则强，胃弱则弱，有胃则生，无胃则死，是以养生家必当以脾胃为先。"

清代黄元御《素问悬解》说："年长者，肠胃日弱，容纳少而传化迟，府病为多，故求之于府。"肾为先天之本，脾为后天之本。高年之人，肾气渐亏，必赖脾胃为之养。若脾胃不足，气血乏源，肾失其养，势必加重肾虚，进而影响生命进程。故"求之于府"是防治老年病的重要方法。

"求之于府"，可从以下两方面考虑。

一是要健脾和胃，增进化源，益后天以养先天。故宋代陈直《养老奉亲书》说："凡老人有患，宜先以食治，食治未愈，然后命药，此养老人之大法也。"明代张介宾《景岳全书》说："盖人自有生以来，唯赖后天以为立命之本。""后天培养者，寿者更寿；后天斫削者，夭者更夭。"

二是要益气健脾，养阴和胃，助传化以通大肠。高年之人，脾气常虚，推动无力，传导失司，则腑气不通；津液常亏，肠失濡润，燥化太过，则腑气不通，均可导致排便困难，进而引发老年疾病。"六腑以通为顺"，大肠更是如此，故保持大便通畅是防治老年病的又一重要方法。

洁净府

《素问·汤液醪醴论》说："帝曰：其有不从毫毛而生，五脏阳以竭也，津液充郭，其魄独居，孤精于内，气耗于外，形不可与衣相保，此四极急而动中，是气拒于内而形施于外，治之奈何？岐伯曰：平治于权衡，去菀陈莝，微动四极，温衣，缪刺其处，以复其形。开鬼门，洁净府，精以时服，五阳已布，疏涤五脏，故精自生，形自盛，骨肉相保，巨气乃平。"

对于本节经文"洁净府"的理解，大多注家认为是利小便以治疗水肿病的祛邪大法。如唐代王冰注说："洁净府，谓泄膀胱水去也。"

我认为"洁净府"仅限于利小便治法，似乎治疗范围偏窄，因为临床上治疗水肿病还常常使用通大便的方法。据此，也可以这样理解："洁净"，同义复词，义同"清洁"，此处活用为使动词，即"使……洁净"；"府"，通"腑"，泛指"六腑"，由于水液代谢的"其本在肾"，肾开窍于前后二阴，前阴内通膀胱，后阴内通大肠，故此处之"府"具体是指膀胱和大肠。"洁净府"，就是用通利药使其腑洁净的治疗方法，换句话说就是通过通利膀胱、大肠以治疗水肿的方法。肾气亏虚，气化无力，水液内停，生成浊毒（包括氮质血症等），蓄积膀胱，治宜通利膀胱，药用泽泻、猪苓等以洁净膀胱之腑；聚积大肠，治宜通利大肠，药用芒硝、大黄等以洁净大肠之腑。

东汉张仲景治疗水肿病既用发汗法，又用通下法，如《金匮要略·水气病脉证并治》说："诸有水者，腰以下肿，当利小便；腰以上肿，当发汗乃愈。"又说："病水腹大，小便不利，其脉沉绝者，有水，可下之。"说明通下法也是治疗水肿病的重要方法。故明代张介宾《景岳全书》舟车丸治疗水热内壅，气机阻滞，形气俱实之水肿水胀、大小便秘，用黑丑、甘遂、大戟、大黄、青皮、陈皮、木香、槟榔、轻粉等行气逐水，通利二便，使气行则腑畅、气行则水行以解水病。

适事为故

《素问·至真要大论》说："寒者热之，热者寒之，微者逆之，甚者从之，坚者削之，客者除之，劳者温之，结者散之，留者攻之，燥者濡之，急者缓之，散者收之，损者温之，逸者行之，惊者平之，上之下之，摩之浴之，薄之劫之，开之发之，适事为故。"

"适事为故"，即具体选用何种治法，要以适应病情为原则。但从整个《内经》来看，笔者认为"适事"包括了适宜的时令、地域、体质、病证、治法、剂量、疗程等方面。

一是要以适宜时令为原则。《素问·八正神明论》说："凡刺之法，必候日月星辰，四时八正之气，气定乃刺之……是谓得时而调之。"强调要根据时令变化进行针刺治疗。《素问·六元正纪大论》说："用寒远寒，用凉远凉，用温远温，用热远热，食宜同法。"明代张介宾《类经》说："远，避也。言用寒药者当远岁气之寒，用凉药者当远岁气之凉，温热者亦然。"均是强调要以适宜时令为原则。

二是要以适宜地域为原则。《素问·异法方宜论》说："黄帝问曰：医之治病也，一病而治各不同，皆愈，何也？岐伯对曰：地势使然也。故东方之域……其治宜砭石……西方者……其治宜毒药……北方者……其治宜灸焫……南方者……其治宜微针……中央者……其治宜导引按跷。"强调要以适宜地域为原则。

三是要以适宜体质为原则。《素问·五常政大论》说："能毒者以厚药，不胜毒者以薄药。"强调要以适宜体质为原则。

四是要以适宜病证为原则。《素问·异法方宜论》说："医之治病也，一病而治各不同……各得其所宜，故治所以异而病皆愈者，得病之情，知治之大体也。"强调要以适宜病证为原则。

五是要以适宜治法为原则。不同的治疗方法有不同的适应证候，唐代王冰注说"量病证候，适事用之"，因此要"寒者热之，热者寒之，微者逆之，甚者从之，坚者削之，客者除之，劳者温之，结者散之，留者攻之，燥者濡之，急者缓之，散者收之，损者温之，逸者行之，惊者平之"，强调要以适宜治法为原则。

六是要以适宜剂量为原则。《素问·五常政大论》说："大毒治病，十去其六；常毒治病，十去其七；小毒治病，十去其八；无毒治病，十去其九。谷肉果菜，食养尽之，无使过之，伤其正也。"强调要以适宜剂量为原则。

七是要以适宜疗程为原则。《素问·六元正纪大论》说："大积大聚，其可犯也，衰其大半而止，过者死。"强调要以适宜疗程为原则。

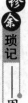

总之，治病要"各得其所宜"，"适事为故"，方可无忧。

高粱之变，足生大丁

"高粱之变，足生大丁"，语出《素问·生气通天论》，这一理论对当今临床认识疮疡痈疽病证的病因病机仍然具有重要的指导意义。

历代注家对"高粱之变，足生大丁"的理解可谓是见仁见智，莫衷一是。问题的关键在于对"足"的理解。

一是谓"足"即今义之"脚"。如唐代王冰注说："所以丁生于足者，四支为诸阳之本也。"认为"足"即是"脚"，"足生大丁"即"脚生大丁"。但宋代林亿并不认同王冰的观点，因此他在《新校正》中指出："按丁生之处，不常于足。"

二是谓"足"即今义之"能"。如明代吴昆《黄帝内经素问吴注》说："足，能也。"认为"足"有"能够"之意，"足生大丁"即"能生大丁"。但清代胡澍、俞樾等对吴昆的观点持有异议，他们从文字学与校勘学角度认为此"足"非"能"之义。

三是谓"足"为"是"字之讹。如清代胡澍《内经素问校义》说："足，当作'是'字之误也。'是'，犹'则'也。"认为"足"字乃为"是"之讹字。"是"，训为"则"。"足生大丁"即"则生大丁"。

四是谓"足"即今义之"多"。如宋代林亿《新校正》说："盖谓膏粱之变，饶生大丁，非偏著足也。"将"足"释为"饶"，"饶"有"足以"之义，即"多"的意思，"足生大丁"即"多生大丁"。但清代俞樾对林亿的观点持有异议，他在《内经辨言》中指出："以'足'为'饶足'之'足'，义亦迁曲。"

笔者认为，谓"足"为"是"字之讹，虽然从语意上来讲有一定的道理，但缺乏校勘学依据；谓"足"即今义之"能"，虽然比较符合临床实际，但不能反映"高梁之变"的特异性；谓"足"即今义之"脚"，虽然能够反映"高梁之变"的特异性，但不能反映"高梁之变"的普遍性。《素问》原文常有以一概万、举一反三的情况，此处是以"足（脚）生大丁"的特异性，泛指"足（能）生大丁"的普遍性。这样的例子在《内经》中有很多，如《素问·阴阳应象大论》说："善诊者，察色按脉，先别阴阳。"其"察色按脉"即泛指望闻问切四诊，"察色按脉"是其特异性，"望闻问切"是其普遍性。因此，此处之"足"，可以理解为既有"脚"意，又有"能"意。如此作释，既符合文理，又符合医理，更符合《素问》原文本义。

"高梁"，即"膏梁"，在此泛指肥甘厚味。"丁"，通"疔"，即疔疮，泛指疮疡痈疽。"高梁之变，足生大丁"，是言过食肥甘厚味，就会引起疮疡痈疽一类的病证。故清代姚止庵《素问经注节解》说："膏梁者，肥甘物也。久食肥甘，后必有变，其为变也，多生丁毒。"清代张琦《素问释义》说："厚味郁为内热，发于肌肉，是为痈疽。"

"足（脚）生大丁"：临床上过食肥甘厚味导致"足生大丁"的实例很多。如现代流行病学研究证实，过食高热量饮食、营养过剩、超重肥胖造成胰岛素抵抗是引起糖尿病的重要原因之一，而糖尿病合并症"糖尿病足"的蜂窝织炎、深部溃疡、坏疽等"大丁"病证与过食高热量饮食有密切关系。由此可见，"高梁之变，足生大丁"是古代医家临床悉心观察总结的结果，是根据临床实际作出的科学判断。

"足（能）生大丁"：《素问·奇病论》说："夫五味入口，

藏于胃，脾为之行其精气，津液在脾，故令人口甘也，此肥美之所发也。此人必数食甘美而多肥也，肥者令人内热，甘者令人中满，故其气上溢，转为消渴。"《素问·腹中论》亦说："夫子数言热中、消中，不可服高粱……夫热中、消中者，皆富贵人也。"《素问·通评虚实论》指出本病乃"肥贵人"易患，明确认识到形体丰腴、养尊处优而嗜食肥甘厚味的富贵之人，常因过食肥甘厚味，损伤脾胃，造成运化无权，升降失职，生热化燥而引发消渴病，即现代临床的糖尿病。患者在糖尿病的发生发展过程中，由于其外周血液循环障碍，组织供血不足，营养障碍，极易诱发细菌感染，导致皮肤组织化脓性病变。由此可见，这个"丁"不会局限于"足"，而可发生在全身任何皮肤、肌肉组织，因而"高粱之变，能生大丁"。如清代姚止庵《素问经注节解》说："热毒伤人，无处不到，岂必在足。"明代吴昆《黄帝内经素问吴注》说："膏粱之人，内多滞热，故其病变能生大疔。"

真邪相搏与和而不争

《素问·刺法论》说："正气存内，邪不可干。"《素问·评热病论》说："邪之所凑，其气必虚。"指出了发病的机理在于正气与邪气的相互作用。正气是发病的主导因素，邪气是发病的重要条件。

正气具有抗御病邪侵袭，及时祛除病邪而防止发病的作用。正气的强弱对于疾病的发生、发展及其转归起着主导作用，因此正气是决定发病的主导因素。《灵枢·百病始生》说："风雨寒热，不得虚，邪不能独伤人。卒然逢疾风暴雨而不病者，盖无虚，故邪不能独伤人。此必因虚邪之风，与其身形，两虚相得，乃客其形，两实相逢，众人肉坚。"东汉张仲景《金匮要略》说："若五脏元真通畅，人即安和……不遗形体有衰，病则无由入其腠理。"也强调了正气在发病中的主导作用。

邪气是发病的重要条件。中医学强调正气在发病过程中的主导作用，但并不排除邪气的致病作用。邪气作为发病的重要因素，与发病的关系至为密切。故《灵枢·贼风》说："贼风邪气之伤人也，令人病焉。"金代张从正《儒门事亲》说："病之一物，非人身素有之也，或自外而入，或自内而生，皆邪气也。"强调了邪气的致病作用。

邪气在一定条件下可以转化成发病的主导因素。《素问·刺法论》说："五疫之至，皆相染易，无问大小，病状相似。"隋代巢元方《诸病源候论》说："人感乖戾之气而生病，则病气转相染易，乃至灭门，延及外人。"明代吴又可《温疫论》说："疫者感天地之戾气……此气之来，无论老少强弱，触之者即病。"强调了邪气在一定条件下可以转化成致病的主导因素。因此，《素问·上古天真论》说"虚邪贼风，避之有时"；《灵枢·本神》说"僻邪不至，长生久视"。强调避其邪气，不使正气受伤的重要性。

《灵枢·根结》说"真邪相搏"，即正气与邪气相搏，正胜邪负则不病，正负邪胜则发病。对于发病后的治疗，《灵枢·邪客》说"补其不足，泻其有余"，说明扶正祛邪是常规治疗方法。具体来说，一是扶助正气以驱邪外出，如《素问·阴阳应象大论》说："因其衰而彰之……形不足者，温之以气，精不足者，补之以味。"二是驱除邪气，不使正气受伤，如《素问·至真要大论》说："寒者热之，热者寒之……坚者削之，客者除之……结者散之，留者攻之。"

祛邪法属于对抗疗法，对抗疗法的"战争模式"对于消除病因、清除病灶有一定的效果。但对抗疗法治疗过度，即祛邪务尽、赶尽杀绝之做法，有可能是"杀敌一万，自损三千"，或者是破坏人的稳生态，导致超级病邪产生。因此，对抗疗法不能治疗过度，故《素问·至真要大论》强调要"适事为故"。

在某些特殊情况下，对于某些疾病如恶性肿瘤的治疗，不一定要采用祛邪务尽、赶尽杀绝的做法，可以适当采取化解矛盾的特殊方法，如《素问·痿论》说"调其虚实，和其逆顺"，《素问·热论》说"视其虚实，调其逆从"，"和其逆顺""调其逆从"的"和"与"调"，均属于调和化解矛盾的治疗方法，说明正邪矛盾须要调和化解，如《素问·至真要大论》强调"和以所宜……以和为利"。正与邪之间有个和谐共存的问题，采用"和其逆顺""调其逆从"的方法，有可能让正与邪或人与瘤共存（带瘤生存）。

《素问·汤液醪醴论》说："病为本，工为标，标本不得，邪气不服。"《素问·移精变气论》说："标本已得，邪气乃服。"指出医生的职责就是化解正邪矛盾，采用"以和为利""和而不争"（《素问·六元正纪大论》）的方法，让"邪气乃服"，或者和平共处，从而维护健康，或者治愈疾病。

女子以肝为先天

清代叶桂《临证指南医案·淋带》说："淋带瘕泄，奇脉空虚，腰背脊膂牵掣似坠，而热气反升于上，从左而起，女人以肝为先天也。"叶桂的学生秦天一在"调经"案总结语中说："今观叶先生案，奇经八脉，固属扼要；其次最重调肝，因女子以肝为先天，阴性凝结，易于怫郁，郁则气滞血亦滞；

木病必妨土，故次重脾胃。"后世医家多沿用秦天一"女子以肝为先天"之语。

叶桂在这里提出了"女子以肝为先天"的问题。在此之前，金代刘完素《素问病机气宜保命集·妇人胎产论》说："妇人童幼天癸未行之间，皆属少阴；天癸既行，皆从厥阴论之；天癸已绝，乃属太阴经也。"刘氏论述了"天癸既行"的育龄期妇女与厥阴肝的密切关系，可以说这是"女子以肝为先天"理论的雏形。

"女子以肝为先天"的理论依据，主要是基于肝的特殊功能，如肝主藏血、肝主疏泄等。女子经、孕、产、乳均与血有密切关系，女子以血为用，血的运行全赖肝的疏泄作用，如果肝之藏血失常、疏泄失职，就会造成肝血亏虚、肝阴不足、肝气郁结、肝血瘀滞，进而衍生肝阳亢盛、肝经湿热、肝经痰浊，从而引发女子月经病、带下病、妊娠病、产后病及妇科杂病等病证。因此，调肝养肝是治疗妇科疾病之大法，故有"女子以肝为先天"之说。

明代李中梓《医宗必读》提出了"肾为先天之本"之说。李中梓所言之"先天"，系指先天而生，与生俱来，具有禀赋、遗传的含义，对后生事物起着决定性、根本性的作用。叶桂提出了"女子以肝为先天"之说，其所言之"先天"非指先天而生、与生俱来，仅是借代而已，旨在说明女子肝得健旺，则诸病自愈，意在强调肝在女子的生理功能和病理变化中具有非常重要的地位。

由此可见，临证时切不可胶柱鼓瑟而以"女子以肝为先天"为教条，忽略"肾为先天之本"及其他脏腑在女子疾病论治中的重要性。

务在先安未受邪之地

清代叶桂《温热论》说："若斑出热不解者，胃津亡也。主以甘寒，重则如玉女煎，轻则如梨皮、蔗浆之类。或其人肾水素亏，虽未及下焦，先自彷徨矣，必验之于舌，如甘寒之中加入咸寒，务在先安未受邪之地，恐其陷入易易耳。"

本节原文论述了斑出热不解的病变机理和治疗大法，并提出了"务在先安未受邪之地"的"治未病"观点。就温病而言，叶桂所提"务在先安未受邪之地"，是指病邪尚未深入之时，即采取预防性治疗措施，以阻止病邪的传变深入。如肾水素禀不足，邪热最易乘虚深入下焦，在病邪尚未传入下焦而未见明显肾阴亏虚表现时，就在甘寒药中加用咸寒之品，如玄参、龟甲、阿胶等以滋养肾水，防邪深入，杜邪传变。

叶桂"务在先安未受邪之地"的观点，是《黄帝内经》《金匮要略》"治未病"思想的体现。其内涵包括未病防病和既病防传两个方面。这里的"先"，是强调要及时采取措施，防止病邪传变；"安"，是强调要阻止、阻断、堵截病邪传变，使人体得以安全、平安、健康；"未受邪之地"，是指病邪尚未传变侵犯到气分、营分、血分或脏腑经络。就温病"治未病"而言，在温病既病之后"先安未受邪之地"，就是要"阻断"病邪的传变之路，保证"未病"之处安全、健康。简单地说，就是见到卫分证，要"先安"气分或营分；见到气分证，要"先安"营分或血分。具体来说，温邪尚在卫分时，如素体阳旺者，治宜发汗兼清气，以防温邪深入而传入气分；若患者胃肠原有积滞，温邪有入腑内结之势，治宜发汗兼通下，防止温邪蕴结伤阴；若患者肾水素亏，则治宜发汗兼养阴，以防温邪乘虚内陷。如"其人素有瘀伤宿血在胸膈者",无论邪在卫分、气分还是营分,皆当"加入散血之品,如琥珀、丹参、桃仁、丹皮等。不尔,瘀血与热为伍,阻遏正气,遂变如狂发狂之证"(叶桂《温热论》)。如"平素心虚有痰"者,无论温邪在卫分、气分、营分、血分哪一病位,其治必兼养心化痰,否则"外热一陷,里络就闭",引起邪闭心包重证。

对于温病的"先安",还须注意正邪的盛衰情况,防止"先安"造成闭门留寇与开门揖盗。对于素体阳虚又感温邪者,如过用温补以"先安",就会造成"以薪救火"之过;对于素体中寒者,如果提前清气或清营,大进苦寒,就会中伤脾胃之阳。总之,必使"先安"有法、有度,方能达到防病、防传的目的。

理论发微

疼痛的辨治策略

疼痛，是临床上最常见的症状之一。世界卫生组织（WHO）和国际疼痛研究会（IASP）对疼痛给出的定义是："疼痛是组织损伤或潜在组织损伤所引起的不愉快的感觉和情感体验。"凡是具有"疼痛"临床表现的病证，中医学均将其纳入"痛证"范畴。关于痛证的辨治策略，笔者认为包括以下两点。

一、详审病机是根本

疼痛的致病因素复杂，形成机理各异，只有详细审查疼痛的病因病机，然后采取针对性的治疗方法，才有可能祛除病因，治愈痛证。

1. 不通可不痛，虽通也可痛 "通则不痛，痛则不通"，这是实证疼痛的基本病机。但临床上，却可见到"不通可不痛，虽通也可痛"的病例。如有的老年气虚便秘患者，大便数日不解，虽有腑气不通，但无腹痛之苦；有的中风患者，半身不遂，虽有经气不利，但其偏瘫肢体却没有疼痛的感觉；又如有些输卵管不通、输精管不通、鼻泪管不通的患者，也不一定有患处疼痛的症状；有些恶性肿瘤患者，在发现肿瘤之前实际上就已存在气血瘀滞不通的病理状态，但却并无疼痛的临床表现。这些事实都说明了临床上确实存在"不通亦不痛"的病理状态。相反，有的妇女因为阴虚津亏、阴道失濡引起的性交疼痛，也并非气血瘀滞、阴道不通所致。这些事实说明临床上确实存在"虽通也可痛"的病理状态。因此，对于"通则不痛，痛则不通"必须活看，临证定要详审病机，辨证论治。

2. 不通与失荣，虚实常兼夹 一般来说，不通之痛多属实证，失荣之痛则属虚证，不通之痛与失荣之痛属于两种不同性质的病理状态。但在某些情况下，虚实又常兼夹出现，形成虚中夹实、实中夹虚等虚实兼见的证候。如胸痹心痛之气虚血瘀证，既有心气不足之失荣而痛，又有心脉瘀阻之不通而痛。由于不通之痛与失荣之痛常常兼夹为患，所以临证时要仔细辨析病机，分清虚实主次，或以补虚为主，或以泻实为主，或以补泻兼施。

二、精心配伍是关键

痛证的治疗，药物配伍非常重要。药物配伍精当，常能收到事半功倍的效果。

1. 间接止痛药与直接止痛药相配 间接止痛药是指通过祛除致痛病邪和消除痛证病机，从而消减疼痛症状，起到间接止痛作用的药物。绝大多数治疗痛证的中药属于间接止痛药，如石膏治疗胃火牙痛，就是通过其清泻胃火以祛除胃火病邪，起到间接止痛作用；龙胆草治疗肝火头痛，就是通过其清泻肝火以祛除肝火病邪，起到间接止痛作用。

直接止痛药是指本身具有止痛作用或兼有止痛作用的中药。此类中药不需要通过祛除致痛病邪和消除痛证病机就能发挥其直接止痛的作用。如延胡索专治一身上下诸痛，就是直接发挥其止痛作用；当然，延胡索本身具有行气活血作用，还可通过其行气活血作用，用于治疗气滞血瘀引起的疼痛，这则是

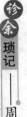
延胡索的间接止痛作用。绝大多数直接止痛药，既具有直接止痛的作用，又具有间接止痛的作用，如祛风止痛的防风、散寒止痛的桂枝、温中止痛的干姜、清热止痛的冰片、行气止痛的川楝子、活血止痛的五灵脂等。

间接止痛药的长处在于消除病因病机，直接止痛药的长处在于消减疼痛症状。二者配伍，既能针对病因病机治疗，又能针对临床表现处理，因而能增强其治疗痛证的效果。

2. 广效止痛药与专效止痛药相配 广效止痛药是指其止痛作用广泛，对多个部位的疼痛都有止痛作用，有的还不受归经及性味之限制，可用于多种疼痛。如延胡索，明代李时珍《本草纲目》说："延胡索……专治一身上下诸痛。"又如罂粟壳，明代李时珍《本草纲目》谓其："止心腹筋骨诸痛。"其他如夏天无、鸡屎藤等，都属于广效止痛药。

专效止痛药是指擅长专治某个部位疼痛的止痛药物。如川芎善治头痛，为治头痛要药，《神农本草经》谓其"主治中风入脑头痛"；金代张元素《医学启源·随证治病用药》说"头痛须用川芎"；明代李时珍《本草纲目》说"此药上行，专治头痛诸疾"。其他如羌活善治项痛、苍耳子善治鼻痛、苏合香善治心痛、木香善治胃痛、柴胡善治胁痛、狗脊善治腰痛、海金沙善治淋痛等，都属于专效止痛药。

广效止痛药适应证较广，专效止痛药针对性较强。二者配伍，既具有广泛性，又具有针对性，因而能增强其治疗痛证的效果。

3. 归经止痛药与引经止痛药相配 归经止痛药是指能归入某些经脉脏腑，可以针对性作用于相应经脉脏腑的止痛药。如小茴香，归肝、肾、脾、胃经，具有散寒止痛作用，因此可以用于治疗肝、肾、脾、胃经的寒性痛证；郁金，归肝、胆、心经，具有活血止痛作用，因此可以用于治疗肝、胆、心经的血瘀痛证。临床上，应根据疼痛的经脉脏腑定位，尽量选择具有针对性归经作用的药物，如此才能最大限度地发挥止痛药的治疗长处，从而增强其治疗效果。

引经止痛药是指能够引导其他止痛药归入某些脏腑、直达某些病所，从而发挥其止痛作用的药物。如延胡索归心、肝、脾经，并不归肾经，对于肾经血瘀之睾丸疼痛，就可用归肾经之牛膝引延胡索下行归入肾经而治疗之。又如川芎，善治头痛，配伍不同引经药后，可分别直达相应的六经病所，用于治疗相应的六经头痛，如配伍蔓荆子治疗太阳经头痛，配伍白芷治疗阳明经头痛，配伍柴胡治疗少阳经头痛，配伍苍术治疗太阴经头痛，配伍细辛治疗少阴经头痛，配伍吴茱萸治疗厥阴经头痛。

归经止痛药对所归入的经络脏腑具有较强的针对性，对不能归入的经络脏腑则缺乏针对性；引经止痛药中有的有止痛作用，但有的则没有止痛作用。二者配伍，可以扩大其应用范围，增强其止痛作用，充分发挥二者的协同作用。

4. 散寒止痛药与清热止痛药相配 一般来说，散寒止痛药适用于治疗寒证疼痛，不适用于治疗热证疼痛；清热止痛药适用于治疗热证疼痛，不适用于治疗寒证疼痛。若二者进行适当配伍，"去其性而取其用"，将会扩大其应用范围。如吴茱萸性热，具有散寒止痛的作用，适用于治疗肝寒痛证，不适用于治疗肝火痛证，但若配以黄连，制其药性之热，用其止痛之功，便可用来治疗肝火犯胃之胁肋疼痛、呕吐吞酸。临床上，若能以寒温适当相配，就可以扩大其应用范围，使其既可以治疗寒痛证，又可以治疗热痛证，充分发挥二者的协同止痛作用。

疑难杂病的辨证要领

　　疑难杂病，又有"疑难杂症""疑难杂证""疑难病"之称。"症"，症状也；"证"，证候也。但相对"病"而言，临床上对"症""证"的诊断并不十分困难，或者对"症""证"的治疗并不十分困难；"疑难病"而无"杂"，则非数病同患，但临床上所见的"难治病"常常是数病同患，所以治疗才非常困难。只有掌握了疑难杂病的辨证要领，才能有针对性地治疗。笔者认为疑难杂病的辨证要领主要有以下四个方面。

一、辨并病、合病

　　并病，原指伤寒一经病变未解，又出现另一经的病变，因此两经病证同时存在。这里引申为一病未愈，又出现另一疾病，两病在发病时间上有先后之别，且两病之间有一定的因果关系，如消渴并发阳痿。临床上治疗并病的原则，是主治原病，兼治并病。

　　合病，原指伤寒两经或三经同时受邪发病，如太阳阳明合病、太阳少阳合病、三阳合病等。这里引申为两病或数病同时发生，在发病时间上没有先后之分，且数病之间没有因果关系，如筋瘤合并子痫。临床上治疗合病的原则，是数病同治，但要分清何急何缓、何轻何重，在治疗用药上当有所侧重。

二、辨主病、次病

　　疑难杂病常常是数病同患，在数病之中，必然有一个病是主病。因此，要善抓主要矛盾，也就是要善抓关键疾病，即影响全局的疾病，抓住了关键疾病，其他疾病就可迎刃而解。

如消渴病，对同时患有水肿、心悸、翳障、痈疽、阳痿者，若水肿是影响机体的关键疾病，那就应将水肿作为关键疾病首先予以解决。

次病之中，常常是数个次病同患，在数个次病之中，必然有一个次病是主病。因此，要善抓次要矛盾中的主要矛盾，也就是影响次要矛盾的关键疾病，即影响次要矛盾全局的疾病，抓住了次要矛盾中的主要疾病，次要矛盾中的次要疾病就可迎刃而解。如消渴病，对同时患有水肿、心悸、翳障、痈疽、阳痿者，如果心悸是影响机体的次要矛盾中的关键疾病，那就应将心悸作为次要矛盾中的关键疾病加以解决。

三、辨主证、次证

疑难杂病往往是数证同患，在数证之中，必然有一个证是主证。因此，也要善抓主要矛盾，也就是关键证候，能影响全局的证候，抓住了主要证候，次要证候就可迎刃而解。如不育症，对同时患有肾虚、脾虚、肝郁、湿热、血瘀等证者，若肾虚是引起主要矛盾的关键证候，那就应将肾虚作为关键证候首先解决。

疑难杂病常常是数个兼证同患，在数个兼证之中，必然有一个兼证是数个兼证中的主证。因此，也要善抓次要矛盾中的主要矛盾，也就是影响次要矛盾的关键证候，即影响次要矛盾全局的证候，抓住了影响次要矛盾中的主要证候，次要矛盾中的次要证候就可迎刃而解。如有的癃闭患者，年逾六十，临床表现为排尿困难，滴沥而下，勃起困难，腰膝酸软，食欲不振，大便稀溏，情志抑郁，时而太息，舌苔薄白，舌质暗红，脉沉而涩。对于同时患有血瘀、肾虚、脾虚、肝郁等证者，如果血瘀是引起次要矛盾的关键证候，那就应将血瘀作为次要矛盾的关键证候加以解决。

四、辨真象、假象

有些疾病在病情的危重阶段，可以出现一些与疾病本质相反的"假象"，从而掩盖病情的真象。临床上最常见的真假证候是真热假寒、真寒假热、真实假虚、真虚假实。除此之外，临床上的某些疑难杂病虽不是危重阶段，也可见一些与疾病本质相反的"假象"。因此，对于证候的真假，必须认真辨别，去伪存真，才能抓住疾病的本质，对病情作出准确的判断。

1. 舌苔假象 多为食物染成，如饮牛乳后可见白苔，吃橘子后可见黄苔，服中药后可见黑苔，吃瓜子后可见腻苔等。此外，打鼾之人则多见黄燥苔。

2. 舌质假象 多为先天生成，可见地图舌、裂纹舌、紫暗舌等。此外，饮烈酒、吃辣椒后可见红舌。

3. 脉之假象 窦性心动过速、心理过度紧张而见数脉者，不一定是热证；窦性心动过缓、经常体育运动而见迟脉者，不一定是寒证；形体肥胖而见沉脉者，不一定是里证；形体瘦小而见浮脉者，不一定是表证。

一般来说，按照常规辨证而久治无效者，需要考虑是否存在假象。一是要仔细询问是否存在先天生理因素，二是要仔细询问是否存在后天造假因素，三是要仔细了解前医辨证治疗用药情况，做到"症有真假凭舌脉，脉有真假凭舌症，舌有真假凭脉症"。因此，临床上对有舌脉假象者，须先舍舌从症，或者舍脉从症，精准辨证论治。

疑难杂病的治疗策略

辨证论治是中医学认识疾病和处理疾病的基本原则，也是中医学理论体系的一大特点。所以，对于疑难杂病来说，尤其需要辨证论治。但疑难杂病既有贯穿于疾病全过程的"病"，也有表现为疾病进程中某一阶段的"证"。故清代徐大椿《兰台轨范·序》说："欲治病者，必先识病之名，能识病名而后求其病之由生。"清代徐大椿《医学源流论·病证不同论》说："凡病之总者谓之病，而一病必有数证。"因此，必须坚持辨病论治与辨证论治相结合的诊治思路。

在辨证论治过程中，除了要依据患者症状舌脉进行宏观辨证外，还要结合患者的客观指标等进行微观辨证，尤其是要结合患者的体检、特检等情况进行辨证，使其辨证素材更加全面、辨证论治更为精准。

在处理辨病论治与辨证论治相结合的关系时，一般要求遵循的原则是"以辨病为先，以辨证为主"。但对某些难以确诊的病证，可发挥辨证思维优势，依据病人的临床表现，辨出证候，随证施治。

在中医学的发展长河中，临床学科的发展各不相同，有的临床学科侧重于辨证论治，有的临床学科侧重于辨病论治。有鉴于此，临床上要根据各个学科、各个病证的实际情况，有的需要侧重辨病论治，有的需要侧重辨证论治，有的则要辨病论治与辨证论治相结合。

一、多法联治

疑难杂病患者常有虚实夹杂、正虚邪实、阴阳偏颇、气血偏衰、多脏虚损、湿热胶着、痰瘀互结、寒热错杂等兼夹病机，其治疗也绝非单一治法所能奏效，因此常有阴阳同调、气血同治、补泻兼施、温清并举、表里相合、敛散相伍、升降相因、通塞相随、多脏兼顾等多法联用的治法。东汉张仲景开创了多法联用治疗疑难杂病的先河，其《金匮要略》治疗"虚劳诸不足、风气百疾"的薯蓣丸，用药就达21味。该方熔补气、温阳、健脾、养血、滋阴、清热、祛风、理气、活血、止咳、平喘等法于一炉，是运用多法联治的典范。

疑难杂病患者的病机非常复杂，常是多机同在、多证并存。如有的阳痿患者，年过六旬，临床表现为勃起困难，腰膝酸软，食欲不振，大便稀溏，心烦易怒，时而太息，心胸刺痛，脉沉而涩，舌苔薄白，舌有紫斑。对此肾虚、脾虚、肝郁、血瘀等相兼为患者，为了兼顾各个病机及其证候，其治自当多法联用，融补肾、健脾、疏肝、活血等法于一体。但多法联治并不是多法杂凑，而是一个在正确辨证、立法基础上的精心配伍组方的诊疗过程。当然，在其各法的用药方面，必须根据各个病机的侧重，其用药比重也当有所侧重。

二、主次分治

主病、主证是矛盾的主要方面，次病、次证是矛盾的次要方面，所以其治疗原则是主攻主病、主证，兼治次病、次证。如肾虚为主，兼有肝郁者，其治则以补肾为主，兼以疏肝，这是临床上治疗疑难杂病的常法。但临床上有时需要采用主次分治的方法，这是使复杂变得单纯的治疗方法。①先主后次：主病、主证对机体的整体影响较大，必须放在第一步解决；而次病、次证对机体的整体影响较小，可以放在第二步解决。这样分段治疗，有利于各个击破，最终使之痊愈。②先次后主：主病、主证很难治疗，其疗程漫长，如果首先治疗主病、主证，有可能是主病、主证未愈，而次病、次证却进一步加重；对此，可以首先治疗相对易治的次病、次证，然后治疗相对难治的主病、主证。这样分段治疗，也有利于各个击破，最终使之痊愈。

先主后次、先次后主的治疗方法，适用于各个病证之病情俱缓者。因此，在运用此法之前，必须首先明确各个病证之病情的缓急，并坚持急者急治、缓者缓治的原则以确定各个病证的治疗先后。

三、久病奇治

对于久治不愈的病证，有的则应另寻他法，就是要在中医学基本理论的指导下，跳出传统的常法，善于应用特殊的变法，也就是说只有"出奇"，才能"制胜"。故明代罗谦甫《卫生宝鉴·舍时从证》说："守常者众人之见，知变者知（智）者之事。"

1. 久病治肾 明代张介宾《景岳全书·杂证谟》说："五脏之伤，穷必及肾。"提出了"久病及肾"的学术观点。所谓"久病及肾"，是指久病常影响于肾，导致肾阴肾阳亏虚。肾为先天之本，阴阳之根，水火之宅，"五脏之阴气非此不能滋，五脏之阳气非此不能发"（张介宾《景岳全书·传忠录下》）。由于五脏的阴阳皆根于肾，所以五脏的阴虚或阳虚，日久皆会影响及肾，导致肾阴不足或肾阳虚衰，故临床上治疗久病常常从"肾"论治。至于对补肾药的选择，阴虚者可用熟地黄、制何首乌、枸杞子等，阳虚者可用巴戟天、淫羊藿、制附子等，临床上必须分清病之阴阳而权衡用之。

2. 久病治脾 《素问·玉机真脏论》说："五脏者，皆禀气于胃，胃者五脏之本也。"明代李中梓《医宗必读·脾为后天本论》说："胃气一败，则百药难施。"明代周之干《慎斋遗书·辨证施治》说："诸病不愈，必寻到脾胃之中，方无一失。何以言之，脾胃一伤，四脏皆无生气，故疾病日多矣。"脾与胃为表里，是后天之本，因此，治疗疑难杂病尤其要注重顾护脾胃、健运中州。至于对治脾胃之药的选择，补脾益气可用党参、炙黄芪、白术等，健胃消食可用炒麦芽、焦山楂、鸡内金等，临床上必须分清脾胃虚实而权衡用之。

3. 久病治瘀 疑难杂病的病邪久羁难去，常常影响气血运行，导致体内气血瘀滞，故有"久病入络"之说。清代叶桂《临证指南医案·积聚》说："初为气结在经，久则血伤入络。"并在《叶天士医案精华·痛》中指出："凡久病从血治为多。"清代唐宗海《血证论·吐血》说："一切不治之证，总由不善去瘀之故。"故临床上对久治不愈的病证，因其"久病入络"的原因，常常从"瘀"论治。至于对活血化瘀药的选择，轻者可用丹参、川芎、红花等，重者可用水蛭、虻虫、土鳖虫等，临床上必须根据病情之轻重而权衡用之。

4. 久病治痰 疑难杂病的痰多为广义之痰，即无形之痰，有"变幻百端"的特点。元代朱震亨《丹溪治法心要·痰》说："痰之为物，在人身随气升降，无处不到，无所不及，百病中多有兼此者。"清代沈金鳌《杂病源流犀烛·痰饮源流》说："痰为诸病之源，怪病皆由痰成也。"故有"百病兼痰""顽疾多痰""怪病多痰"之说。不少疑难杂病的发生、发展与痰密切相关，因此治痰也是治疗疑难杂病的一条重要法则。故临床上对久治不愈的病证，因其"百病兼痰"的原因，常常从"痰"论治。至于对化痰药的选择，寒痰可用制半夏、天南星、白附子等，热痰可用贝母、海藻、天竺黄等，临床上必须根据病性之寒热而权衡用之。

临床上，并非每个疑难杂病患者都要同时治肾、治脾、治瘀、治痰，而是要根据临床实际情况确定其或治肾，或治脾，或治瘀，或治痰，或数法联合同治。

5.另辟蹊径　不少疑难杂病患者都经历过数次易医而疗效不佳的情况，对此久治不愈的病证，应在分析总结前医得失的基础上，采用逆向思维，或曰反向思维，或曰换位思维，进而作出新的辨证诊断，另辟新的治疗途径，故《素问·至真要大论》有"寒之而热者取之阴，热之而寒者取之阳"之论。如消化性溃疡，传统按照胃脘痛辨证论治，疗效欠佳；有人按胃疽、疮疡论治，用明代陈实功《外科正宗》生肌玉红膏化裁治疗，取得了较好疗效。又如临床上治疗耳聋多从肝胆或肾入手，但干祖望教授认为许多耳聋患者与肺卫不和有关，故取宣肺治疗而效果甚佳。

四、重剂速治

疑难杂病常常是主次矛盾交错，相互牵制影响，病情呈现发展趋势，治疗极为困难，一般小方、轻剂犹似杯水车薪，很难胜任。因为方小则难以胜任病证之杂，剂轻则难以胜任病证之重，必须急投大方、重剂以挽危厄。大方可以发挥其对多个层次、多个靶点实施整体的调节治疗作用，重剂可以发挥其对重点病理环节实施重点的调节治疗作用，从而有效解除各个病理因素、阻断各个病理环节。故明代戴思恭《推求师意·卷之下》说："药病须要适当，假如病大而汤剂小，则邪气少屈而药力已乏，欲不复治，其可得乎？犹以一杯水救一车薪火，竟不得灭，是谓不及。"人类发展至今，已是天变人变病亦变，因此必须知常达变，做到法变药变量亦变。所以，对于某些疑难杂病，非重剂、大方难以奏效者，必须适时投以重剂、大方。故明代孙志宏《简明医彀·临病须知》说："凡治法用药有奇险骇俗者，只要见得病真，便可施用，不必顾忌。"临床上对于该用重剂、大方而不敢用者，多是识病识证不准，或者用药经验不足，因此胆量较小。所以，经验丰富的医者，有胆有识，能够做到适时运用重剂、大方而力挽沉疴。

五、守方缓治

疑难杂病多属慢性顽证，非一方一药所能治愈，由于难求速效，故须徐徐缓图。临床上经过准确辨证、恰当处方之后，就要做到效不更方；即使在用药后短期内尚未见效，只要经过临床再次评估而辨证准确、药证相符，且病人又无不良反应者，也要敢于守方，善于守方。反之，若是盲目改弦易辙，频频更方换药，就会造成"欲速不达"，甚至导致半途而废。因此，医生既要做到有胆有识、有方有守，又要做到胸有成竹、知常达变，如此才能取得良效。当然，是否守方则要根据证候有无变化而定，若是证候发生了变化，其治疗立法、遣方用药自当随之而变。

衰老的基本病机

男女进入老年期后，均有衰老表现。元代朱震亨《养生论》生动描写了衰老的表现："人生至六十、七十以后……头昏，目眵，肌痒，溺数，鼻涕，牙落，涎多，寐少，足弱，耳聩，健忘，眩运，肠燥，面垢，发脱，眼花，久坐兀睡，未风先寒，食则易饥，笑则有泪，但是老境，无不有此。"衰老的基本病机主要有以下四个方面。

一、老人多虚

《灵枢·天年》说："人生……五十岁，肝气始衰，肝叶始薄，胆汁始减，目始不明；六十岁，心气始衰，若忧悲，血气懈惰，故好卧；七十岁，脾气虚，皮肤枯；八十岁，肺气衰，魄离，故言善误；九十岁，肾气焦，四脏经脉空虚；百岁，五脏皆虚，神气皆去，形骸独居而终矣。"宋代陈直《养老奉亲书》说："高年之人，真气耗竭，五脏衰弱。"高年之人，虽是五脏俱虚，但以肾虚、脾虚为最。

肾为性命之根。《素问·六节藏象论》说："肾者，主蛰，封藏之本，精之处也。"《素问·金匮真言论》说："夫精者，身之本也。"《华氏中藏经》说："肾者……性命之根。"

肾气亏虚影响生命进程，如《素问·上古天真论》说："女子……五七，阳明脉衰，面始焦，发始堕。六七，三阳脉衰于上，面皆焦，发始白。七七，任脉虚，太冲脉衰少，天癸竭，地道不通，故形坏而无子也。丈夫……五八，肾气衰，发堕齿槁。六八，阳气衰竭于上，面焦，发鬓颁白。七八，肝气衰，筋不能动。八八，天癸竭，精少，肾脏衰，形体皆极则齿发去。"清代叶桂《临证指南医案》说："男子向老，下元先亏。"明代虞抟《医学正传》说："肾气盛则寿延，肾气衰则寿夭。"肾气亏虚，髓海不足，作强不能，故《灵枢·海论》说："脑为髓之海……髓海有余，则轻劲多力，自过其度；髓海不足，则脑转耳鸣，胫酸眩冒，目无所见，懈怠安卧。"清代王清任《医林改错》说："高年无记性者，脑髓渐空。"肾为五脏阴阳之根，肾之阴阳虚衰，是五脏阴阳虚衰的根本，临床上肾虚日久，势必导致五脏阴阳虚衰。故明代张介宾《景岳全书》说："命门为元气之根，为水火之宅，五脏之阴气非此不能滋，五脏之阳气非此不能发。"

脾与胃相表里，为后天之本。《素问·玉机真脏论》说："五脏者，皆禀气于胃。胃者，五脏之本也。"明代李时珍《本草纲目》说："土者万物之母，母得其养……百病不生矣。"又说："土为元气之母，母气既和……久视耐老。"脾为气血生

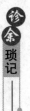

化之源，脾气亏虚，后天不足，五脏六腑、四肢百骸失养，则百病丛生，故金代李杲《脾胃论》说："百病皆由脾胃衰而生也""内伤脾胃，百病由生。"脾胃为气血生化之源，若胃气不足，气血乏源，形体失养，则将或病或亡，故清代叶桂《临证指南医案》说："有胃气则生，无胃气则死。"

二、老人多郁

高年之人，气血渐虚，体质渐差，肝气难舒，气机难畅。肝主疏泄，老年人肝气易郁，郁则生病，故《素问·举痛论》说："百病生于气也。怒则气上，喜则气缓，悲则气消，恐则气下……惊则气乱……思则气结。"元代朱震亨《养生论》说："人生到六十、七十以后……百不如意，怒火易炽，虽有孝子顺孙，亦是动辄扼腕。"

三、老人多瘀

肝郁易致血瘀，故元代朱震亨《丹溪心法》说："气血冲和，万病不生。一有怫郁，诸病生焉。"清代唐宗海《血证论》说："气结则血凝。"

四、老人多痰

由于老人多虚，脾虚易生痰，如明代李中梓《医宗必读》说："脾土虚湿，清者难升，浊者难降，留中滞膈，瘀而生痰。"明代张介宾《景岳全书》说："盖脾主湿，湿动则为痰。"肾虚亦易生痰，故明代张介宾《景岳全书》说："盖痰即水也，其本在肾，在肾者，以水不归元，水泛为痰也。"

综上所述，虚、郁、瘀、痰是衰老及老年病的病理基础。随着增龄的变化，虚、郁、瘀、痰单独为病者渐少，相兼为病者渐多，从而形成虚实夹杂的病理状态，故虚实夹杂是衰老及老年病的基本病机。

肾虚证的辨治

人至高年，身体多虚，尤多肾虚。肾虚的常见表现有畏寒肢冷，神疲乏力，气喘气短，耳鸣耳聋，视物昏花，发落齿摇，记忆减退，反应缓慢，腰酸膝软，腰腿冷痛，肢体震颤，失眠多梦，性欲淡漠，勃起障碍，尿频尿急，小便失禁，大便失常，孔窍干涩，色斑增多，或者两颧潮红、五心烦热等。

肾虚证的形成机理包括以下两个方面、

一、肾虚在先，他虚在后

《素问·上古天真论》说："丈夫……五八，肾气衰，发堕齿槁……七八……天癸竭，精少，肾脏衰，形体皆极。"《素问·阴阳应象大论》说："年四十，而阴气自半也，起居衰矣；年五十，体重，耳目不聪明矣；年六十，阴痿，气大衰，九窍不利，涕泣俱出矣。"这些经文说明年老肾虚是一种自然现象，也是一种自然规律。肾虚的进一步发展，就会引起其他脏腑一系列的病证，故明代张介宾《景岳全书·传忠录下》说："命门为元气之根，为水火之宅。五脏之阴气非此不能滋，五脏之阳气非此不能发。"明代张介宾《类经附翼·真阴论》说："水亏其源，则阴虚之病叠出；火衰其本，则阳虚之证叠生。"

二、他虚在先，肾虚在后

明代张介宾《类经附翼·真阴论》说："命门之水火，即十二脏之化源。故心赖之则君主以明，肺赖之则治节以行，脾胃赖之济仓廪之富，肝胆赖之资谋虑之本，膀胱赖之则三焦气化，大小肠赖之则传导自分。"五脏阴阳以肾阴肾阳为本，五脏久病，气血阴阳亏虚，必然累及其本，导致肾之阴阳亏虚，故张介宾《景岳全书·杂证谟》说："五脏之伤，穷必及肾。"

肾虚证的辨证论治，包括以下 12 组症状。

1. 畏寒肢冷　特点是其冷深至骨髓，伴见手足冰冷。常见于甲状腺功能减退症、慢性肾衰竭、慢性阻塞性肺疾病、慢性肺源性心脏病、冠状动脉粥样硬化性心脏病、内分泌失调、低体温综合征等疾病。肾阳为一身阳气之根本。肾阳亏虚，阴寒内盛，形体失煦，则致畏寒肢冷。故明代张介宾《景岳全书·杂证谟》说："其证则未冷先寒，或手足清厥，或身为寒慄……是皆阳虚生寒也。"治宜温补肾阳，方用右归丸、四逆汤等；药用制附子、肉桂、干姜、仙茅、淫羊藿、巴戟天等。

2. 神疲乏力　特点是常打哈欠、时时欲睡、劳心之后疲乏加重。常见于老年性贫血、甲状腺功能减退症、慢性肾衰竭、慢性肺源性心脏病、冠状动脉粥样硬化性心脏病、慢性肝病、糖尿病等疾病。肾气（又名真气、真阳）是生命活动的原动力。明代盛寅《医经秘旨·卷下》说："真气，即生气也，人生动作不衰，皆赖此阳气。"肾气亏虚，动力乏源，形神失充，则致神疲乏力。治宜补益肾气、温补肾阳，方用参附汤等；药用人参、制附子、炙黄芪、黄精、鹿角胶等。

3. 记忆减退　特点是往事有时可忆、近事常常忘却。常见于老年性贫血、脑动脉硬化症、脑萎缩等疾病。清代林珮琴《类证治裁·健忘》说："脑为元神之府，精髓之海，实记性所凭也。"《素问·宣明五气》说："肾藏志。"《灵枢·本神》说："志伤则喜忘其前言。"肾气亏虚，髓海空虚，脑髓失充，则致记忆减退。治宜补肾填精，方用龟鹿二仙胶等；药用熟地黄、制何首乌、黄精、鹿角胶、石菖蒲、炙远志等。

4. 腰酸膝软　特点是腰部有空虚感或者酸楚不适，休息也难减轻。常见于骨质疏松症、腰椎病、风湿病、退行性骨关节病、慢性肾衰竭等疾病。肾主骨，腰为肾之府，肾气亏虚，肾府失养，骨髓失充，则致腰酸膝软。治宜补益肾气、温补肾阳，方用参杞杜仲丸等；药用人参、制附子、熟地黄、鹿角胶、杜仲、桑寄生等。

5. 性欲减退，勃起障碍　特点是性反应迟缓、性兴趣冷淡。常见于甲状腺功能减退症、甲状腺功能亢进症、糖尿病、高血压病、围绝经期综合征、中老年男性雄激素部分缺乏综合征、动脉粥样硬化、脑萎缩、垂体微腺瘤、慢性肾衰竭、慢性心力衰竭、慢性肺源性心脏病、慢性肝病、前列腺增生症等疾病。《素问·灵兰秘典论》说："肾者，作强之官，伎巧出焉。"肾气亏虚，鼓阳无力，作强不能，则致性欲淡漠、勃起障碍。治宜补益肾气、温补肾阳，方用赞育丹等；药用人参、炙黄芪、制附子、淫羊藿、仙茅、熟地黄、黄精、鹿角胶等。

6. 耳鸣耳聋　特点是鸣声低微，听力渐减，病程漫长，经久不愈。常见于老年性耳聋、脑动脉硬化症、脑萎缩、高血压病、糖尿病等疾病。《素问·阴阳应象大论》说："肾……在窍为耳。"《灵枢·海论》说："脑为髓之海……髓海不足，则脑转耳鸣。"肾气亏虚，无以上荣于耳，耳失所养，则致耳鸣耳聋。治宜补益肾气、滋补肾阴，方用耳聋左慈丸、济生苁蓉丸等；药用熟地黄、制何首乌、黄精、人参、炙黄芪、鹿角胶、石菖蒲、磁石等。

7. 视物昏花　特点是视物不清，双目干涩，发展缓慢，经久不愈。常见于老年性白内障、黄斑盘状变性、视网膜色素变性、动脉粥样硬化、高血压病、糖尿病等疾病。《灵枢·大惑论》说："五脏六腑之精气，皆上注于目而为之精。"明代赵献可《医贯·眼目论》说："治目者，以肾为主，目虽肝之窍，子母相生，肝肾同一治也。"肾精亏虚，无以上荣于目，目失所养，则致视物昏花。治宜补益肾精、滋补肾阴，方用杞菊地黄丸等；药用熟地黄、制何首乌、黄精、龟甲、石决明、女贞子、密蒙花等。

8. 两颧潮红　特点是伴有身体乍汗、手足心热。常见于围绝经期综合征、高血压病、甲状腺功能亢进症等疾病。两颧属肾，肾阴亏虚，阴虚阳亢，阳亢生热，虚热熏蒸于面，则致两颧潮红。治宜滋补肾阴、清降虚热，方用知柏地黄丸等；药用黄柏、知母、生地黄、牡丹皮、玄参、天冬、龟甲、鳖甲、地骨皮等。

9. 失眠多梦　特点是不易入睡、睡中易醒，常做噩梦、梦境清楚。常见于贫血、神经衰弱、围绝经期综合征、中老年男性雄激素部分缺乏综合征、高血压病、脑动脉硬化症等疾病。清代冯兆张《冯氏锦囊秘录·方脉不寐合参》说："壮年人肾阴强盛，则睡沉熟而长；老年人阴气衰弱，则睡轻微而易知。"明代龚廷贤《寿世保元·不寐》说："年高人，阳衰不寐。"肾阴亏虚则心血失养，肾阳亏虚则心气失充，均致失眠多梦。治宜滋补肾阴、温补肾阳，方用孔圣枕中丹、地黄饮子等；偏于肾阴亏虚常用生地黄、五味子、龟甲、磁石、龙骨、柏子仁等，偏于肾阳亏虚常用人参、羊红膻、灵芝、刺五加、炙远志等。

10. 小便频数，或小便失禁　特点是随饮随尿、饮一溲一，不伴尿痛，亦无尿灼。常见于尿道综合征、膀胱老化症、膀胱过度活动症、腺性膀胱炎、前列腺增生症、糖尿病、慢性肾衰竭等疾病。《素问·金匮真言论》说："肾……开窍于二阴。"明代张介宾《景岳全书·传忠录上》说："肾虚者……或为两便失禁。"肾气亏虚，气化失职，开合失司，藏泄失常，膀胱失约，则致小便频数，甚至小便失禁。治宜补益肾气、温补肾阳，方用桑螵蛸散、缩泉丸等；药用人参、制附子、桑螵蛸、覆盆子、山茱萸、补骨脂、益智仁、鹿角胶等。

11. 大便泄泻，或大便失禁 特点是大便完谷不化，甚至泄泻清水，多无便意及腹痛，打喷嚏等即可引起大便失禁。常见于肠易激综合征、慢性溃疡性结肠炎、吸收不良综合征、中风后遗症，以及神经源性大便失禁等疾病。《素问·金匮真言论》说："肾……开窍于二阴。"明代张介宾《景岳全书·传忠录上》说："肾虚者……或为两便失禁。"肾气亏虚，固摄无权，大肠失约，则致大便泄泻，甚至大便失禁。治宜补益肾气、温补肾阳，方用四神丸、真人养脏汤等；药用人参、制附子、菟丝子、补骨脂、五味子、芡实、金樱子等。

12. 气喘气短 特点是喘促日久，气息短促，呼多吸少，动则尤甚。常见于慢性支气管哮喘、慢性阻塞性肺疾病、慢性肺源性心脏病、慢性心力衰竭、慢性肾衰竭等疾病。清代林珮琴《类证治裁·喘症》说："肺为气之主，肾为气之根。肺主出气，肾主纳气，阴阳相交，呼吸乃和。"肾气亏虚，摄纳无权，气浮于上则气喘、气不接续则气短。治宜补益肾气、温补肾阳，方用人参蛤蚧散、黑锡丹等；药用人参、蛤蚧、冬虫夏草、五味子、山茱萸、补骨脂、硫黄、黑锡等。

此外，老年病的肾虚证候还有脑鸣、多寐、脱发、齿摇、多唾、心悸、纳呆、腹泻、遗尿、肉痿、消瘦、闭经等，这里就不一一介绍了。

肾实证的辨治

自宋代钱乙《小儿药证直诀·五脏所主》提出"肾主虚，无实也"之后，医界盛行"肾无实，不可泻"之论。其实，早

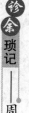
在《内经》就论述了肾实证，如《灵枢·本神》说："肾气虚则厥，实则胀。"《素问·脏气法时论》说："肾病者，腹大胫肿，喘咳身重。"这些肾实证，均由邪气犯肾所致。

老年病常见的肾实表现有头痛、眩晕、震颤、痴呆、胸痛、咳喘、腰痛、骨痹、水肿、腹胀、淋证、癃闭等。

笔者认为，肾有实证，但临床上很少单纯的肾实证，多为虚实夹杂证，且由肾虚生邪（或感邪）所致，或由实邪伤肾所致。肾实证的形成机理包括以下两个方面。

一、肾虚在先，实邪在后

肾气是防御外邪的原生力量。《灵枢·营卫生会》说"卫出于下焦"，说明卫气根于肾气，肾虚则卫气亦虚，卫气不足则易致外邪入侵，外邪入侵人体之后，就可在肾虚的基础上造成实证，从而形成以肾虚为基础的虚实夹杂证。肾虚的进一步发展还可引起瘀血、湿浊、痰浊、结石等。如肾气亏虚，推动无力，气血运行障碍，就会导致气滞、血瘀证；水液代谢障碍，就会导致水湿、痰浊证，亦可形成以肾虚为基础的虚实夹杂证。

二、实邪在先，肾虚在后

肾为先天之本，阴阳之根，水火之宅，无论外感还是内伤因素所造成的各种实证，只要是实邪不去，日久就会伤肾，故有"久病及肾"之说，最终均会造成以肾实为基础的虚实夹杂证。

肾实（虚实夹杂）证的辨证论治，包括以下5组症状。

1. 气滞血瘀证　主要证候有头痛、胸痛、癃闭。常见于高血压病、冠状动脉粥样硬化性心脏病、前列腺增生症等疾病。

（1）头痛：特点是痛在巅顶后项，痛处固定不移，其痛犹如针刺。督脉内通于肾，上行风府，入络于脑；肾合膀胱，膀胱经从巅入络脑。肾气亏虚，推动无力，气血瘀滞督脉与膀胱经，循经上干于脑，造成气血瘀滞头部而致头痛。治宜温肾行气活血，药用红参、制附子、细辛、川芎、延胡索等。

（2）胸痛：特点是痛处固定不移，其痛犹如针刺，常伴手足冰冷。《灵枢·经脉》说："肾足少阴之脉，起于小指之下，邪走足心……其支者，从肺出络心，注胸中。"肾气亏虚，推动无力，气血瘀滞足少阴肾经，循经上干于心，造成气血瘀滞心胸而致胸痛。治宜温肾行气活血，药用红参、制附子、桂枝、五灵脂、蒲黄、延胡索等。

（3）癃闭：特点是排尿不畅，或者排尿困难，或者点滴不下，不伴排尿灼痛。《素问·金匮真言论》说："肾……开窍于二阴。"肾气亏虚，推动无力，气血瘀滞足少阴肾经，进而造成气血瘀滞膀胱而致小便不通。治宜温肾行气活血，药用红参、肉桂、牛膝、琥珀、王不留行等。

2.湿热内蕴证 主要证候有尿频、尿痛；特点是常伴尿急尿灼，而且反复发作，缠绵不愈。常见于慢性膀胱炎、腺性膀胱炎、慢性前列腺炎、慢性肾盂肾炎、泌尿系结石等疾病。隋代巢元方《诸病源候论·淋病诸候》说："诸淋者，由肾虚而膀胱热故也。"肾气亏虚，御邪无力，感受湿热，湿热内蕴膀胱，则致尿频、尿痛。治宜补肾清热利湿，药用人参、刺五加、黄柏、金钱草、车前子、牛膝等。

3.水湿内停证 主要证候有水肿、腹胀；特点是腹胀是以脐腹为主，与进食无关；水肿常伴肤色淡白，且手足冰冷。常见于慢性肾病、慢性肺源性心脏病、慢性心力衰竭、慢性肝病等疾病。《灵枢·本神》说："肾气虚则厥，实则胀。"《素问·脏气法时论》说："肾病者，腹大胫肿。"肾气亏虚，气化无权，导致水湿内停，水停腹部则腹胀，水泛肌肤则水肿。治宜温肾化气行水，药用红参、制附子、肉桂、茯苓、猪苓、泽泻、五加皮、牛膝等。

4. 寒湿闭阻证 主要证候有骨痹、腰痛、子痛；特点是痛处冰冷，痛而沉重，房劳加重。常见于腰椎病、骨质疏松症、风湿病、退行性骨关节病、慢性肾衰竭、慢性附睾睾丸炎等疾病。肾主骨，腰者肾之府，睾丸有外肾之称。肾阳亏虚，阴寒内盛，寒湿闭阻骨髓、肾府、外肾，少阴经气不通，不通则痛，则致骨痹、腰痛、子痛。治宜温肾散寒祛湿，药用制附子、肉桂、吴茱萸、杜仲、狗脊、独活、白术、茯苓等。

5. 痰浊壅盛证 主要证候有咳嗽、气喘、眩晕、痴呆。常见于慢性支气管炎、慢性支气管哮喘、慢性阻塞性肺疾病、慢性肺源性心脏病、慢性心力衰竭、内耳眩晕症、颈椎病、老年痴呆等疾病。

（1）咳嗽、气喘：特点是痰多味咸，动则气喘。《灵枢·经脉》说："肾足少阴之脉，起于小指之下，邪走足心……其直者，从肾上贯肝膈，入肺中。"《素问·脏气法时论》说："肾病者……喘咳身重。"肾气亏虚，气化失职，水湿内停，酿生痰浊，痰浊循经阻肺，肺失宣降，肺气上逆，则致咳嗽、气喘。治宜温肾化痰平喘，药用制附子、细辛、法半夏、杏仁、紫苏子等。

（2）眩晕、痴呆：特点是头重昏蒙，不伴吐涎。督脉内通于肾，上行风府，入络于脑；肾合膀胱，膀胱经从巅入络脑。肾气亏虚，气化失职，水湿内停，酿生痰浊，痰浊循经上干于脑，蒙蔽清窍，从而产生眩晕、痴呆。治宜温肾化痰祛湿，药用制附子、肉桂、茯苓、法半夏、白术、天麻、炙远志、石菖蒲、牛膝等。

此外，老年病的肾实证候还有乳癖、腹痛、便秘、结石、肥胖、闭经等，这里不再一一介绍。

腺性膀胱炎辨治思路

腺性膀胱炎以尿频、尿急、尿痛、血尿等为主要临床表现，病变多发于膀胱颈部、三角区，是一种膀胱黏膜上皮增生性、化生性病变，也是一种潜在的癌性病变。腺性膀胱炎属于中医学"淋证"范畴，但因其有癌变之风险，在辨证论治中又较"淋证"特殊；其病变虽在膀胱，但与肾、脾、肝之关系非常密切。

首先谈谈腺性膀胱炎的病因病机。该病病因病机主要有以下三个方面。

一、湿热内蕴

腺性膀胱炎以尿频、尿急、尿痛、尿血为主症，病位在膀胱，临床中首先应该从"淋证"角度来认识本病。明代张介宾《景岳全书·淋浊》说："淋之初病，则无不由乎热剧。"因此，湿热蕴结，侵袭损伤膀胱是本病早期的主要病机。若外阴不洁而感受湿热，或嗜食辛辣厚味而酿生湿热，或肝胆湿热循经下注膀胱，湿热之邪蕴结，侵袭损伤膀胱，从而发生尿频、尿急、尿灼、尿血等症。若湿热之邪未清，则会迁延缠绵，"湿热"多与"正虚"之象共见，因此，湿热内蕴于膀胱又可以贯穿本病的全过程，始终是本病的主要病机。

二、肾气亏虚

肾与膀胱相表里，肾气有主宰膀胱气化、约束膀胱开合、控制膀胱排尿的功能。若因房劳太过、大病久病、年老体弱等因素耗伤肾气，导致肾气亏虚；肾气亏虚，不能固摄膀胱，导致膀胱开多合少，津液不藏，从而发生尿频、尿急等症。故隋代巢元方《诸病源候论·淋病诸候》说："诸淋者，由肾虚而膀胱热故也。"肾藏元阴元阳，藏先天之精与脏腑之精而化元气，是机体抗御外邪的重要因素；若肾气亏虚，外邪乘虚侵袭膀胱，则除了能影响膀胱功能外，还极易损伤膀胱组织，从而引起尿频、尿急等症。腺性膀胱炎的后期，常因湿热等邪蕴结膀胱，迁延日久则累及于肾，导致肾气亏虚，形成虚实夹杂的病机证候。所以肾气亏虚也是本病中、后期的重要病机。

三、脾气亏虚

本病的发生、发展与中焦也有密切关系。若劳倦过度、饮食不节等因素损伤脾气，导致脾气亏虚。一方面，脾气亏虚，气不摄津，膀胱失约，津液不藏，从而发生尿频、尿急等症；另一方面，化源不足，膀胱无所充养，复受病邪侵袭则易产生病变，从而发生尿频、尿急等症。故《灵枢·口问》说："中气不足，溲便为之变。"再者，脾为后天之本，后天能够养育先天，从而维持先天肾气之充盛；若脾气亏虚，日久势必影响及肾，导致肾气亦虚，膀胱御邪无力，外邪乘虚而入侵损伤膀胱，亦致尿频、尿急等症，故脾气亏虚与本病的发生亦是密切相关。膀胱黏膜上皮病变为本病的重要病理变化，黏膜属于中医"肌"的范畴，而脾其充在肌。因此，本病器质性病变之病机与中焦脾土关系紧密，当在"淋证"的辨证基础上注重"脾气"。

四、气滞血瘀

气血为脏腑生理活动的物质基础，气血运行畅利，有助于膀胱的气化功能；气血瘀滞不行，就会影响膀胱的气化功能。如因郁怒伤肝，疏泄不及，气血内停，瘀滞膀胱；或因房事不节，忍精不泄，精血内瘀，阻滞膀胱；或因跌打伤损，盆腔手术，损伤络脉，血瘀膀胱；或因肾虚日久，久病入络，肾络瘀阻，阻碍膀胱等，均可导致膀胱组织损伤，膀胱容量减少，膀胱气化不行，开合失度，藏泻失常，从而发生尿频、尿急等症。本病之膀胱黏膜上皮增生、移行上皮巢的形成，从中医角度来说，已经超出"淋证"的范畴，而与"积聚"相类，究其病机，则与气滞血瘀病机相关。

综上所述，湿热内蕴、肾气亏虚、脾气亏虚、气滞血瘀均可导致本病与"淋证"相同的见症如尿频、尿急、尿痛、尿血等膀胱病变的发生。其中，湿热内蕴膀胱是本病初期的主要病机，也可见于本病病程的各个阶段。本病异于"淋证"的膀胱黏膜上皮病变、移行上皮巢形成、恶性肿瘤的发生，则责之于肾虚、脾虚、气滞血瘀。故临床上一定要仔细审证求因、明晓虚实、辨证论治，方不致贻误病情。

下面再谈谈腺性膀胱炎的治法方药。

一、清热利湿

对于湿热内蕴证，常用方剂有八正散、导赤散、龙胆泻肝汤等，常用药物有白花蛇舌草、蒲公英、石韦、萹蓄、瞿麦、滑石、土茯苓、甘草等。若尿液白细胞过多者，可合用五味消毒饮；红细胞过多者，可合用小蓟饮子；小便灼痛者，可重用六一散；小腹胀痛者，可合用金铃子散；膀胱黏膜上皮病变明显者，可酌加浙贝母、山慈菇、夏枯草等。

二、补益肾气

对于肾气亏虚证，常用方剂有缩泉丸、桑螵蛸散、右归饮等，常用药物有人参、补骨脂、巴戟天、山茱萸、覆盆子、桑螵蛸等。若神疲乏力者，可酌加炙黄芪、黄精、白术等；腰膝酸软者，可酌加杜仲、桑寄生、续断等；畏寒肢冷者，可酌加制附子、仙茅、巴戟天等；小腹胀痛者，可酌加小茴香、乌药、肉桂等。

三、补益脾气

对于脾气亏虚证，常用方剂有四君子汤、参苓白术散、补中益气汤等，常用药物有人参、炙黄芪、白术、茯苓、炒扁豆、山药、炙甘草等。若食欲不振者，可酌加炒山楂、炒二芽、鸡内金等；大便溏泻者，可酌加肉豆蔻、赤石脂、禹余粮等；面色淡白者，可酌加阿胶、当归、熟地黄等。

四、行气活血

对于气滞血瘀证，常用方剂有桃红四物汤、少腹逐瘀汤、失笑散等，常用药物有桃仁、红花、当归、川芎、王不留行、川牛膝、小茴香、香附等。若小腹胀痛者，可合用金铃子散；小腹刺痛者，可酌加制乳香、制没药、三七粉等；排尿不畅者，可酌加王不留行、路路通、蜈蚣等。

最后谈谈腺性膀胱炎的常见证型。

腺性膀胱炎的病机非常复杂，临床上较少出现单一证型，常常是多证兼夹为患。在早期以湿热蕴结兼脾气亏虚者多见，其治宜清热利湿，兼以补脾益气；中期以脾肾亏虚兼湿热瘀阻者多见，其治宜补脾益肾，兼以清热利湿、活血化瘀；后期以脾肾亏虚兼气虚血瘀者多见，其治宜补脾益肾、活血化瘀，兼以清热利湿。总之，应当在明辨患者病机的基础上采用多法联用，虚实同治，气血同调，先天后天兼顾，共奏扶正祛邪、防止恶变之功。

睾丸微石症辨治思路

睾丸微石症是指弥散分布于睾丸曲细精管内，直径为3mm以下的众多钙化灶为主要特征的综合征。睾丸微石症的主要后果是影响精子的生成和质量，从而导致男性不育症。

首先谈谈睾丸微石症性不育症的基本病机。

我通过近些年治疗睾丸微石症性不育症的经验，认为该病病机特点是正虚邪实，正虚为本，病位在肾脾；邪实为标，病位在肝脏。

一、正虚为本

正虚的病位在肾脾。"精气夺则虚"，睾丸微石症性不育症之虚证主要包括肾虚、脾虚两个方面。

睾丸微石症的病变在睾丸。睾丸又称外肾，是生殖器官的重要组成部分，系由内肾所主。清代罗定昌《中西医粹》说："外肾，睾丸也。"明代王肯堂《证治准绳》说："肾……其气通于外肾。"肾主藏精与生殖，外肾睾丸有赖于肾精之培育而成其形体，故睾丸的生理病理均与肾相关。若肾气亏虚，肾精不足，气化失常，不能主持外肾睾丸，睾丸生长发育异常，造成睾丸曲细精管上皮细胞脱落，脱落细胞碎片不能及时清除出去，从而形成结石核心，并且不断有钙盐沉积和被胶原物质包绕，就会形成睾丸结石。睾丸结石一旦形成，就会堵塞睾丸曲细精管，影响精原细胞发育与向精子的转化，造成睾丸生精障碍，导致少精、弱精、死精，从而引起男子不育。

脾主运化水谷，并主身之肌肉，睾丸乃肉质之体，属于肌肉范畴，并有赖于脾胃所化水谷精微及其化生的气血之充养

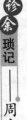

而成其形体，故睾丸的生理病理又与脾相关。脾主运化，为气血生化之源，脾气具有促进食物的消化和吸收并转输其精微以营养全身的功能；若脾气亏虚，运化失职，气血乏源，湿浊内生，睾丸肌肉失于营养，便会产生睾丸结石，致使睾丸生精障碍，造成少精、弱精、死精，从而导致男性不育。

二、邪实为标

邪实的病位在肝脏，《灵枢·经脉》说："肝足厥阴之脉……循股阴入毛中，过阴器。"睾丸是阴器的重要组成部分，故睾丸与肝具有密切的关系。"邪气盛则实"，睾丸微石症之实证主要包括肝经血瘀、肝经湿热两个方面。①肝经血瘀：肝主疏泄，调畅气机，具有促进血液运行、使之畅达而无瘀滞的作用。若肝对血液的疏泄不及，不能促进血液运行，血液瘀滞肝经，停积下焦睾丸，酿生睾丸结石，从而减少睾丸曲细精管的血液供应，阻碍精原细胞发育成精子，影响已经生成之精子的营养，进而造成少精、弱精、死精，从而导致男性不育。②湿热蕴结：外感湿热之邪，结聚肝经，循经下注阴器；或内生湿热之邪（睾丸曲细精管被钙化灶阻塞后，精管内压增加，废物难以代谢，内环境发生改变，便会引起精管充血、水肿、渗出等炎性病变，炎性病变属于中医湿热范畴），结聚肝经，循经下注阴器。湿热蕴结阴器，久聚睾丸，既可以腐败肌肉而伤害睾丸组织，又可以酿生结石而损伤睾丸形体，致使睾丸生精障碍，造成少精、弱精、死精，进而导致男性不育。

此外，本病常无特异性的临床表现，必须详查舌脉体征，结合精液分析、B超检查等检测结果，进行全面考察、综合辨证。对于伴有慢性附睾炎、睾丸鞘膜积液、精索静脉曲张、慢性前列腺炎等疾病者，则另当别论。

其次谈谈睾丸微石症性不育症的辨证论治。

针对本病肾气亏虚、脾气亏虚、肝经血瘀、湿热蕴结之病机，其基本治法有补肾生精、补脾益气、活血化瘀、清热利湿等。①补肾生精：适用于肾虚精亏之少精、弱精、死精者。治以补肾生精，常用方剂有五子衍宗丸、左归丸、赞育丹等。②补脾益气：适用于脾气亏虚之少精、弱精、死精者。治以补脾益气，常用方剂有四君子汤、参苓白术散、补中益气汤等。③活血化瘀：适用于肝经血瘀之少精、弱精、死精者。常用方剂有桃红四物汤、血府逐瘀汤、穿山甲散等。④清热利湿：适用于肝经血瘀之少精、弱精、死精者。治以清热利湿，常用方剂有龙胆泻肝汤、连翘金贝煎、五味消毒饮等。

最后谈谈睾丸微石症性不育症的兼夹证型。

临床上单纯的肾气亏虚、脾气亏虚、肝经血瘀、湿热蕴结者比较少见，而以虚实夹杂者最为多见，故临床上在明辨病机的基础上，常采用肾脾肝同治、虚与实同调等多法联用以治之。临床上常见兼夹证型有：①肾脾亏虚，肝脉瘀阻：治以补肾健脾，活血化瘀，常用方剂有聚精丸、五子衍宗丸、四君子汤、桃红四物汤等，常用药物有鱼鳔胶、沙苑子、枸杞子、覆盆子、菟丝子、五味子、党参、白术、红花、当归、川芎、赤芍等。②肾脾亏虚，湿热瘀阻：治以补肾益精，清热利湿，活血化瘀，常用方剂有聚精丸、五子衍宗丸、四君子汤、连翘金贝煎，常用药物有鱼鳔胶、沙苑子、枸杞子、覆盆子、菟丝子、五味子、党参、白术、连翘、大血藤、土贝母、石见穿、穿破石等。

睾丸组织娇嫩，亦为娇脏，不容任何邪毒留存，否则必然受伤致损。因此，临床用药上，尽量不用有毒之品；非用不可者，也只能暂时用之，绝不可多用久用。

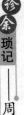
《内经》的临床指导思想

一般认为《黄帝内经》只是一部中医基础理论著作。其实，《黄帝内经》所蕴含的临床医学理论也非常丰富，这里仅谈谈《内经》的临床指导思想。

一、以人为本的思想

《素问·宝命全形论》说："天覆地载，万物悉备，莫贵于人。"唐代孙思邈《备急千金要方》说："人命至重，有贵千金；一方济之，德逾于此。"强调人是最宝贵的，因此对人必须尊重，对生命必须爱惜。《素问·汤液醪醴论》说："病为本，工为标，标本不得，邪气不服。"强调医学要以病人为根本，医生要以病人为中心。

二、以防为主的思想

《素问·四气调神大论》说："圣人不治已病治未病，不治已乱治未乱，此之谓也。夫病已成而后药之，乱已成而后治之，譬犹渴而穿井，斗而铸锥，不亦晚乎？"强调医学应以防为主，要在未病之前，即没有病、没有发、没有传的时候提前进行预防。①未病先防：《素问·上古天真论》说："虚邪贼风，避之有时；恬惔虚无，真气从之。精神内守，病安从来。"强调未病先防的重要性。②既病防变：《素问·八正神明论》说："上工救其萌芽……下工救其已成，救其已败。"《难经·七十七难》说："见肝之病，则知肝当传之与脾，故先实其脾气，无令得受肝之邪。"指出救其萌芽、无令传变才是高明的医生。③瘥后防复：《素问·热病论》说："病热少愈，食肉则复。"南宋陈言《三因极一病证方论》说："伤寒新瘥后，不能将摄，因忧愁思虑劳神而复，或梳沐洗浴作劳而复，并谓之劳复。"强调疾病初愈必须防止复发。

三、以和为贵的思想

《灵枢·脉度》说："肺气通于鼻，肺和则鼻能知臭香矣；心气通于舌，心和则舌能知五味矣；肝气通于目，肝和则目能辨五色矣；脾气通于口，脾和则口能知五谷矣；肾气通于耳，肾和则耳能闻五音矣。"《灵枢·平人绝谷》说："血脉和利，精神乃居。"强调"和"是维系健康的基础，也是生命活动的最佳状态。《素问·生气通天论》说：阴阳"两者不和，若春无秋，若冬无夏……阴阳离决，精气乃绝。"《素问·调经论》说："血气不和，百病乃变化而生。"强调"失和"是人体患病甚至死亡的根本原因。《素问·至真要大论》说："疏其血气，令其调达，而致和平。"《素问·至真要大论》说："谨察阴阳所在而调之，以平为期。"强调"和"是治病的基本法则。

《内经》的论治理论

《内经》的论治理论非常丰富，主要有以下八个方面。

一、治病求本理论

《内经》的治病求本理论包括以下五个方面：①求阴阳：《素问·生气通天论》说："夫自古通天者，生之本，本于阴阳。"强调生命的根本在于阴阳的协调平衡。《素问·阴阳应象大论》说："善诊者，察色按脉，先别阴阳。"认为疾病产生的关键，在于人身内部阴阳失调以及人身阴阳与天地阴阳失和，所以，临床上一定要抓住阴阳失调这个根本进行辨治。《素问·阴阳应象大论》说："阴阳者，天地之道也，万物之纲纪，变化之父母，生杀之本始，神明之府也。治病必求于本。"强调治疗疾病也要抓住调和阴阳这个根本大法。②求病因：《素问·至真要大论》说："必伏其所主，而先其所因。"认为要制伏战胜疾病，首先要杜绝、去除病因。明代张介宾《景岳全书·传忠录》说："起病之因，便是病本。"强调抓住了病因，进而针对病因治疗，就是抓住了治疗的根本。③求病机：《素问·至真要大论》说："审察病机""谨守病机。"明代张介宾《类经》说："机者，要也，病变之所由出也。"说明病机是疾病的本质所在，强调严格掌握病机的重要性。《素问·至真要大论》说："谨守病机，各司其属""所谓求其属也。"强调掌握了疾病的病机，针对疾病病机治疗，就是抓住了治疗的根本。④求精气：《素问·金匮真言论》说："夫精者，身之本也。"说明精气是人体生命的本原，是构成人体和维持人体生命活动的最基本的物质。《素问·上古天真论》说："以酒为浆，以妄为常，以欲竭其精，以耗散其真……故半百而衰也。"《素问·疏五过论》说："精气竭绝，形体毁沮。"指出精气亏损就会引起疾病，精气竭绝就会导致死亡。《素问·上古天真论》说："肾者主水，受五脏六腑之精而藏之。"《素问·调经论》说："精气不伤，邪气乃下。"因此，治疗疾病要注重顾护精气。肾藏精，为先天之本，顾护精气就是顾护先天之本。⑤求胃气：《素问·玉机真脏论》说："五脏者，皆禀气于胃；胃者，五脏之本也。"《素问·平人气象论》说："人以水谷为本，故人绝水谷则死，脉无胃气亦死。"明代李中梓《医宗必读·脾为后天本论》说："胃气一败，则百药难施。"强调脾胃为后天之本，因此，治疗疾病要注重顾护脾胃，也就是要顾护后天之本，不使中气有伤。以上五个方面不是孤立的，是有机联系在一起的，因此要整体把握、灵活运用。

二、阴阳求衡理论

《素问·生气通天论》说："凡阴阳之要，阳密乃固，两者不和，若春无秋，若冬无夏。因而和之，是谓圣度。"强调阴阳和调是健康的根本，阴阳失调是疾病的关键，调和阴阳是治疗疾病的大法。《素问·至真要大论》说："谨察阴阳所在而调之，以平为期。"《灵枢·根结》说："调阴与阳，精气乃光。"强调治疗疾病要以恢复阴阳的相对平衡为目的，阴阳平衡了，精气充盛了，身体就康健了。

三、气血求和理论

《灵枢·天年》说："血气已和，荣卫已通，五藏已成，神气舍心，魂魄毕具，乃成为人。"说明血气调和是胚胎形成的基础。《灵枢·平人绝谷》说："血脉和利，精神乃居。"《素问·生气通天论》说："气血皆从……邪不能害。"《素问·至真要大论》说："气血正平，长有天命。"说明气血冲和，邪气不能伤害，身体才能健康，寿命才能长久。《素问·调经论》说："血气不和，百病乃变化而生。"元代朱震亨《丹溪心法·六郁》说："气血冲和，百病不生；一有怫郁，诸病生焉。"血气失和是疾病产生的基础。《灵枢·九针十二原》说："调其血气。"《素问·至真要大论》说："疏其血气，令其调达，而致和平。"强调调和血气是治病的重要法则。

四、正邪求谐理论

《素问·评热病论》说："邪之所凑，其气必虚。"《素问·刺法论》说："正气存内，邪不可干。"强调正气在发病中的主导作用。《素问·上古天真论》说:"虚邪贼风,避之有时。"《灵枢·本神》说:"僻邪不至,长生久视。"强调避其邪气的重要性。《素问·通评虚实论》说:"邪气盛则实,精气夺则虚。"《素问·痿论》说:"调其虚实,和其逆顺。"《素问·热论》说:"视其虚实,调其逆从。"说明正邪矛盾须要调和化解。《素问·汤液醪醴论》说:"病为本,工为标,标本不得,邪气不服。"《素问·移精变气论》说:"标本已得,邪气乃服。"指出医生的职责就是化解正邪矛盾。《素问·痿论》说:"调其虚实,和其逆顺……则病已矣。"《素问·至真要大论》说:"有余折之,不足补之,佐以所利,和以所宜……以和为利。"说明对抗疗法的"战争模式"对消除病因、清除病灶虽有一定的效果,在某些情况下可以化解矛盾,但化解矛盾的方法不都是"战争",有时须用和解的方法。《素问·至真要大论》说:"寒者热之,热者寒之……适事为故。"说明对抗疗法不能过度应用,有时不必祛邪务尽,达到"邪气乃服"即可,否则,"杀敌一万,自损三千",必损正气(正盛者可以祛邪务尽,正虚者只须邪气乃服)。《素问·六元正纪大论》说:"和而不争。"说明"和"是治病的基本法则,目的是"邪气乃服""以和为利""和而不争"。

五、时势求顺理论

《灵枢·顺气一日分四时》说:"顺者为工,逆者为粗。"说明能顺天时、情志、病势而治的医生,才是高明的医生。《灵枢·师传》说:"百姓人民皆欲顺其志也。黄帝曰:顺之奈何?岐伯曰:入国问俗,入家问讳,上堂问礼,临病人问所便。"强调治疗时顺从患者的喜恶,有利于患者的配合,有利于患者的康复。《素问·五脏别论》说:"拘于鬼神者,不可与言至德;恶于针石者,不可与言至巧;病不许治者,病必不治，治之无功矣。"说明不顺患者情志之治，或者患者不予配合治疗，治疗就难取效。《素问·至真要大论》说："其高者，因而越之；其下者，引而竭之。"东汉张仲景《金匮要略》说："诸有水者，腰以下肿，当利小便；腰以上肿，当发汗乃愈。"这里要求顺病势而治。东汉张仲景《伤寒论》说："太阳病，外证未解，不可下也，下之为逆。欲解外者，宜桂枝汤。"又说："太阳病，桂枝证，医反下之，利遂不止。"说明不顺势而治的危害性。《素问·八正神明论》说："凡刺之法，必候日月星辰，四时八正之气，气定乃刺之……是以因天时而调血气也。"《灵枢·百病始生》说："毋逆天时，是为至治。"《灵枢·顺气一日分四时》说："顺天之时，而病可与期。"要求顺天时而治。《素问·离合真邪论》说："因不知合之四时五行、因加相胜（六气之加临，五运之相胜），释邪攻正，绝人长命。"说明不顺时而治的危害性。

六、五行制胜理论

《素问·宝命全形论》说："木得金而伐，火得水而灭，土得木而达，金得火而缺，水得土而绝，万物尽然，不可胜竭。"《素问·五运行大论》说："气有余，则制己所胜而侮所不胜；其不及，则己所不胜侮而乘之，己所胜轻而侮之。"指出了五行之间的乘侮关系。木克土、金克木，如肝木有余，则倍克脾土，反侮肺金；肝木不及，则土反侮木，金倍克木。《内经》还根据五行制胜理论提出了许多相应的治法，如《素问·阴阳应象大论》提出"悲胜怒……恐胜喜……怒胜思……喜胜忧……思胜恐"等以情胜情的治法。后世医家提出的滋水涵木、培土生金、泻南补北、抑木扶土、佐金平木等治法都是对《内经》五行制胜理论的临床运用。

七、以此调彼理论

《灵枢·口问》说:"阳引而上,阴引而下,阴阳相引。"《素问·六微旨大论》说:"高下相召,升降相因,而变作矣。"说明阴阳的升降出入运动是阴阳相互吸引感召的结果。《素问·阴阳应象大论》说:"故善用针者,从阴引阳,从阳引阴,以右治左,以左治右。"《素问·离合真邪论》说:"以上调下,以左调右。"强调治病要从整体出发,不能只看到病所在的局部,有时病在阳经可从阴经治疗,病在阴经可从阳经治疗;病在上部可从下部治疗,病在下部可从上部治疗。明代张介宾《类经·论治类》说:"阴阳之义,不止一端,如表里也,气血也,经络也,脏腑也。""从阴引阳者,病阳而治其阴也;从阳引阴者,病阴而治其阳也。"这是对《内经》以此调彼理论的临床运用。

八、各有所宜理论

《灵枢·九针十二原》说:"病各有所宜……针各有所宜。"《素问·异法方宜论》说:"一病而治各不同……圣人杂合以治,各得其所宜。"《素问·至真要大论》说:"高者抑之,下者举之,有余折之,不足补之……和以所宜。"强调因时、因地、因人、因证、因法、因药、因针而各有所宜,因此临床上要根据患者所宜而施针药,也就是要辨证施治,进行个体化治疗。

《内经》的临床医学论治理论非常丰富,如果能够灵活运用这些理论原则,就能启发临床思维,开拓治疗思路,提高治疗效果。

肾主生殖

《素问·上古天真论》说:"女子……二七而天癸至,任脉通,太冲脉盛,月事以时下,故有子……七七,任脉虚,太冲脉衰少,天癸竭,地道不通,故形坏而无子也。丈夫……二八,肾气盛,天癸至,精气溢泻,阴阳和,故能有子……七八,肝气衰,筋不能动,天癸竭,精少,肾脏衰,形体皆极;八八,则齿发去……五脏皆衰……天癸尽矣……而无子耳。"明确指出了人之性与生殖功能的成熟与维持,都与肾之精气的盛衰密切相关。

人出生后随着肾之精气的不断充盛而产生天癸。天癸,具有促进人的生殖器官发育成熟和维持人体生殖功能的作用,是肾之精气充盛到一定程度而产生的一种精微物质。天癸来至,表明性器官发育成熟,并具备性与生殖能力,男子则见排精现象,女子则见月经来潮。其后,肾之精气不断充盛,并维持在一定的水平上,从而保持其旺盛的性与生殖功能。中年以后,肾之精气逐渐衰少,天癸亦随之衰减、竭绝,生殖功能逐渐衰退,生殖器官日趋萎缩。最后进入老年期,性与生殖功能便逐渐丧失。

临床上,肾不主生殖的病证主要表现在性事异常、生殖障碍两个方面。

一是性事异常。肾阳充盛,阳事鼓动有力,则性事旺盛。若肾阳虚衰,则男子勃起困难、女子性欲冷淡;治宜温补肾阳,药用肉苁蓉、巴戟天、淫羊藿、仙茅等。

肾阴充足,则阴精充盛,相火不亢,精液秘藏,窍道濡润。若肾阴不足,阴虚阳亢,相火妄动,扰动精室,烁炼津液，则男子遗精早泄、女子阴道干涩，治宜滋补肾阴，药用生地黄、枸杞子、黄精、女贞子等。

二是生殖障碍。肾之精气充盛，性器发育成熟，则生殖功能旺盛。若肾之精气亏虚，性器发育不良，精卵生成障碍，则男子睾丸软小、精少不育，女子子宫幼稚、卵少不孕，治宜补肾填精，药用熟地黄、巴戟天、淫羊藿、鹿角胶、紫河车等。

肾主生长发育

《素问·上古天真论》说："女子七岁，肾气盛，齿更发长；二七而天癸至，任脉通，太冲脉盛，月事以时下，故有子；三七，肾气平均，故真牙生而长极；四七，筋骨坚，发长极，身体盛壮；五七，阳明脉衰，面始焦，发始堕；六七，三阳脉衰于上，面皆焦，发始白；七七，任脉虚，太冲脉衰少，天癸竭，地道不通，故形坏而无子也。丈夫八岁，肾气实，发长齿更；二八，肾气盛，天癸至，精气溢泻，阴阳和，故能有子；三八，肾气平均，筋骨劲强，故真牙生而长极；四八，筋骨隆盛，肌肉满壮；五八，肾气衰，发堕齿槁；六八，阳气衰竭于上，面焦，发鬓颁白；七八，肝气衰，筋不能动，天癸竭，精少，肾脏衰，形体皆极；八八，则齿发去。"明确指出了人的生长发育情况可以从"齿、骨、发"等的变化反映出来。

人自出生之后，随着肾之精气的逐渐充盛而进入幼年期，表现为头发稠密、乳齿更换、身体增高；到了青年期，肾之精气更加充盛，表现为智齿长出、骨骼长成、性与生殖功能成熟；及至壮年期，肾之精气充盛至极，表现为筋骨坚强、头发黑亮、身体壮实、精力充沛；跨入老年期，肾之精气逐渐衰减，表现为面容憔悴、头发脱落、牙齿枯槁、性与生育能力丧失等。由此可见，人的生长发育及其生、长、壮、老、已的生命过程与肾之精气的盛衰密切相关。

临床上，肾不主生长发育的病证主要表现在发育障碍、生长异常两个方面。

一是发育障碍。肾之精气充盛，能够促进发育，则人的发育正常。若肾之精气不足，则人的发育迟缓，小儿可见五迟（站迟、语迟、行迟、发迟、齿迟）、五软（头软、项软、手足软、肌肉软、口软），男子可见阴器短小，女子可见子宫幼稚，老年人可见过早衰老（头发早白、皮肤松弛、视物昏花、健忘失眠、耳鸣耳聋、体力下降、性欲低下、功能减退）等，治宜补益肾精，药用熟地黄、黄精、鹿角胶、紫河车等。

二是生长异常。肾之精气充盛，能够促进生长，则人体器官生长正常、功能健旺。若肾之精气不足，则人体器官生长失常，老年人可见脑萎缩、骨质增生，男子可见睾丸萎缩、前列腺增生，女子可见阴唇萎缩、卵巢早衰等，治宜补益肾气，药用枸杞子、人参、鹿角胶、淫羊藿等。

肾主水液

肾主水液，是指肾气具有主司和调节全身水液代谢的功能。《素问·逆调论》说："肾者水脏，主津液。"肾气对于水液代谢的主司和调节作用，主要体现在以下两个方面。

一是生成尿液和排泄尿液的作用。机体各脏腑代谢后产生的浊液（废水），通过三焦水道下输于肾及膀胱，在肾气的蒸化作用下，分为清浊。其清者被回吸收，由脾气的转输作用而通行三焦水道，重新参与水液代谢；其浊者化为尿液，在肾气的推动作用下经膀胱从尿道排出体外。肾气对水液的蒸化及对膀胱的开合作用，是生成尿液和排泄尿液的一个重要环节，也是水液代谢的一个重要环节。

二是对其他脏腑的促进、调节作用。机体水液的输布与排泄，是在肾、脾、肺、三焦、膀胱、胃、大肠、小肠等脏腑的共同参与下完成的，但肾在水液代谢的各个环节中起着主导作用，对其他参与水液代谢的脏腑具有促进调节作用，故明代张介宾《景岳全书·肿胀》说："水为至阴，故其本在肾。"

临床上，肾不主水的病证主要表现在产尿失常、排尿障碍及水停生痰、水病及血等五个方面。

一是产尿过少。肾之精气充盛，产尿功能健全，则尿量正常。若肾之精气亏虚，产尿功能失常，则表现为排尿量少，甚至无尿可排，多见于高热、大汗及剧泄伤津之后，以及肾的生尿功能障碍的病证（包括肾小球滤过功能障碍等），前者治宜滋补肾阴，药用生地黄、玄参、桂枝等；后者治宜化气行水，药用黄芪、茯苓、桂枝等。

二是产尿过多。肾之精气充盛，固摄有权，则尿量正常。若肾之精气亏虚，固摄无权，则产尿过多，表现为尿频、量多，甚至随饮随尿，多见于肾的固摄功能障碍的病证（包括尿崩症、肾小管重吸收功能障碍等），治宜补肾缩尿，药用桑螵蛸、覆盆子、益智仁等。

三是排尿障碍。肾之精气充盛，膀胱开启有权，则排尿正常。若肾之精气亏虚，膀胱开启失司，虽然膀胱有尿，但是排尿障碍。其中又有排尿无力与排尿困难之分，排尿无力是指尿路通畅的排尿障碍，排尿困难是指尿路梗阻的排尿障碍。前者多见于肾气推动无力的病证（包括膀胱逼尿肌无力症、膀胱老化症等），治宜补肾益气，药用人参、黄精、制附子等；后者多见于膀胱开启不利的病证（包括尿道狭窄、前列腺增生症等），治宜补肾活血，药用巴戟天、川牛膝、琥珀等。

四是水停生浊。肾之精气充盛，气化有权，水液输布排泄正常。若肾之精气亏虚，水液输布排泄失常，停聚体内，生成痰浊，临床上除了见有少尿、水肿等症外，还可见有痰浊内停的表现（包括血脂异常、氮质血症等），治宜化气行水，兼祛痰浊，药用桂枝、法半夏、大黄等。

五是水病及血。水液停聚日久，可以阻碍血行，导致血行不畅，形成水瘀互结的病证，临床上除了见有少尿、水肿等症外，还可见有瘀血内停的表现（包括血脂异常、肾硬化症等），治宜化气行水，兼以化瘀，药用桂枝、益母草、泽兰等。

肾生骨髓

《素问·阴阳应象大论》说："肾生骨髓。"《素问·痿论》说："肾主身之骨髓。"肾藏精，精生髓。髓分骨髓、脊髓和脑髓，皆由肾精化生。脊髓上通于脑，脑由髓聚而成，故《灵枢·海论》说："脑为髓之海。"《素问·五脏生成》说："诸髓者，皆属于脑。"因此，肾精充盛，髓海得养，脑髓充盈，脑之发育健全，则思维敏捷、精力充沛。

精生髓，髓化血。清代张璐《张氏医通》说："（肾）精不泄，归精于肝而化清血。"清代张志聪《侣山堂类辨》说："肾为水脏，主藏精而化血。"因此，肾精充盛，骨髓得充，化血有源，血液充足，则面容光泽、精力充沛、身体健壮。

精生髓，髓养骨。故《素问·六节藏象论》说：肾"其充在骨"。肾精充盛，髓有化源，骨髓充盈，骨得其养，则骨骼粗壮、不易折断。

临床上，肾不生髓、主骨、化血的病证主要表现在髓海空虚、精血不足、骨骼痿弱等三个方面。

一是髓海空虚。肾之精气充盛，髓海得养，则脑髓健全。若肾之精气亏虚，无以生髓充脑，就会导致髓海空虚，临床表现为健忘恍惚、神情呆钝、动作迟缓等（包括脑萎缩、老年痴呆等），治宜补肾益脑，药用制何首乌、黄精、人参等。

二是精血不足。肾之精气充盛，化血有源，则血充体健。若肾之精气亏虚，无以生髓化血，就会导致肾血亏虚，临床表现为面色无华、唇甲淡白、头晕心悸、精神萎靡等（包括肾性贫血、低蛋白血症等），治宜补肾生血，药用熟地黄、制何首乌、阿胶等。

三是骨骼痿弱。肾之精气充盛，髓有化源，骨骼得养，则骨骼坚壮。若肾之精气亏虚，无以生髓养骨，就会导致骨痿骨痹，临床表现为腰膝酸痛、骨质疏松、骨易折断等（包括骨质增生症、骨质疏松症等），治宜补肾壮骨，药用杜仲、怀牛膝、桑寄生等。

肾主作强

《素问·灵兰秘典论》说："肾者，作强之官，伎巧出焉。""作强"，即强于劳作；"伎巧"，指聪慧多能。

肾藏精，精生髓，髓养脑、充骨。肾之精气充盛，则脑健骨壮体强，表现为身体强壮、精力充沛、思维敏捷、聪慧多能；肾主性与生殖，肾之精气充盛，天癸来至，性器发育成熟，则性事正常、生殖力旺。

临床上，肾不主作强的病证主要表现在体力、脑力及性事能力不足等三个方面。

一是体失作强。肾之精气充盛，体能作强，则身体健壮、精力充沛。若肾之精气亏虚，体失作强，则身体羸瘦、精神不振，治宜补肾壮体，药用人参、黄精、鹿角胶、蛤蟆油等。

二是脑失作强。肾之精气充盛，脑能作强，则思维敏捷、聪慧多能。若肾之精气亏虚，脑失作强，则脑力不及、反应迟钝、智力低下，治宜补肾益脑，药用熟地黄、制何首乌、黄精、鹿角胶等。

三是性失作强。肾之精气充盛，性能作强，则性欲旺盛、性事正常。若肾之精气亏虚，性失作强，则性欲低下、勃起障碍、性事不能，治宜补肾壮阳，药用人参、肉苁蓉、巴戟天、淫羊藿等。

肾主气化

气的运动而产生的各种变化称为气化。诸如体内精微物质的化生及输布，精微物质之间、精微物质与能量之间的互相转化，以及废物的排泄等，都属于气化。

肾为气化之本，肾精、肾气及其分化的肾阴、肾阳在推动和调控脏腑气化过程中起着极其重要的作用。肾阳为一身阳气之本，能推动和激发脏腑经络的各种功能，加速机体的新陈代谢，并激发精血津液化生为气或能量，促进"有形化无形"的气化过程。肾阴为一身阴气之源，能抑制和调控脏腑经络的各种功能，抑制机体的新陈代谢，并减缓精血津液化生为气或能量，促进"无形化有形"的气化过程。

临床上，气化失常的病证主要表现在气化不及、气化太过两个方面。

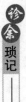

一是气化不及。肾阳充盛，气化有力，则代谢正常，功能旺盛。若肾阳亏虚，阴寒内盛，气化不及，主要表现为代谢过缓、功能低下的病证，临床多见心率减慢、气短声微、食欲不振、形体肥胖、精神萎靡、神疲嗜卧、不欲饮水、畏寒肢冷等症，治宜温补肾阳，药用人参、制附子、淫羊藿等。气化不及还可导致水液停聚，临床可见少尿、水肿等症，治宜温阳化气行水，药用制附子、桂枝、黄芪等；水液停聚还可变浊生痰，碍血成瘀，临床可见痰瘀互结的表现（包括血脂异常、氮质血症等症），治宜温阳涤痰化瘀，药用红参、法半夏、泽兰等。气化不及还可导致尿液分泌与排泄失常，临床可见多尿、尿频、遗尿、尿失禁等症，治宜补肾化气缩尿，药用桑螵蛸、覆盆子、益智仁等。

二是气化太过。肾阴充足，气化有序，则代谢如常，功能健全。若肾阴不足，阴虚阳亢，气化太过，主要表现为代谢过快、功能亢进的病证，临床多见心率加快、气粗声洪、消谷善饥、形体消瘦、精神亢奋、心烦失眠、口干欲饮、五心烦热等症，治宜滋补肾阴，药用生地黄、知母、玄参等。

肾主蛰藏

肾主蛰藏，是指肾具有潜藏、封藏、闭藏之生理特性。冬主闭藏，肾气通于冬，故主蛰藏是肾的重要生理特性。

肾的藏精、主纳气、主生殖、主二便等功能，都是肾主蛰藏生理特性的具体体现。故明代李梴《医学入门·脏腑》说："肾有二枚……纳气、收血、化精，为封藏之本。"清代何梦瑶《医碥·杂症·气》认为人体五脏职责不同，"肾以闭藏为职"。

临床上，肾不能主蛰藏的病证主要表现在蛰藏不及、蛰藏太过等两个方面。

一是蛰藏不及。肾之精气充盛，蛰藏有权，则精能固秘。若肾之精气亏虚，蛰藏不及，精关失约，导致精液滑泄，精微泄漏，临床表现为滑精、遗精、早泄、蛋白尿等，治宜补肾固精，药用金樱子、芡实、山茱萸等；由于后天能够培育先天，脾为后天之本，补脾可以补肾，故可酌用党参、炙黄芪、白术、山药等补脾益肾以固其精。

肾之精气充盛，固摄、纳气有权，大肠、膀胱、胎气受约，则二便、胎孕正常。若肾之精气亏虚，蛰藏不及，固摄无权，导致大肠腑气失约，临床表现为大便泄泻，甚至滑脱不禁等，治宜补肾固肠，药用补骨脂、吴茱萸、五味子等；导致膀胱腑气失约，临床表现为多尿、尿频、遗尿、尿失禁等，治宜补肾缩尿，药用桑螵蛸、覆盆子、益智仁等；导致胎气不固，临床表现为胎漏、滑胎等，治宜补肾固胎，药用续断、杜仲、桑寄生等。

若肾之精气亏虚，蛰藏不及，摄纳无权，导致气不归根，临床表现为呼吸表浅、呼多吸少、气不得续、动则气喘等，治宜补肾纳气，药用人参、蛤蚧、冬虫夏草等。

二是蛰藏太过。实邪侵肾，邪碍肾气，肾功失常，蛰藏太过，导致大肠腑气不开，临床表现为大便不畅，甚或大便秘结等，治宜通利大肠，药用番泻叶、生何首乌、火麻仁等；导致膀胱腑气不开，临床表现为小便不利，甚至小便不通等，治宜通利膀胱，药用冬葵子、穿山甲、琥珀等；导致精室精关不开，临床表现为逆行射精，或者射精不能等，治宜开启精关，药用石菖蒲、路路通、川牛膝等。

肝司生殖

《灵枢·天年》说：人之始生"以母为基，以父为楯。"男女生殖之精相结合，才能孕育新的生命体。由此可知，只有生殖功能正常才能孕育新的生命。

在五脏中，"肾主生殖"是众所周知的，目前对其的研究也较为深入；肝也与生殖密切相关，但却远远没有引起大家足够的重视。肝的生理功能是主疏泄和藏血，其经脉环绕阴器。因此，肝对维持人体正常生殖功能也有着不可忽视的作用。但肝肾在对生殖功能的维持上有主次之分，故笔者在前人提出"肾主生殖"之说的基础上，提出了"肝司生殖"之说。

首先谈谈肝与生殖功能的直接关系。

一、肝通过经脉联系阴器

《灵枢·经脉》说："肝足厥阴之脉……循阴股入毛中，过阴器。""肝者，筋之合也；筋者，聚于阴器。"就肝之经脉而言，阴器为厥阴肝经循行所过的部位。《素问·厥论》说："前阴者，宗筋之所聚。"肝主筋，前阴为宗筋所聚之处，故肝统前阴。

前阴之阴茎以筋为体，以气血为用，若肝之气血充盛，并适时充养于宗筋，则阴茎伸缩自如，勃起正常。肝主少阳春生之气，主升主动，肝之阳气充盛，为阴茎的正常勃起提供充足之动力。如清代陈士铎《辨证录·种嗣门》说："肝气旺而宗筋伸。"正常的勃起才是生育最基本的条件，如明代万全《广嗣纪要·调元篇》说："男女媾精，万物化生。夫男子阳道之坚强，女子月事之时下，应期交接，妙合而凝，未有不成孕育者矣。"反之，若肝之经气失常，则可引起阴茎勃起功能障碍；肝气不足，或肝气郁结，都会导致阴器失于温煦鼓动而阳事不举。《灵枢·经脉》说："足厥阴之筋，上循阴股，结于阴器，其病……阴器不用，伤于内则不起，伤于寒则阴缩入。"清代沈金鳌《杂病源流犀烛·前阴后阴病源流》说："失志之人，抑郁伤肝，肝木不能疏达，亦致阴痿不起。"说明肝通过其经脉联系阴器，维持男子阴器正常的生理功能，从而影响生殖功能。

二、肝通过藏血影响生殖

肝为血海，主藏血，调节血量，调摄冲任。肝所藏之血除营养周身，供机体生理活动外，还下注于血海，使冲任充盈，二脉盛通，女子则能胎孕，男子则能生育，从而维持人的正常生殖功能。

肝藏血，调节血量，对男子生殖功能最直接的影响是生殖器官是否得到滋养与充盈。如《素问·五脏生成》说："肝受血而能视，足受血而能步，掌受血而能握，指受血而能摄。"以此推之，宗筋受血而能振奋。宗筋有赖于肝血的濡养，若肝血充盛，宗筋得以滋养，用事之时以有形之血充盈阴茎，促使阴茎的正常勃起。相反，若肝血亏虚，则阴茎勃起无力，甚至阳事不举，故明代万全《广嗣纪要·协期篇》说："阳道奋昂而振者，肝气至也。""痿而不振者，肝气未至也。"而阳痿是导致男性不育的一个重要原因，所以，肝通过藏血和调节血量而直接影响男子的性功能，从而维持男子的生殖功能。

肝藏血，调节血量，对男子生殖功能直接影响的另一方面是肝血可以转化为生殖之精。生殖之精的来源，一是受之于父母的"先天之精"（父母生殖之精），二是机体发育成熟后

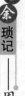
自身形成的生殖之精，三是通过脏腑生理活动而生成的后天之精。《灵枢·本神》说："生之来，谓之精。"《灵枢·经脉》说："人始生，先成精。"《素问·金匮真言论》说："夫精者，身之本也。"先天之精也须依赖脾胃所化后天之精的不断培育和充养，才能日渐充盛，以充分发挥其生殖功能效应。正如明代张介宾《景岳全书·杂证谟·脾胃》说："凡先天之有不足者，但得后天培养之力，则补天之功，亦可居其强半。"对于"精血同源"，《黄帝内经》已有精血同"取汁于水谷"的认识。如《灵枢·决气》说："中焦受气取汁，变化而赤，是谓血。"《素问·脏气法时论》说："五谷为养，五果为助，五畜为益，五菜为充，气味合而服之，以补益精气。"《灵枢·五癃津液别》说："五谷之津液和合而为膏者，内渗入于骨空，补益脑髓。"《灵枢·营卫生会》说："人受气于谷，谷入于胃，以传于肺，五脏六腑皆以受气。"后世医家对此认识进行了发挥，如明代孙一奎《赤水玄珠·调经门》说："夫血者，水谷之精气也，和调于五脏，洒陈于六腑，男子化而为精。""精血同源"，就是人体中的精与血是来源于水谷精微，血不足的时候，精可以化为血，反之，精不足的时候，血也可以化精。所以，若肝血充盛，肝血可以充养培育生殖之精，使男子精液充盈，维持人的正常生殖功能；反之，若肝血亏虚，则肝血无以充养生殖之精，导致生殖之精匮乏，从而引起生殖功能低下，甚至不孕不育。

三、肝通过疏泄影响生殖

元代朱震亨《格致余论·阳有余阴不足论》说："主闭藏者，肾也；司疏泄者，肝也。二者皆有相火，而其系上属于心。心，君火也，为物所感则易动。心动则相火亦动，动则精自走，相火翕然而起，虽不交会，亦暗流而渗漏矣。"由此分析可得，肝的疏泄功能与生殖相关。

肝主疏泄，是指肝气具有疏通、畅达全身气机，进而促进精血津液的运行输布、脾胃之气的升降、胆汁的分泌排泄以及情志的舒畅等作用。故清代周学海《读医随笔》说："故凡脏腑十二经之气化，皆必藉肝胆之气化以鼓舞之，始能调畅而不病。"清代陈梦雷《古今图书集成·医部全录》卷九十六对于《素问·平人气象论》"脏真散于肝"注说："肝主疏泄，故曰散。"把五脏真气由肝而散布周身的作用也归于肝之疏泄，肝作为主疏泄、调畅人体气机的脏器，主要通过疏泄作用对其他四脏产生影响。

肝主疏泄，畅达气机，协助脾升胃降，促进胆汁分泌，水谷化为精微，气血化生才能源源不断。故唐宗海《血证论》说："食气入胃，全赖肝木之气以疏泄之，而水谷乃化。"肝之疏泄正常，气血生化有源，肝血才能充养阴器，滋养肾精，维持正常的生殖功能。

肝的疏泄功能正常，则气机调畅，气血和调，经脉通利，才能使任脉通，太冲脉盛，宗筋得以濡养，男子精液溢泻有时，女子月事以时而下，为正常孕育之基础。肝气疏泄调达，则精液能按时溢泻，保持男子精关启闭合时，女子月事正常，藏泻有度，男女结合才可有子。肝木本以疏泄为常，若肝之疏泄失常，则气机郁结，男子精关失启，女子月经失常，表现为男子精液不射，女子月事不下；若肝之疏泄太过，则表现为遗精早泄，月经量多；若情志失和，抑郁太过，或为外感湿热之邪，循肝经下注，或肝对水精的疏泄不及，水精输泄障碍，停聚下焦，或肝对气机的疏泄不及，气机阻滞，不能推动精液的排泄，精液滞留，或肝对血液的疏泄不及，血液运行涩滞，阻滞精室精道，精血瘀滞精室，久则化生湿热，湿热搏结，腐败精液，从而影响生殖功能。

在机体调节心理应激的环节中，"肝主疏泄"的功能起着重要作用。情志活动与肝主疏泄功能密切相关，而性欲是人之情志活动的一种表现，是成年男女在一定性刺激条件下产生的性交欲望，是人类完成生殖功能的一种本能冲动，它是在天癸作用下产生的一种情志活动，受心神的主宰调控，并与肝主疏泄而调畅情志的功能活动密切相关。在正常情况下，天癸的节律有序，心神的调控有度，肝气的疏泄有权，就能保持正常的性欲。如果肝失条达，肝气郁结，疏泄不及，情志不舒；或肝气不足，肝阳亏虚，疏泄不及，情怀不畅，均可导致鼓阳不足而引起性欲减退，表现为性欲低下或性欲淡漠。若肝气过盛，久而化火；或肝阳偏亢，升发太过；或情怀放荡，扰动肝阳，均可导致鼓阳过度而引起性欲亢进。所以，只有正常的性欲，人类才能生殖繁衍。

再来谈谈肝与生殖功能的间接关系。

一是肝通过影响肾而影响生殖。"肾主生殖"是《黄帝内经》对人的生殖功能的主要认识。肝位于膈下，在五行属木，其主要生理功能是主疏泄和藏血。肾位于腰部，在五行属水，其主要生理功能是藏精，主生长发育和生殖。肝肾同居下焦，水木相生，乙癸同源，为母子之脏，肝藏血，肾藏精，精血互化，故有"肝肾同源""精血同源"之说。所以，肝的生理功能失常，常常会影响到肾主生殖的生理功能。

肝藏血，肾藏精，血能化精，精能生血。肝血有赖于肾精的资助，肾精足则肝血旺；肾精亦赖肝血的滋养，肝血旺则肾精充。正是由于精血之间可以互生互化，所以，肾精与肝血，一盛俱盛，一衰俱衰。肾精需要肝血的培育，肝血充足，血能化精，以使肾精得充，肾精是促进和维持人体生殖功能的最基本物质，故"精成其子，血成其胞，胎孕乃成"（元代朱震亨《格致余论》）。若肝血亏虚，日久必致肾精亏虚；精亏血少，胞宫失养，精室空虚，则难孕育。

肝主疏泄，肾主封藏，二者之间存在着相反相成的关系。肝木条达，疏泄有度，可使肾精藏泄有时；肝气疏泄可促使肾之精关开合有度，肾气闭藏可防肝气疏泄太过。疏泄与封藏，相反而相成，从而调节女子的月经来潮、排卵和男子的排精功能。若肝肾藏泄失调，女子可见月经周期失常，经量过多或闭经，以及排卵障碍，男子可见阳痿、遗精、滑泄或阳强不泄等证。因此，肝失疏泄可影响精关开阖，从而导致遗精、早泄等，并进一步影响男子的生殖功能。

肝肾阴阳互济是肝肾同源关系的另一表现，也是肝通过肾影响生殖的又一表现，主要表现在阴液相关。在五行上，肝属木，肾属水，水能生木，肾为肝之母，如《素问·阴阳应象大论》所述："北方生寒，寒生水，水生咸，咸生肾，肾生骨髓，骨髓生肝。"在生理上，肾阴为一身阴液之本，具有滋养肝阴、制约肝阳的作用，为生殖之精的生成提供了阴阳平衡的内在环境。在病理上，肝肾之阴常常相互影响。若肝阴先亏，亦可影响及肾，导致肾阴不足，而致相火妄动；若肾阴不足，可致肝阴不足，阴虚不能制约肝阳，而致肝阳上亢，又名"水不涵木"。二者皆可导致男子梦遗失精和女子月经失调，从而影响生殖功能。

肝气郁结又称肝气郁滞，多由精神刺激、情志抑郁，影响了肝的疏泄功能而致。肝气的疏泄功能不及，常因抑郁伤肝，肝气不舒，疏泄失职，气机不得畅达，形成气机郁结的病理变化，称为"肝气郁结"。肝气郁结是以气郁、气滞等气机失调的病理为特点，病久则可进一步导致肾气亏虚，从而影响到肾的正常生理功能。若肝气郁结日久，化火伤阴，肝阴耗伤，累及肾阴，可致肝肾阴虚；或气滞不能行水，水湿内盛而伤阳，导致肾阳不足，进而影响人的生殖功能。由此可见，肝气郁结可通过影响肾之功能，进而影响人的生殖功能。

四、肝通过影响天癸而影响生殖

肝司生殖的功能还体现在肝与天癸的关系上。天癸是促进性发育和维持生殖功能的一种精微物质，其功能是促进男女性特征及生殖器官的发育和成熟，维持生殖功能，激发性欲和性冲动，参与生殖之精的化生以繁衍后代等，在男性具有生成精子的作用，在女性具有生成卵子的作用。肾主生殖的功能就是通过天癸来实现的。天癸虽受肾气盛衰的支配，但与肝亦有密切关系。肝与天癸的关系，在生理上表现在肝血与肾精的关系上。精能化血，血能化精，肝的疏泄功能影响男子精室中精子生长发育成熟及排泄，女子卵巢中卵子的发育成熟及排卵。若肝血充盛，肾精得养，天癸得充，在女子，则卵子生化有源，月事得以时下；在男子，则精液生化有源，精关开合适时，从而维持其生殖功能。若肝血不足，肾精失养，天癸不充，在女子，则卵子生化乏源，月事不以时下；在男子，则精液生化乏源，精关开合不时，从而影响其生殖功能。

由此可见，肝司生殖，主要是通过肝藏血与主疏泄的功能，以影响肾精天癸的充盛而实现的。

经方、时方与名方

古代中医学家创造了很多药方，南京中医药大学主编的《中医方剂大词典》收方就达 96592 首。这些药方，包括了当今所谓的经方、时方和名方。

首先谈谈经方。

经方的概念：一是指东汉以前的药方。如《汉书·艺文志·方技略》说:"经方十一家,二百七十四卷。经方者,本草石之寒温,量疾病之浅深,假药味之滋,因气感之宜,辨五苦六辛,致水火之齐,以通闭结,反之于平。"可惜这十一家经方均已失传。二是指张仲景《伤寒杂病论》的药方。李冀主编的全国高校规划教材《方剂学》说:《伤寒论》载方113首,《金匮要略》载方262首,除去重复,《伤寒杂病论》实际载方314首。清代尤在泾《金匮要略心典》中的徐大椿序说:"唯仲景则独祖经方而集其大成。"因此,目前多数学者认同"经方"就是《伤寒杂病论》方。

经方的特点:一是组方药味较少。经方药物的组成少则一味,多则十几味。《伤寒论》113方中,不超过10味药的药方占97.33%。而《金匮要略》治疗"虚劳诸不足,风气百疾"的薯蓣丸用药21味,治疗"疟母"的鳖甲煎丸用药23味,因这是两个丸剂方,故为特例。二是君药仅是一味。《伤寒论》113方中,以主药命名的就有102首,如麻黄汤、桂枝汤、小柴胡汤、酸枣仁汤、半夏泻心汤等,均以君药为名。三是数种主药命名。如半夏厚朴汤、当归芍药散是两种主药命名,芍药甘草汤、甘麦大枣汤、苓桂术甘汤是以全部药物命名。四是剂量要求严格。例如桂枝汤治疗中风表虚证,桂枝用量为三两。若桂枝用量加至五两,则名桂枝加桂汤,用治奔豚病;芍药用量加至六两,则名桂枝加芍药汤,用治腹满时痛。

经方的应用原则:基本原则是方证对应,具体要求是:①有是证用是方。如《伤寒论》16条说:"观其脉证,知犯何逆,随证治之。"②不随意加减。如有药味加减或剂量加减,则变更方名与主治。③即使加减,亦应遵循仲景法度。如小柴胡汤加减法:"若胸中烦而不呕者,去人参、半夏,加栝楼实一枚;若渴,去半夏,加人参,合前成四两半,栝楼根四两;若腹中痛者,去黄芩,加芍药三两;若胁下痞硬,去大枣,加牡蛎四两；若心下悸、小便不利者，去黄芩，加茯苓四两；若不渴、外有微热者，去人参，加桂枝三两，温覆微汗愈；若咳者，去人参、大枣、生姜，加五味子半升、干姜二两。"④将息法，也应遵循仲景法度。如桂枝汤将息法："服已须臾，啜热稀粥一升余，以助药力。温覆令一时许，遍身漐漐微似有汗者益佳，不可令如水流漓，病必不除；若一服汗出病差，停后服，不必尽剂；若不汗，更服依前法；又不汗，后服小促其间，半日许，令三服尽；若病重者，一日一夜服，周时观之；服一剂尽，病证犹在者，更作服；若汗不出，乃服至二三剂。禁生冷、黏滑、肉面、五辛、酒酪、臭恶等多物。"

其次谈谈时方。

时方，即东汉张仲景以后的医家所创制的药方。如唐代孙思邈创制的犀角地黄汤，宋代刘景源创制的参苓白术散，金代李杲创制的补中益气汤，元代朱震亨创制的大补阴丸，明代张介宾创制的右归丸，明代李时珍创制的七宝美髯丹，清代吴瑭创制的清营汤等。

时方的特点：一是组方药味较多。由10味药以上组成的药方相对较多，如治疗温病气血两燔证的清瘟败毒饮用药14味，治疗风湿痹痛的独活寄生汤用药15味。当然，也有药味少的，如滋补肝肾、乌须黑发的二至丸，由女贞子、墨旱莲2味药组成；降气平喘、化痰消食的三子养亲汤，由白芥子、苏子、莱菔子3味药组成；益气健脾的四君子汤由人参、白术、茯苓、甘草4味药组成。二是君药也可多味。如右归丸由10味药组成，以附子、肉桂、鹿角胶为君药；海藻玉壶汤由12味药组成，以海藻、昆布、海带为君药；内消瘰疬丸由17味药组成，以夏枯草、海藻为君药。三是多以功用命名。如定喘汤、暖肝煎、增液汤、固冲汤、当归补血汤、苏子降气汤、补中益气汤、升阳益胃汤、金锁固精丸、血府逐瘀汤、内消瘰疬丸等。当然，也有以组成药物名称命名的，如参苓白术散、当归六黄汤、半夏白术天麻汤等。《伤寒杂病论》以功用命名的药方不多，主要有半夏泻心汤、黄芪建中汤、调胃承气汤、下瘀血汤等。

时方的应用原则：一是强调辨证论治；二是据症灵活加减；三是理法方药一致。

再次谈谈名方。

名方，是古代医家通过临床实践经验的积累而创造的经验方，且经后人临床应用证实有效的药方，如张仲景的白虎汤、孙思邈的犀角地黄汤、李杲的补中益气汤、朱震亨的大补阴丸、吴瑭的银翘散等。换句话说，名方就是应用普遍、疗效确切的经方和时方的总称。包括①国家发布的名方：2018 年 4 月，国家中医药管理局发布的第一批古代经典名方 100 首。其中张仲景方 28 首，孙思邈方 5 首，李杲方 8 首，张介宾方 8 首，吴瑭方 5 首，等等。②方剂教材的名方。如谢鸣主编的高校教材《方剂学》，载正方 244 首，其中张仲景方 57 首（占23.3%），时方 187 首（占 76.6%）。③专科教材的名方。如高校各专科教材（《中医内科学》《中医外科学》《中医妇科学》等）采用的方剂（未被《方剂学》教材收录），圣愈汤、还少丹、虎潜丸、大补元煎、河车大造丸，等等。

最后谈谈经方、时方与名方的应用思路。

一、方证对应用经方

①一证一方：如"心下悸，头眩，身瞤动，振振欲擗地"之阳虚水泛证用真武汤。②多证多方：如"咳而上气，喉中有水鸡声"并"心下有痰饮，胸胁支满，目眩"，用射干麻黄汤合苓桂术甘汤。③主方加减：主证未变，在此基础上增加了新的症状，则在原方基础上进行加减，如"太阳病，发汗，遂漏

不止，其人恶风，小便难，四肢微急，难以屈伸"之太阳中风兼阳虚汗漏证用桂枝加附子汤。

二、证候复杂用合方

合方，可以是几个经方组合，也可以是经方与时方组合，还可以是时方与时方组合。①经方与经方组合：如"干呕，吐涎沫，头痛"并"心下有痰饮，胸胁支满，目眩"用吴茱萸汤合苓桂术甘汤。②经方与时方组合：如治疗湿疟的柴平汤系由小柴胡汤与平胃散合方；治疗温病气血两燔证的清瘟败毒饮，系由白虎汤、黄连解毒汤、犀角地黄汤三方相合加减而成。③时方与时方组合：如治疗气血两虚的八珍汤，系由四君子汤与四物汤合方。

总之，使用经方需遵仲景法度，运用得当，立竿见影；使用时方可灵活加减，辨证精准，可获良效。且要师古而不泥古，有是证而用是方；更要辨证立法施方，理法方药一致。

膏方的配方遣药策略

中医膏方起源于秦汉，发展于唐宋，兴盛于明清，丰富于当代。近年来随着"治未病"的深入人心，适用于慢性病调理及养生保健的膏方，深受广大患者的青睐。

但是，开膏方处方是一门特殊的学问，仍然值得进一步总结和提高。要开一个适合患者的膏方，笔者的体会有以下几点。

一是要精准辨证。就是要全面搜集四诊资料，认真审证求因，精确辨别证候，精准确定治法，精心选定方药。

二是要依法组方。在精确辨别证候的基础上，精准确立治法，然后依据确立的治法选定适宜的药方。

三是要依理配药。即要严格在中医理论指导下配伍药物，开具膏方。方药的配伍要按照君、臣、佐、使的组方要求，做到主从有序，药证合拍，丝丝入扣。在选方遣药时，既要注意配伍禁忌，包括十八反、十九畏等，更要注意配伍技巧；配伍精当，是提高疗效的重要一环。

燮理阴阳：人体内的阴阳具有相互依存、互为根本的关系，阳以阴为基，阴以阳为偶，阴阳双方具有相互资生、促进和助长的关系，故唐代王冰注说："阳气根于阴，阴气根于阳，无阴则阳无以生，无阳则阴无以化。"在病理上，阳虚进一步就损阴，阴虚进一步就损阳，阳盛进一步就伤阴，阴盛进一步就伤阳，从而引起阴阳互损同病的病证。由于阴与阳在生理上的关系是相互为根，在病理上的关系是相互影响，所以阴阳关系失衡就会引起一系列疾病，如《素问·生气通天论》说：阴阳"两者不和，若春无秋，若冬无夏……阴阳离决，精气乃绝。"因此，配伍用药要注意：①从"阴中求阳"。阳以阴为基，如明代张介宾《景岳全书》说："善补阳者，必于阴中求阳，则阳得阴助而生化无穷。"如治疗肾阳虚证，可在大队补阳药的基础上少配熟地黄、枸杞子等补阴药，取从"阴中求阳"之义。②从"阳中求阴"。阴以阳为偶，如张介宾《景岳全书》说："善补阴者，必于阳中求阴，则阴得阳升而泉源不竭。"如治疗肾阴虚证，可在大队补阴药的基础上少配鹿角胶、菟丝子等补阳药，取从"阳中求阴"之义。

和调气血：气与血是人体内两大类基本物质，在人体生命活动中占有很重要的地位，如《素问·调经论》说："人之所有者，血与气耳。"气是血液生成和运行的动力，血是气的化生基础和载体，因而有"气为血之帅，血为气之母"之说。在病理上，血虚进一步会耗气，气虚进一步会耗血，血瘀进一步则碍气，气滞进一步则碍血，从而引起气血互伤同病的病证。由于气与血在生理上的关系是相互为用，在病理上的关系是相互影响，所以气血关系失调就会引起一系列疾病，故《素问·调经论》说："血气不和，百病乃变化而生。"因此，配伍用药要注意：①从"血中求气"。血为气之母，所以"善补气者，必于血中求气，则气得血助而生化无穷"。如治疗气虚证，可在大队补气药的基础上少配当归、熟地黄等补血药，意在从"血中求气"，血旺则气生。②从"气中求血"。气为血之帅，所以"善补血者，必于气中求血，则血得气升而泉源不竭"。如治疗血虚证，可在大队补血药的基础上少配炙黄芪、党参等补气药，意在从"气中求血"，气旺则血生。

调理脏腑：藏象学说的核心是五脏六腑。五脏的共同生理特点是化生和贮藏精气，六腑的共同生理特点是受盛和传化水谷，五脏六腑的职能虽各有所司，但彼此协调，共同维持生命进程。如果五脏六腑的关系失调，就会引起一系列疾病，如《灵枢·脉度》说："五脏不和则七窍不通，六府不和则留为痈。"在五脏六腑中，肾为先天之本，脾胃为后天之本，故调理脾胃与肾又最为关键。脾喜燥恶湿，故治脾切忌过于滋腻；脾宜升则健，胃宜降则和，故治脾胃要注意恢复脾胃气机之升降。肾为水火之宅，五脏阴阳之根，治肾要注意燮理肾之阴阳，恢复阴阳的动态平衡。

扶正祛邪：扶正祛邪法适用于正邪相持的病证。正邪相持，是指在疾病过程中，机体正气不甚虚弱，而邪气亦不亢盛，则邪正双方势均力敌，相持不下，病势处于迁延状态的一种病理过程。其治疗就要扶正与祛邪并举，使之"正盛则邪却，邪去则正安"。临床上要注意正与邪孰轻孰重的状况，确定扶正与祛邪药的比重，或扶正药重于祛邪药，或祛邪药重于扶正药，做到"适事为故"。

四是要注意宜忌。就是在服用膏方前适当服用开路方，在配方时要补而勿滞、静中寓动，避免闭门留寇、虚不受补，慎重使用毒药。

开膏方前，要仔细审查患者的状况，看其是否需要先服开路方，然后再服膏方。开路方是针对症状繁多、病机复杂、表里同病、虚实夹杂的病证而先行开出的中药处方，患者有此情况者，需要先服开路方。开路方的作用：①增强脾胃的运化功能，避免滞脾碍胃；②扫清影响膏方疗效的障碍（实邪），避免闭门留寇、误补益疾；③试探性调养，提高患者机体适应能力，避免虚不受补。

在补而勿滞、静中寓动方面，要注意膏方调理既不能一味峻补呆补，又不宜孟浪攻伐，常取通补兼施、动静相合，并行不悖的方法。因膏方内多含补益气血阴阳的药物，如熟地黄、阿胶、龟甲胶、鹿角胶等，其性黏腻难化，若纯补峻补，不仅有碍脾胃运化，而且有碍气血运行，从而引起新的病证，故配方必须静中寓动，动中寓静，动静相宜。"静药"，就是习惯上所称的甘润滋补之品，如熟地黄、天冬、龟甲胶等；"动药"，就是习惯上所称的温通走窜之品，如附子、红花、木香等。只有静中寓动、动中寓静、动静相宜的配伍用药，才能做到补而不滞、滋而不腻，不致引起新的病证。

此外，还要仔细审查患者体内是否存在实邪，避免"误补益疾"，防止"闭门留寇"。对于素体脾胃虚弱的患者，要注意适当运用补中和胃之品，以助脾胃纳运，防止"虚不受补"。还要慎重使用毒药，一料膏方一般要服30～60天，故有毒之品只能暂用，不能久用。尤其是经现代研究证明有伤肝、伤肾及致癌作用的药物，如含有肝肾毒性的关木通、马兜铃、天仙藤、广防己、寻骨风、青木香、细辛、北豆根等，更要慎重使用。如果非用不可，也建议酌情减量，并加甘草等品以解毒。

至于膏方用药味数的多寡，总以适合患者及病情为要。《素问·至真要大论》说："君一臣二，制之小也；君一臣三佐五，制之中也；君一臣三佐九，制之大也。"《素问》把少于9味中药组成的方剂归属于中小方范畴，多于13味药组成的方剂则归属于大方范畴。《秦伯未膏方集》说："大抵每方平均以三十药为准，外更酌加各项胶属。"临床上，患者症状繁多、病机复杂者，用药味数可适当增加；反之，则用药味数可适当减少。病机复杂，症多药少，照顾不周，难以取效；药味过多，品种过杂，势必互相牵制，往往影响疗效的发挥。故清代汪昂《医方集解》说："古人立方，分量多而药味寡……后世无前人之朗识，分量减而药味渐多……然品类太繁，功治必杂，能宜于此而无宜于彼者乎？"

治法传真

因病制宜

疾病的发生、发展与转归受多方面因素的影响，如时令气候、地理环境、体质强弱、年龄大小等，因而在治疗上必须依据疾病与气候、地理、病人三者之间的关系，制定相适宜的治疗方法，即所谓的因时、因地、因人制宜，也称三因制宜。

《灵枢·岁露》说："人与天地相参也，与日月相应也。"说明自然界的时令、气候变化对人的生理活动和病理变化具有一定的影响。因此，在制订治疗方案时必须考虑在不同的天时气候及时间节律条件下的治疗宜忌，这就是"因时制宜"。如《素问·六元正纪大论》说："用寒远寒，用凉远凉，用温远温，用热远热，食宜同法。"

《素问·异法方宜论》说："黄帝问曰：医之治病也，一病而治各不同，皆愈，何也？岐伯对曰：地势使然也。故东方之域……其治宜砭石……西方者……其治宜毒药……北方者……其治宜灸焫……南方者……其治宜微针……中央者……其治宜导引按跷。"说明地域不同，其水土性质、气候类型、生活习惯不同，人的体质各异。因此，其治疗必须考虑这些差异而采取不同的治疗方法，这就是"因地制宜"。如《素问·异法方宜论》说："故圣人杂合以治，各得其所宜，故治所以异而病皆愈者，得病之情，知治之大体也。"

清代徐大椿《医学源流论》说："天下有同此一病，而治此则效，治彼则不效，且不唯无效，而及有大害者，何也？则以病同人异也。"说明患者的年龄、性别、体质等各有不同，其治疗必须考虑这些因素，以制定适宜不同患者的治疗方法，这就是"因人制宜"。

"三因制宜"治疗思想是古代医家长期医疗实践的经验总结，是治疗疾病所必须遵循的一个基本原则，也是中医学整体观念和辨证论治在治疗上的体现。

中医学的特点之一是辨证论治，而辨证论治的精髓是个体化治疗。《灵枢·九针十二原》说："病各有所宜……针各有所宜。"强调因时、因地、因人、因证、因法、因药、因针而各有所宜，因此临床上要根据患者所宜而施针药，也就是要辨证施治，进行个体化治疗。因此，除了要重视"三因制宜"外，更要重视"因病制宜"。

所谓"因病制宜"，就是要运用中医学理论辨析有关的临床资料以确立病机证候，并针对确立的病机证候，结合"三因制宜"，制定适宜本患者、本病证的治则、治法，选用适宜的方剂、药物，或适宜的针具、手法，或适宜的其他外治方法，以及采用适宜的将息宜忌，实施适宜个体化的治疗方法。

调此治彼

《素问·阴阳应象大论》说："天地者，万物之上下也；阴阳者，血气之男女也；左右者，阴阳之道路也；水火者，阴阳之征兆也；阴阳者，万物之能始也。"《灵枢·口问》说："阳引而上，阴引而下，阴阳相引。"《素问·六微旨大论》说："高下相召，升降相因，而变作矣。"说明阴阳的升降出入运动是阴阳相互吸引感召的结果。

《素问·阴阳应象大论》说："故善用针者，从阴引阳，从阳引阴，以右治左，以左治右，以我知彼，以表知里，以观过与不及之理，见微得过，用之不殆。"《素问·离合真邪论》说："以上调下，以左调右。"说明治病要从整体观出发，不能只看到病证所在的局部，有时病在阳经可从阴经治疗，病在阴经可从阳经治疗；病在上部可从下部治疗，病在下部可从上部治疗。这些就是"调此治彼"的治疗方法。具体包括以下三个方面。

一、从阴引阳，从阳引阴

明代张介宾《类经·论治类》说："阴阳之义，不止一端，如表里也，气血也，经络也，脏腑也。""从阴引阳者，病阳而治其阴也；从阳引阴者，病阴而治其阳也。"说明"从阴引阳，从阳引阴"可以用来调理阴阳、气血、脏腑、经络的病变。①调理阴经治疗阳经病证、调理阳经治疗阴经病证：因为相表里的阳经与阴经，其经脉相互属络，其经气相互通应，所以针刺阴经穴位可以治疗相表里的阳经的病变，针刺阳经穴位可以治疗相表里的阴经的病变。如胃与脾相表里，针刺足阳明胃经足三里穴可以治疗足太阴脾经的病变。②调理五脏治疗六腑病证、调理六腑治疗五脏病证：因为相表里的阳腑与阴脏，其经脉相互属络，其经气相互通应，所以药物调理阴脏可以治疗相表里的阳腑的病变，调理阳腑可以治疗相表里的阴脏的病变。如肺与大肠相表里，通大肠可以降肺气，降肺气可以通大肠。

二、以左调右，以右调左

《素问》原文"以左调右"句后省略了"以右调左"。因

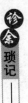

为同名经是左右经脉相连、经气相通，所以针刺左侧经脉穴位可以治疗右侧同名经的病证，针刺右侧经脉穴位可以治疗左侧同名经的病证。如左侧肢体偏瘫，可以针刺右侧肢体穴位进行治疗。

三、以上调下，以下调上

《素问》原文"以上调下"句后省略了"以下调上"。在针刺治疗方面，《灵枢·终始》说："病在上者下取之，病在下者上取之，病在头者取之足，病在足者取之腘。"说明人体上下经脉相通、气血相贯，故取上可以治下，取下可以治上。如针刺足部二、三趾之间赤白肉际处的内庭穴可以治疗牙痛；针刺头顶正中的百会穴可以治疗脱肛。在药物治疗方面，《素问·五常政大论》说："气反者，病在上取之下，病在下取之上。"明代张介宾《类经·运气类》说："气反者，本在此而标在彼也。其病既反，其治亦宜反。"说明本在此而标在彼，当治其本。如动则喘甚，病标在肺，病本在肾，治宜纳其肾气；又如小便不利，病标在肾，病本在肺，治宜宣其肺气。

以上调下，以左调右

《素问·离合真邪论》说："经言气之盛衰，左右倾移，以上调下，以左调右，有余不足，补泻于荥输。"

对于本节原文，龙伯坚《黄帝内经集解·素问》译释为："《经》里面所讲血气的盛衰，有时候左右移动，应当以上面来调和下面，以左边来调和右边，有余和不足应当分别施以补法和泻法。"日本喜多村直宽《素问札记》骊恝公曰："《终始篇》曰：'阴阳不相移，虚实不相倾，取之其经。'《调经论》曰：

'痛在左而右脉病者，巨刺之。'《终始篇》曰：'病在上者，下取之。病在下者，高取之。'"

本节原文首先讲"气之盛衰"的病理表现是"左右倾移"，接着讲"气之盛衰"的治疗方法是"以下调上，以右调左"。既然治疗方法是针刺左右上下病位的穴位，那么病理表现应该是"左右上下倾移"；如果病理表现是"左右上下倾移"，那么"盛衰"的根本应该是"阴阳气血"。如此，则"气之盛衰"应该是"阴阳气血之盛衰"的省略，"左右倾移"应该是"上下左右倾移"的省略，"以下调上，以右调左"应该是"以下调上，以上调下，以右调左，以左调右"的省略。因此，笔者认为完整的原文应该是"经言阴阳气血之盛衰，上下左右倾移，以下调上，以上调下，以右调左，以左调右，有余不足，补泻于荥输"，完整的译释应该是"阴阳血气有盛衰变化，有时候左右上下不相平衡，可以通过针刺上部的穴位来治疗下部的病变，针刺下部的穴位来治疗上部的病变，针刺左侧的穴位来治疗右侧的病变，针刺右侧的穴位来治疗左侧的病变，根据邪气的有余和正气的不足针刺其荥穴或输穴，并分别施以补法和泻法。"这大概就是《内经》的原意了吧。

阳病治阴，阴病治阳

《素问·阴阳应象大论》说："阳病治阴，阴病治阳。"对于本节原文"阳病治阴，阴病治阳"的理解，大多注家解释为阴虚导致阳亢的病证，治宜滋阴降火以治阴虚，即唐代王冰所谓的"壮水之主，以制阳光"；阳虚导致阴盛的病证，治宜温阳散寒以治阳虚，即唐代王冰所谓的"益火之源，以消阴翳"。笔者也赞同这个观点。

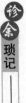

　　除此之外，本节原文首先指出要"审其阴阳，以别柔刚"，强调临证时必须首先辨明病是阴虚还是阳虚，是阴盛还是阳盛。接下来指出要"阳病治阴，阴病治阳"，意思是说在辨明阴阳虚实的基础上，要针对其虚实分别予以"虚则补之，实则泻之"的治疗。

　　"阳病治阴"，是针对"阴虚导致阳亢"的阴虚证的治疗大法；"阴病治阳"，是针对"阳虚导致阴盛"的阳虚证的治疗方法。但是，临床上还有阴实证与阳实证，而治疗阴实证与阳实证的方法在《素问》原文中并未明说。根据该篇接下来的原文："定其血气，各守其乡。血实宜决之，气虚宜掣引之。"强调临证时要辨明是血瘀还是气虚，继而指出治疗血瘀证要用活血的方法，治疗气虚证要用益气的方法，这则是"血病治血，气病治气"的治法了。可见，本节原文"审其阴阳，以别柔刚"之后应该省略了"阳病治阳，阴病治阴"的治法。据此，治疗阳盛之实证当用清泻阳热的方法，如用大寒之白虎汤治疗阳明经热证；治疗阴盛之实证当用温散阴寒的方法，如用大热之四逆汤治疗少阴寒化证。这些都是治疗阳实证与阴实证的"阳病治阳，阴病治阴"治法。

　　此外，因《内经》常有互文文法，如《素问·金匮真言论》之"阴中有阴，阳中有阳"，《素问·五运行大论》之"阴中有阳，阳中有阴"，作互文解则是"阴中有阴阳，阳中有阴阳"。本节原文"阳病治阴，阴病治阳"也可理解为互文，即阳病要治阴、治阳，阴病要治阳、治阴。阳病、阴病皆有治阴、治阳两个方面，或治阴，或治阳，或阴阳双调之，而不应局限于只"治阴"或只"治阳"的某一方面。

　　如此，对于阴阳虚实证的治疗，既有"阳病治阴，阴病治阳"的阴阳虚证治法，又有"阳病治阳，阴病治阴"的阴阳实证治法，从而更加符合《素问·骨空论》"调其阴阳，不足则补，有余则泻"的精神。

下面谈谈"阳病治阳，阴病治阴"与"阳病治阴，阴病治阳"的基本方法。

先谈"阳病治阳，阴病治阴"。《素问·骨空论》说："调其阴阳，不足则补，有余则泻。"这是调阴阳的常法。①阳病治阳：包括阳盛抑阳与阳虚温阳两个方面。对于阳盛之证，治用寒凉药，如白虎汤用药性大寒之石膏治疗阳明经热证；对于阳虚之证，治用温阳药，如右归丸用药性大热之附、桂治疗命门火衰证。②阴病治阴：包括阴盛抑阴与阴虚滋阴两个方面。对于阴盛之证，治用温热药，如附子理中丸用温阳散寒之姜、附治疗脾肾阴盛证；对于阴虚之证，治用滋阴药，如左归丸用滋补肾阴之熟地黄、枸杞子治疗肾阴亏虚证。

再谈"阳病治阴，阴病治阳"。《灵枢·五色》说："用阴和阳，用阳和阴。"《素问·至真要大论》说："寒之而热者取之阴（滋阴），热之而寒者取之阳（温阳）。"这是调阴阳的变法。①阳病治阴：对于阴虚所致之阳亢证，治用滋阴药，如六味地黄丸用地黄、山药、山茱萸等滋阴以制阳，即唐代王冰所说的"壮水之主，以制阳光"。②阴病治阳：对于阳虚所致之阴盛证，治用温阳药，如四逆汤用干姜、附子等温阳以抑阴，即唐代王冰所说的"益火之源，以消阴翳"。

阴中求阳，阳中求阴

《素问·生气通天论》王冰注："阳气根于阴，阴气根于阳，无阴则阳无以生，无阳则阴无以化。"明代张介宾根据阴阳之互根互用的关系，提出了"阴中求阳"与"阳中求阴"的治法。他在《景岳全书》中说："善补阳者，必于阴中求阳，则阳得阴助而生化无穷；善补阴者，必于阳中求阴，则阴得阳升而泉源不竭。"

"阴中求阳"与"阳中求阴"治法，是阴阳互济的方法。

一是"阴中求阳"。这是养阴以益阳的治法，如右归丸治疗阳虚证，在大队补阳药中少配熟地黄、枸杞子等补阴药，就是取"阴中求阳"之义，通过养阴以益阳。

二是"阳中求阴"。这是补阳以益阴的治法，如左归丸治疗阴虚证，在大队补阴药中少配鹿角胶、菟丝子等补阳药，就是取"阳中求阴"之义，通过补阳以益阴。我曾治疗一位干燥综合征患者，先用六味地黄丸、大补阴丸、增液汤治疗2周，疗效不显，后思及张介宾"善补阴者，必于阳中求阴"之语，遂于原方加巴戟天、淫羊藿后，迅速见效，数日而愈。

临床上，通过阴阳互济，不但能增强疗效，而且同时能限制纯补阳或纯补阴时药物的偏性与副作用。

血病治气，气病治血

《素问·阴阳应象大论》说："定其血气，各守其乡。血实宜决之，气虚宜掣引之。"本节原文首先指出"定其血气，各守其乡"，强调临证时必须辨明病是血虚还是气虚，是血瘀还是气滞。接下来指出要"血实宜决之，气虚宜掣引之"，即言血瘀证当用刺络放血法治疗（后世引申为活血化瘀法），气虚证当用升提补气法治疗。这是"血病治血，气病治气"的治疗方法。

本节原文虽然指出了血瘀与气虚的治法，但是没有提到血虚与气滞的治法。我认为这是因为原文有省略，对于"血实宜决之"与"气虚宜掣引之"两句可以当作互文看待，即血实

（血瘀）、气实（气滞）宜"决之"，也就是要疏通之，换句话说就是血瘀证用活血法治疗、气滞证用行气法治疗；气虚、血虚宜"掣引之"，也就是要补益之，换句话说就是气虚证用补气法治疗、血虚证用养血法治疗。这也是"血病治血，气病治气"的治法。

根据本篇原文"阳病治阴，阴病治阳"的治法，气病血病也应该有"血病治气，气病治血"的治法。而原文没有提及这个问题，显然也是省略了。据此，对于血虚导致气虚的病证，治宜养血以益气，如用八珍汤治疗血虚导致的气虚证；气虚导致血虚的病证，治宜益气以养血，如用当归补血汤治疗气虚导致的血虚证。

如此，则既有"血病治血，气病治气"的治疗方法，又有"血病治气，气病治血"的治法。只有这样理解，才较符合《内经》"调其血气""疏其血气，令其调达，而致和平"的精神。

下面谈谈"血病治血，气病治气"与"血病治气，气病治血"的基本方法。

一是"血病治血，气病治气"。《灵枢·九针十二原》说："调其血气。"《素问·至真要大论》说："疏其血气，令其调达，而致和平。"说明调和血气是治病的重要法则。①血病治血：包括血虚养血与血瘀活血两个方面。对于血虚证，治用补血药，如四物汤用补血之熟地黄、当归治疗肝血亏虚证；对于血瘀证，治用活血药，如失笑散用活血之五灵脂、蒲黄治疗瘀血内停证。②气病治气：包括气虚补气与气滞行气两个方面。对于气虚证，治用补气药，如四君子汤用补气之人参、白术治疗脾气亏虚证；对于气滞证，治用行气药，如柴胡疏肝散用行气之柴胡、香附治疗肝气郁滞证。

二是"血病治气，气病治血"。①血病治气：一是血瘀行

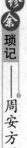

气，宋代杨士瀛《仁斋直指方》说："气有一息之不运，则血有一息之不行。"血府逐瘀汤治疗胸中血瘀证，方中用枳壳、柴胡行气，意在行气以活血，使气行则血行。二是血瘀补气，清代唐宗海《血证论》说："运血者，气也。"清代王清任《医林改错》说："元气既虚，必不能达于血管，血管无气，必停留而瘀。"补阳还五汤治疗中风偏瘫之有瘀血者，方中重用黄芪补气，意在补气以行血，使气旺则血行。三是血虚补气，清代汪廷珍说："血虚者，补其气而血自生。"（清代吴瑭《温病条辨》汪廷珍按）当归补血汤治疗血虚证，方中重用黄芪补气，意在补气以生血，使气旺则血生。②气病治血：一是气滞应活血，"气滞者，调其血而气自通"。橘核丸治疗气滞子痛证，方中用桃仁、延胡索活血，意在活血以行气，使血行则气行。二是气虚补血，血为气之母，补中益气汤治疗脾胃气虚、中气下陷证，方中用当归补血，意在补血以益气，使血旺则气生。

血中求气，气中求血

受《素问·阴阳应象大论》唐代王冰注"阳气根于阴，阴气根于阳，无阴则阳无以生，无阳则阴无以化"的启发，笔者提出了"血根于气，气根于血，无血则气无以化，无气则血无以生"的"气血互根"观点；受明代张介宾《景岳全书》"善补阳者，必于阴中求阳，则阳得阴助而生化无穷"的启发，笔者提出了"善补气者，必于血中求气，则气得血助而生化无穷"的观点；受清代吴瑭《温病条辨》"善治血者，不求之有形之血，而求之无形之气"的启发，笔者提出了"善治气者，不求之无形之气，而求之有形之血"的观点。并据此创立了"血中求气"与"气中求血"的"气血互济"治法。

一是"血中求气"。前人虽然没有明确提出"血中求气"之说，但是已有应用先例，如补中益气汤治疗脾胃气虚、中气下陷证，在大队补气药中少配当归补血，通过补血以益气，使血旺则气生，就是取"血中求气"之义，因此笔者说"善治气者，不求之无形之气，而求之有形之血"。

二是"气中求血"。前人虽然没有明确提出"气中求血"之说，但是已有应用先例，如当归补血汤治疗血虚证，方中黄芪补气，其用量五倍于当归，意在"气中求血"，气旺则血生，就是取"气中求血"之义，故明代吴昆《医方考》说："当归味厚，为阴中之阴，故能养血；而黄芪则味甘补气者也，今黄芪多于当归数倍，而曰补血汤者，有形之血不能自生，生于无形之气故也。《内经》曰'阳生阴长'，是之谓耳。"清代吴瑭《温病条辨》说："故善治血者，不求之有形之血，而求之无形之气。"

热因热用，寒因寒用

《素问·至真要大论》说："帝曰：反治何谓？岐伯曰：热因寒用，寒因热用，塞因塞用，通因通用，必伏其所主，而先其所因，其始则同，其终则异，可使破积，可使溃坚，可使气和，可使必已。"

本节原文之"热因寒用，寒因热用"，大多注家认为应据下文"塞因塞用，通因通用"校改为"热因热用，寒因寒用"，并释"热因热用"是以热药治疗"真寒假热证"，释"寒因寒用"是以寒药治疗"真热假寒证"。本节原文"帝曰：反治何谓？岐伯曰：热因热用，寒因寒用"，此帝问之"反治"，就是顺其病之假象用药而治。岐伯对其问"反治"的回答为"热因热用，寒因寒用"，换句话说就是"以热治热，以寒治寒"，很显然这里的以热药治疗"真寒假热证"、以寒药治疗"真热假寒证"就是"反治"。

本节未校改的原文"热因寒用，寒因热用"是正治法。正治法，又称逆治法，是一种常规的治法。所谓"热因寒用"，是指用寒性药物来治疗"真热证"，故本篇原文说"热者寒之"；所谓"寒因热用"是指用热性药物来治疗"真寒证"，故本篇原文说"寒者热之"。

而根据下句"塞因塞用，通因通用"校改后的"热因热用，寒因寒用"，则是反治法。反治法，又称从治法，是一种特殊的治法。所谓"热因热用"，即以热治"热"，是指用热性药物来治疗假热征象的病证，它适用于阴盛格阳的"真寒假热证"；所谓"热因寒用"，即以寒治"寒"，是指用寒性药物来治疗具有假寒征象的病证，它适用于阳盛格阴的"真热假寒证"。

由此可见，本节原文"热因寒用，寒因热用"是正治法，也就是常规的治法；校改后的"热因热用，寒因寒用"是反治法，是一种特殊的治法。正治法与反治法互补，符合《内经》精神。

塞因塞用、通因通用

《素问·至真要大论》说："帝曰：反治何谓？岐伯曰：热因寒用，寒因热用，塞因塞用，通因通用，必伏其所主，而先其所因，其始则同，其终则异，可使破积，可使溃坚，可使气和，可使必已。"

本节原文"塞因塞用，通因通用"是反治法。反治法，又称从治法，是一种特殊的治法。所谓"塞因塞用"，即"以补开塞"之治法，是指用补益药物来治疗具有闭塞不通症状的虚证，适用于因体质虚弱，脏腑精气功能减退而出现闭塞症状的"真虚假实证"。例如血虚而致经闭者，由于血源不足，故当补益气血而充其源，则无须用通药而月经自来；又如肾阳虚衰，推动蒸化无力而致的尿少癃闭，当温补肾阳，温煦推动尿液的生成和排泄，则小便自然通利。所谓"通因通用"，即"以通治通"之治法，是指用通利的药物来治疗具有通泄症状的实证，适用于因实邪内阻而出现通泄症状的"真实假虚证"。例如食积于内，阻滞胃肠，导致腹痛泄泻，泻下物臭如败卵时，不仅不能止泻，反而当用消食导滞攻下法，推荡积滞，使食积去而泻自止。又如瘀血内阻，血不循经所致的崩漏，如用止血药，则瘀阻更甚而血难循其经，则出血难止，此时当用活血化瘀法，使瘀去则血自归经而出血自止。

而"塞因通用，通因塞用"则是正治法。正治法，又称逆治法，是一种常规的治法。所谓"塞因通用"，就是用通利药治疗闭塞不通的病证，如用通利大便的大承气汤治疗阳明腑实之大便不通证；所谓"通因塞用"，就是用补益药治疗二便失禁的病证，如用四神丸治疗肾气亏虚的五更泄泻病证，又如用缩泉丸治疗膀胱失约的小便失禁病证。

由此可见，本节原文"塞因塞用，通因通用"是反治法，是一种特殊的治法；而"塞因通用，通因塞用"则是正治法，属常规治法。正治法与反治法的相同之处，都是针对疾病的本质进行治疗，同属于治病求本的范畴。

前后不循缓急之法

清代叶桂《温热论》说："大凡看法，卫之后方言气，营之后方言血。在卫汗之可也，到气才可清气，入营犹可透热转气，如犀角、玄参、羚羊角等物，入血就恐耗血动血，直须凉血散血，如生地、丹皮、阿胶、赤芍等物。否则前后不循缓急之法，虑其动手便错，反致慌张矣。"

本节原文论述了温病由卫分传至气分，进一步深入营分，陷入血分，标志病情由表入里、由浅入深、由轻转重的演变过程，进而创立了温病"卫气营血辨证"方法，指出温病邪在卫分，"在卫汗之可也"，主以汗法，药用辛凉透达之剂，如蝉蜕、葛根、淡豆豉等，或荆芥、防风、白芷等，使邪热外达；邪入气分后，"到气才可清气"，主以清法，药用清气泄热之品，如金银花、连翘、竹叶等，使邪热有外达之机；邪入营分后，"入营犹可透热转气"，主以清营，药用清营凉血之犀角（代）、玄参、羚羊角（代）等，再加清气透热之金银花、连翘、竹叶等，使之达到"透热转气"之目的；邪入血分后，"入血就恐耗血动血，直须凉血散血"，主以凉血散血，药用生地黄、牡丹皮、阿胶、赤芍等凉血散血、清热养阴，以防耗血动血。

叶桂强调要根据卫气营血辨证确定病邪是在卫分或是气分、营分、血分，判定其轻重缓急后，然后分别施以发汗或清气、清营、凉血之治。还特别告诫说：如果不按卫、气、营、血四个阶段分别采用不同治法，就是"前后不循缓急之法"，如此"动手便错"，必定贻误病情。

叶桂将温病发生发展的全过程分为卫、气、营、血四个阶段，正确反映了温病的演变规律，"在卫汗之可也，到气才可清气，入营犹可透热转气……入血就恐耗血动血，直须凉血散血"的按阶段治疗方法，也符合温病辨证论治原则，所以受到后世医家的重视。

在临床上，我们切不可机械理解温病的卫气营血发展顺序一成不变，一定要灵活对待叶桂的分段治疗方法。因为临床上温病的病变阶段往往不是单纯表现为一个证型，每有卫气同病、卫营同病、气血营同病者，因而其治疗也应有发汗与清气同治、清气与清营同治、清气清营与凉血同治等不同。20世纪70年代，上海姜春华教授首先提出在辨病辨证基础上应掌握"截断扭转"方法的学术观点。他认为，外邪侵入人体后，如果不迅速祛除，则病邪逐步深入，侵犯重要脏器，病情愈益复杂。应采取"迎面击之"之法，截病于初。他根据温病的病源特异性是以热毒为主的特点，结合吴又可《温疫论》"知邪之所在，早拔去病根为要"以及刘松峰《松峰说疫》"真知其邪在某经，或表或里，并病合病，单刀直入，批隙导窾"的截断病源之说，将卫气营血辨证施治和截断病源辨病用药有机地结合起来，提倡"重用清热解毒""早用苦寒泄下""不失时机地清营凉血"，认为对于温病（泛指各种传染病），必须抓住早期治疗，不必因循等待，必要时可以早期截断卫→气→营→血的传变。姜春华教授这一思想，对于扩大温病的治疗思路，具有一定的启发意义，如果运用得当，每能提高疗效。

病痰饮者，当以温药和之

东汉张仲景《金匮要略·痰饮咳嗽病脉证并治》说："病痰饮者，当以温药和之。"论述了痰饮病的治则。

《内经》中提到了"饮",但没提到"痰"。东汉张仲景提到了"痰饮",将"痰"与"饮"合而论之,并设了"痰饮"专篇,不过其论实为"饮"而非"痰"。

张仲景所论之痰饮有广义与狭义之分。痰饮病,属于广义痰饮,泛指水聚成饮并流行于体内某些部位而引起的一种疾病;痰饮证,属于狭义痰饮,仅指水饮流行于肠胃的一种病证,是痰饮(狭义)、悬饮、溢饮、支饮四证中的一证。

广义痰饮的形成,是由于肺、脾、肾三脏阳气虚弱,失去调节、排泄水液的功能,水湿停聚于某一部位而形成。

广义痰饮分为四证。一是痰饮证:水饮停聚于胃,症见"其人素盛今瘦,水走肠间,沥沥有声";二是悬饮证:水饮流注胁下,症见"咳唾引痛";三是溢饮证:水饮流行四肢,渗溢肤表,症见"当汗出而不汗出,身体疼重";四是支饮证:水饮停聚胸膈,凌心射肺,症见"咳逆倚息,短气不得卧,其形如肿"。

痰饮病以阳气亏虚不运,水饮停聚为基本病机,故张仲景提出治疗痰饮病"当以温药和之"的治疗大法。张仲景"温药和之"之法的提出,一是鉴于其病本是阳虚,必用温药以温补阳气,故清代高学山《高注金匮要略》说:"温药和之,则阳回气化而饮自去矣。"二是鉴于其饮停而阴盛,必用温药以温散阴寒,故有饮邪"遇寒则凝,得温则行"之说。由于痰饮病的基本病机是阳气亏虚,温药有振奋阳气、温散阴寒、开发腠理、通行水道之功,故"温药和之"自然就成为治疗痰饮病的基本大法。

纵观张仲景治疗痰饮诸方,既有温药和之治本者,也有发汗散水、利水消肿、行气导滞等治标者,故"温药和之"并非治疗痰饮病的唯一治法。临床上,必须审证求因,辨证论治,方不致贻误病情。

108

腰以下肿，当利小便；腰以上肿，当发汗

东汉张仲景《金匮要略·水气病脉证并治》说："诸有水者，腰以下肿，当利小便；腰以上肿，当发汗乃愈。"给后世医家指出了一条治疗水肿的重要法则，至今仍为中医临床家所遵循。

本节原文的意思是说治疗各种水肿病，首先要辨别水肿的部位。如果水肿在腰部以上者，当用发汗的方法；因腰以上属阳，病在上在表，宜用发汗法治疗，发汗法可使水从汗而解，故《素问·阴阳应象大论》说"其在皮者，汗而发之"。如果水肿在腰部以下者，当用利小便的方法；因腰以下属阴，其水在下在里，宜用利小便法治疗，使水从小便而去，此即《素问·阴阳应象大论》所说的"其下者，引而竭之"。可见，发汗法与利小便法是治疗水肿病的重要方法，二者结合应用，常可相得益彰。

临床上，发汗可以散水，但过汗又会伤阳；利小便可以祛水，但过利又会伤阴。故此二法只适用于治疗水肿病的阳证、实证，属于治标之法；若属阴证、虚证，则不可单独运用此法，当用治本之法，分别施以补肺益气、健脾益气、温肾化气等法，使正盛邪去，水肿尽除。明代张介宾《景岳全书·杂症谟》说："温补即所以化气，气化而痊愈者，愈出自然；消伐所以逐邪，逐邪而暂愈者，愈出勉强。此其一为真愈，一为假愈，亦岂有假愈而果愈者哉！"可见，发汗、利小便之法仅是治标之法，只有与治本之法结合使用，才能去除病根，治愈水肿。

通阳不在温，而在利小便

清代叶桂《温热论》说："且吾吴湿邪害人最广，如面色白者，须要顾其阳气，湿胜则阳微也……热病救阴犹易，通阳最难。救阴不在血，而在津与汗；通阳不在温，而在利小便，然较之杂证，则有不同也。"本节原文提出了著名的学术观点，即"通阳不在温，而在利小便"。

通阳，即通阳法，是通行阳气，使之畅达的治法，适用于治疗湿热郁遏、气机阻滞、阳气困遏的湿热病。

湿为阴邪，其性黏滞，与热相合，则如油入面，难解难分；湿蕴热遏，阻滞气机，则气机不展，阳气难通。在治疗上，若仅投以清热之药则湿不退，若仅投以祛湿之药则热愈盛，若是投以温阳之药则热更炽，故而"通阳最难"。可见，湿热病的通阳之法，不是单纯清热之法，也不是单纯祛湿之法，更不是直接温阳之法，而是渗利小便、宣通气机，使气机宣通、水道通调，则湿邪从小便而去，湿邪去则阳自通，故叶桂《叶氏医案存真》说："热从湿中而起，湿不去则热不除也。"元代朱震亨《金匮钩玄》说："治湿不利小便，非其治也。"本节原文说"通阳不在温，而在利小便"。

后世医家在叶桂的基础上，进一步扩大了"通阳法"的内涵及其应用范围，不再局限于"利小便"，也不局限于"不在温"，而是根据临床实际分别采用理气化湿、苦温燥湿、芳香化湿、温阳化湿等方法以通阳气，从而达到气通、湿去、热退的目的。临床上，如湿热遏于上焦者，治以芳香辛散、宣气化湿，可用藿朴夏苓汤治疗；湿热困阻中焦者，治以辛开苦降、清热化湿，可用王氏连朴饮治疗；湿热蕴遏下焦者，治以清热泄火、利尿祛湿，可用二妙散合八正散治疗。

治湿不利小便，非其治也

唐代王冰在注释《素问·至真要大论》时说："治湿之病，不下小便，非其法也。"元代朱震亨《金匮钩玄》进一步指出："治湿不利小便，非其治也。"从而将"利小便"的治湿方法置于其他治湿方法之上，并成为医家尊奉的一句名言。笔者认为对此"治湿不利小便，非其治也"应当活看，治湿常需利小便，但又不只是利小便。

一、治湿常需利小便

湿为阴邪，其性趋下，易伤阴位，故《素问·太阴阳明论》说："伤于湿者，下先受之。"《灵枢·百病始生》说："清湿袭虚，病起于下。"湿聚下焦为患，其治应因势利导，即所谓"其下者，引而竭之"（《素问·阴阳应象大论》），故"利小便"法适用于湿邪停聚下焦者。东汉张仲景《金匮要略》说："湿痹之候，小便不利，大便反快，但当利其小便。""小便不利"是病在下焦，故采用利小便法治疗，使湿邪从小便而去。临床上，湿邪常常兼夹为病。湿邪兼热之湿热证者，治以清热利尿法，可用猪苓汤治疗；湿邪兼寒之寒湿证者，治以温阳利尿法，可用五苓散治疗。

二、治湿不只利小便

治湿"利小便"之法适用于湿在下焦者，湿在上中焦者不都适合"利小便"之法。治湿"利小便"之法属于治标治法，临床上更要审证求因，治病求本。湿邪类水，明代张介宾

《景岳全书》说："盖水为至阴，故其本在肾；水化于气，故其标在肺；水唯畏土，故其制在脾。"因此，治疗水湿之病，要从肺、脾、肾三脏入手，即为治本之法。肺主宣发肃降，通调水道，治肺重在宣降肺气，如湿邪在上在肺者，治以宣肺祛湿法，可用羌活胜湿汤、越婢加术汤治疗；脾主运化水湿，治脾重在健运中州，如湿邪困于中焦者，治以健脾祛湿法，可用平胃散、实脾饮治疗；肾主水液，治肾重在温补肾阳，如湿邪停于下焦者，治以温阳祛湿法，可用苓桂术甘汤、真武汤治疗。

治风先治血

宋代陈自明《妇人大全良方·贼风偏枯方论》说："贼风偏枯者，是体偏虚受风，风客于半身也……夫偏枯者，其状半身不遂，肌肉枯瘦，骨间疼痛，神智如常，名为偏枯。仆原疾之由，皆由阴阳偏亏，脏腑怯弱，经络空虚，血气不足，当风冲坐，风邪乘虚而入，疾从斯作……古人有云：'医风先医血，血行风自灭也。'治之先宜养血，然后驱风，无不愈者。宜用大八风汤、增液茵芋酒、续断汤以养其血，则风自祛矣。"该段文字描述了中风病的病因、临床表现及治疗。由此可见，"医风先医血"的"风"是指"中风病"。

中风，是以卒然昏仆、不省人事、半身不遂、口眼㖞斜、语言不利为主症的病证。关于其病因病机主要有三种观点：一是"外风"说。如东汉张仲景《金匮要略》认为"络脉空虚"，风邪入中，是本病发生的主要因素。二是"内风"说。如金代李杲《医学发明》认为"中风者，非外来风邪，乃本气自病也"。三是"非风"说。如明代张介宾《景岳全书》认为"非风一症，即时人所谓中风症也。此症多见卒倒，卒倒多由昏愦，本皆内伤积损颓败而然，原非外感风寒所致"。现代医家在前人基础上加深了对本病病因病机的认识，认为本病多是在内伤的基础上，复因劳逸失度、情志不遂、饮酒饱食或外邪侵袭等触发，引起脏腑阴阳失调，血随气逆，肝阳暴张，内风旋动，横窜经脉，蒙蔽神窍，从而发生卒然昏仆、半身不遂诸症。

至于中风病的治疗，陈自明认为"治之先宜养血"。这里的"先"字，笔者认为不应理解为"首先"，而是强调"治血"的重要性；这里的"养"字，笔者认为不应理解为"补养"，而应理解为"治"，亦即"调理"的意思。《周礼·疾医》"以五味五谷五药养其病"之"养"，亦是"治"，即"调理"的意思。

调理血的方法有活血、止血与补血等方面：一是活血法，适用于瘀血阻络之中风者，即今之缺血性中风；二是止血法，适用于血溢络外之中风者，即今之出血性中风；三是补血法适用于血脉空虚之中风者，即今之中风后遗症有血虚者。

明代李中梓《医宗必读·痹》说："治行痹者，散风为主，御寒利湿仍不可废，大抵参以补血之剂，盖治风先治血，血行风自灭也。"李中梓的这段论述，一是改"医风先医血"为"治风先治血"，使"医风先医血"更加口语化了；二是将"治风先治血"扩大到治疗"行痹"，这是对前人经验的灵活运用。《素问·痹论》说："风气胜者为行痹。"行痹，系由风邪侵袭人体，留滞经脉，痹阻气血所致，故其治疗既要疏风散风以杜发病之源，又要补血活血以除经脉痹阻，可用《黄帝素问宣明论方》(简称《宣明论方》)防风汤治疗，方中防风、麻黄、桂枝等疏风散风，白芍、当归、川芎等补血活血，正合李中梓"治行痹者，散风为主……参以补血之剂"之意。

临床上，对于瘙痒、风疹、麻木、口㖞、头痛、眩晕、抽搐等与风相关的病证，运用"治风先治血"方法进行治疗，常能获得满意疗效。

见痰休治痰、见血休治血

明代张介宾《景岳全书》说："医诊治法有曰：'见痰休治痰，见血休治血，无汗不发汗，有热莫攻热，喘生休耗气，精遗不涩泄，明得个中趣，方是医中杰。行医不识气，治病从何据？堪笑道中人，未到知音处。'观其诗意，皆言不治之治，正《内经》求本之理耳，诚格言也。"

一、见痰休治痰

"痰"，分"无形之痰"和"有形之痰"。"无形之痰"是肉眼不可见的，而"有形之痰"是肉眼可见的。所谓"见痰休治痰"的"痰"，既然是能见的，理当是"有形之痰"。既然患"有形之痰"，理应治痰。而治痰之法，一是治本，即治疗生痰之源；二是治标，即祛除有形之痰。

所谓"见痰休治痰"，并非痰病不治痰，而是强调要治疗生痰之源。如明代张介宾《景岳全书》说："故善治痰者，唯能使之不生，方是补天之手。"

至于"治本"之法，则当根据临床实际辨证论治。肺为贮痰之器，肺气亏虚，宣降无权，水液内停，聚而成痰，治以补益肺气，可用补肺汤治疗；脾为生痰之源，脾气亏虚，运化失常，水湿内停，聚而成痰，治以补脾益气，可用六君子汤治疗；心属火，肺属金，心火亢盛，倍克肺金，肺热津伤，炼液成痰，可用清心饮治疗；肝属木，肺属金，肝气郁结，反侮肺金，肺气不宣，液聚成痰，治以疏肝理气，可用逍遥散治

114

疗；肾属水，肺属金，肾气亏虚，子病及母，肺气亏虚，宣降无权，液聚成痰，可用人参蛤蚧散治疗。这些都是"治本"之法，目的在于杜绝生痰之源。如明代张介宾《景岳全书》说："治痰当知求本，则痰无不清。"清代叶桂《临证指南医案》说："善治者治其生痰之源，则不消痰而痰自无矣。"

痰是疾病的产物，也是致病的因素。因此临床上常常需要"标本兼治"。"治标"既是治痰，治痰之法则当根据痰的性质辨证论治。如痰白清稀者，多属寒痰，治以温化，可用苓甘五味姜辛汤治疗；痰黄稠有块者，多属热痰，治以清化，可用清气化痰丸治疗；痰少而黏，难以咯出者，多属燥痰，治以滋润，可用贝母瓜蒌散治疗；痰白滑量多，易于咯出者，多属湿痰，治以燥湿，可用二陈汤治疗。至于"无形之痰"的治疗则另当别论。

生痰之源有寒、热、燥、湿、风之别，又有心、肺、肝、脾、肾之异。因此治疗痰病，必须辨证论治、标本同治，则为上策。

二、见血休治血

"血"，此指"出血"。"见血"，即肉眼可以见到的出血。既然患有肉眼可以看到的"出血"，理应止血。而止血之法，包括治标与治本两个方面。

一是治标，即采用止血药治疗。故清代唐宗海《血证论》说："血之原委，不暇究治，唯以止血为第一要法。"止血药有寒、温、散、敛之异，又分为几类：凉血止血药，适用于血热妄行所致的出血证，如小蓟、大蓟、地榆、槐花、侧柏叶、白茅根等；化瘀止血药，适用于瘀血内阻，血不循经之出血证，如三七、茜草、蒲黄、花蕊石、降香等；收敛止血药，广泛适用于各种出血证，如白及、仙鹤草、紫珠、棕榈炭、血余炭、藕节等，但有留瘀恋邪之弊，故临床常需配伍化瘀止血药；温经止血药，适用于脾不统血、冲脉失固之虚寒性出血证，如艾叶、炮姜、灶心土等。

二是治本，即治疗出血之源。如热邪迫血妄行之出血治宜清热泻火，气虚不能统血之出血治宜补脾益气等，故清代唐宗海《血证论》认为当根据引起出血的原因分别采用"止血，消瘀，宁血，补虚"等治法。由此可见，所谓"见血休治血"，并非出血不止血，而是强调要寻求出血的根本，治疗出血之病源，分别采用不同的治本之法。如清热以止血：适用于热邪炽盛，迫血妄行之出血证，症见血色鲜红、鼻咽干燥、口干口苦、大便秘结、小便短赤、脉来洪数等，治宜清热以止血，药用清营汤、犀角地黄汤、泻心汤等方加减；滋阴以止血：适用于阴虚火旺，迫血妄行之出血证，症见颧色潮红、口干舌燥、五心烦热、舌红少苔、脉来细数，治宜滋阴以止血，药用知柏地黄丸、大补阴丸等方加减；益气以止血：适用于脾气亏虚，气不摄血之出血证，症见食少纳呆、神疲乏力、大便稀溏、舌淡苔白、脉缓无力等，治宜益气以摄血，药用归脾汤、黄土汤等方加减。

总之，治疗出血证应掌握治火、治气、治血三个基本原则。实火当清热泻火，虚火当滋阴降火；实证当清气降气，虚证当补气益气。各种出血证均可酌情分别选用凉血止血、收敛止血或化瘀止血的药物。标本兼治，方不至贻误病情。

甘温除热

金代李杲《脾胃论·饮食劳倦所伤始为热中论》说："气高而喘，身热而烦，其脉洪大而头痛，或渴不止，其皮肤不任风寒，而生寒热……唯当以辛甘温之剂，补其中而升其阳，甘寒以泻其火则愈矣。《经》曰：劳者温之，损者温之。盖温能除大热，大忌苦寒之药，损其脾胃。"李杲对于身热而烦、气高而喘、口渴、头痛、脉洪大的"内伤热中证"，认为要用补中益气、升阳举陷、甘温除热的方法治疗，从而提出了"甘温除热法"，创制了补中益气汤。

历代医家对李杲"甘温除热法"机理的理解尚有分歧。笔者认为，首先要明确"甘温"所除之"热"是如何形成的。根据李杲用补中益气汤治疗此证的论述，可从以下三个方面理解"热"的形成机理。

一是脾气亏虚，正气不足，复感外邪，引起发热。此乃脾虚为本，发热为标。治病必求于本，李杲用补中益气汤扶正以祛邪，是为"求本"之治。故明代赵献可《医贯·补中益气汤》说："世人一见发热，便以外感风寒暑湿之邪，非发散，邪从何处解？又不能的见风寒暑湿对证施治，乃通用解表之剂，如九味羌活汤、败毒散、十神汤之类，甚则凉膈、白虎，杂然并进，因而致毙者多矣。东垣深痛其害，创立此方（补中益气汤），以为邪之所凑，其气必虚，内伤者多，外感者间有之，纵有外邪，亦是乘虚而入，但补其中、益其气而邪自退。"如若外邪较盛者，也可表里同治，治以益气解表法，可用败毒散治疗。

二是脾虚不运，湿浊内停，郁而化热，而见发热。李杲《脾胃论·用药宜禁论》说："湿能助火，火旺，郁而不通，主大热。"劳倦伤脾，脾气亏虚，运化失司，升降失职，清气不升，浊阴不降，水湿内停，郁而化热，变生发热。此亦脾虚为本，发热为标。治病必求于本，李杲用补中益气汤益气以祛湿，是为"求本"之治。如若湿邪较盛者，也可扶正祛邪兼顾，治以益气祛湿法，可用香砂六君子汤治疗。

三是脾气亏虚，中阳不足，虚阳外越，而见发热。近代名医蒲辅周认为气虚发热是虚阳外越所致，"'烦劳则张'，实为阳虚，这个阳是指中焦脾胃之阳，亦谓之中气、中阳。虚者不内敛而外越，以致低烧"（《蒲辅周医疗经验集》）。阳气不足，阴不恋阳，虚阳浮越，而见发热。此亦脾虚为本，发热为标。治病必求于本，李杲用补中益气汤益气以温阳，是为"求本"之治。

李杲《脾胃论·脾胃胜衰论》说："今所立方中，有辛甘温药者，非独用也；复有甘苦大寒之剂，亦非独用也……泻阴火以诸风药，升发阳气以滋肝胆之用，是令阳气生，上出于阴分，末用辛甘温药接其升药，使大发散于阳分，而令走九窍也。"由此可见，李杲虽然将"甘温除热"作为"内伤热中证"的特色治法，但在临床实际运用时却融合了甘温、升阳、泻火等治法以"除大热"。可见，"甘温除大热"这一表述实未能全面体现李杲的治疗思想。

引火归元

"引火归元"，是明代张介宾提出的一个治法概念。火，是指"虚火"。元，又称"原"、"源"，是指下焦肾（包括命门）；"引火归元"，就是用某些药物引导在上的"虚火"下归于肾的意思。

明代张介宾《景岳全书·本草正》说："若下焦虚寒，法当引火归元者，则此（肉桂）为要药，不可误执。"又说："（附子）大能引火归源，制伏虚热"。张介宾在这里不仅首次提出了"引火归元"的治法概念，而且还提出了"虚寒"与"虚热"的问题。

张介宾《景岳全书·传忠录》说："假热者，水极似火也……急当以四逆、八味、理阴煎、回阳饮之类，倍加附子填补真阳，以引火归源，但使元气渐复，则热必退藏，而病自愈。"《景岳全书·伤寒典》说："若阴盛格阳，真寒假热者，则当以大补元煎、右归饮、崔氏八味丸料之类，此引火归原之治也"；《景岳全书·杂证谟》说："阳气不足，则寒从中生。寒从中生，则阳无所存而浮散于外，是即虚火，假热之谓也。"从张介宾这些论述来看，张氏所说的"虚寒"，是指肾阳亏虚，阴寒内盛之"真寒"；张氏所说的"虚热""虚火"，是指阴盛格阳，虚阳上浮之"假热"。由此可见，张氏在这里的"引火归元"，实际上就是针对"真寒假热证"而设的治法。

张介宾进一步解释了"虚火"的形成机理。《景岳全书·杂证谟》说："虚火之病源有二……盖一曰阴虚者能发热，此以真阴亏损，水不制火也；二曰阳虚者亦能发热，此以元阳败竭，水不归源也。"根据张氏的解释，"虚火"的形成机理有二。

一、虚阳上浮

即肾阳亏损，阴寒内盛，虚阳上浮。症见颧色浮红如妆而非满面通红，口干口渴而不欲饮，咽喉疼痛而不红肿，自觉发热而欲盖衣被，四肢厥冷，小便清长，舌淡苔白等，此乃"真寒假热证"，治以温阳散寒。故张介宾《景岳全书·杂证谟》说："如寒极生热而火不归原，即阴盛隔阳，假热证也。治宜温补血气，其热自退，宜理阴煎、右归饮、理中汤、大补元煎、六味回阳饮之类主之。"这种用桂附等热性药物治疗虚阳上浮的治法，源于《素问·至真要大论》的"从治"法，亦即"反治"法，属于顺其疾病假象而用药的治法，即"以热治热（假热）"的"热因热用"。

二、虚火上浮

即肾阴亏损，阴不涵阳，虚火上浮，症见口干咽痛、口舌生疮、两颧潮红、五心烦热、舌红少苔、脉象细数等，此乃阴虚火旺证，治以滋阴降火，可在大队滋阴药中佐以少量温阳药，如肉桂、附子等以引火归元，故张介宾说："归、地（当归、地黄）所以补精血，而阴虚之极者，非桂、附之引，亦不能复无根之生气。"（《景岳全书·杂证谟》）清代程钟龄《医学心悟·火字解》亦说："肾气虚寒，逼其无根失守之火浮游于上，当以辛热杂于壮水药中，导之下行，所谓导龙入海，引火归元。"

提壶揭盖

明代江瓘《名医类案·淋闭》说："朱丹溪治一人小便不通……此积痰在肺。肺为上焦，膀胱为下焦，上焦闭则下焦塞，如滴水之器，必上窍通而后下窍之水出焉，以药大吐之，病如失。"元代朱震亨《丹溪治法心要·小便不通》说："又诸治法不通，则用吐法，盖气承载其水耳。吐之则气升，气升则水降。"这两段文字可能是最早关于"提壶揭盖法"的描述。从这两段文字内容来看，朱震亨是用"吐法"治疗小便不通证，这可能就是"提壶揭盖法"的原始内涵。通过吐法，可以宣发肺气和升提中气，从而使上窍通而下窍之水出，这便是朱震亨"气升则水降"的思想。

清代齐秉慧《齐氏医案》说："肺为肾水上源，凡水不通者，升举肺气……桔梗开提（如壶揭盖，揭起则出之义），生姜升散，使上窍通而下窍通，若水注之法，自然之理。"认为桔梗开提、生姜升散，能使上窍通而下窍通。由此可见，齐秉慧已经把朱震亨的吐法理解为宣发肺气和升提中气。

民国时期汪莲石《伤寒论汇注精华》说："有为蓄尿过多，膀胱满甚……桔梗（开提）、生姜（升散）（此'提壶揭盖'之法）。使上焦得通，中枢得运，而后膀胱之气方能转运。"认为桔梗、生姜的宣发肺气和升提中气的作用可以达到通利小便的目的，并将这一方法称为"提壶揭盖"。至此，"提壶揭盖"治疗小便不通便成为一句名言。至于"提壶揭盖"治法的内涵，主要包括以下三个方面。

一、吐法

吐法是用催吐药物或其他能引起呕吐的物理刺激方法，以驱除上焦邪气和疏通上焦气机郁滞的治疗方法。《素问·阴阳应象大论》中"其高者，因而越之"是本法最早的理论依据。吐法具有使邪气上越、气机恢复的作用，常用代表方剂有瓜蒂散、盐汤探吐方等。邪气郁遏上焦，造成肺气失宣，水道不通，从而引起小便不利，治以吐法，可以引邪外出，疏通气机，从而畅通小便。朱震亨治疗小便不通医案就是使用药物催吐及物理探吐（如以手指插入咽部探吐）的"提壶揭盖法"。

二、宣肺法

宣肺法是宣通肺气的治疗方法。肺为华盖，外合皮毛，主宣发肃降而通调水道。常用代表方剂有麻黄汤、越婢汤等。肺失宣发，气机郁滞，水道不通，从而引起小便不利，治以宣肺法，可以发散表邪，疏通气机，通调水道，从而畅通小便。这是宣通肺气的"提壶揭盖法"。

三、升阳法

升阳法是补中益气升阳的治疗方法。脾主升清，升发阳气。脾气亏虚，清阳不升，反而下陷，导致水道不通，从而引起小便不利。治以补中益气升阳，使中气充足，阳气得升而不下陷，水道通利，小便自通，代表方剂有补中益气汤等。朱震亨《丹溪心法·卷三·小便不通》之"气虚，用参、芪、升麻等，先服后吐，或参芪药中探吐之"及清代陈念祖《时方妙用·卷四·五淋癃闭》"至于癃闭证，小便点滴不通，甚则胀闷欲死……用补中益气汤，服后以手探吐者，如滴水之器，闭其上窍而倒悬之，点滴不能下也；去其上闭，则下窍通矣"，均是益气升阳的"提壶揭盖法"。

"提壶揭盖法"是"下病""治上"的具体运用，故后世医家进一步扩大了"提壶揭盖法"的临床应用，凡与肺气不宣、中气下陷有关的久泻、便秘、脱肛、癃闭、闭经等"下病"，均可按"下病治上"的方法参考"提壶揭盖法"进行治疗。

釜底抽薪

战国末年吕不韦《吕氏春秋·尽数》说："夫以汤止沸，沸愈不止；去其火，则止矣。"西汉刘安《淮南子·精神训》说："以汤止沸，沸乃不止，诚知其本，则去火而已矣"。南宋范晔《后汉书·董卓传》说："臣闻扬汤止沸，莫若去薪。"西汉枚乘《上书谏吴王》说："欲汤之沧（冷），一人炊之，百人扬之，无益也，不如绝薪止火而已。"北齐魏收《为侯景叛移梁朝文》说："抽薪止沸，剪草除根。"明代戚元佐《议处宗藩疏》说："谚云：扬汤止沸，不如釜底抽薪。"清代李汝珍《镜花缘·九十五回》说："如此用药，不须治惊，其惊自愈，这叫作'釜底抽薪'。"此后，"釜底抽薪"被作为成语而广泛应用。

"釜"，即"锅"。"薪"，即"柴火"。"釜底抽薪"，原义是指用开水去制止水沸，则水沸不可能停止；如把锅底下的柴火去掉，那么水沸自然就停止了，比喻从根本上解决问题。

"釜底抽薪"这一成语应用到中医学中，被引申为以"寒下法"治疗热性疾病。所以中医学中的"釜底抽薪法"，是通过寒性泻下药物泻下秽浊燥屎邪热以祛除邪热而治疗热病的一种治法，犹如去掉锅底下的柴火以降低锅内的温度，故称"釜底抽薪法"。

"釜底抽薪法"适用于治疗里热实证，症见潮热口渴、大便秘结、脘腹痞满、腹痛拒按、神昏谵语、舌苔老黄、或热结旁流、下利清水、脐腹疼痛、按之坚硬。对此正盛邪实之证，非峻下不足以除其热，非急下不足以救其阴，故治宜速战速决，釜底抽薪，峻下除热，急下救阴，可用大承气汤治疗，使邪热随燥屎排出，使将竭之阴得以保存。

后世医家进一步扩大了"釜底抽薪法"的临床应用，如用于治疗急性感染性疾病、急腹症、颅内高压、呼吸窘迫综合征、尿毒症及农药中毒和铅中毒等急重病症，辨证运用釜底抽薪法，可以控制病势，防止恶化，常获满意疗效。

逆流挽舟

清代喻昌《医门法律·痢疾门》说："痢疾一证……至夏秋，热、暑、湿三气交蒸互结之热，十倍于冬月矣，外感三气

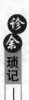

之热而成下痢，其必从外而出之，以故下痢必从汗，先解其外，后调其内……失于表者，外邪但从里出，不死不休，故虽百日之远，仍用逆流挽舟之法，引其邪而出之于外，则死证可活，危证可安。"喻昌首次提出了"逆流挽舟"之概念，别开治痢之一大法门，对后世医家产生了深远的影响。

痢疾初起兼表证者，乃外邪从表而陷里，故应使陷里之邪还从表出而解，犹如逆流之中挽舟上行。"逆流"就是逆其表邪陷里之病势，"挽舟"就是挽引邪气以出表。因其证系风寒湿邪从表陷里所致，故治宜透邪出表。喻昌称这种透散表邪、解除里滞以治疗痢疾的方法为"逆流挽舟"法，并推崇败毒散为"逆流挽舟法"的代表方。

败毒散出自宋代钱乙《小儿药证直诀》。方中羌活、独活辛温发散，外解在表之邪，共为君药；枳壳、桔梗、前胡、茯苓宣通肺气，内开肺气之郁，共为臣药。君臣相合，解表宣肺，俾肺气宣畅，大肠壅滞亦随之而解。柴胡、川芎为佐药，一则疏肝泄胆，行气活血，使"行血则便脓自愈，调气则后重自除"；再则清轻透散，升举阳气，具有表散外邪之功，从而兼顾大肠壅滞、气血失调之标。更以人参为佐，益气扶正，鼓邪外出，增强本方表散外邪的作用。甘草益气和中，调和诸药，为使。如此标本兼顾，共奏"逆流挽舟"之功。

本法所治之痢疾，系由表邪内陷于里，肠道壅滞，气血失调而成。此时病势虽向内向下，但导致肠道壅滞的根本原因是表邪内陷，若顺其病势以"引而竭之"之常法治之，必使表邪愈加深陷，日久不得解除，故须变法图治，运用解表之法，使内陷之邪从表而解，宛如逆流之中，挽舟楫以上行。因此，"逆流挽舟"法是治痢的变法。

痢疾多因湿热疫毒壅滞肠道所致，其病势向内向下，治宜因势利导，引病邪从下而去，即《素问·阴阳应象大论》

"其下者，引而竭之"之法，当清热化湿解毒，兼以调气和血导滞，此乃治痢之常法。

喻昌运用败毒散治疗痢疾的"逆流挽舟法"，是以透邪外出为目的的治疗方法。后世进一步扩大了此法的临床运用，凡是邪气由表陷里，表邪未解、脾虚气陷之表里同病者，如胃肠型感冒、溃疡性结肠炎、小儿秋季腹泻等见有表证者，亦可仿此"逆流挽舟法"治疗。

总之，临床上无论是应用常法，还是应用变法，都应是审证求因，辨证论治，切不可见"痢"就"挽舟"。

增水行舟

清代吴瑭《温病条辨》说："阳明温病，无上焦证，数日不大便，当下之。若其人阴素虚，不可行承气者，增液汤主之。""阳明温病，下之不通，其证有五……津液不足，无水舟停者，间服增液。再不下者，增液承气汤主之。""其因阳明太热，津液枯燥，水不足以行舟，而结粪不下者，非增液不可。""温病之不大便，不出热结、液干二者之外，其偏于阳邪炽甚，热之实证，则从承气法矣；其偏于阴亏液涸之半虚半实证，则不可混施承气，故以此法代之。（玄参、麦冬、生地）三者合用，做增水行舟之计，故汤名增液。"可见，"增水行舟"法为吴瑭所创，其代表方为增液汤。

所谓"增水行舟"，是指通过药物滋补阴液而滑润肠道，使热结液枯的粪便得以自行排出，犹如水涨则船得以通行之意，故名。它适用于津液不足的大便秘结证，增液汤就是此法的代表方剂。

由于大肠津液枯耗，以致大便闭结不通，正如江河中无

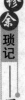

水而船舶无法行驶一样，故吴瑭"作增水行舟之计"，而创增液汤方，用养阴生津之玄参、麦冬、细生地组方治之。此法重在增液以使水涨舟行，不同于泻热通便的承气汤法。故吴瑭说："本论于阳明下证，特立三法：热结液干之大实证，则用大承气；偏于热结而液不干者，旁流是也，则用调胃承气；偏于液干而热结少者，则用增液。"

对"其人阴素虚"而大便秘结者，吴瑭强调"不可行承气"。否则，若用承气类荡涤肠胃，则津液愈耗，不仅燥结不下，反致便秘更甚。此时唯用增液汤三味甘寒柔润之品滋养阴液，方可滑润肠道，使热结液枯的粪便得以自下，犹如水涨则船行通畅，故称增液汤为"增水行舟之计"。

总之，"增水行舟法"就是滋阴通便法，适用于阴液亏虚之大便秘结。若是热结便秘，当用苦寒泻下通便法，可用承气汤治疗；若是气虚便秘，当用甘温益气通便法，可用黄芪汤治疗；若是阳虚便秘，当用温阳散寒通便法，可用济川煎治疗。凡此等等，则另当别论。

临证感悟

畏　寒

畏寒，又称"怕冷"，是指在主观感受上比一般人怕冷为主要症状的病证。

正常人体对外界温度变化有一定的适应性，身体健康的人能耐受一定程度内的寒冷，可以在0℃的水中忍受15分钟，而老年人的寒冷耐受值则为3～4℃。某些人在主观感受上较一般人怕冷，多因某些病理因素所致。

一般来说，自觉怕冷，增加衣被或近火取暖可以缓解的，称为"畏寒"；自觉怕冷，增加衣被或近火取暖不能缓解的，称为"恶寒"。这里统称为"畏寒"。

畏寒可见于西医学中的亚健康人群，也可见于某些感染、低体温综合征、甲状腺功能减退症、贫血、低血压、内分泌失调等疾病。

畏寒有表里之分、虚实之别。实证多为感受寒邪或水湿之邪，虚证多为心脾肾之阳气亏虚。具体来说，外寒入里，客于上焦则为寒邪犯肺证，留于经络则为寒凝肝脉证；阳虚于内则生寒，多为心阳虚、脾阳虚、肾阳虚，而脾肾阳虚或心肾阳虚多并见；水湿内泛证可由外感水湿之邪而生，也可因脾肾阳虚、水液代谢失常而成，但水湿内泛证是以实证为主。

寒邪犯肺之畏寒与寒凝肝脉之畏寒，皆是外感寒邪而见畏寒之象。前者病位在肺，还可见胸闷气喘、咳嗽、咳稀白痰等肺气不宣的症状；后者为寒邪滞留肝脉，可见阴器疼痛、少腹拘急冷痛、颠顶疼痛等寒凝肝脉的症状。寒邪犯肺证，治以温肺散寒化痰，方以小青龙汤、麻黄汤等方加减化裁；若兼恶风者，可酌加羌活、防风、荆芥等；胸闷痰多者，可酌加瓜蒌、法半夏、陈皮等；喘促气粗者，可酌加杏仁、紫苏子、款冬花等。寒凝肝脉证，治以暖肝散寒止痛，方以暖肝煎、天台乌药散等方加减化裁；若胁肋冷痛者，可酌加肉桂、吴茱萸、小茴香等；阴器胀痛者，可酌加橘核、荔枝核、川楝子等；小腹胀痛者，可酌加乌药、小茴香、青皮等；颠顶疼痛者，可酌加藁本、吴茱萸、川芎等；女子痛经者，可酌加延胡索、肉桂、小茴香等。

水湿内泛之畏寒，治以祛湿利水驱寒，方以五苓散、理中丸等方加减化裁，并可重用白术、茯苓、薏苡仁等健脾利水、淡渗利湿之品。如兼肾阳亏虚者，可酌加制附子、肉桂、仙茅等，使肾阳得旺，气化得行，则水湿自然得除。

心阳虚衰之畏寒与脾肾阳虚之畏寒，皆是阳虚于内，寒盛于外，均可见畏寒肢冷、面色淡白、精神不振等阳虚症状。但前者除心阳不振外，还可见心血寒凝而瘀的症状；后者则以脾阳虚、肾阳虚之证并见。心阳虚衰证，治以温阳散寒通脉，方以桂枝加附子汤合炙甘草汤等方加减化裁；若阳虚阴寒而胸痛者，可酌加制附子、肉桂、延胡索等；寒凝血瘀而胸痛者，可酌加延胡索、乳香、没药等。脾肾阳虚证，治以温肾补脾散寒，方以附子理中丸、右归丸、肾气丸等方加减化裁；若脘腹冷痛较甚者，可酌加制附子、干姜、高良姜等；阴器冷痛者，可酌加制附子、肉桂、吴茱萸等；纳呆便溏者，可酌加焦山楂、焦神曲、肉豆蔻等；五更泻者，可酌加四神丸等；早泄滑精者，可酌加金樱子、桑螵蛸、山茱萸等。

临床上，没有表证的畏寒证，以阳虚阴盛为多，可以根据患者的饮食习惯，适当选用一些具有温补作用的食物，如羊肉、狗肉、牛肉、斑鸠肉、麻雀肉、鹌鹑肉、虾米、韭菜等，以温其阳而制其阴。

恶　热

恶热，又称"怕热"，是指在主观感受上比一般人怕热为主要症状的病证。

人体最适宜的环境温度为 23℃，在 100℃ 的高温干燥环境中只能耐受 1 分钟。恶热患者表现为不欲近衣，不欲近热。《素问·宣明五气》说："心恶热。"东汉张仲景《伤寒论·辨阳明病脉证并治》说："阳明病，外证云何？答曰：身热，汗自出，不恶寒，反恶热也。"恶热可见于伤寒、温病、中暑、痊夏、肺痨、肺痈、消渴等病，也可独自出现于临床。

恶热可见于西医学中的某些急性感染、慢性感染、甲状腺功能亢进症、肺结核等疾病。

恶热之证，常与发热并见，或壮热，或低热，或潮热，身体内外皆热，可见于外感，也可见于内伤。外感者，伤寒、风温、暑湿等，皆可犯体而入，踞里化热，内外热盛而恶热；受之于伤寒、温病者，根据病位不同、病势深浅，又有热邪壅肺、热炽阳明、热入营血的不同。内伤恶热者，多责之于阴虚火旺。临床治疗当以清热为主，身热得退，则恶热自解。

热邪壅肺之恶热与热炽阳明之恶热，皆可因伤寒、温病而起，邪热踞里而恶热，也可有热迫大肠的共同症状。然二者有病位上的不同，前者为热邪壅滞于肺脏，临床可见肺失宣降之呼吸气粗、咳嗽喘急、鼻扇气灼等症状；若肺热下移大肠，

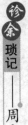

则大便秘结，但无腹满硬痛之苦；如肺热壅盛，酿成痈脓者，可见咳吐腥臭浊痰等症。后者为热邪盛于阳明，《伤寒论》将其分为阳明经证与阳明腑证，温病也有热炽于胃和热迫胃肠的区别，故而临床上多见阳明经证之"身大热、口大渴、汗大出、脉洪大"，或者阳明腑证之"痞、满、燥、实、坚"。热邪壅肺证，治以清泻肺热；发热、气喘、咳嗽者，方用麻杏石甘汤加黄芩、地骨皮、桑白皮等；若发热、胸痛、痰中带血者，方用清金化痰汤加蒲黄炭、侧柏叶、白茅根等；咳吐腥臭浊痰者，可用苇茎汤加黄芩、鱼腥草、金荞麦等；大便秘结者，可酌加大黄、瓜蒌仁、松子仁等。热炽阳明证，则以白虎汤治疗阳明经证，以大承气汤、小承气汤、调胃承气汤治疗阳明腑证。

热入营血之恶热与阴虚火旺之恶热，都有发热恶热，均是病在阴分。然前者为温病外感，后者为杂病内生。热入营血证，发病初期为实热燔灼营血，营血耗伤，逐渐转为邪实正虚之象，但以邪实为主，故而发热恶热；可因热入营血、心神被扰而出现神志症状，热盛耗血动血而见斑疹显露、吐血衄血等症，热盛动风而见四肢抽搐、角弓反张等症。阴虚火旺证，是以正虚为主，阴虚不能制阳而恶热，热势较热入营血为低，多为潮热、低热、五心烦热等。热入营血证，治以清营凉血退热，方以清营汤、犀角地黄汤等方加减化裁，临证可以酌情合用安宫牛黄丸、紫雪丹、至宝丹等；斑疹显露者，可酌加玄参、紫草、苎麻根等；四肢抽搐者，可酌加代赭石、钩藤、地龙等；所谓"存得一分阴液，便有一分生机"，故应重视养阴药的运用，可酌加玄参、麦冬、石斛等。阴虚火旺证，应以补虚为先，治以滋阴降火，方以大补阴丸等方加减化裁；若心烦失眠者，可酌加阿胶、鸡子黄、酸枣仁等；胃阴不足而渴者，可酌加石斛、天花粉、玉竹等；骨蒸潮热者，可酌加银柴胡、胡黄连、地骨皮等。

暑热夹湿之恶热，为暑湿两邪共犯人体，症状上则有暑重湿轻、暑轻湿重的区别。前者以恶热面赤、身热汗出、口渴喜冷饮、心烦、小便黄赤等暑热之象为主，后者以脘痞腹满、恶心欲呕、肢体困重等湿困之象为主。暑重湿轻证，治以白虎加苍术汤等方加减化裁，暑轻湿重证，治以连朴饮合三石汤等方加减化裁；若暑邪伤气，少气乏力者，可酌加太子参、生晒参、西洋参等；湿邪困脾，纳呆腹胀者，可酌加苍术、木香、炒二芽等。

临床上，没有表证的恶热证，以阴虚阳盛为多，可以根据患者的饮食习惯，适当选食一些具有凉润作用的水果，如西瓜、雪梨、甘蔗、地瓜等，以滋其阴而制其阳。

多 汗

多汗，是指人体不因体劳过度、穿盖过暖、环境温度过高及服用发汗药物等因素所致的汗出过多的病证。据汗出时间的不同，临床上又有"自汗""盗汗"之分。

正常人体在环境温度过高，穿盖衣被过多，进食、服药、运动、情绪紧张恐惧等情况下，会出现一时性汗液分泌过多的情况，此为生理性多汗。病理性多汗，既可以是某些疾病过程中的常见症状，又可以作为独立症状而单独见于临床。

多汗可见于西医学的自主神经功能紊乱、风湿热、结核病、甲状腺功能亢进症、更年期综合征、肿瘤、糖尿病、佝偻病等疾病。

《素问·阴阳别论》说："阳加于阴谓之汗。"元代朱震亨《丹溪心法·自汗》说："自汗之证……阴虚阳必凑，发热而自汗；阳虚阴必乘，发厥而自汗，皆阴阳偏胜所致也。"故多汗之证，应首辨阴阳。阴阳气血和，则营卫自和；若阴阳失调，营卫不和，营阴外泄，则见多汗。其次辨虚实，金代成无己《伤寒明理论·自汗》说："自汗之证，又有表里之别焉、虚实之异焉。"非唯自汗需辨虚实，盗汗、黄汗、局部多汗等，但凡汗出多而异者，皆应明辨虚实以明其本。再次辨脏腑，一方面，阴阳之别，虚实之异，皆可体现于脏腑功能活动；另一方面，局部多汗者，多为津液循经而出，辨脏腑能切中病位。明代李中梓说："心虚者，益其血脉，当归六黄汤；肾虚者，助其封藏，五味子汤；脾虚者，壮其中气，补中益气汤；肝虚者，禁其疏泄，白芍汤。此从乎腑脏为治也。"（转引自清代林珮琴《类证治裁·汗症论治》）

营卫不和之多汗与心肺气虚之多汗，都有卫虚不固、汗出恶风之象。营卫不和之多汗，是因阴阳营卫失调所致，可兼见时寒时热、周身酸楚等营卫不和之象；心肺气虚之多汗，是因心肺气虚而卫虚不固所致，临床兼见心悸气短、神疲乏力、倦怠懒言等气虚之象。营卫不和证，治以调营卫、和阴阳，方以桂枝汤加减化裁；如风湿相搏，时自汗出，可予防己黄芪汤加减化裁。心肺气虚证，治以补益心肺之气，方以玉屏风散合生脉散等方加减化裁；若心悸气短，可酌加酸枣仁、刺五加、红芪等。均可在辨证论治的基础上适当配伍煅牡蛎、糯稻根、浮小麦、麻黄根等敛汗之品兼治其标；若大汗不止，当防止气随津脱，方用生脉散加西洋参以益气养阴固脱。

脾肾阳虚之多汗与阴虚火旺之多汗，均系营阴外泄所致的多汗。但前者为阳虚卫外失固所致，后者为阴虚不能敛营所致；前者属于阳虚，后者属于阴虚，辨证不难。但津液外泄过甚，一方面可以伤阴耗血，另一方面可致气随津脱，阳随津逝，从而出现气阴两伤、阴阳两虚之证，故治疗上应洞悉证候转归之机，以补脏腑、调阴阳为目的，灵活选用滋阴、补阳、益气、养血等治法，仔细权衡调理脏腑阴阳治本与收涩敛汗治标的关系。脾肾阳虚证，治以温补脾肾、敛阴止汗，方以桂枝加附子汤、补阳汤等方加减化裁；若纳呆食少者，可酌加炒二芽、炒山楂、鸡内金等；大便溏薄者，可酌加肉豆蔻、赤石脂、禹余粮等；腰膝酸软者，可酌加杜仲、桑寄生、续断等；神疲乏力者，可酌加党参、炙黄芪、生晒参等。阴虚火旺证，治以滋阴养心、清热敛汗，方以当归六黄汤、天王补心丹、甘麦大枣汤等方加减化裁；若口渴咽干者，可酌加石斛、麦冬、天花粉等；骨蒸潮热者，可酌加银柴胡、胡黄连、地骨皮等；心烦失眠者，可酌加麦冬、百合、酸枣仁等；遗精滑精者，可加三才封髓丹等。

　　肝胆湿热之多汗，乃湿热蕴于肝胆，阻遏气机，熏蒸津液，迫津外出，临床可见自汗、黄汗、腋汗、阴汗等症状，兼见胁肋胀痛、口苦、尿黄、身目发黄等肝胆湿热之象；但因"见肝之病，知肝传脾"，故常兼见脘腹痞闷、呕恶、纳呆、大便溏薄等脾胃湿热之象，而湿热蕴于中焦又可兼见手足多汗、头汗等多汗症状；临床治以清热利湿，方以龙胆泻肝汤合茵陈蒿汤等方加减化裁；若目黄尿黄者，可酌加茵陈、垂盆草、田基黄等；心中烦热者，可酌加赤小豆、淡豆豉、淡竹叶等；脘腹痞闷者，可酌加藿香、佩兰、木香等；呕恶纳呆者，可酌加苍术、姜半夏、炒二芽等；如仅见足心多汗或两腋多汗，可用牡矾丹扑撒于汗出部位。

　　肝胆湿热之多汗属于实证，因其有实邪蕴遏肝胆，实邪不去则多汗不减，故一般不宜用敛汗药物，因其具有敛邪留寇之弊。心肺气虚、脾肾阳虚等虚证之多汗，因其没有实邪蕴遏体内，故可用敛汗药物，如浮小麦、麻黄根、糯稻根、煅牡蛎、五味子、五倍子、山茱萸等，以助津液之固摄。

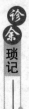
多汗证之属于实者，自当祛其实邪。多汗证之属于虚者，无论气血阴阳，均可在辨证施方的基础上酌情选用生晒参、西洋参、炙黄芪、红芪、党参、太子参、黄精、白术等，以益其气而摄其津。

乏 力

乏力，又称"疲乏""疲倦""倦怠"，是指较长时间自觉身体疲倦、困乏少力为主要症状的病证。

乏力患者肢体可随意运动，与痿证之肢体筋脉弛缓、痿软无力、不能随意运动，甚至日久出现肌肉萎缩者不同。

过度运动、劳累、熬夜等因素出现暂时的乏力，经休息后很快恢复正常者为生理性，非上述原因所致者则为病理性。病理性乏力是多种疾病中的常见症状，这里介绍的乏力仅限于以乏力为主症者，属于中医学的"虚劳"范畴。

乏力可见于西医学的营养不良、贫血、白细胞及粒细胞减少症、甲状腺功能减退、糖尿病、慢性肝炎、慢性肾炎、心肺功能不全等病症。

乏力多为虚证，见于久病、积劳之后的虚劳等病，故需了解病史，协助辨证。本证辨证要点在于辨病变之脏腑及相应的阴阳气血受损情况。重点病变脏腑在脾胃，包括脾虚气血生化不足、阳虚失煦及脾虚生湿等。

气血两虚之乏力与脾肾阳虚之乏力，均可见食少、腹胀、便溏等症。但前者除身体乏力、不耐劳作外，还表现出气血两虚、心失所养之心悸、失眠、多梦等；后者之脾肾阳虚乃气虚的进一步发展，临床乏力程度加重，并可见一派虚寒之象，伴有生殖功能减退或水液代谢失常等肾虚之征。气血两虚证，治以补益心脾气血，方以归脾汤、人参养荣汤等方加减化裁；临床上补气或补血当有侧重，如动则气短、呼吸短促，重在气虚，可酌加人参、炙黄芪、炙甘草等；动时觉热、心悸汗出，重在血虚，可酌加阿胶、熟地黄、酸枣仁等。脾肾阳虚证，治以温补脾肾阳气，方以附子理中丸、桂附地黄汤、拯阳理劳汤等方加减化裁；若大便溏泻者，可酌加赤石脂、禹余粮、煨诃子等。

脾虚湿困之乏力与湿热浸淫之乏力，同有湿阻经脉气血之身体乏力、沉重，或见水肿、肤麻，或关节屈伸不利。但前者为虚实夹杂证，尚有脾虚之口黏无味、纳少、腹胀、便溏；后者为实热证，除见肢体沉重乏力外，尚有肢体局部有热感，或身有低热，以及湿热弥漫三焦症，如在上可见口黏腻有异味，在中可见呕恶、胸脘痞闷、胁肋胀痛，在下可见小便短赤、大便溏结不调等。脾虚湿困证，治以健脾宽中化湿，方以升阳益胃汤、参苓白术散、平胃散等方加减化裁；若湿重纳呆者，可酌加薏苡仁、藿香、佩兰等；气滞腹胀者，可酌加枳壳、木香、青皮等。湿热浸淫证，治以清热祛湿利水，方以茵陈蒿汤合二妙散、三仁汤等方加减化裁；若见口干舌燥、大便秘结、舌红少津、脉细数等症，则祛湿不可太过，防止过用伤阴，可酌加玄参、生地黄等；目黄身黄者，可酌加茵陈、虎杖、垂盆草等；呕恶、脘痞者，可合平胃散加减。夏季暑湿内阻，疲乏不堪，俗称"疰夏"，轻者可酌加藿香、佩兰等，重者可予清暑益气汤加减化裁。

乏力证之属于虚者，无论气血阴阳，均可在辨证论治的基础上酌情选用生晒参、西洋参、党参、炙黄芪、红芪、太子参、黄精、白术等，因该类药物不仅可以益气以治气虚，而且对于阳虚者可以益气以生阳，对于阴虚者可以益气以生津，对于血虚者可以从"气中求血"。

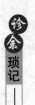

震 颤

震颤，是指以肢体颤抖或头部摇晃而不能自制为主要症状的病证。

震颤包括头摇、手颤、身体动摇等。临床多慢性起病，有独头动摇者，有一手独颤或双手并颤者，严重者头部震摇不停、四肢颤动不已。本证多发于老年人，且多呈渐进性加重。

震颤可见于西医学的帕金森综合征、特发性震颤、舞蹈病、甲状腺功能亢进症、手足徐动症、脑萎缩、脑动脉硬化、颅脑外伤等疾病的病程中。

震颤证的病因病机当首分虚实。肝肾阴虚动风证、气血亏虚证、精髓不足证为虚，风痰阻络证、肝火亢盛证、瘀阻脑络证为实。实证起病较快，虚证起病缓慢。而肢体或头部震颤的程度、持续的时间，以及伴随的兼症等是辨证的关键。

虚风内动之震颤与气血亏虚之震颤，均见肢体颤抖或头部动摇，震颤程度不重、幅度不大，伴有肢体麻木、乏力等症。虚风内动证，为肝肾不足，精血亏虚，变生内风所致，治以滋肾柔肝、育阴息风，方以大定风珠合六味地黄丸等方加减化裁；若大便干结者，可酌加火麻仁、郁李仁、生地黄等；眩晕、耳鸣者，可酌加石决明、天麻、石菖蒲等；烦躁、失眠者，可酌加酸枣仁、柏子仁、百合等。气血亏虚证，为心脾两虚，气血虚弱，筋脉失荣所致，治以益气养血、息风定颤，方以八珍汤、定振丸等方加减化裁；若心悸、失眠者，可酌加酸枣仁、珍珠母、首乌藤等；乏力、气短者，可酌加人参、炙黄芪、太子参等。

肝火亢盛之震颤，若日久耗竭肾阴，易形成肝肾阴虚动风证。前者为实火，其肢体或头部颤动幅度大、程度重，兼见肝火亢盛之急躁易怒、眩晕欲仆、烦热多汗、口干口苦、面红目赤，或有眼球突出、颈部瘿瘤等症；后者为虚火，其肢体或头部颤动幅度小，还见阴虚火旺之耳鸣眼干、腰酸膝软、大便秘结等症。肝火亢盛证，治以清泻肝火、息风定颤，方以龙胆泻肝汤合镇肝熄风汤等方加减化裁；若心中烦热者，可酌加炒栀子、淡豆豉、灯芯草等；头晕目眩者，可酌加天麻、钩藤、石决明等。

风痰阻络之震颤，因风夹湿痰，阻滞经络，气血不畅，肢体筋脉失其濡养而运动失控；治以豁痰通络、息风除颤，方以涤痰汤合半夏白术天麻汤等方加减化裁；若呕恶痰涎者，可酌加制天南星、炙远志、石菖蒲等；若咳黄色痰者，可酌加黄芩、鱼腥草、贝母等。

精髓不足之震颤，多因肾精不足，脏腑渐衰，筋脉失荣，肢体运动失控；治以填精益髓、养筋除颤，方以龟鹿二仙胶、河车大造丸等方加减化裁；若兼善忘者，可加孔圣枕中丹；腰膝酸软者，可加青娥丸。

瘀阻脑络之震颤，系由瘀血阻滞脑络，灵机受阻，筋脉肢体运动失控所致；治以活血化瘀、散结通络，方以通窍活血汤等方加减化裁；若失眠健忘者，可酌加酸枣仁、炙远志、刺五加等；若久病入络，治宜破血逐瘀、搜风通络，可酌加全蝎、蜈蚣、僵蚕等。

震颤证多见于中老年人，病机多以肝肾亏虚、气血不足为本，风、痰、火、瘀等病理因素为标。因此，治疗上应重视滋补肝肾、益气养血，兼以息风、化痰、清热、祛瘀等。但本证病机复杂，病程绵延，治疗难度较大；随着病程的进展，常与痰瘀结合为患，治疗自当灵活变通。

《素问·至真要大论》说："诸风掉眩，皆属于肝。"无论何种原因引起的震颤，最终均会影响到肝，而与肝风内动相关，故其治疗均可在辨证论治的基础上，酌情选用平肝息风药，如石决明、生牡蛎、钩藤、天麻、地龙等，以提高治疗效果。

消　瘦

消瘦，是指体重低于标准体重的 10% 以下为主要症状的病证。

人体的胖瘦差异性较大，若精神饱满，面色明润，舌脉正常，身无所苦，虽然身体偏瘦，亦属正常。

消瘦可见于西医学的营养不良、结核病、甲状腺功能亢进症、糖尿病、恶性肿瘤、肠道寄生虫病、消化吸收功能障碍等疾病。

消瘦证虽为形体失养，但虚实之病证均可出现，治当辨证求因，区分虚实。虚则补之，以补养脾胃气血为主；实则泻之，邪去正安，则形体自充。

气血亏虚之消瘦与脾胃气虚之消瘦皆为虚证，可见形体消瘦、少气懒言、倦怠乏力等气虚症状。气血亏虚证，是在气虚的基础上伴见面色㿠白、头晕心悸等血虚症状；脾胃气虚证，其病在脾胃，可见食欲不振、食后腹胀、大便溏薄等脾虚不运之象。气血亏虚证，治以益气养血，方以八珍汤、归脾汤等方加减化裁；若神疲乏力、气短明显者，重用人参、炙黄芪，少佐肉桂等；心悸、失眠严重者，重用酸枣仁，可酌加柏子仁、合欢皮、首乌藤等；心中烦热，可酌加炒栀子、淡豆豉、灯心草等。脾胃气虚证，治以健脾益气，方以四君子汤、参苓白术散等方加减化裁；食少纳呆者，可酌加炒二芽、焦山楂、鸡内金等；大便溏泄者，可酌加炒扁豆、山药、肉豆蔻等；倦怠乏力者，可酌加人参、炙黄芪、红芪等。

胃火炽盛之消瘦、肝火亢盛之消瘦及肺阴亏虚之消瘦，皆有热象，然有病位及虚实的不同。胃火炽盛证，为胃中实火，煎熬阴液，体不得养而瘦，以消谷善饥为特点；肝火亢盛证是肝中实火，火灼肝阴而损其形，阴不制阳，可见急躁易怒、胁肋灼痛、口苦目赤等肝火旺盛之象；肺阴亏虚证，为肺阴不足，阴虚火旺，阴损在前，生热在后，而且其热为虚热，见潮热盗汗、午后颧红、口干咽燥、痰中带血或咯血、五心烦热等症，可资鉴别。胃火炽盛证，治以清胃泻火，方以玉女煎、清胃散等方加减化裁；若大便秘结者，可酌加火麻仁、郁李仁、玄参等；口干渴饮者，可酌加玉竹、石斛、天花粉等；心中烦热者，可酌加炒栀子、淡豆豉、灯心草等。肝火亢盛证，治以泻肝清火，方以龙胆泻肝汤、当归龙荟丸等方加减化裁；胁肋胀痛者，可酌加白芍、郁金、川楝子等；头晕目眩者，可酌加石决明、天麻、珍珠母等。肺阴亏虚证，治以滋阴清肺，方以百合固金汤、清燥救肺汤等方加减化裁；声音嘶哑者，可酌加木蝴蝶、蝉蜕、射干等；痰中带血者，可酌加白及、白茅根、仙鹤草等；低热不退者，可酌加银柴胡、胡黄连、牡丹皮等。

如其人素盛今瘦，水走肠间，当为痰饮所累；如能食而逐渐消瘦，须防消渴。临床亦有小儿消瘦，是虫积扰脾所致，可见面黄消瘦、脐腹疼痛、嗜食异物等特有症状，治疗当以化虫丸加减；脾虚气弱者，可合肥儿丸加减化裁；食欲不振者，可合保和丸加减化裁。

脾司运化、主肌肉，胃主受纳、司腐熟，二者相为表里。临床上无论何种原因引起的身体肌肉消瘦，最终都会影响到脾胃，而与脾胃密切相关。故实证之消瘦需要祛脾之湿，可酌情

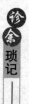

选用茯苓、藿香、佩兰等，或泻胃之火，可酌情选用生地黄、石膏、黄连等；虚证之消瘦则需要健脾之气，可酌情选用人参、党参、白术等；或养胃之阴，可酌情选用沙参、麦冬、石斛等。

肥　胖

肥胖，是指体重超出标准体重的 20% 以上为主要症状的病证。

人体的胖瘦差异性较大，若精神饱满，面色明润，舌脉正常，身无所苦，虽然身体偏胖，亦属正常。

肥胖证，中医学早在 2000 多年前就有记载。如《灵枢·卫气失常》说："人有肥，有膏，有肉。"《素问·通评虚实论》说："肥贵人，则高粱之疾也。"

肥胖可见于西医学的血脂异常症、代谢综合征、甲状腺功能减低症、皮质醇增多症、多囊卵巢综合征、胰岛素瘤、下丘脑疾病等疾病。

肥胖证的病位以脾肾为主，亦可涉及肝胆。临床表现多为本虚标实，本虚以气虚为主，标实以痰湿、膏脂为主，常兼有气滞、血瘀等。

脾气亏虚之肥胖与肾气亏虚之肥胖，均为气虚水液代谢失常，均见体胖、乏力等，然其病位一在脾，一在肾。在脾者，还可见肌肉松软、大便溏薄等脾虚不运之象；在肾者，还可见腰膝酸软、性欲淡漠，甚至畏寒肢冷、小便清长等肾气、肾阳亏虚之象。脾气亏虚证，治以健脾利湿，方以参苓白术散、防己黄芪汤等方加减化裁；若气短、自汗者，可酌加人参、五味子、浮小麦等；大便溏泻者，可酌加赤石脂、肉豆蔻、石榴皮等。肾气亏虚证，治以补肾益气，方以肾气丸、真武汤、泽泻汤等方加减化裁；若腰膝酸软者，可酌加牛膝、杜仲、狗脊等；下肢水肿者，可酌加泽泻、猪苓、大腹皮等；神疲乏力者，可酌加人参、炙黄芪、黄精等。

痰湿中阻之肥胖与肝郁气滞之肥胖，皆为实证，除形体肥胖外，皆可见气机阻滞之胸胁痞闷、脘腹胀满等症。痰湿中阻证，是因痰湿之邪困阻中焦脾土，脾土不运，湿遏气机而气机郁滞，还可见痰多、体倦、肢体沉重等症；肝郁气滞证，为肝失疏泄，横侮脾土，导致气机郁滞，故还可见善太息、情志抑郁、易怒、口苦等症状。痰湿中阻证，治以健脾祛湿化痰，方以平陈汤、苍附导痰汤等方加减化裁；若大便溏泻者，可酌加炒苍术、茯苓、薏苡仁等；头晕目眩者，可酌加天麻、法半夏、石菖蒲等；肢体沉重者，可酌加炒苍术、藿香、佩兰等。肝郁气滞证，治以疏肝理气健脾，方以柴胡疏肝散、逍遥散等方加减化裁；胁肋胀痛者，可酌加青皮、香附、川楝子等；心烦易怒者，可酌加醋柴胡、郁金、炒栀子等；脘腹胀满者，可酌加木香、佛手、小茴香等。

现代实验研究和临床研究证实，不少中药古方具有减肥的确切疗效，如《黄帝素问宣明论方》之防风通圣散、《金匮要略》之泽泻汤、《伤寒论》之麻子仁丸等，均可酌情选用。此外，不少中药如生山楂、荷叶、决明子（草决明）等，亦证实其有确切的降脂效果，临证亦可酌情选用。在注重药物治疗的同时辅以针灸治疗，可以提高减肥疗效。

善　忘

善忘，亦称"喜忘""多忘""健忘"，是指记忆力减退、遇事善忘为主要症状的病证。如因年老神衰而善忘，多属生理功能衰退，与因病而致的善忘不同，药物多难奏效。

善忘可见于西医学的神经衰弱、脑动脉硬化、脑萎缩、老年痴呆等疾病。

善忘证有虚有实，虚证与心脾肾虚损关系密切，实证为痰浊瘀血所累，但临床以虚证居多。正如元代朱震亨《丹溪心法·健忘》说："健忘，精神短少者多，亦有痰者。"

肾精亏虚之善忘与心脾两虚之善忘，均可见虚损不足之象。但前者之善忘乃肾精无以化髓，脑海空虚所致，常伴有早衰、生殖功能减退等；后者之善忘系气血不足以养神所致，常伴有心悸失眠、神疲乏力等。肾精亏虚之善忘，治以填精补髓，方以河车大造丸、六味地黄丸等方加减化裁；若阴伤口渴者，可酌加麦冬、石斛、生地黄等；盗汗者，可酌加山茱萸、五味子、浮小麦等；腰膝酸软者，可酌加杜仲、桑寄生、狗脊等。心脾两虚之善忘，治以养心健脾，方以归脾汤、人参养营汤等方加减化裁；若神疲乏力者，可酌加人参、刺五加、灵芝等；心悸失眠者，可酌加酸枣仁、柏子仁、首乌藤等；心中烦热者，可酌加生地黄、炒栀子、淡豆豉等。

痰浊迷心之善忘与瘀血痹阻之善忘，均可见有形之邪停滞于内的实象。但前者之善忘起病缓慢，病程长，痰浊结聚越深，善忘越重，伴有痰浊内停之征，如胸闷、头晕、苔腻等；后者之善忘多突然发生，经久难愈，伴有瘀血痹阻之征，如胸痛、舌色紫暗、脉涩或结代等。痰浊迷心之善忘，治以降逆化痰开窍，方以导痰汤、礞石滚痰丸、瓜蒌枳实汤等方加减化裁；若胸闷痰多者，重用瓜蒌、法半夏，可酌加前胡、苏子、桔梗等；头晕目眩者，可酌加僵蚕、制天南星、天麻等；脘闷呕恶者，可酌加木香、陈皮、姜半夏等。瘀血痹阻之善忘，治以活血化瘀醒神，方以血府逐瘀汤、抵当汤等方加减化裁；胸闷胸痛者，可酌加瓜蒌、薤白、延胡索等；头晕目眩者，可酌加全蝎、天麻、钩藤等。

心肾不交之善忘，可见肾阴不足、心火亢盛之下虚上实症状，如头晕耳鸣、腰酸、遗精、五心烦热、虚烦不眠、心中悸动等，治以滋阴泻火安神，方以知柏地黄丸、黄连阿胶汤等方加减化裁；若心烦不眠者，可酌加黄连、柏子仁、酸枣仁、灯心草等；头晕耳鸣者，可酌加熟地黄、枸杞子、石菖蒲等；遗精早泄者，可酌加金樱子、芡实、莲子心等。

善忘证之属于实者，自当祛其实邪。善忘证之属于虚者，无论气血阴阳，均可在辨证论治的基础上酌情选用熟地黄、制何首乌、黄精、鹿角胶、人参等，因上述药物不仅可以补益气血以治气血亏虚证，而且对于阳虚者亦可以益气以生阳、从"阴中求阳"；对于阴虚者可以益气以生津、补血以养阴。

善忘证病位在脑，而肾主藏精，精生髓，髓通于脑。由此可见，无论何种原因引起的善忘，都与肾精亏虚密切相关。因此，无论何种原因引起的善忘证，都可在辨证论治的基础上酌加补肾填精益智药，如熟地黄、制何首乌、枸杞子、鹿角胶、炙远志等，从而提高其临床疗效。

不 寐

不寐，又称"失眠"，是指经常不能获得正常睡眠为主要症状的病证。轻者难以入寐，或寐而不酣，时寐时醒，或醒后不能再寐；重者彻夜不寐。

就睡眠时间而言，正常成年人一般每天睡眠 6～8 小时，其中老年人可能只需睡眠 5～6 小时，儿童、少年每天睡眠 8～9 小时，而婴幼儿每天睡眠十几小时。因此，睡眠正常与否，不仅要看睡眠的时间是否足够，更要看睡眠后能否消除疲劳和恢复精力。

不寐可见于西医学的神经衰弱、焦虑症、抑郁症、围绝经期综合征、慢性消化功能不良、贫血、动脉粥样硬化、脑萎缩、老年痴呆等疾病。

《内经》论述卫气之运行与人之寤寐密切相关。《灵枢·营卫生会》说："故气至阳而起，至阴而止。"《灵枢·大惑论》说："夫卫气者，昼日常行于阳，夜行于阴，故阳气尽则卧，阴气尽则寤。"卫气白昼行于阳分，人则寤；夜间行于阴分，人则寐。不论何因，只要影响卫气之运行，皆可引起睡眠障碍。《灵枢·邪客》说："今厥气客于五脏六腑，则卫气独卫其外，行于阳，不得入于阴。行于阳则阳气盛，阳气盛则阳跷满，不得入于阴，阴虚，故目不瞑。"如卫气不能入于阴分，即阳不入阴，则会出现难以入睡，卫气不当出阳分之时而出于阳分，即阴不敛阳，则表现为早醒。无论是阳不入阴，还是阴不敛阳，均可见火旺之象，或为实火，或为虚火，临证当辨别虚实。凡实火不寐者，多由心肝火旺，或热与痰结，内扰心神所致；虚火则以相火妄动为多，治疗时总以泻火为要；尚有血虚、气虚之证，乃心神失养而起，其表现为睡眠不安、杂梦纷纭，兼有气血不足之象，治疗时以养血益气为本。

心火炽盛之不寐、痰热扰心之不寐、肝郁化火之不寐，皆有实火内扰，神不得安而不寐之象。心火炽盛证，其火生于心，可有心烦易怒、躁扰不安、小便短赤、口舌生疮、舌尖红甚等临床特点；痰热扰心证，是由痰火内扰所致，除内热神扰，不寐心烦之象外，还可见头重目眩、胸闷泛恶、口苦而黏等痰浊内阻之象；肝郁化火证，病位在肝，由肝气郁结日久而化火，故可见急躁易怒、头晕头胀、口苦目赤等肝火亢盛之象。心火炽盛证，治以清心泻火安神，方以朱砂安神丸合导赤散等方加减化裁；若小便涩痛者，可酌加萹蓄、瞿麦、滑石等，或合八正散加减；口干口渴者，可酌加生地黄、玄参、麦冬、石斛、天花粉等。痰热扰心证，治以清热化痰安神，方以黄连温胆汤合礞石滚痰丸、半夏秫米汤等方加减化裁；若头晕目眩者，可酌加僵蚕、胆南星、天麻等；心烦、不眠者，可酌加黄连、淡豆豉、炒栀子、首乌藤等。肝郁化火证，治以疏肝泻热安神，方以龙胆泻肝汤合丹栀逍遥散、栀子豉汤等方加减化裁；若口干口苦者，可酌加生地黄、牡丹皮、虎杖等；胁肋胀痛者，可酌加青皮、香附、川楝子等；心烦、不眠者，可酌加炒栀子、淡豆豉、酸枣仁等。

心肾不交之不寐与心胆气虚之不寐，皆为虚证，均可见不寐，然其病位一在心肾，一在心胆；病机一为上实下虚，阴虚火旺，一为脏腑气虚。心肾不交证，见心烦不寐、心中悸动、口渴、头晕、耳鸣、腰酸、梦遗、五心烦热等症；心胆气虚证，见恐惧不能眠、触事易惊、终日惕惕，兼气短、自汗、倦怠乏力等症，可资鉴别。心肾不交证，治以养阴泻火安神，方以黄连阿胶汤、天王补心丹、交泰丸等方加减化裁；若心烦、不眠者，可酌加柏子仁、酸枣仁、炒栀子、灯心草等；遗精、早泄者，可酌加金樱子、芡实、煅龙牡等。心胆气虚证，治以益气镇惊安神，方以安神定志丸、酸枣仁汤等方加减化裁；气短乏力者，可酌加人参、炙黄芪、白术、炙甘草等；自汗者，可酌加五味子、麻黄根、浮小麦等；易惊善恐者，可酌加磁石、生龙骨、琥珀等。

临床上治疗不寐时多配以安神药物，可提高临床疗效。如实证不寐，可酌加重镇安神之品，如生龙齿、磁石、琥珀、珍珠母等；虚证不寐，可酌加养心安神之品，如酸枣仁、首乌藤、合欢花、合欢皮等。

多 寐

多寐，又称"嗜睡"，是指以无论昼夜，时时欲睡，呼之即醒，醒后仍然疲困欲睡为主要症状的病证。因过度运动、熬夜、劳累及药物副作用等因素所致的多寐为生理性，非上述原因所致的多寐为病理性。

多寐与昏睡不同，其唤之能醒，且神志清楚；发作次数和时间长短不一，一日可以发作数次，每次发作时间为数分钟乃至数小时。

多寐可见于西医学的发作性睡病、肥胖病、脑萎缩、老年痴呆、甲减脑损害、头部外伤及脑梗后遗症等疾病。

多寐证治疗前，需要明确病因，进行必要检查，排除严重的内脏、神经系统疾病等。多寐出现的时间、发作频率、头部的其他症状和病人整体的精神状态等可帮助判断病情的轻重。

多寐证多为本虚标实，虚实夹杂。初病以脾虚湿困型最为多见，久则病变相互影响，出现脏腑阳气、精血亏虚与痰湿、瘀滞并见。

脾虚湿困之多寐与瘀阻脑络之多寐，其区别在于：前者多寐，每于饮食之后即感困倦欲睡、打鼾，伴有头重如裹、身体沉重，兼有脾虚不运之纳少、腹胀、便溏；后者多寐，病程较长，伴有头晕、头痛而夜间尤甚、肢体麻木，无脾虚症状。脾虚湿困之多寐，治以健脾化湿醒神，方以平胃散合苍附导痰丸、六君子汤等方加减化裁；若纳呆、便溏者，可酌加焦山楂、薏苡仁、藿香等；头晕目眩者，可酌加白术、法半夏、天麻等；乏力身困者，可酌加炙黄芪、人参、茯苓等。瘀阻脑络之多寐，治以化瘀开窍醒脑，方以桃红四物汤、通窍活血汤等方加减化裁；若胸闷胸痛者，可酌加瓜蒌、薤白、延胡索等；头晕目眩者，可酌加蜈蚣、全蝎、天麻等。

脾肾阳虚之多寐，多由脾虚湿困证日久转化而来，两者均有多寐。但脾肾阳虚证为虚证，且病情较重，多寐症状出现的频率更快、时间更长，伴有精神萎靡、反应迟钝、畏寒肢冷、腰膝冷痛，甚至小便不利、肢体水肿等症。脾肾阳虚之多寐，治以温补脾肾阳气，方以桂附理中汤、四神丸等方加减化裁；若畏寒肢冷者，可酌加制附子、肉桂、干姜等；阳物不举者，可酌加淫羊藿、巴戟天、仙茅等；遗精早泄者，可酌加桑螵蛸、金樱子、芡实等；小便频多者，可酌加覆盆子、桑螵蛸、益智仁等。

临床上，多寐之实证以湿困痰蒙为多，治宜祛湿化痰，常用炒苍术、藿香、佩兰、法半夏、陈皮、石菖蒲等，由于脾为痰湿之源，故常酌加白术、茯苓等健脾之品，以杜其痰湿之源；多寐之虚证以血虚精亏为多，治宜补血益精，常用熟地黄、制何首乌、阿胶等，由于肝藏血、肾藏精，故常酌加补肝血之当归、白芍等，以及补肾精之黄精、鹿角胶等，以充肝肾之所藏。

抑 郁

抑郁，是指以心情抑郁、心理消极为主要症状的病证。

正常人在生活中出现暂时的、轻度的情绪低落，而且较快就能自行恢复正常者，不属于病态；病理性的抑郁，发病时间较长、病情程度较重，一般不能自行恢复正常。

抑郁可见于西医学的抑郁症、焦虑症、神经衰弱、围绝经期综合征、烟酸缺乏病等疾病。

抑郁之证，诚如清代林珮琴《类证治裁·郁症论治》所说："夫六气外来之郁，多伤经腑，如寒火湿痰热食，皆可以消、散、解……七情内起之郁，始而伤气，继必及血，终乃成劳，主治宜苦辛凉润宣通。"

抑郁之实证，多由气滞、痰浊所致，病程较短，并可相因为病而错杂互见。其中，肝气郁结证最为常见，常表现为神情抑郁、胸胁胀满、咽中不适、善太息等，《素问·至真要大论》提出了"疏其血气，令其条达，而致和平"的治疗原则，治以疏肝理气解郁，方以柴胡疏肝散、逍遥散、越鞠丸等方加减化裁；若胸胁胀满者，可酌加厚朴、青皮、枳壳等；肝木乘脾而见腹胀腹痛者，可酌加白术、白芍、甘草等。肝郁化火证，症见心烦、急躁、易怒、口干口苦、面红目赤、大便秘结、小便黄赤等，治以清肝泻火解郁，方以丹栀逍遥散等方加减化裁；如嘈杂吞酸者，可酌加黄连、吴茱萸、海螵蛸等；如火盛动血，症见吐血、衄血、尿血、便血等，可予化肝煎加减，酌加生地黄、牡丹皮、侧柏叶、白茅根等。

郁证初期，多为实证，总以情志所伤，气机郁结为基本病机，治以疏通气机为要，每多用理气药物；而病久致虚者，则不可过用辛燥理气之品，以免耗气伤阴，可酌情选用佛手、玫瑰花、绿萼梅等疏肝理气而不伤阴之品。

痰气互结之抑郁与肝气郁结之抑郁，常可并见。但前者除肝气郁结之象外，还见痰湿阻滞于咽喉、胸胃的症状；另外，肝火扰胃，火热还可与痰湿、积食搏结，出现烦躁不安、痰多胸闷、眩晕、口干口苦、纳呆、烧心、嗳腐吞酸等痰热互结之症。痰热互结证，治以清热化痰，方以贝母瓜蒌散、礞石滚痰丸等方加减化裁；如大便干结、脘腹硬痛，则为阳明腑实，治当通腑泻热，方以承气汤等方加减化裁。肝气郁结、痰浊积食交阻，日久可致血行不畅，瘀血内生，其症见胁肋或少腹胀痛、刺痛，妇人经行不畅、经血结块或乳房胀痛结快，脉象弦涩或弦细等，治以行气活血，方以丹栀逍遥散、少腹逐瘀汤等方加减化裁。

抑郁之虚证，多因病情久延、气血不足而起，常见精神萎靡、心神不安、虚烦不眠、喜悲善哭等。心脾气血两虚证，多因气血两虚，心失所养、神失所藏而致，症见心神不宁、心悸、无故喜悲伤欲哭，或精神恍惚、失眠、易醒、神疲乏力、气短、面色㿠白等，治以健脾养心安神，方以归脾汤、人参养荣汤、甘麦大枣汤等方加减化裁；若心神不宁、胆怯易惊者，可合安神定志丸加减；烦躁失眠者，可酌加酸枣仁、柏子仁、茯神、首乌藤等；情志不舒、心胸郁闷者，可酌加郁金、香附、合欢花等。

肝肾阴虚证，多由肝郁化火证演变而来，两证均见心烦、急躁易怒、失眠、头痛面赤、口干、大便秘结、小便黄赤。但前者为肝气郁而化火扰神，为实火，治以清肝泻火解郁，方以丹栀逍遥散等方加减化裁。后者病程较长，为脏阴受损，尤其是耗伤真阴，为虚热扰神，其症还见胁部隐痛、五心烦热、盗汗、遗精、腰膝酸软等，治以滋养肝肾、清降虚火，方以滋水清肝饮等方加减化裁；若五心烦热者，可酌加地骨皮、白薇、银柴胡等；遗精滑精者，仿固阴煎之意，可酌加山茱萸、五味子、山药等。

抑郁证与肝胆的关系非常密切，因肝主谋虑、胆主决断，与情志密切相关，故治疗抑郁证常需疏肝气、清肝火、养肝阴、补肝血。疏肝气，可酌情选用醋柴胡、香附、青皮等；清肝火，可酌情选用炒栀子、夏枯草、龙胆草等；养肝阴，可酌情选用枸杞子、墨旱莲、女贞子等；补肝血，可酌情选用当归、熟地黄、阿胶等。

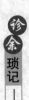
脱　发

脱发，是指头发脱落过多，表现为头发稀疏，或片状脱落为主要症状的病证。

头发呈片状脱落者，称为"斑秃"；头发全部脱光者，称为"全秃"；头发、眉毛、胡须、腋毛、阴毛均完全脱落者，称为"普秃"。脱发可见于临床多种疾病之中，这里仅介绍以脱发为主症者。

脱发可见于西医学的雄激素源性脱发、营养不良、内分泌失调、缺铁性贫血等疾病。此外，还常见于经过放疗、化疗者。

发的荣落常提示脏腑及气血的盛衰，故气血不足、肝肾亏虚及血热、血瘀等皆可导致头发脱落。

气血亏虚之脱发与肝肾不足之脱发均为虚证，且起病缓慢，病程较长。但前者之毛发均匀脱落，全头毛发稀疏散在，干焦无泽，常有断发残存；后者之脱发多发生在头顶或两额角，且头发油亮光泽，无断发现象。此外，前者常常伴有面色㿠白、神疲乏力、心悸、失眠、健忘等气血不足之象；后者常常伴有腰膝酸软、头晕、目眩、耳鸣等肝肾亏虚之象。气血亏虚之脱发，治以益气养血生发，方以归脾汤合养心汤等方加减化裁；若神疲乏力者，可酌加人参、红芪、刺五加等；心悸失眠者，可酌加酸枣仁、首乌藤、柏子仁、珍珠母等。肝肾亏虚之脱发，治以养血填精生发，方以七宝美髯丹合左归饮等方加减化裁；若口渴者，可酌加天花粉、麦冬、石斛等；盗汗者，可酌加山茱萸、五味子、煅牡蛎等；腰膝酸软者，可酌加杜仲、桑寄生、狗脊等。

血热生风之脱发与湿热熏蒸之脱发，均可出现头皮瘙痒。但前者起病急骤，毛发呈圆形或椭圆形脱落，全身症状可不明显；后者头发油亮，头屑多，常常伴有口臭、心烦等。血热生风之脱发，治以凉血祛风止脱，方以二至丸合乌发丸、犀角地黄汤等方加减化裁；口干咽燥者，可酌加生地黄、知母、石斛等；不得眠者，可酌加炒栀子、淡豆豉、首乌藤等。湿热熏蒸之脱发，治以清热祛湿止脱，方以三仁汤、龙胆泻肝汤、甘露消毒丹等方加减化裁；头发油腻者，可酌加炒苍术、土茯苓、苦参、透骨草等；口臭者，可酌加生地黄、石膏、蒲公英等；心烦者，可酌加黄连、炒栀子、淡豆豉等。

肝郁血瘀之脱发，可见头发部分或全部脱落、肌肤不泽，兼见头痛、心烦易怒等症；治以疏肝理气活血，方以加味逍遥散、通窍活血汤等方加减化裁；心烦易怒者，可酌加醋柴胡、炒栀子、郁金等；胁肋胀痛者，可酌加青皮、香附、川楝子等；胁肋刺痛者，可酌加延胡索、失笑散等。

精神情绪刺激常常是脱发产生和加重的诱因。据临床统计，80%以上斑秃、全秃、普秃患者有明显精神创伤、慢性失眠、性格忧郁内向等。因此，在治疗脱发的同时，应注意调整患者心态，保持身心愉悦，以促进头发生长。

此外，脱发日久不愈，可据清代叶桂"久病入络"的思想，酌情加用活血化瘀通络之品，如全蝎、地龙、蜈蚣等，使瘀血得去而新血自生，发根得养而头发不落。

脑 鸣

脑鸣，又称"头鸣""头脑鸣响"，是指自觉头脑中有音声鸣响为主要症状的病证。

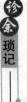

脑鸣可见于西医学的脑血管病变，如脑动脉瘤、脑动静脉畸形、脑动脉硬化，以及神经衰弱、癔病、颅内肿瘤等疾病。

脑鸣之证，好发于中老年人。清代张璐《张氏医通·诸痛门》引戴复庵语："头中鸣响，有虚有实。"虚者乃脾肾亏虚，精气血不足，脑髓失养所致；实者多由火扰、湿阻所致。因虚致实者，也为临床常见。

肾精亏虚之脑鸣与气血两虚之脑鸣，均在过劳之后加重。但前者之脑鸣系髓亏脑消所致，多在房劳之后脑鸣加重；后者之脑鸣系气血两虚，不能上荣于脑所致，多在心劳之后脑鸣加重。此外，前者常常伴有遗精、带下、五心烦热、失眠多梦等阴虚火旺之症；后者常常伴有心悸、气短、纳呆、乏力等心脾两虚、气血不足之症。肾精亏虚之脑鸣，治以补肾填精生髓，方以麦味地黄丸、左归丸、河车大造丸等方加减化裁；若口渴者，可酌加天花粉、麦冬、石斛等；盗汗者，可酌加山茱萸、五味子、煅牡蛎等；腰膝酸软者，可酌加杜仲、桑寄生、狗脊等。气血两虚之脑鸣，治以益气养血充脑，方以归脾汤、人参养荣汤等方加减化裁；若头晕、头痛者，可酌加川芎、藁本、天麻等；自汗、盗汗者，可酌加五味子、浮小麦、糯稻根等。

肝火炽盛之脑鸣与湿热蕴蒸之脑鸣，均属实证。但前者之脑鸣系肝火扰动清窍所致，脑鸣如风雷之声，滚滚而来，其势急，其声大；后者之脑鸣系湿热浊邪盘踞脑内所致，脑鸣的发作、加重与气候变化有一定的关系。此外，前者常常伴有面红、目赤、眩晕、口苦等；后者常常伴有胸闷、脘痞、纳少、呕恶、大便异常等。肝火炽盛之脑鸣，治以泻肝降火清窍，方以丹栀逍遥散、龙胆泻肝汤等方加减化裁；目赤目痛者，可酌加夏枯草、谷精草、密蒙花等；心烦失眠者，可酌加炒栀子、淡豆豉、酸枣仁等；心中烦热者，可酌加炒栀子、黄连、淡豆豉等；头晕、目眩者，可酌加石决明、天麻、钩藤等。湿热蕴蒸之脑鸣，治以清热化湿利窍，方以内疏黄连汤、藿朴夏苓汤等方加减化裁；纳呆身重者，可酌加陈皮、薏苡仁、藿香等；心烦者，可酌加黄连、炒栀子、淡豆豉等。

此外，湿热蕴结，日久不去，阻滞经络，酿成肿物，此为脑鸣之重症，临床须要警惕。

头　痛

头痛，是指由于外感与或内伤等因素，致使脉络拘急失养，或者清窍不利所引起的以头部疼痛为主要临床特征的病证。头痛既是一种常见病证，也是一个常见症状，可以发生于多种急慢性疾病过程中，有时则是某些相关疾病加重或恶化的先兆。

头痛可见于西医学中的偏头痛、周期性偏头痛、紧张性头痛、丛集性头痛、慢性阵发性偏头痛、蛛网膜下腔出血、脑出血、脑血栓形成、脑栓塞、高血压脑病、风湿性脑脉管炎、血栓闭塞性脑脉管炎、脑肿瘤、脑外伤后遗症等疾病。

头痛"须分内外虚实"（清代何梦瑶《医碥·头痛》）。外感所致头痛属实，治疗当以祛风为主，视其邪气性质之不同，分别采用祛风、散寒、化湿、清热等法。内伤所致头痛多虚或虚实夹杂，虚证头痛治疗以补虚为要，分别采用滋阴养血、益肾填精等法；实证头痛又当辨其所实，分别采用平肝、祛痰、化瘀等法。虚实夹杂头痛者，则当扶正、祛邪兼顾。

外感头痛，一般发病较急，病势较剧，多表现为掣痛、跳痛、胀痛、重痛，痛无休止，且多风邪为患。风挟寒邪为患者，为外感风寒头痛，特点是头痛遇风尤剧，治以疏散风寒，

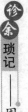

方用川芎茶调散等方加减化裁；风挟热邪为患者，为外感风热头痛，特点是头痛遇热尤剧，治以散风清热，方用芎芷石膏汤等方加减化裁；风夹湿邪为患者，为外感风湿头痛，特点是头痛沉重如裹，治以祛风胜湿，方用羌活胜湿汤等方加减化裁。由于"风为六淫之首"，故外感头痛治以祛风为先，常用祛风药有防风、羌活、白芷、藁本、细辛等，均可酌情选用。

内伤头痛，一般起病缓慢，痛势较缓，多表现为隐痛、空痛、昏痛，痛势悠悠，遇劳则剧，时作时止。内伤头痛又有虚实之分：虚证之气虚头痛，特点是头痛遇劳加重，治以益气升清，方用顺气和中汤、益气聪明汤等方加减化裁；血虚头痛，特点是头痛隐隐，绵绵不休，治以滋阴养血，方用加味四物汤等方加减化裁；肾虚头痛，特点是头痛而空，腰膝酸软，治以补肾填精，方用大补元煎等方加减化裁。实证之肝阳头痛，特点是头胀痛而眩，心烦易怒，治以平肝潜阳，方用天麻钩藤饮等方加减化裁；痰浊头痛，特点是头痛昏蒙，胸脘满闷，治以燥湿化痰，方用半夏白术天麻汤等方加减化裁；瘀血头痛，特点是痛处固定不移，痛如锥刺，治以活血化瘀，方用通窍活血汤等方加减化裁。由于"久痛入络"的关系，头痛日久，常有络脉瘀阻，故常需根据临床实际酌情选用通络之品，如全蝎、蜈蚣、僵蚕、地龙等。

笔者在临床上辨治头痛还常据头痛的部位辨别其病在何经：如系太阳头痛，特点是痛在头后部，下连于项，常于方中加入引经药羌活；阳明头痛，特点是痛在前额及眉棱骨处，常于方中加入引经药白芷；少阳头痛，特点是痛在头之两侧，或连及耳，常于方中加入引经药柴胡；厥阴头痛，特点是痛在巅顶，或连目系，常于方中加入引经药藁本。

此外，笔者治疗头痛常常酌情选用治疗头痛的要药，如川芎、延胡索等。川芎，五代吴越《日华子本草》谓其"治一切风，一切气，一切劳损，一切血，补五劳，壮筋骨，调众脉"。本品辛温升散，能上行头目，祛风止痛，为治头痛要药，故金代张元素《医学启源》说"头痛须用川芎"，明代李时珍《本草纲目》说"人头穹隆穷高，天之象也。此药上行，专治头脑诸疾，故有芎䓖之名"。延胡索，辛散温通，为活血行气止痛良药，明代李时珍谓其"能行血中气滞，气中血滞，故专治一身上下诸痛，用之中的，妙不可言"。因此，无论何种头痛，都可在原有治法的基础上酌情配伍川芎或延胡索治疗，常可提高疗效。

头　晕

头晕，又称"眩晕"，是指感觉自身或外界景物旋转，站立不稳为主要症状的病证。

头晕轻者，闭目则止；头晕重者，如坐舟船，旋转不定，不能站立，或伴有恶心、呕吐、汗出，甚则昏倒等症状。

头晕可见于西医学的贫血、高血压病、内耳病变、脑动脉硬化、椎－基底动脉供血不足、低血压、低血糖、神经衰弱等疾病。

头晕证是临床常见病证，病情有轻有重，其病机亦颇复杂。头晕证的病位主要在清窍，与肝、脾、肾三脏密切相关，多属本虚证或本虚标实证。本虚在气、阴、精、血，标实在风、火、痰、瘀。临床治疗时宜据其标本缓急，分别采取益气养血、滋补肝肾之法以治其本，平肝、息风、潜阳、化痰、化瘀之法以治其标。

气血亏虚之头晕与肝阳上亢之头晕，均在劳累后加重。但前者之头晕系气血两虚，清窍失养所致，常常伴有面色㿠

临证感悟

155

白、神疲乏力、气短懒言、唇甲淡白等一派虚象；后者之头晕系肝肾阴虚，阳亢化风，上蒙清空所致，常常伴有头部胀痛、面色潮红、急躁易怒等下虚上实之象。气血亏虚之头晕，治以益气养血健脾，方以归脾汤、小建中汤、补中益气汤等方加减化裁；若心悸失眠者，可酌加酸枣仁、柏子仁、首乌藤等；心中烦热者，可酌加生地黄、炒栀子、淡豆豉等。肝阳上亢之头晕，治以平肝潜阳息风，因其伴有阴虚，不可过用苦寒伤阴之品，可于清热之中加用滋阴之品，方以天麻钩藤饮、大定风珠、杞菊地黄丸等方加减化裁；若头痛者，可酌加川芎、白芍、天麻等；自汗盗汗者，可酌加五味子、浮小麦、煅牡蛎等；口渴咽干者，可酌加生地黄、石斛、麦冬等。

肾精不足之头晕，以精神萎靡、腰膝酸软、耳鸣齿摇、遗精滑精等为辨证要点，或可见精亏阴虚火旺之口咽干燥、五心烦热等症状；治以补肾填精生髓，方以左归丸、六味地黄丸等方加减化裁；若口渴咽干者，可酌加天花粉、石斛、麦冬等；夜间盗汗者，可酌加山茱萸、五味子、煅牡蛎等；腰膝酸软者，可酌加牛膝、杜仲、狗脊等。

痰湿中阻之头晕与瘀血阻窍之头晕，均由实邪所致。但前者之头晕系痰湿中阻所致，其头晕症状往往较重，患者常感天旋地转而不能自已、恶心呕吐；后者之头晕系瘀血内停所致，头晕迁延不愈，多在上午加重。此外，前者常常伴有首如裹、纳呆、多寐；后者常常伴有头痛、失眠、健忘。痰湿中阻之头晕，治以燥湿化痰健脾，方以半夏白术天麻汤等方加减化裁；若纳呆、便溏者，可酌加薏苡仁、藿香、佩兰等；目眩者，可酌加僵蚕、制天南星、天麻等。瘀血阻窍之头晕，治以活血化瘀通窍，方以通窍活血汤等方加减化裁；若胸闷胸痛者，可酌加瓜蒌、薤白、延胡索等；头痛者，可酌加全蝎、蜈蚣、天麻等。

中年以后，肝阳上亢所引起的头晕，应警惕中风之变。如患者肝阳暴亢，阳亢化风，风阳内动，血气夹痰夹风并走于上，则可发生猝然晕倒、神志昏蒙等证。故中年以上，养生调神，及时防治头晕尤为重要。

耳　鸣

耳鸣，是指自觉耳内鸣响，如有蝉鸣，或如潮声为主要症状的病证。

耳鸣为患者的主观感觉，可为其他耳病的常见症状之一。若患者自觉耳内有声为其主要症状，而周围环境并无相应的声源，方可诊断为耳鸣。

耳鸣可见于西医学的梅尼埃病、高血压病、动脉硬化、咽鼓管阻塞、中耳肿瘤、药物中毒、感音神经功能障碍、贫血、甲状腺功能减退症等疾病。

耳鸣之辨证，当分新久虚实。一般而言，新病多实，由风热、痰火所致，病在经络，鸣声多暴，遇到外界噪音后耳鸣更重、耳内不舒；久病多虚，病在脾肾，脏气不足，耳鸣遇到外界噪声后声音降低、耳内得舒。

风热上扰之耳鸣与肝胆火旺之耳鸣均为实证，起病较急。前者之耳鸣多见于腮腺炎、感冒、带状疱疹等急性传染病后期，耳鸣声为刮风样，自己听自己说话声音大，常在短期内听力明显下降，其全身症状常伴有畏寒、发热、头痛、口渴等；后者鸣声高亢刺耳，或者像火车、飞机、鼓风机样使人烦躁不安，甚至在突然之间完全失听，其全身症状为头部胀痛、面红目赤、口干口苦、血压增高等。风热上扰之耳鸣，治以疏风清热开窍，方以银翘散、桑菊饮等方加减化裁，多采用清宣透窍之品；若津伤口渴者，可酌加葛根、石斛、花粉等；咽喉肿痛者，可酌加马勃、玄参、射干等。肝胆火旺之耳鸣，治以泻肝利胆清窍，方以龙胆泻肝汤、丹栀逍遥散、龙荟丸等方加减化裁；目赤目痛者，可酌加夏枯草、谷精草、密蒙花等；心烦易怒者，可酌加炒栀子、淡豆豉、郁金等；头晕头痛者，可酌加石决明、天麻、钩藤等。

脾胃虚弱与肾精亏虚，皆可引起耳鸣。但前者乃脾胃虚弱，中气下陷，清气不养耳窍所致，其鸣声音调低沉而音量较大，过劳则剧，且起病缓慢，大多在不知不觉中伴随听力下降；后者乃肾精亏虚，清窍失濡所致，其鸣声音量小而音调锐高，有时轰轰然，有时吱吱不息，昼轻夜重，无休无止，安静时尤为明显。此外，前者伴有神疲乏力、食少腹胀、大便溏薄、小便清长等；后者常常伴有口干咽燥、五心烦热、头晕、失眠、腰酸、健忘等。脾胃虚弱之耳鸣，治以益气升清荣耳，方以益气聪明汤、补中益气汤等方加减化裁，临床当注意上行升提，即清代汪昂《医方集解》所说："十二经脉清阳之气，皆上于头面而走空窍……干葛、升麻、蔓荆，轻扬升发，能入阳明鼓舞胃气，上升头目，中气既足，清阳上升，则九窍通利，耳聪而目明矣。"肾精亏虚之耳鸣，治以滋肾填精濡耳，方以耳聋左慈丸、六味地黄丸、左归饮等方加减化裁，临床可酌加重镇下降之品，如磁石等，即清代怀抱奇《医彻》所说："少阴之气，藏于耳中。而其外蔽者，则少阳之风火，扰乱相搏，驱其外邪。若夫肾气不充，少阴之脉不至，唯峻补真阴，入以镇坠之品，则气不上乱，复其司听之职，则虚而能受，如空谷之音，响应立赴矣。"

痰火郁结之耳鸣，可见两耳蝉鸣不息，时轻时重，有时闭塞如聋，还可见头昏而重、胸脘满闷、口苦等痰热之象；治以泻火涤痰豁窍，方以温胆汤、清气化痰丸等方加减化裁；若胸脘满闷者，可酌加瓜蒌皮、法半夏、陈皮、厚朴等；头晕、头痛者，可酌加僵蚕、制天南星、天麻等；心烦、不眠者，可酌加淡豆豉、炒栀子、酸枣仁等。

对于耳鸣的治疗，无论虚实，均可在辨证论治的基础上，适当选用石菖蒲、路路通、通草等通窍之品，以提高临床疗效。

口　甘

口甘，又称"口甜"，是指自觉口中有甜味为主要症状的病证。

正常人口中和而无味，或在进食甘甜食物后口中有食物余味；若在未进饮食的情况下仍然感觉口中有甜味者，则是病理现象。"口甘"最早见于《素问·奇病论》："帝曰：有病口甘者，病名为何？何以得之。岐伯曰：此五气之溢也，名曰脾瘅。"多见于消渴、痞满、虚劳以及体虚肥胖之人，也可作为独立病证见于临床。

口甘可见于西医学的糖尿病、某些导致消化酶异常的消化道疾病、神经官能症，以及某些亚健康人群。

口甘证有实热、虚热、实寒、虚寒之分。热证多因脾热灼炼津液、蒸腾精津上泛于口而见口甜；寒证多因脾寒，水液运化失常，停聚中焦，水液满溢于口而见口甜。此外，饮食过于肥甘、湿邪内泛等，也多与寒热并见，亦是口甜的重要致病因素之一。

脾胃积热之口甘与气阴两虚之口甘，均因热扰脾胃，精津上腾而口甜，都可见口干渴饮等内热症状，但是二者有实热、虚热之别。脾胃积热证，多是过食肥甘、谷物化热而致脾胃实热，除脾热之象外，多见胃火盛之多食易饥、渴喜冷饮、唇舌生疮等症状；气阴两虚证，则是以脾气虚、胃阴虚为主，气虚而热，阴虚阳燥，故临床可见神疲乏力、少气懒言、腹胀而食后更甚等脾气虚的症状，以及饥不欲食、口干渴饮等胃阴虚的症状，也可见胃脘嘈杂、干呕呃逆、大便干等热灼脾胃的症状。脾胃积热证，治以清热泻火，方以泻黄散、清胃散等方加减化裁；若胃火盛而口渴较甚者，可酌加生地黄、知母、天花粉、石斛等；热扰神明而心烦不宁者，可酌加灯心草、炒栀子、淡豆豉等；胃阴虚而肠道失濡、便秘不通者，可酌加生地黄、玄参、火麻仁等。气阴两虚证，治以益气养阴为主，兼清脾胃虚热，方以七味白术散、玉女煎等方加减化裁；若阴虚火旺而烦热者，可酌加炒栀子、玄参、地骨皮等；阴虚火旺而口渴者，可酌加生地黄、石斛、沙参、麦冬等。

元代危亦林《世医得效方》说："脾冷则口甜。"脾阳虚衰之口甘与寒湿困脾之口甘，都因中焦脾冷，津液不化，停聚泛溢于口而口甜，均可见纳呆、腹胀、形寒肢冷等症状。但前者为脾阳虚弱，阳虚生内寒，为虚寒之证；后者为寒邪或寒湿之邪内侵，阻遏脾阳所致，为实寒之证。脾阳虚衰证，可见面色㿠白、倦怠神疲之象；寒湿困脾证，可见头身困重、脘腹痞闷、泛恶欲吐等湿邪内犯症状。脾阳虚衰证，治以温补脾阳，方以理中丸、温脾汤等方加减化裁；若寒甚而脘腹冷痛者，可酌加高良姜、吴茱萸、肉豆蔻等；兼气滞而脘腹胀痛者，可酌加枳壳、木香、小茴香等。寒湿困脾证，治以温中散寒祛湿，方以实脾饮、胃苓汤、七味白术散等方加减化裁；若畏寒肢冷者，可酌加肉桂、干姜、制附子等；肢体水肿者，可酌加猪苓、泽泻、大腹皮等；脘腹痞闷者，可酌加木香、枳壳、厚朴等。

口　咸

口咸，是指自觉口中有咸味为主要症状的病证。

正常人口中和而无味，如果自觉口中似有嚼含咸菜的咸味感，或者咳吐咸味痰液，或口流咸味涎水，都称为"口咸"，属于病理现象。

口咸可见于西医学的慢性咽炎、口腔溃疡、慢性肾炎、肾衰竭、神经官能症等疾病。

口咸的病因病机既有肾虚、脾虚之分，又有寒邪、湿邪之别。肾虚者，又分肾阴虚、肾阳虚。肾阴虚则阴虚生热，蒸腾肾水上泛而口咸；肾阳虚则行水无力，或兼寒邪、湿邪外感，导致肾水上泛而口咸；脾虚则水液运化无权，或复感湿邪，水湿满于中焦而盛于下焦，肾液并水湿上泛而口咸。清代张璐《张氏医通·卷七》说："口咸，肾液上乘也。"唐代王冰注《素问·阴阳应象大论》说："凡物之味咸者，皆水气之所生也。"故口咸与肾及水湿之邪的关系尤为密切。

肾阴亏虚之口咸、阳虚水泛之口咸、肾虚寒凝之口咸，皆可见肾虚之腰膝酸软、性功能障碍等症状。然肾阴亏虚证为虚证，阳虚水泛证与肾虚寒凝证则是虚实夹杂证。肾阴亏虚证，阴虚阳亢而生内热，故可见五心烦热、面色潮红、盗汗等虚热之症；阳虚水泛证，是肾阳虚衰，水湿内盛，故除腰膝酸软、畏寒肢冷等肾阳虚的症状之外，还可见身体水肿，下半身尤甚，女子带下量多，甚至腹部胀满、气短、咳喘等水湿泛溢的症状；肾虚寒凝证，则是在肾阳虚的基础上复受寒邪，阳虚生内寒，内外皆寒，故寒性症状较重，畏寒怕冷较阳虚水泛证尤甚，甚至肾之本色外显而见面色黧黑，还可见头身、腰膝、

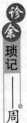

肢节冷痛等寒性收引、不通则痛的症状。肾阴亏虚证，治以养阴清热，方以大补阴丸、知柏地黄丸等方加减化裁；若骨蒸潮热者，可酌加地骨皮、银柴胡、胡黄连等；肠燥便秘者，可酌加生地黄、玄参、火麻仁等；盗汗、遗精者，可酌加五味子、煅龙牡、山茱萸等。阳虚水泛证，治以温肾补火、温阳利水，方以真武汤、五苓散等方加减化裁；若水肿甚者，可酌加大腹皮、冬瓜皮、薏苡仁等；腹部胀满者，可酌加木香、枳实、厚朴等；水饮射肺而咳喘者，可酌加细辛、干姜、葶苈子等。肾虚寒凝证，治以补肾温阳散寒，方以肾气丸、右归丸、四逆汤等方加减化裁；若腰膝肢节冷痛甚者，可酌加肉桂、制川乌、细辛等；肾泻不止者，可酌加五味子、肉豆蔻、补骨脂等。

清代唐宗海《血证论·口舌》说："口咸是脾湿，润下作咸，脾不化水，故咸也。"脾虚湿困证之口咸，其病位在肾，但病因则在脾；故治以补脾祛湿，方以参苓白术散、苓桂术甘汤、五苓散等方加减；若肢体肿甚者，可酌加泽泻、猪苓、冬瓜皮、川牛膝等；若久病累及肾阳而致脾肾阳虚者，可酌加干姜、制附子、淫羊藿、巴戟天等。

咳　嗽

　　咳嗽，是指肺气失宣，肺气上逆作声，咳吐痰液而言，为肺系疾病的主要证候之一。古称有声无痰为咳，有痰无声为嗽。但据临床实际，多为痰声并见，难以截然分开，故现以咳嗽并称。

　　咳嗽可见于西医学中的急性支气管炎、慢性支气管炎、支气管扩张、肺炎、肺结核、肺癌、慢性咽喉炎等疾病。

　　咳嗽有外感与内伤之别。外感咳嗽，多为实证，治疗当以祛邪利肺为主，视其病邪性质不同，分别采用疏风、清热、润燥等法；内伤咳嗽，多为邪实正虚，治疗则当扶正祛邪。此外，治疗咳嗽除直接治肺外，还应从整体出发，根据病变脏腑，分别与治脾、治肾、治肝相结合。

外感咳嗽，多为新病，起病较急，病程较短，常伴恶寒、发热、头痛等肺卫表证。其中属于风寒袭肺者，特点是咳嗽声重，气急喉痒，咳痰稀薄色白，常伴鼻塞，流清涕，治以疏风散寒，方用三拗汤合止嗽散等方加减化裁；风热犯肺者，特点是咳嗽频剧，咳声嘶哑，喉燥咽痛，咳痰不爽，痰稠而黄，常伴流黄涕、口渴，治以疏风清热，方用桑菊饮等加减化裁；风燥伤肺者，特点是干咳，连声作呛，咽喉干痛，无痰或少痰，治以疏风润燥，方用桑杏汤等方加减化裁。

内伤咳嗽，多为久病，病程较长，反复发作，可伴他脏见症。其中属于痰湿蕴肺者，特点是咳嗽反复发作，咳声重浊，痰多黏稠而白，因痰而嗽，痰出咳平，治以燥湿化痰，方用二陈平胃散合三子养亲汤等方加减化裁；痰热郁肺者，特点是咳嗽，气息喘促，痰多黏稠而黄，咳痰不爽，或有腥味，治以清热肃肺，方用清金化痰汤等方加减化裁；肝火犯肺者，特点是咳逆阵作，咳时面赤，咽干口苦，并随情绪波动而增减，治以清肺泻肝，方用黛蛤散合加减泻白散等方加减化裁；肺阴亏耗者，特点是干咳，咳声短促，或者少痰，或痰中带血丝，口干咽燥，颧红，盗汗，治以滋阴润肺，方用沙参麦冬汤等方加减化裁。

外感咳嗽治宜宣肃肺气，疏散外邪，因势利导，驱邪外出；忌用敛肺、收涩之药，如乌梅、五倍子、罂粟壳、诃子等；否则，将使肺气郁遏不得宣畅，病邪不得逐出体外，反伤正气而致久咳不愈。内伤咳嗽要注意调护正气，治宜扶正祛邪，标本兼顾；慎用辛温发散之品，如麻黄、细辛、防风等；

否则，将会耗损阴液，伤及肺气，正气愈虚，导致久咳难愈。

喘 证

喘证，是以呼吸困难，甚则张口抬肩，鼻翼煽动，不能平卧为特征的病证。喘证的症状轻重不一，轻者仅表现为呼吸困难，不能平卧；重者稍动则喘息不已，甚则张口抬肩，鼻翼煽动；严重者，喘促持续不解，烦躁不安，面青唇紫，肢冷，汗出如珠，发为喘脱。

喘证可见于西医学讲的喘息性支气管炎、肺炎、肺气肿、心源性哮喘、肺结核、矽肺等疾病。

喘病的病理性质有虚实两类。实喘病位在肺，有外感病邪、痰浊阻肺、肺气郁痹之别，治以散寒、清热、化痰、行气等法；虚喘责之肺肾，有肺气虚耗、肾不纳气、正虚喘脱之别，治以补肺益气、补肾纳气、扶阳固脱等法。

实喘之证，呼吸深长有余，呼出为快，气粗声高，伴有痰鸣咳嗽，病势多急。其中属于风寒袭肺者，特点是喘息咳逆，呼吸急促，胸部胀满，痰多稀薄而带泡沫，常伴头痛恶寒，治以宣肺散寒，方用麻黄汤合华盖散等加减化裁；表寒肺热者，特点是喘逆上气，胸胀或痛，息粗鼻煽，咳而不爽，吐痰稠黏，伴有形寒身热，治以解表清里，化痰平喘，方用麻杏石甘汤等加减化裁；痰热郁肺者，特点是喘咳气涌，胸部胀痛，痰黏色黄，身热有汗，口渴喜冷，治以清热化痰，宣肺平喘，方用桑白皮汤等加减化裁；痰浊阻肺者，特点是喘而胸闷，胸盈仰息，咳痰黏腻，呕恶，纳呆，口黏不渴，治以祛痰降逆，宣肺平喘，方用二陈汤合三子养亲汤等加减化裁；肺气郁痹者，特点是喘促因情志刺激而诱发，发时突然呼吸短促，息粗气憋，胸闷，胸痛，咽中如窒，治以开郁降气平喘，方用开郁降气汤等加减化裁。

虚喘之证，呼吸短促难续，深吸为快，气怯声低。其中属于肺气虚耗者，特点是喘促短气，气怯声低，咳声低弱，痰吐稀薄，痰少质黏，治以补肺益气养阴，方用生脉散合补肺汤等加减化裁；肾不纳气者，特点是喘促日久，动则喘甚，呼多吸少，气不得续，形瘦神疲，跗肿肢冷，治以补肾纳气，方用金匮肾气丸合参蛤散等加减化裁；正虚喘脱者，特点是喘逆剧甚，张口抬肩，鼻煽气促，肢冷，端坐不能平卧，稍动则咳喘欲绝，治以扶阳固脱，镇摄肾气，方用参附汤合黑锡丹等加减化裁。

实喘重在祛除邪气，邪去则喘平；虚喘重在补益肺肾，正盛则喘平。肺为气之本，补肺重在益气，如人参、党参、炙黄芪等可酌情选用；肾为气之根，补肾重在纳气，如冬虫夏草、蛤蚧、沉香等可酌情选用。

心　悸

心悸，是指病人自觉心中悸动，惊惕不安，甚则不能自主的一种病证，临床一般多呈发作性，每因情绪波动或劳累过度而诱发，且常伴胸闷、气短、失眠、健忘、眩晕等症。按病情轻重分为惊悸与怔忡，病情较轻者为惊悸，病情较重者为怔忡。

心悸可见于西医学中由各种原因引起的心律失常，如心动过速、心动过缓、期前收缩、心房颤动或扑动、房室传导阻滞、病态窦房结综合征、预激综合征以及心功能不全、心肌炎、一部分神经官能症等疾病。

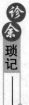

心悸应分虚实论治。属于气滞、血瘀、痰浊、水饮之实证者，分别治以行气、祛瘀、化痰、逐饮等法；属于气虚、血虚、阴虚、阳虚之虚证者，分别治以补气、养心、滋阴、温阳等法，以求气血调和，阴平阳秘，心神安宁。

虚证心悸的治疗，其中属于心虚胆怯者，特点是心悸不宁，善惊易恐，坐卧不安，少寐多梦而易惊醒，恶闻声响，治以镇惊定志，养血安神，方用安神定志丸等加减化裁；心血不足者，特点是心悸气短，头晕目眩，失眠健忘，面色无华，倦怠乏力，治以补血养心，益气安神，方用归脾汤等加减化裁；阴虚火旺者，特点是心悸易惊，心烦失眠，五心烦热，口干盗汗，治以滋阴清火，养血安神，方用天王补心丹、朱砂安神丸等加减化裁；心阳不振者，特点是心悸不安，胸闷气短，动则尤甚，面色㿠白，形寒肢冷，治以温补心阳，安神定惊，方用桂枝甘草龙骨牡蛎汤合参附汤等加减化裁。

实证心悸的治疗，其中属于水饮凌心者，特点是心悸眩晕，胸闷痞满，渴不欲饮，小便短少，或下肢浮肿，形寒肢冷，治以振奋心阳，化气行水，宁心安神，方用苓桂术甘汤等加减化裁；瘀阻心脉者，特点是心悸不安，胸闷不舒，心痛时作，痛如针刺，唇甲青紫，治以活血化瘀，理气通络，方用桃仁红花煎等加减化裁；痰火扰心者，特点是心悸时发时止，受惊易作，胸闷烦躁，失眠多梦，大便秘结，小便短赤，治以清热化痰，宁心安神，方用黄连温胆汤等加减化裁；邪毒犯心者，特点是心悸，胸闷，气短，左胸隐痛，发热，恶寒，咳嗽，乏力，口干舌红，治以清热解毒，益气养心，方用银翘散合生脉散等加减化裁。

心悸的治疗离不开安神药，笔者常在辨证论治的基础上，酌情选用安神药。如气虚心悸，可以酌情选用人参、灵芝、刺五加等；血虚心悸，可以酌情选用酸枣仁、柏子仁、首乌藤

166

等；阴虚心悸，可以酌情选用柏子仁、麦冬、百合等；阳虚心悸，可以酌情选用红参、桂枝、刺五加等；痰浊心悸，可以酌情选用炙远志、天竺黄、礞石等；血瘀心悸，可以酌情选用缬草、灵芝、琥珀等。

胃 痛

胃痛，是以上腹胃脘部近心窝处发生疼痛为主症的病证，又称胃脘痛。

胃痛可见于西医学中的胃溃疡、十二指肠球部溃疡、急性胃炎、慢性胃炎、胃痉挛、功能性消化不良、胃黏膜脱垂等疾病。

胃痛的治疗，常以理气和胃止痛为基本大法，旨在疏通气机，通而痛止，即所谓的"通则不痛"。但在使用理气和胃止痛之法时，还须根据不同证候，采用相应治法。如系实证者，则应区别胃寒、胃热、食积、气滞、血瘀的不同，分别采用温胃散寒、清泄胃热、消食导滞、疏肝理气、化瘀通络等治法；虚证者，则应区别气虚、阴虚的不同，分别采用健脾益气、滋阴养胃等治法。

实证胃痛，病程较短，痛处拒按，饥时痛轻，纳后痛增。其中属于寒邪客胃者，特点是胃痛暴作，拘急冷痛，得温痛减，遇寒加重，治以温胃散寒，方用良附丸加味；湿热中阻者，特点是胃脘灼痛，吐酸嘈杂，脘痞腹胀，治以清热化湿，方用清中汤、泻心汤等加减化裁；饮食伤胃者，特点是胃脘胀痛，胀满拒按，嗳腐吞酸，不思饮食，治以消食导滞，方用保和丸等加减化裁；肝气犯胃者，特点是胃脘胀痛，攻撑窜动，胸闷太息，遇怫郁烦恼则痛作或加重，治以疏肝理气，方用柴胡疏肝散等加减化裁；瘀血停胃者，特点是胃脘刺痛，痛有定处，按之痛甚，治以化瘀通络，方用失笑散合丹参饮等加减化裁。

虚证胃痛，病程较长，痛处喜按，饥时痛著，纳后痛减。其中属于脾胃虚寒者，特点是胃脘隐痛，绵绵不休，喜温喜按，治以温中健脾，方用黄芪建中汤、理中丸等加减化裁；胃阴不足者，特点是胃脘隐隐灼痛，嘈杂似饥，饥不欲食，口干咽燥，舌红少津，治以养阴益胃，方用益胃汤、芍药甘草汤等加减化裁。

本病初期，多为寒邪客胃、湿热中阻、饮食伤胃、肝气犯胃、瘀血停胃等实证；久则多见肝郁脾虚、脾虚食滞等虚实夹杂之证，或见脾胃虚寒、胃阴不足等纯虚无实之证。其病日久，既可因实致虚，也可因虚致实，从而形成虚实并见的复杂证候。因此，其治虽以理气和胃止痛为基本大法，但是对于纯虚无实，或虚实夹杂者，自当扶正补虚，或补虚泻实、虚实同治，切切不可忽视。

此外，清代叶桂有"远刚用柔"和"忌刚用柔"之说，故辛香苦燥等伤阴耗液之品不可久用，以免损伤胃阴，造成遗患。叶桂还有"久病入络"之说，胃痛日久，常兼瘀阻，治以活血化瘀、通络止痛；但若见有呕血或大便呈柏油样者，恐其胃有出血，则不可过用化瘀之药，以免加重胃之出血，临证必须仔细审察，万万不可粗心大意。

呃　逆

呃逆，古称"哕"，又称"哕逆"，是指胃气上逆动膈，以气逆上冲，喉间呃呃连声，声短而频，令人不能自止为主症的病证。西医学的单纯性膈肌痉挛即属本病。

呃逆证可见于西医学的胃肠神经官能症、胃炎、胃扩张、胃癌、肝硬化晚期、脑血管病、尿毒症，以及胃、食管手术后等其他疾病所引起的膈肌痉挛。

呃逆的病机有实有虚。实证呃逆，有胃寒、胃火、气郁之别，当视其病邪之性质，分别治以散寒、清火、行气等法；虚证呃逆，有阳虚、阴虚之别，当视其病变之脏腑，分别治以温阳、养阴等法。

实证呃逆，呃逆声高，气涌有力，连续发作，其中属胃中寒冷者，特点是呃声沉缓有力，胸膈及胃脘不舒，得热则减，遇寒则甚，治以温中散寒，降逆止呃，方用丁香散等方加减化裁；胃火上逆者，特点是呃声洪亮有力，冲逆而出，口臭烦渴，多喜饮冷，大便秘结，治以清热和胃，降逆止呃，方用竹叶石膏汤等方加减化裁；气机郁滞者，特点是呃逆连声，常因情志不畅而诱发或加重，胸胁满闷，脘腹胀满，纳减嗳气，治以顺气解郁，降逆止呃，方用五磨饮子等加减化裁。

虚证呃逆，呃逆声低，时断时续，气怯乏力。其中属于脾胃阳虚者，呃声低长无力，气不得续，泛吐清水，脘腹不舒，喜温喜按，手足不温，纳呆，便溏，治以温补脾胃，和中降逆，方用理中丸等加减化裁；胃阴不足者，特点是呃声短促而不得续，口干咽燥，烦躁不安，不思饮食，大便干结，治以益胃养阴，和胃止呃，方用益胃汤等加减化裁。

呃逆总由胃气上逆动膈而成，故其治疗当以理气和胃、降逆平呃为基本治法。降逆平呃药多偏温性，如丁香、柿蒂、刀豆、沉香、荜茇、荜澄茄等，临床应用时，可根据病性之寒热酌情选用。病性属寒者，可以从中直接选用；病性属热者，也可从中酌情选用，但须配伍黄连、炒栀子、竹茹等清热泻火之品，防其温燥助热。

泄 泻

泄泻，是以大便次数增多，粪质稀溏，甚至泻出如水样为主症的病证。古代将大便溏薄而势缓者称为泄，大便清稀如水而势急者称为泻，现统称为泄泻。

泄泻可见于西医学的多种疾病，如急性肠炎、慢性肠炎、肠结核、肠易激综合征、吸收不良综合征等疾病。

泄泻有虚实之分。实证起病较急，病程较短，泄泻次数频多，当视其病邪之性质，分别治以散寒、清热、利湿、消食等法；虚证或虚实夹杂证起病较缓，病程较长，泄泻呈间歇性发作，当视其病变之脏腑，分别治以健脾、温肾、疏肝等法。

实证泄泻，又称暴泻，分为以下三证：寒湿内盛证，特点是泄泻如水，腹痛肠鸣，脘闷纳呆，舌苔白腻，脉来濡缓，治以散寒化湿，方用藿香正气散等方加减化裁；湿热伤中证，特点是泻下急迫，粪色黄褐，气味臭秽，肛门灼热，治以清热利湿，方用葛根芩连汤等加减化裁；湿滞肠胃证，特点是泻下粪便臭如败卵，泻后痛减，脘腹胀满，嗳腐酸臭，不思饮食，治以消食导滞，方用保和丸等加减化裁。

虚证泄泻，又称久泻，分为以下三证：脾胃虚弱证，特点是大便溏泻，迁延反复，脘闷纳呆，面色萎黄，神疲乏力，治以健脾益气，方用参苓白术散等加减化裁；肾阳虚衰证，特点是五更泄泻，完谷不化，腹部喜暖，泻后则安，形寒肢冷，治以温肾涩肠，方用四神丸等加减化裁；肝气乘脾（虚实夹杂）证，特点是腹痛腹泻，腹中雷鸣，攻窜作痛，每因抑郁恼怒则诱发或加重，治以抑肝扶脾，方用痛泻要方等加减化裁。

暴泻以湿盛为主，应着重化湿，参以淡渗利湿，结合健运脾胃；但暴泻不可骤用补涩，以免关门留寇。久泻以脾虚为主，应着重健脾，佐以化湿利湿，结合补肾疏肝；但久泻不可过分分利，以防劫其阴液。

便 秘

便秘，是指由于大肠传导功能失常，导致大便秘结，排便周期延长，或周期不长，但粪质干结，排出艰难，或粪质不硬，虽频有便意，但排便不畅的病证。西医学中的功能性便秘，即属本病范畴。

便秘可见于西医学的肠易激综合征、直肠及肛门疾病所致之便秘，药物性便秘，内分泌及代谢性疾病所致的便秘，以及肌力减退所致的便秘等。

便秘有虚实之别。实证之便秘，又称实秘，多由肠腑燥热、肝肠气滞、阴寒内盛所致，分别治以泻热、行气、温里等法；虚证之便秘，又称虚秘，多由气虚、血虚、阴虚、阳虚所致，分别治以益气、养血、滋阴、温阳等法。

实证之便秘，又分为以下三证：热秘证者，特点是腹胀腹痛，口干口臭，面红心烦，治以泻热导滞，方用麻子仁丸、承气汤等加减化裁；气秘证者，特点是欲便不得，或便而不爽，肠鸣矢气，腹中胀痛，嗳气频作，治以行气导滞，方用六磨汤等加减化裁；冷秘证者，特点是腹痛拘急，胀满拒按，手足不温，治以温里散寒，方用温脾汤、半硫丸等加减化裁。

虚证之便秘，又分为以下四证：气虚秘证，特点是大便不硬，虽有便意，但排便困难，神疲乏力，治以益气润肠，方用黄芪汤等加减化裁；血虚秘证，特点是面色无华，头晕，目眩，心悸，气短，口唇色淡，治以养血润燥，方用润肠丸等

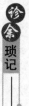
加减化裁；阴虚秘证，特点是粪如羊屎，两颧潮红，五心烦热，心烦，失眠，口干舌燥，治以滋阴润肠，方用增液汤等加减化裁；阳虚秘证，特点是大便干或不干，排出困难，小便清长，四肢不温，腹中冷痛，治以温阳通便，方用济川煎等加减化裁。

笔者在临床上治疗便秘，也常常在辨证论治基础上，酌情加用润下药，如火麻仁、郁李仁、松子仁等。这些润下药富含油脂，味甘质润，多入大肠经，能润滑大肠，促使排便而不致峻泻，适用于年老津枯、产后血虚、热病伤津及失血等所致的肠燥津枯便秘。

总之，便秘的治疗应以恢复大肠传导功能、保持大便通畅为原则，既要根据不同的病因病机采取相应的治本之法，又要避免单纯采用泻下药如大黄、芒硝、巴豆、牵牛之属的治标之法，防止愈下愈结，或者峻下致虚之弊。

水　肿

水肿，是指由多种原因导致体内水液潴留，泛滥肌肤，引起以眼睑、头面、四肢、腹背甚至全身浮肿为主要临床特征的一类病证。

水肿可见于西医学中的急性肾小球肾炎、慢性肾小球肾炎、肾病综合征、肾衰竭、心力衰竭、肝硬化、贫血等疾病。

水肿须辨阳水与阴水。阳水，多由风邪外袭、水湿浸渍，致使肺不宣降，脾不健运所致，属于表证、实证，治以发汗、利水或攻逐等法；阴水，多因脾肾亏虚，气化不利所致，属于里证、虚证或虚实夹杂证，治以健脾、温肾，或补虚利水，标本兼治。

阳水证，发病较急，每成于数日之间，肿多由面目开始，自上而下，继及全身，肿处皮肤绷急光亮，按之凹陷，旋即复起，一般病程较短。其中属于风水相搏者，特点是眼睑浮肿，继则四肢及全身皆肿，来势迅速，小便不利，治以疏风解表，宣肺行水，方用越婢加术汤等加减化裁；湿毒浸淫者，特点是眼睑浮肿，延及全身，皮肤光亮，尿少色赤，身发疮痍，治以宣肺解毒，利湿消肿，方用麻黄连翘赤小豆汤合五味消毒饮等加减化裁；水湿浸渍者，特点是起病缓慢，病程较长，全身水肿，下肢为甚，按之没指，小便短少，身体困重，治以运脾化湿，通阳利水，方用五皮饮合胃苓汤等加减化裁；湿热壅盛者，特点是遍体浮肿，皮肤绷急光亮，烦热口渴，小便短赤，大便干结，治以分利湿热，方用疏凿饮子等加减化裁。

阴水证，起病缓慢，肿多由足踝开始，自下而上，继及全身，肿处皮肤松弛，按之凹陷不易恢复，甚则按之如泥，一般病程较长。其中属于脾阳虚衰者，特点是身肿日久，腰以下为甚，按之凹陷，不易恢复，脘腹胀闷，纳减，便溏，四肢倦怠，小便短少，治以健脾温阳利水，方用实脾饮等加减化裁；肾阳衰微者，特点是水肿反复消长不已，面浮身肿，腰以下甚，按之凹陷不起，腰酸冷痛，怯寒，神疲，治以温肾助阳，化气利水，方用济生肾气丸、真武汤等加减化裁；瘀水互结者，特点是水肿迁延不退，肿势轻重不一，四肢或全身浮肿，以下肢水肿为主，皮肤瘀斑，腰部刺痛，治以活血祛瘀，化气行水，方用桃红四物汤合五苓散等加减化裁。

明代张介宾《景岳全书》说："凡水肿等证，乃肺、脾、肾三脏相干之病。盖水为至阴，故其本在肾；水化于气，故其标在肺；水唯畏土，故其制在脾。"故宣肺、健脾、温肾是治疗水肿的重要方法。宣肺行水，可酌情选用麻黄、桑白皮、香薷等；健脾行水，可酌情选用黄芪、白术、茯苓等；温肾行水，可酌情选用制附子、肉桂、桂枝等。

子 痛

子痛，即睾丸、附睾疼痛，又称"卵痛""肾子痛"，是指以睾丸附睾胀痛、坠痛、隐痛、刺痛等为主要症状的病证。

《灵枢·五色》说："男子色在于面王，为小腹痛，下为卵痛。"需要注意的是，除睾丸、附睾、精索病变可引起子痛外，膀胱、前列腺等部位的病变也可引起子痛，故临床当明辨其病位。

子痛可见于西医学的睾丸扭转、睾丸炎、附睾炎、附睾郁积症、精索炎、精索静脉曲张、睾丸精索鞘膜积液、前列腺炎以及阴囊外伤等疾病。

子痛一证，临床当首先辨明疼痛部位、性质，以及严重程度；其次当辨脏腑，因肝主宗筋，其经绕阴器，故该病与肝之关系密切，然与肾也相关。本证多见实证，为湿热、阴寒侵袭肝脉者，则形成湿热蕴结证、寒凝气滞证；外邪导致经脉瘀阻、肾系受到外力损伤者，则形成气滞血瘀证。

湿热蕴结证，是由湿热循肝经下扰，或者湿热之邪留滞阴器所致，故临床上除睾丸疼痛外，还可见阴囊潮湿、小便短赤、口苦心烦等湿热蕴遏肝脉之症；治以清热利湿止痛，方以五味消毒饮合龙胆泻肝汤、金铃子散等方加减化裁；若阴囊红肿者，可酌加败酱草、连翘、白花蛇舌草等；阴囊潮湿者，可酌加土茯苓、滑石、萆薢等。

寒凝气滞证与气滞血瘀证，除见子痛外，还可见阴囊瘀斑、痛处不移等象。但前者是阴寒之邪阻滞肝之经络气血，血得寒则凝，其痛遇寒加重，得温痛减，自觉睾丸、阴囊、小腹寒冷；后者是肝郁不达，气滞血瘀，不通则痛，多见胀痛或刺痛，触痛明显，或可触及肿块等。寒凝气滞证，治以温肝散寒、理气止痛，方以天台乌药散、橘核丸等方加减化裁；肾子冷痛者，可酌加肉桂、制附子、吴茱萸等；肝寒犯胃而胃脘疼痛者，可酌加高良姜、丁香、姜黄等。气滞血瘀证，治以活血化瘀、散结止痛，方以少腹逐瘀汤、桃红四物汤等方加减化裁；气滞而胀痛明显者，可酌加香附、青皮、橘核等；血瘀而刺痛日久者，可酌加五灵脂、蒲黄、蜈蚣等。

肝肾亏虚证，多继发于实证日久不愈之后，因肝肾精气不足，无以充养肾子为主要病机，故症见患部隐痛，并有下坠感，时轻时重，伴见腰膝酸软、头晕眼花、体倦乏力等症；治以补肾滋肝止痛；若偏于阴虚者，可用知柏地黄丸等方加减化裁；若偏于阳虚者，可用右归丸等方加减化裁。

子痛证的病位主要在睾丸附睾，睾丸附睾属于阴器的范畴，有外肾之称，又为足厥阴肝经之所过，故子痛证的治疗常选归入肝肾经的药物，如肝经湿热之子痛常选用归肝经的蒲公英、苦参、土茯苓等；寒凝气滞之子痛常选用归肝肾经的吴茱萸、小茴香、荔枝核等；气滞血瘀之子痛常选用归肝经的延胡索、乳香、没药、川楝子等；肝肾亏虚之子痛常选用归肝肾经的熟地黄、枸杞子、女贞子等。

子　萎

子萎，是指以睾丸发育不良或者睾丸萎缩为主要临床表现的病证。先天性睾丸萎缩又称为"子虚"，后天性睾丸萎缩则称为"子萎"，这里统称为"子萎"。

子萎证是由先天遗传因素造成睾丸发育不良，或者后天疾病因素造成睾丸萎缩所致。临床治愈较难，常常影响生育。

子萎可见于西医学的先天性睾丸发育不良，如先天性睾丸畸形、某些遗传性疾病、染色体异常等；后天性睾丸萎缩，如睾丸外伤、睾丸扭转、睾丸炎症、睾丸放射线照射、流行性腮腺炎及脑垂体病变之后的睾丸萎缩等。

子萎证的治疗周期较长，其治当首分虚实，虚者主要以肾精不足、肾子发育障碍而软小为主要病机；实者以瘀血阻络、气血不通，阴器失养为主要病机。后天因素导致者，在各型辨证治疗的同时，亦可酌情配用补肾益精之熟地黄、制何首乌、鹿角胶等。

肾精不足证，是由先天禀赋不足、后天疾病因素引起，临床除见睾丸软小外，常伴见肾虚之须发早白、耳鸣耳聋、阳痿早泄、少精或无精等症；治以补肾填精，方以左归丸、六味地黄丸、龟鹿二仙胶等方加减化裁；若睾丸既小又软者，应酌加鹿角胶、龟甲胶、鱼鳔胶等血肉有情之品；除补肾填精外，还可适当少佐温肾助阳之巴戟天、肉苁蓉等，以从"阳中求阴"。

寒凝肝脉证，是由寒邪客于肝经，或因阳虚生寒，睾丸失于温养所致，临床除见睾丸萎缩外，还可见少腹冷痛、畏寒肢冷等寒象；治以温经散寒、暖肝通脉，以当归四逆汤、吴茱萸生姜汤等方加减化裁；若睾丸冷痛者，可酌加小茴香、吴茱萸、肉桂等；阳痿早泄者，可酌加淫羊藿、仙茅、巴戟天等。

瘀血阻络证与肝郁气滞证，都可见阴囊皮肤颜色晦暗等症状。瘀血阻络证，主要是外伤等导致瘀血内停，故可见血瘀不通之小腹坠痛、阴部发凉等症；肝郁气滞证，主要是以气滞为主要病机，气滞亦可导致血瘀，但其见症仍以睾丸隐痛作胀、胸闷不舒、胁肋胀痛等气郁症状为主。瘀血阻络证，治以活血化瘀，以复元活血汤等方加减化裁；若睾丸刺痛者，可酌加五灵脂、蒲黄、乳香、没药等；血瘀日久不愈，可在大队活血药中适当佐以行气药，如香附、小茴香等，以从"气中求血"。肝郁气滞证，治以疏肝解郁，方以柴胡疏肝散、逍遥散等方加减化裁；若胁肋胀痛者，可酌加香附、青皮、川楝子等；烦躁易怒者，可酌加醋柴胡、郁金、白芍等；气滞日久不愈，可在大队行气药中适当佐以活血药，如丹参、红花等，以从"血中求气"。

此外，凡是没有生育的青年男子，无论寒凝、气滞、血瘀之子萎，均可在温阳散寒、行气活血以治其本的基础上，酌加熟地黄、制何首乌、鹿角胶、鱼鳔胶等补肾填精之品，冀其生精而助育。

阴　痒

阴痒，又名"阴门痒""外阴瘙痒"，是指以外生殖器瘙痒，甚则波及阴中、肛门周围瘙痒难忍、坐卧不宁为主要症状的病证。

阴，是指阴部，包括外生殖器、阴道。阴痒是一个症状，很多全身性、局部性的疾病均可导致阴痒。

阴痒可见于西医学的男子包皮、龟头炎，阴囊湿疹、阴囊药疹、阴虱，女子外阴瘙痒症、外阴炎、外阴湿疹、外阴药疹、外阴营养不良、阴道炎、阴虱以及其他发于生殖器的皮肤疾病。

阴痒一证，首先要辨明虚实。湿热下注证，属实证，病程较短，症见外阴或阴中瘙痒难忍、局部皮肤黏膜红肿、灼热渗出糜烂、外阴潮湿、小便短赤，女子带下量多色黄质稠而臭秽；肝肾阴虚证，属虚证，病程较长，症见外阴瘙痒、灼热干涩，夜间尤甚，伴见头晕目眩、腰酸、耳鸣、女子带下量少等症。湿热下注证，治以清热利湿、杀虫止痒，方以二妙散合龙胆泻肝汤、萆薢渗湿汤等方加减化裁；阴部痒甚者，可酌加苦参、百部、蛇床子等；阴虫侵蚀者，可酌加鹤虱、川楝子、槟榔等；局部皮肤黏膜破溃者，可酌加金银花、蒲公英、紫花地丁等；大便干结者，可酌加枳实、大黄、芒硝等；小便短赤者，可酌加萹蓄、瞿麦、滑石等；女子带下色黄而呈泡沫状者，可酌加茵陈、椿根皮等；带下呈凝乳状者，可酌加土茯苓、萆薢、滑石等。肝肾阴虚证，治以滋肾降火、疏风止痒，方以知柏地黄丸、当归饮子等方加减化裁；烘热汗出者，可酌加炒栀子、石决明、煅牡蛎等；白带量多者，可酌加马齿苋、土茯苓、萆薢等；外阴干枯者，可酌加制何首乌、木瓜、甘草等；瘙痒不止者，可酌加防风、薄荷、徐长卿等。

阴痒的治疗，实证者重在清热祛湿、杀虫止痒，虚证者重在滋补肝肾、润燥止痒，本着"治外必本诸内"的原则，采用内服与外治、整体与局部相结合的方法进行辨证论治。

阴　痛

阴痛，是指以女子阴中、阴户或整个阴器疼痛为主要症状的病证。阴痛连及小腹、乳房疼痛者，又称为"吊阴痛"。

阴痛可见于西医学的外阴炎、阴道炎、宫颈炎、阴道干燥综合征、子宫脱垂、阴道前壁膨出、神经官能症及癔病等疾病。

阴痛的病因较多，有虚有实，临床当仔细辨别。疼痛的性质，以及所伴随症状是辨证的关键。

肝肾阴虚之阴痛，常伴有阴中干涩灼热感，并且可见五心烦热、潮热盗汗等阴虚之象；治以滋养肝肾、缓急止痛，方以左归饮合芍药甘草汤等方加减化裁；若阴中干涩灼热者，可酌加女贞子、玄参、生地黄等；烦热盗汗者，可酌加生地黄、知母、浮小麦、五味子等；口干咽燥者，可酌加天花粉、玉竹、石斛等；大便秘结者，可酌加生地黄、生何首乌、火麻仁等。

肝郁气滞之阴痛，以阴器胀痛为主，常伴有少腹、胁肋胀痛，其病情与情志变化关系密切；治以疏肝解郁、行气止痛，方以柴胡疏肝散、逍遥散、金铃子散等方加减化裁；若两胁、乳房牵引作痛者，可酌加青皮、香附、小茴香、玫瑰花、川楝子等。

肝经湿热之阴痛，感觉较明显，并常伴有带下量多色黄、臭秽等；治以清肝泻热、除湿止痛，方以龙胆泻肝汤、四妙散等加减化裁；带下腥臭者，可酌加蒲公英、苍术、滑石、土茯苓等；口苦咽干者，可酌加炒栀子、牡丹皮、石斛等；小便短赤者，可酌加萹蓄、瞿麦、滑石等。

寒凝肝脉之阴痛，痛感剧烈，遇寒加重，得温则减；治以温经散寒、行气止痛，方以暖肝煎、吴茱萸汤等加减化裁；少腹冷痛者，可酌加小茴香、吴茱萸、肉桂等；阴器内缩者，可酌加香附、郁金、川芎等。

气虚下陷证之阴痛，以阴器坠痛为主，并常伴有子宫脱垂、久泻、崩漏等；治以补中益气、升阳止痛，方以补中益气汤等加减化裁；神疲乏力者，重用人参、炙黄芪、黄精等；带下量多者，可酌加山药、芡实、莲子等；久泻者，可酌加石榴皮、诃子肉、乌梅、肉豆蔻等。

尿　频

尿频，又称"小便频数"，是指以排尿次数明显增多为主要症状的病证。

在正常状态下，成人日间排尿 4～6 次，夜间就寝后排尿 0～2 次，每次尿量 300～500mL。如果排尿次数明显超过上述范围者，则称为尿频。因气温降低、出汗减少、饮水过多等因素所致者，为生理性尿频；非上述原因所致者，为病理性尿频。

尿频可见于西医学的尿道炎、膀胱炎、膀胱结核、膀胱结石、膀胱肿瘤、肾盂肾炎、肾结核、前列腺炎、前列腺增生、糖尿病、尿崩症等疾病。

尿频证有虚、实之分，虚证以阳虚气虚为多，尿液偏于清长，一般没有排尿不适；实证以湿热血瘀为多，尿液偏于短少，常常兼有排尿不适。

湿热下注之尿频与肾阴亏虚之尿频，均可兼见小便混浊。但前者之小便混浊系湿热内蕴所致，常常伴有排尿不适；后者之小便浑浊系精微下漏所致，一般不伴排尿不适。此外，前者常常伴有尿急尿痛、尿道灼热；后者常常伴有口干咽燥、五心烦热。湿热下注之尿频，治以清热利湿通淋，方以八正散、龙胆泻肝汤等方加减化裁；若尿液混浊者，可酌加土茯苓、滑石、萆薢等；排尿灼痛者，可酌加蒲公英、鱼腥草、石韦等；尿石尿血者，可酌加金钱草、海金沙、白茅根等；会阴坠痛者，可酌加延胡索、川楝子、乌药等。肾阴亏虚之尿频，治以补肾缩尿，方以六味地黄丸等方加减化裁；腰膝酸软者，可酌加杜仲、桑寄生、续断等；神疲乏力者，可酌加黄精、太子参、刺五加等；口干咽燥者，可酌加生地黄、玉竹、石斛等。

肾气不固之尿频与脾气亏虚之尿频，均可见小便清长。但前者之小便清长系肾气不固、膀胱失约所致，常常伴有神疲乏力、畏寒肢冷；后者之小便清长系脾气亏虚、气不摄津所致，常常伴有食欲不振、大便稀溏。此外，脾气亏虚，气不摄津，精微不藏，下注膀胱，也可见小便混浊，因此临床须注意，不可一见小便浑浊就认为系湿热所致，与湿热下注之小便浑浊的鉴别要点在于不伴小便不适。肾气不固之尿频，治以温阳补肾缩尿，方以肾气丸、缩泉丸等加减化裁；若神疲乏力者，可酌加人参、炙黄芪、黄精等；畏寒肢冷者，可酌加制附子、肉桂、仙茅等；小便失禁者，可酌加桑螵蛸、覆盆子、山茱萸等；性欲低下者，可酌加巴戟天、淫羊藿、仙茅等。脾气亏虚之尿频，治以补脾益气缩尿，方以四君子汤、参苓白术散、补中益气汤等加减化裁；若尿液浑浊者，可酌加党参、山药、薏苡仁等；食欲不振者，可酌加炒二芽、鸡内金、炒山楂等；大便稀溏者，可酌加乌梅、石榴皮、赤石脂等；身体倦怠者，可酌加人参、党参、白术等。

湿热下注、气血瘀滞等实证之尿频，因其有实邪蕴遏阻滞膀胱尿道，实邪不去则尿频不减，故一般不宜用缩尿药物，因缩尿药物具有敛邪留寇之弊。肾气不固、脾气亏虚等虚证之尿频，因其没有实邪阻滞膀胱尿道，故可酌用缩尿药物，如桑螵蛸、覆盆子、山茱萸等，以助膀胱之固摄。

尿　痛

尿痛，又称"小便疼痛"，是指以排尿时及（或）排尿前、排尿终了时尿道疼痛为主要症状的病证。尿痛的程度有轻有重，疼痛的种类则可分为灼痛、刀割痛、刺痛、涩痛、绞痛等。

尿痛多因尿道炎、尿道结石、尿道损伤、膀胱炎、膀胱结石、膀胱结核、输尿管结石、肾结石、肾盂肾炎、精囊炎、前列腺炎、前列腺增生等疾病所引起。排尿时前尿道灼痛，提示前尿道有炎症；排尿终了时尿道疼痛，表示病变发生在后尿道、膀胱颈或膀胱三角区，多为膀胱炎或前列腺炎；剧烈尿痛，多见于膀胱、尿道结石。

膀胱湿热之尿痛与心火炽盛之尿痛，二者皆为里实热证，均可见小便灼热、小便短赤。但前者之小便灼热、小便短赤系因感受湿热外邪，或过食肥甘，或嗜酒太过，酿成湿热，注于下焦，蕴结膀胱，或热聚下焦，炼液成石，损伤尿道所致，常常伴有末尿浑浊，或全尿浑浊，或尿道流脓，或尿血尿石；后者之小便灼热、小便短赤系因心火移热于小肠，小肠泌别之津液夹热邪下注膀胱，灼伤尿道所致，常常伴有心中烦热、口舌生疮、夜寐不安等症。膀胱湿热之尿痛，治以清热利湿通淋，方以八正散、龙胆泻肝汤等加减化裁；若排尿灼痛者，可酌加石韦、滑石、甘草梢等；小便浑浊者，可酌加土茯苓、滑石、萆薢等；尿道溢脓者，可酌加蒲公英、鱼腥草、野菊花等；尿血尿石者，可酌加金钱草、海金沙、石韦等；小腹疼痛者，可酌加延胡索、川楝子、青皮等；会阴疼痛者，可酌加延胡索、川楝子、乌药等。心火炽盛之尿痛，治以清心泻火通淋，方以导赤散、八正散等加减化裁；若心中烦热者，可酌加黄连、生地黄、炒栀子等；口舌生疮者，可酌加金银花、野菊花、黄连等；夜寐不安者，可酌加酸枣仁、柏子仁、首乌藤等。

膀胱瘀滞之尿痛与肝气郁结之尿痛，二者皆为实证，均可见小便频数。膀胱瘀滞之尿痛证，多因跌仆损伤、气血瘀滞膀胱，或寒邪入侵以致少腹瘀血内结，膀胱气化失司，或下焦癥积，堵塞尿道所致，常常伴有小便量少、尿线变细、尿流分叉，或尿色紫暗，夹有血块，或排尿不畅，甚至排尿困难、小腹疼痛等症；治以行气活血化瘀，方以桃红四物汤、少腹逐瘀汤等加减化裁；小腹疼痛者，可酌加延胡索、香附、小茴香等；尿线变细者，可酌加地龙、王不留行、川牛膝等；排尿困难者，可酌加王不留行、路路通、琥珀等。肝气郁结之尿频，多因恚怒伤肝，肝失疏泄，影响膀胱气化所致，常常伴有胸胁满闷、时而太息等症，而且常因恚怒而诱发，治以疏肝行气解郁，方以逍遥散、柴胡疏肝散等加减化裁；若胸胁满闷者，可酌加醋柴胡、香附、青皮等；时而太息者，可酌加醋柴胡、郁金、佛手等。

本证多为里证，若伴有恶寒发热等表证者，则需表里同治，适当选用表里双解之剂治疗。

尿　漏

尿漏，又称"尿失禁""小便失禁"，是指以在意识清醒的状态下，丧失排尿的自控能力而致尿液不自主地流出为主要症状的病证。

尿漏与遗尿有别，遗尿是指在正常睡眠中小便不知不觉地自行遗出，且以儿童多见，二者不难区别。关于昏迷时的尿漏，这里就不介绍了。

引起尿漏的原因较多。由于膀胱及（或）尿道病变，致膀胱逼尿肌张力持续增高及（或）尿道括约肌过度松弛，尿液不能控制而从尿道流出，称"真性尿失禁"，可见于膀胱或尿道感染、结石、结核、肿瘤等；由于尿道梗阻、膀胱神经功能障碍，致膀胱内尿液潴留、膀胱过度膨胀、内压升高，尿液被迫溢出，称"假性尿失禁"，又称"溢出性尿失禁"；由于尿道括约肌松弛，当用力咳嗽、大笑、打喷嚏等致腹内压突然升高时，少量尿液可不自主地从膀胱挤出，称"压力性尿失禁"。由于完全性脊髓损伤，致膀胱的感觉不能传至大脑皮质，病人既无膀胱充盈感，又无膀胱收缩感，在无意识情况下排尿，称

"反射性尿失禁"。

尿漏证有虚实之分，虚证以气虚为多，尿液偏于清长，一般没有排尿不适；实证以湿热、气滞、血瘀为多，尿液偏于短少，常常兼有排尿不适。

肾气不固之尿漏与脾气下陷之尿漏，均可兼见尿频。但前者之尿频系肾气不固、膀胱失约所致，常常伴有四肢不温、腰膝酸软；后者之尿频系脾气亏虚、气不摄津所致，常常伴有神疲体倦、纳减便溏。肾气不固之尿漏，治以补肾益气固脬，方以巩堤丸、缩泉丸等方加减化裁；若四肢不温者，可酌加肉桂、制附子、仙茅等；性欲低下者，可酌加巴戟天、淫羊藿、蛇床子等；倦怠乏力者，可酌加人参、炙黄芪、黄精等；遗精早泄者，可酌加山茱萸、芡实、金樱子、桑螵蛸等。脾气下陷之尿漏，治以补脾益气升阳，方以补中益气汤、缩泉丸等加减化裁；若尿液浑浊者，可酌加山药、草薢、薏苡仁等；小便量多者，可酌加山药、莲子、芡实等；神疲体倦者，可酌加党参、炙黄芪、人参等；纳减便溏者，可酌加炒二芽、鸡内金、赤石脂等；食后腹胀者，可酌加陈皮、木香、焦山楂等。

膀胱湿热之尿漏与膀胱瘀滞之尿漏，均可兼见尿量短少。但前者之尿量短少系湿热内蕴、伤耗津液所致，常常伴有排尿灼痛、尿短尿赤；后者之尿量短少系气滞血瘀所致，常常伴有尿线变细、尿流分叉。膀胱湿热之尿漏，治以清热利湿通淋，方以导赤散、八正散等加减化裁；若尿短尿赤者，可酌加蒲公英、萹蓄、瞿麦等；尿液浑浊者，可酌加土茯苓、滑石、草薢等；排尿灼痛者，可酌加石韦、滑石、甘草梢等；会阴胀痛者，可酌加延胡索、川楝子、乌药等。膀胱瘀滞之尿漏，治以行气活血化瘀，方以抵当汤、少腹逐瘀汤等加减化裁；若尿流分叉者，可酌加琥珀粉、王不留行、川牛膝等；小腹疼痛者，可酌加延胡索、川楝子、小茴香等；尿道疼痛者，可酌加蒲公英、石韦、白花蛇舌草等。

膀胱湿热、膀胱瘀滞之尿漏，因其有实邪蕴遏阻滞膀胱尿道，实邪不去则尿漏不止，故一般不宜用固脬药物，因固脬药物具有敛邪留寇之弊。肾气不固、脾气下陷等虚证之尿漏，因其没有实邪阻滞膀胱尿道，故可用固脬方药，如缩泉丸等，以助膀胱之固摄。

肝气郁结之尿漏，除了兼见尿频外，还以其病情程度随情绪波动而变化为主要辨证要点，另可见胸胁满闷、时而太息等症状；治以疏肝行气缩尿，方以逍遥散合缩泉丸等加减化裁；若小腹胀痛者，可酌加青皮、香附、小茴香等；烦躁易怒者，可酌加石决明、郁金、白芍等；尿漏较甚者，可重用山茱萸、桑螵蛸、覆盆子等。

尿漏证有虚有实，但以虚证为多，虚证尿漏又以脾肾亏虚常见，治宜补脾益肾，补脾常用人参、炙黄芪、党参、白术等，使脾气健旺而统摄有权，则尿漏可止；补肾常用山茱萸、覆盆子、桑螵蛸、金樱子等，使肾气健旺而固摄有权，则尿漏自止。

尿　闭

尿闭，又称为"癃闭"，是指以排尿不畅、排尿困难，甚则尿液点滴难出为主要症状的病证。

小便不畅，点滴而下，病势较缓者，称为"癃"；小便闭塞，点滴不通，病势较急者，称为"闭"。癃与闭虽然不同，但都是指排尿困难，只是在程度上有所差别，且二者可以相互转变，因此多合称为"癃闭"。

尿闭可见于西医学的膀胱尿道结石、尿路肿瘤、尿道损伤、尿道狭窄、膀胱神经功能紊乱、膀胱逼尿肌功能障碍、前列腺增生、脊髓炎等病出现的尿潴留，以及肾功能不全引起的少尿、无尿症。

尿闭证有虚实之分，实证当辨湿热、瘀血、肺热、肝郁之不同；虚证当辨病位在脾、在肾之异。治疗上应遵循"腑以通为用"的原则，但通利之法又因证候虚实之不同而异。实证者宜清邪热、利气机、散瘀结，虚证者宜补脾肾、升中气、助气化，不可不经辨证而滥用通利小便之法。小便的排泄，除了依靠肾的气化外，尚需依赖肺的通调、脾的转输。尿闭证的表现虽然在下，但有时其治需要欲降先升，因此可根据下病治上、提壶揭盖之原理，酌情配合采用开宣肺气、升提中气之法，以发挥其升清以降浊的作用。

膀胱湿热之尿闭与肺热壅盛之尿闭，均为实证。但前者病在下焦，由湿热阻滞膀胱而致小便不通；后者病本于上焦，而症现于下焦，肺为水之上源，主通调水道，因肺热壅盛而导致肺气失肃，水道不通，累及下焦而出现小便不通。膀胱湿热者，症见小便短赤、排尿灼热疼痛等下焦症状；肺热壅盛者，症见咽干、烦渴、气促、咳嗽等上焦症状。膀胱湿热证，治从下焦入手，治以清利湿热、通利小便，方以八正散、导赤散等加减化裁；若热盛而小便灼痛者，可酌加蒲公英、白花蛇舌草、石韦等；湿重而身重体困者，可酌加苍术、滑石、土茯苓等。肺热壅盛证，治宜下病治上，即提壶揭盖法，治以清降肺气，方以清肺饮、泻白散等加减化裁；若兼外感之鼻塞、头痛、脉浮者，可酌加桑叶、蔓荆子、辛夷花、苍耳子等；咳嗽黄痰者，可酌加黄芩、鱼腥草、瓜蒌、贝母等；大便秘结者，可酌加大黄、杏仁、瓜蒌仁等。

肝郁气滞之尿闭，亦为实证，病位在肝。因肝气郁结，疏泄失职，影响三焦气化功能及水液的运送，水道通行受阻而致小便不通或通而不爽，症见情志抑郁、多烦善怒、胁肋胀满等；治以疏理肝气、通利小便，方以柴胡疏肝散、沉香散等加减化裁；若小腹胀痛者，可酌加青皮、香附、小茴香等；多烦善怒者，可酌加醋柴胡、郁金、白芍等。

瘀血阻塞之尿闭，亦为实证，然该证系由有形之病理产物阻滞所致，症见尿如细线，或小便点滴而下，甚则阻塞不通、小腹胀满疼痛等；治以化瘀散结、通利水道，方以代抵当丸合石韦散等加减化裁；瘀血内阻而小便点滴不通者，可酌加王不留行、牛膝、琥珀、石菖蒲等；尿路结石而小便点滴不通者，可酌加金钱草、海金沙、冬葵子、鸡内金等。

脾气不升之尿闭与肾阳衰惫之尿闭，均属虚证，都有排尿困难。但前者病位在脾，后者病位在肾。脾气不升者，其排尿困难是时发时止，时轻时重，每因劳累而诱发；肾阳衰惫者，常是尿意频频与小便不通并见。脾气不升证，治以补中益气、通利小便，方以补中益气汤等加减化裁；若神疲体倦者，可重用党参、炙黄芪、人参等；纳减便溏者，可酌加炒二芽、鸡内金、赤石脂等；食后腹胀者，可酌加陈皮、木香、焦山楂等。肾阳衰惫证，治以温阳益气、补肾利尿，方以济生肾气丸等加减化裁；若精神萎靡、腰脊酸痛者，为精血俱亏，病及督脉，可酌加香茸丸补养精血、助阳通窍。

尿闭证有虚有实，但以实证为多，实证尿闭又以血瘀、气滞、湿热、痰浊常见，均可在辨证论治的基础上，酌情选用王不留行、川牛膝、琥珀、路路通、石菖蒲等通络开窍之品，使尿窍开通而排尿自畅。

此外，还要了解病情之缓急、病势之轻重。水蓄膀胱，小便闭塞不通者，为急证；小便量少，但点滴能出者，为缓证。由"癃"转"闭"者，为病势加重，由"闭"转"癃"者，为病势减轻。

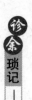

尿 浊

尿浊，又称"白浊""小便浑浊"，是指以尿液浑浊不清为主要症状的病证。临床上有刚排出的尿不浑浊，但留置后出现沉淀物者，亦属本证。

尿浊可见于西医学的丝虫病、肾系癌瘤、腹部创伤或手术损伤等。初尿浑浊多见于前尿道炎症，终尿浑浊多见于前列腺炎，全尿浑浊多见于尿酸盐症、尿路严重感染、尿路结核、前列腺炎及脓肿、膀胱周围脓肿及丝虫病等。

尿浊实证以湿热下注为多，治宜清热利湿；虚证以脾肾亏虚为多，治宜培补脾肾；虚实夹杂者，治宜补泻兼施。

湿热内蕴之尿浊与肾阴亏虚之尿浊，均由膀胱蓄热、气化失司所致。湿热内蕴者，由湿热蕴遏下焦，膀胱气化失司，精微下泄所致，症见小便浑浊如泔浆，或夹有滑腻之物，常伴见小便短赤、尿频、尿急、尿痛，女子多见带下量多色黄，男子常伴阴囊潮湿等；肾阴亏虚者，由阴虚内热，热移膀胱，气化失司，清浊不分所致，症见小便浑浊如米泔，或尿色微黄，尿痛较轻，兼见头晕耳鸣、颧红盗汗、虚烦不寐、腰膝酸软等。湿热内蕴证，治以清热利湿、分清泻浊，方以程氏萆薢分清饮等加减化裁；若小便灼痛者，可酌加蒲公英、石韦、滑石、甘草梢等；热盛灼络而尿血者，可酌加侧柏叶、白茅根、藕节炭等。肾阴亏虚证，治以滋阴益肾，方以知柏地黄丸合二至丸等加减化裁；若口干咽燥者，可酌加天花粉、玉竹、石斛等；盗汗者，可酌加山茱萸、五味子、浮小麦、糯稻根等；遗精滑精者，可酌加金樱子、芡实、桑螵蛸等。

肾阳亏虚之尿浊与脾虚气陷之尿浊，均可见尿频量多。

肾阳亏虚证，以肾阳虚为主，多见于年高体弱者，因肾阳虚衰，气化失司，精微失约，故小便浑浊、清长，常兼有面色㿠白、头晕耳鸣、精神萎靡、腰膝酸软、四肢不温、阳痿等症；治以温阳补肾，方以右归丸等加减化裁；若兼五更泻者，可酌加四神丸等；阳物不举者，可酌加沙苑子、雄蚕蛾、鹿茸等；遗精早泄者，可酌加山茱萸、金樱子、沙苑子、芡实等。脾虚气陷证，以脾气虚为主，多因调养失摄，损伤脾阳，脾虚气陷，摄纳无力，精微下流所致，故小便浑浊，劳累后症状加剧，常兼有纳减便溏、少腹坠胀，或伴脱肛等症；治以健脾益气、升清固摄，方以补中益气汤、保元汤等加减化裁；若小便量多者，可酌加山药、莲子、芡实等；神疲体倦者，可重用党参、炙黄芪、人参等；纳减便溏者，可酌加炒二芽、鸡内金、赤石脂等；食后腹胀者，可酌加陈皮、木香、焦山楂等。

此外，因脾虚及肾，或肾虚及脾，脾不升清，肾失封藏，膀胱失约，导致的脾肾两虚之尿浊亦为临床常见，其证兼有脾虚气陷和肾阳虚衰的临床表现，治以健脾与补肾并重，方以补中益气汤合无比山药丸等加减化裁。

血 尿

血尿，是指以尿中有血，随出血量多少以及出血部位、时间的不同，小便呈淡红色、鲜红色、茶褐色或夹有血块为主要症状的病证。

尿液离心后的沉渣在显微镜下检查，每个高倍视野的红细胞数大于3个者，即为"血尿"。肉眼能直接观察到尿呈红色者，称为"肉眼血尿"；仅在显微镜下见到红细胞多于正常者，称为"镜下血尿"。

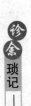

血尿可见于西医学的尿路感染、尿路结石、膀胱结核、肾结核、肾炎、肾小球肾炎、泌尿系肿瘤、血液病等疾病。

血尿的治疗主要把握治火、治气、治血三个方面。实火当清热泻火，虚火当滋阴降火；实证当清气降气，虚证当补气益气；或凉血止血、收敛止血、散瘀止血、养血止血。

下焦湿热之血尿与阴虚火旺之血尿，均可见尿中带血。但前者多因感受湿热外邪，或恣食膏粱厚味，滋生湿热，湿热蕴结膀胱，或心胃火热下移膀胱，伤损脬络，故小腹胀满、小便涩痛等；后者多因阴虚相火妄动，灼伤脬络，故见尿色淡红，小便热痛不甚，常伴头晕耳鸣、骨蒸潮热等症。下焦湿热证，治以清热利湿、凉血止血，方以小蓟饮子、导赤散、八正散等方加减化裁；若小便灼痛者，可酌加石韦、滑石、甘草梢等；心烦失眠者，可酌加黄连、炒栀子、淡豆豉、灯心草等；尿中夹有血块者，可酌加茜草、蒲黄炭、三七粉等。阴虚火旺证，治以滋阴益肾、安络止血，方以知柏地黄丸合小蓟饮子等加减化裁；若颧红潮热者，可酌加地骨皮、银柴胡、胡黄连等；盗汗者，可酌加五味子、浮小麦、糯稻根、煅牡蛎等。

脾肾两虚之血尿，临床亦多见，系由脾不统血、肾失封藏所致，其小便频数而量多，尿色多呈淡红，病势缠绵，遇劳发作，治以健脾补肾、益气固涩，方以补中益气汤合无比山药丸等加减化裁；若兼五更泻者，可酌加四神丸等；遗精早泄者，可酌加山茱萸、金樱子、覆盆子、芡实等。气虚下陷而少腹坠胀者，可加炙黄芪、炙升麻、柴胡等；纳减便溏者，可酌加炒二芽、鸡内金、赤石脂等；食后腹胀者，可酌加陈皮、木香、焦山楂等。

此外，尚有瘀血内阻膀胱，血不循经之尿血者，其特点为血色紫黯，常夹血块，兼见排尿不畅，治疗应分析因伤致瘀、气虚血瘀或寒凝血瘀等不同情况，分别采用活血祛瘀、益气化瘀、温阳散瘀等法。

血尿证的治疗离不开止血之法，但因出血的原因不同而其止血的途径亦不同，如阴虚火旺而迫血妄行之血尿，治宜滋阴降火以宁血，可酌情选用生地黄、女贞子、墨旱莲等；肝经实热而迫血妄行之血尿，治宜清热泻火以止血，可酌情选用生地黄、苎麻根、地榆等；脾气亏虚而失于统摄之血尿，治宜补脾益气以统血，可酌情选用人参、党参、炙黄芪等；肾气亏虚而失于固摄之血尿，治宜补肾益气以摄血，可酌情选用山茱萸、海螵蛸、五倍子等；外力作用而伤损阴络之血尿，治宜活血化瘀以止血，可酌情选用三七、茜草、蒲黄炭等。

少　精

少精，又称"少精子症"，是指以精液中精子数量过少为主要表现的病证。

正常人的精子密度为大于 $1.5 \times 10^7/\text{mL}$，若精子密度小于 $1.5 \times 10^7/\text{mL}$ 则为少精子症。少精子症是男性不育症中非常多见的一种情况。

引起少精证的主要原因有睾丸附睾疾病、精索静脉曲张、免疫因素、染色体异常、生殖道感染、内分泌疾病等疾病。此外，身体发热、吸烟过多、酒精中毒、吸食毒品以及服用抑制精子的药物等因素，也可抑制精子的产生，引起少精子症。

少精证分为虚实两端，虚证以肾精亏虚、脾气亏虚为多见，实证以湿热下注、气滞血瘀为多见，临床上还常见虚实夹杂者，因此临床需要仔细辨证。

肾精亏虚之少精证，除见少精不育外，还兼见精液量少、头晕健忘、神疲乏力、腰腿酸软、性欲低下等症；治以补肾生精，方以龟鹿二仙胶、左归丸、三才封髓丹等加减化裁；若腰膝酸软者，可酌加杜仲、桑寄生、狗脊等；睾丸既小又软者，可酌加鹿角胶、龟甲胶、鱼鳔胶等血肉有情之品；此外，临床上治疗本证，除了以补肾生精之法为主外，还需辅以温肾助阳之法，可以适当少佐巴戟天、淫羊藿等温补肾阳之品以从"阳中求阴"。

肾阳亏虚之少精证，除见少精不育外，还兼见面色㿠白、气短乏力、形寒肢冷等症；治以补肾温阳，方以赞育丹、右归丸等加减化裁；若畏寒肢冷者，可酌加制附子、肉桂、干姜等；阳物不举者，可酌加淫羊藿、巴戟天、鹿角胶等；遗精早泄者，可酌加桑螵蛸、金樱子、芡实等；小便频多者，可酌加覆盆子、桑螵蛸、益智仁等。

脾气亏虚之少精证，除见少精不育外，还兼见食少纳呆、腹胀便溏、神疲乏力等症；治以补脾益气，兼补肾精，方以四君子汤、参苓白术散等加减化裁；若兼大便溏薄、食少纳呆者，可酌加干姜、肉豆蔻、焦山楂等；脘腹冷痛、畏寒肢冷者，可酌加制附子、干姜、高良姜等。

湿热下注之少精证，除见少精不育外，还兼见排精时尿道有灼热感、面红目赤、心烦易怒、睾丸疼痛、小腹胀痛等症；治以清热利湿，方以萆薢分清饮、连翘金贝煎等加减化裁；若排尿灼痛者，可酌加石韦、滑石、甘草梢等；小便浑浊者，可酌加土茯苓、滑石、萆薢等；尿道溢脓者，可酌加蒲公英、鱼腥草、野菊花等；小腹疼痛者，可酌加延胡索、川楝子、青皮等；会阴疼痛者，可酌加延胡索、川楝子、乌药等。

气滞血瘀之少精证，除见少精不育外，还兼见少腹不适、睾丸疼痛、精管增粗、精液黏稠等症；治以行气活血化瘀，方以桃红四物汤、少腹逐瘀汤等加减化裁；气滞而胀痛明显者，可酌加香附、青皮、橘核等；血瘀而刺痛日久者，可酌加五灵

192

脂、蒲黄、蜈蚣等。

肾藏精，为先天之本，主生长发育与生殖，肾虚则生殖之精匮乏；脾为后天之本，脾胃化生的后天之精具有充养先天生殖之精的作用，脾虚则后天之精不足，无以充养先天之精，亦可造成生殖之精匮乏，从而导致少精证。此外，后天水谷之精能充养肾气，肾气盛则天癸充，天癸充则能促进生殖之精的产生，从而维持正常的生殖功能；如果脾胃功能失常，后天之精不足，气血生化乏源，无以充养肾气，肾气失充而虚衰，天癸也因之而虚衰，生殖之精便不能正常产生，亦可导致少精证。由此可见，脾肾二者关系密切，故临床上治疗少精证常从脾肾入手，即脾肾同治；临床上，有时即使只有肾虚而无脾虚，亦可在补肾的基础上，酌加补益脾气之品，如人参、党参、炙黄芪等，补后天以养先天，从而提高补肾效果。

真性少精证，是因睾丸病变而生精障碍所致，其治重在补肾生精，常在辨证论治的基础上酌加熟地黄、制何首乌、黄精、枸杞子、淫羊藿、鹿角胶等；假性少精证，是因精道梗阻而精行障碍所致，其治重在活血通精，常在辨证论治的基础上酌加王不留行、蜈蚣、路路通、石菖蒲等。

弱　精

弱精，又称"弱精子症"，是指以精子运动力低下为主要表现的病证。

精液参数中前向运动（PR）精子的比例小于32%，或前向运动＋非前向运动（NP）精子比例小于40%者，即为"弱精子症"。

精子运动力是决定受孕与否的重要条件之一。有的人精子数量较少，但精子的运动力良好者，仍有受孕的机会。如果精子运动力低下，则往往造成不育。

先天性睾丸不发育或发育不全、内分泌激素水平紊乱、生殖系统感染、精索静脉曲张、自身免疫性疾病、营养障碍、环境因素、某些抑制精子的药物等，均可降低精子的运动力，从而引起弱精子症。

"阴为体，阳为用"，弱精症不仅以虚证居多，而且以阳虚为主。阳主动，肾为先天之本，主生殖，肾阳是精子运动的原动力；肾阳亏虚，命门火衰，精子动力乏源，故症见精子运动力低下，伴见畏寒肢冷、精神疲乏、腰膝酸软、性欲低下、阳物不举或举而不坚、遗精早泄、面色无华、小便清长等症；治以温肾壮阳、益气生精，方以右归饮、五子衍宗丸、赞育丹等方加减化裁；若畏寒肢冷者，可酌加制附子、肉桂、干姜等；阳物不举者，可酌加淫羊藿、巴戟天、雄蚕蛾等；遗精早泄者，可酌加桑螵蛸、金樱子、芡实等；小便频多者，可酌加覆盆子、桑螵蛸、益智仁等。

气血是生命活动的物质基础，也是精子生成与生存的物质基础，故气血亏虚必然会影响精子的运动力。气血两虚者，除了精子运动力低下外，还可见头晕目眩、少气懒言、精神萎靡、四肢乏力、面色萎黄等症；治以补气养血，方以八珍汤、龟鹿二仙胶等方加减化裁；若心悸、失眠者，可酌加酸枣仁、柏子仁、首乌藤等；乏力、气短者，可酌加人参、炙黄芪、太子参等。

精室为清静之地，容不得邪气的侵犯干扰，湿热之邪下注精室，必然破坏精子的生存环境，干扰精子的活动能力，导致精子运动力低下。湿热下注者，除了精子运动力低下外，还可见胁肋胀痛、少腹会阴或睾丸坠胀疼痛、尿频尿急、小便短赤等症，治以清热利湿，方以连翘金贝煎、八正散等方加减化裁；若排尿灼痛者，可酌加石韦、滑石、甘草梢等；小便浑浊者，可酌加土茯苓、滑石、萆薢等；小腹疼痛者，可酌加延胡索、川楝子、青皮等；会阴疼痛者，可酌加延胡索、川楝子、乌药等；睾丸疼痛者，可酌加橘核、荔枝核、延胡索、川楝子等。

弱精证有虚有实，实证多为湿热内蕴，精子生存环境恶劣，精子本身受到伤害，造成精子活动力低下，治宜清利湿热，以改善精子生存环境，不使精子有伤，则精子的活动力自会提高；虚证多为阳气亏虚，无以激发、促进精子的生命活动，导致精子活动力低下，治宜温补阳气，常在辨证论治的基础上酌加人参、炙黄芪、巴戟天、淫羊藿等，使阳旺气足则精子的活动力自会提高。

临床上，弱精症常与死精证并存，凡是虚证者，均可在辨证论治的基础上酌加益气温阳之品，如人参、炙黄芪、巴戟天、淫羊藿等，因为弱精、死精是精子的活动力与活动率低下，常常与阳气不足有关，阳气具有促进生命活动的作用，阳气不足就可导致精子的活动力与活动率下降，故益气温阳之品具有提高精子活动力与活动率的作用。

畸　精

畸精，又称"畸形精子过多症"，是指以畸形精子过多为主要表现的病证。

生育年龄男性的异常形态精子的比例大于96%（即正常形态精子的比例小于4%）者，即为"畸形精子过多症"。畸形精子不具备正常的活动能力和受孕能力，是导致男性不育的主要原因之一。

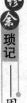
导致畸形精子过多症的主要原因有睾丸附睾疾病、精索静脉曲张、染色体异常、生殖道感染、内分泌疾病等疾病。此外，身体发热、吸烟过多、酒精中毒、吸食毒品以及服用抑制精子的药物等因素，也可抑制精子的产生，引起畸形精子过多症。

在诊治畸精证时，首先要了解患者的生活及工作环境，吸烟、酗酒、不洁性交等不良习惯，或在高温、有毒、有放射性污染的环境中工作生活，这些因素均可导致或加重畸精证，如果不能改变不良的生活习惯，不能远离有害的环境，任何治疗都难以取得满意的疗效。

肾精亏虚证，由于肾精亏虚，精子生成障碍，故畸形精子过多，并且兼见精液量少、记忆力减退、神疲乏力、腰膝酸软、性欲低下、性功能障碍等症；治以补肾生精，方以左归丸、五子衍宗丸、龟鹿二仙胶等加减化裁；若腰膝酸软者，可酌加杜仲、桑寄生、狗脊等；睾丸既小又软者，可酌加鹿角胶、龟甲胶、鱼鳔胶等血肉有情之品；此外，临床上治疗本证，除了以补肾生精之法为主外，还需辅以温肾助阳之法，可以适当少佐巴戟天、淫羊藿等温补肾阳之品以从"阳中求阴"。

肾阳虚衰证，由于肾阳亏虚，命门火衰，气化不及，精子生成障碍，故畸形精子过多，并且兼见畏寒肢冷、腰膝酸软、精神不振、面色无华、小便清长、夜尿频多、阳痿早泄等症；治以补肾壮阳、益气生精，方以赞育丹、五子衍宗丸等加减化裁；若阳虚飧泻者，可酌加补骨脂、五味子、肉豆蔻等；阳痿早泄者，可酌加巴戟天、淫羊藿、金樱子、山茱萸等；腰膝冷痛者，可酌加杜仲、桑寄生、怀牛膝等。

湿热下注证，由于湿热蕴结精室，腐败精液，造成精子生成障碍，故畸形精子过多，并且兼见四肢困重、头晕而胀、胸脘满闷、口干口苦、小便短赤灼痛等症；治以清热利湿，方以三才封髓丹、四妙散、龙胆泻肝汤等方加减化裁；若排尿灼痛者，可酌加石韦、滑石、甘草梢等；小便浑浊者，可酌加土茯苓、滑石、萆薢等；睾丸会阴疼痛者，可酌加延胡索、川楝子、橘核、乌药等。

气滞血瘀之畸精证，属于虚实夹杂证，除见畸形精子过多外，还兼见少腹不适、睾丸疼痛、精索增粗、睾丸软小等症；治以行气活血化瘀，兼以补肾生精，方以桃红四物汤合少腹逐瘀汤、五子衍宗丸等加减化裁；气滞而胀痛明显者，可酌加香附、青皮、橘核等；血瘀而刺痛日久者，可酌加五灵脂、蒲黄、蜈蚣等。

畸精证之实证多为湿热、血瘀所致，虚证多为肾虚所致，无论是湿热、血瘀还是肾虚，最终的结果都是导致睾丸生精功能障碍。睾丸生精功能障碍的本质又是肾精亏虚，故补肾生精是治疗畸精证的大法。因此，即使是湿热所致之畸精证，亦需在热清湿利之后，投以熟地黄、制何首乌、黄精、枸杞子、巴戟天、淫羊藿、鹿角胶等补肾生精之品，以提高睾丸生精功能，才能生育有望。

精 凝

精凝，又称"精液不液化症"，是指以精液不液化为主要表现的病证。

正常情况下，精液排出体外在 25℃室温下 15～20 分钟液化；若超过 60 分钟仍不能液化者，则称精液不液化症。精液不液化是导致男性不育症的常见原因之一。

精凝证可见于西医学的前列腺炎、附睾炎、输精管炎、精囊炎等生殖系统炎症。其中，慢性前列腺炎患者中，约有12%的患者可见此证。

精凝有虚实之别。虚证以肾阳亏虚、阴虚阳亢多见；实证以湿热内蕴、气滞血瘀多见。

肾阳亏虚之精凝证，是由于肾阳亏虚，气化无权，精液结聚不散所致，还可兼见阳痿早泄、畏寒肢冷、阴器冰冷、小便清长、腰膝冷痛、头晕耳鸣等症；治以温补肾阳、消散阴寒，方以右归丸、二仙汤等加减化裁；若阳虚飧泻者，可酌加补骨脂、五味子、肉豆蔻等；阳痿早泄者，可酌加巴戟天、淫羊藿、金樱子、山茱萸等；腰膝冷痛者，可酌加杜仲、桑寄生、怀牛膝等。

阴虚阳亢之精凝与湿热下注之精凝，均可见精液不液化、口干、烦热等热象，但二者有虚实之分。阴虚阳亢之精凝，是由于阴虚火旺，虚火煎熬精液，精液浓缩结聚所致，还可兼见五心烦热、盗汗、口干咽燥、头晕耳鸣、腰膝酸软、失眠健忘、性欲旺盛等症；治以滋补肾阴、清降虚火，方以知柏地黄丸、大补阴丸等加减化裁；若手足心热者，可酌加地骨皮、银柴胡、胡黄连等；盗汗者，可酌加五味子、浮小麦、糯稻根、煅牡蛎等。湿热下注之精凝，是由于湿热内蕴，搏结精室，热邪煎熬精液，湿邪黏滞精液，精液浓缩结聚所致，还可兼见精液气味腥臭、尿频尿痛、尿道灼热、小便短赤等症；治以清热利湿，方以连翘金贝煎、八正散等加减化裁；若排尿灼痛者，可酌加石韦、滑石、甘草梢等；小便浑浊者，可酌加土茯苓、滑石、萆薢等。此外，湿热内蕴日久，还可聚湿生痰，痰浊停聚精室，结聚精液，亦可导致精液不能液化，其治则宜化痰散结，可酌加法半夏、浙贝母、生牡蛎等。

气滞血瘀之精凝，是由于气血瘀滞精室，血瘀则精亦瘀，气滞则精亦聚，精液瘀滞结聚所致；治以行气活血化瘀，方以桃红四物汤、少腹逐瘀汤等加减化裁；若少腹胀痛者，可酌加香附、青皮、小茴香等；射精刺痛者，可酌加三七、五灵脂、蒲黄等；睾丸疼痛者，可酌加延胡索、川楝子、橘核等。

精凝证之实证多为湿热、气滞、血瘀、痰浊所致，而湿热、气滞、血瘀、痰浊又常是二者或三者兼夹为患，故治疗精凝证之实证常常需要清热利湿、行气活血、化痰散结等二法或三法并举，但临床上常有侧重于湿热，或气滞，或血瘀，或痰浊的不同，故其用药亦应有所侧重；清热利湿常用蒲公英、败酱草、鱼腥草等，行气活血常用丹参、红花、三七等，化痰散结常用浙贝母、生牡蛎、海藻等。精凝证之虚证多为肾虚，但有阴虚与阳虚之别，前者治宜滋阴降火，常用生地黄、知母、玄参等；后者治宜温阳补肾，常用淫羊藿、巴戟天、仙茅等。

血　精

血精，是指以排出的精液呈粉红色、红色或黯红色，或精液中带有血丝为主要表现的病证。

正常精液的颜色为乳白色或微黄色，若精液呈红色者即为血精。临床上，根据血精含血量的多少，又可分为肉眼血精和镜下血精。"肉眼血精"，是肉眼就可以见到精液中有粉红色、红色、黯红色的血液；"镜下血精"，是仅在显微镜下见有过量的红细胞。

血精可见于西医学的精囊腺和前列腺的炎症、结核、肿瘤、结石与损伤。此外，还可见于紫癜、坏血病、白血病、精索静脉曲张、肝硬化伴门静脉高压、精阜旁后尿道上皮下静脉扩张破裂、会阴部长期反复受压迫等疾病。

血精辨证，一是辨血精颜色，二是辨兼症，必须进行综合分析。

血精精色鲜红，伴见遗精盗汗、头晕耳鸣、失眠多梦、腰膝酸软、五心烦热、口干咽燥、小便短赤、性欲偏亢者，此属阴虚火旺、灼伤阴络；治以滋阴降火、凉血止血，方以知柏地黄丸、二至丸等加减化裁；若失眠多梦者，可酌加酸枣仁、首乌藤、合欢皮等；口干咽燥者，可酌加石斛、麦冬、玉竹等；盗汗者，可酌加五味子、浮小麦、糯稻根、煅牡蛎等。

血精精色淡红，伴见食少纳呆、腹胀便溏、神疲乏力、腰膝酸软者，此属脾肾两虚、统摄无权；治以健脾补肾、益气养血，方以补中益气汤合六味地黄丸、圣愈汤等加减化裁；若神疲乏力者，可重用党参、炙黄芪、太子参等；纳呆便溏者，可酌加焦山楂、赤石脂、石榴皮等。

血精精色红或暗，伴见阴部多汗、小腹胀痛、口干口苦、尿频尿急、小便短赤者，此是湿热下注、损伤阴络，治以清热利湿、凉血止血，方以连翘金贝煎、加味四妙丸等加减化裁；若排尿灼痛者，可酌加石韦、滑石、甘草梢等；小便浑浊者，可酌加土茯苓、滑石、萆薢等。

血精精色暗红或夹有血块，伴见射精时精道疼痛、阴茎睾丸及会阴疼痛、局部青紫者，此是瘀血内停、血络损伤，治以活血化瘀止血，方以桃红四物汤合手拈散等加减化裁；并可酌加化瘀止血之品，如栀子炭、三七、蒲黄炭、血余炭、仙鹤草、小蓟等。

血精证的治疗离不开止血之法，但因出血的原因不同而其止血的途径亦不同，如阴虚火旺而迫血妄行之血精，治宜滋阴降火以宁血，可酌情选用生地黄、女贞子、墨旱莲等；肝经实热而迫血妄行之血精，治宜清热泻火以止血，可酌情选用生地黄、苎麻根、地榆等；脾气亏虚而失于统摄之血精，治宜补脾益气以统血，可酌情选用人参、党参、炙黄芪等；肾气亏虚而失于固摄之血精，治宜补肾益气以摄血，可酌情选用山茱萸、海螵蛸、五倍子等；外力作用而伤损阴络之血精，治宜活血化瘀以止血，可酌情选用三七、茜草、蒲黄炭等。

遗　精

遗精，是指男子青春期后非性交或手淫时，频繁发生精液外射为主要症状的病证。

临床上，发生于睡眠状态，有梦而遗者，称为"梦遗"；无梦而遗，甚至清醒时有射精者，称为"滑精"。梦遗与滑精，只有程度上的不同，没有本质上的区别。

据统计，80%的男性在青春期性成熟后有过遗精现象。遗精可分为生理性遗精和病理性遗精，主要从年龄、身体状态、遗精时阴茎勃起情况和遗精后自觉症状上来判别。生理性遗精，多见于青壮年、未婚或婚后分居、身体健康、精力充沛的健康人，或遇事易激动，或劳累紧张者，一般在2周或以上时间遗精1次，遗精量较多，遗精时阴茎勃起功能正常，不伴有其他不适症状。病理性遗精，多见于常有自慰、房事过度、色欲不遂者，其遗精次数频繁，有的入睡即遗，或清醒时精液自出，精液量较少，遗精时阴茎勃起不坚，或不能勃起，遗精后出现精神疲惫、腰膝酸软、头晕乏力等症状。

遗精多见于西医学的神经衰弱、前列腺炎、甲状腺功能亢进症、肺结核等疾病。

遗精初起以实证为多，迁延日久以虚证为多。实证以君相火旺、湿热痰火为主；虚证以肾虚不固、劳伤心脾为主。其病位有在心、肝、肾、脾之不同，当仔细辨析。如劳心过度，或杂念妄想，君相火旺，因梦而遗精的，多病在心；禀赋不

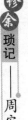
足，房劳太过，无梦而遗的，多病在肾。症见失眠多梦、心悸心烦者，多病在心；症见腰酸膝软、眩晕耳鸣者，多病在肾。

心肾不交之遗精与心脾两虚之遗精，均有心之阴血不足的表现。心肾不交证，系由心火亢盛引起，常有心经热证表现，如尿赤、心烦等；治以滋阴降火、交通心肾，方以三才封髓丹、交泰丸、黄连清心饮等加减化裁；若心烦失眠者，可酌加柏子仁、酸枣仁、首乌藤等；口干咽燥者，可酌加麦冬、玉竹、天冬等；神疲乏力者，可酌加太子参、党参、刺五加等。心脾两虚证，多由思虑过度，损伤心脾所致，常兼有心脾气血不足表现，如面色无华、形瘦神疲、食少纳呆等；治以补益心脾、益气固精，方以归脾汤、妙香散等加减化裁；若纳呆、便溏者，可酌加鸡内金、石榴皮、赤石脂等；头晕目眩者，可酌加白术、法半夏、天麻等；身困乏力者，可重用炙黄芪、人参、茯苓等。

肾气亏虚之遗精，往往是无梦而遗，甚或滑泄不禁，治以温阳补肾、摄精止遗，方以金锁固精丸、右归饮等加减化裁；若腰膝酸软者，可酌加杜仲、狗脊、桑寄生等；精神萎靡者，可酌加人参、红芪、鹿角胶等。

阴虚火旺证、湿热蕴结证与痰火内壅证，除梦遗外，均可见口干、烦热、小便短赤等热象。不同的是，阴虚火旺证，为肾阴亏虚，相火灼扰精室，故还可见头晕耳鸣、腰膝酸软、五心烦热等；湿热蕴结证，为实证，以湿热之邪内扰下焦，阻遏气机，扰动精关为患，还可见口干不欲饮、阴囊潮湿、小便热涩等；痰火内壅证，同为实火，然痰邪无处不到，致病广泛，在灼扰精室的同时，又能郁遏气机，内扰心神，上扰清窍等，故还可见烦躁不眠、胸胁胀满、食少头晕等。阴虚火旺证，治以滋阴降火、益肾固精，方以知柏地黄丸、三才封髓丹等加减化裁；若口干咽燥者，可酌加天花粉、玄参、石斛等；

盗汗者，可酌加山茱萸、五味子、浮小麦、糯稻根等。湿热蕴结证，治以清热利湿，方以萆薢分清饮、八正散、龙胆泻肝汤等加减化裁；若排尿灼痛者，可酌加石韦、滑石、甘草梢等；小便浑浊者，可酌加土茯苓、滑石、萆薢等。痰火内蕴证，治以清火化痰，方以黄连温胆汤等加减化裁；若胁肋疼痛者，可酌加白芍、郁金、川楝子等；痰热上扰而头晕者，可酌加僵蚕、胆南星、天麻等。

早　泄

　　早泄，是指房事时射精发生在阴茎进入阴道之前，或进入阴道内时间很短就提早射精为主要症状的病证。

　　早泄的类型可分为器质性和非器质性两类。器质性早泄，主要由前列腺炎、精阜炎等疾病引起；非器质性早泄，主要由心理原因或包皮过长等因素引发。

　　早泄证以虚证或虚实夹杂证为多，故补虚或补虚泻实为治疗早泄之常法，其补法有补肝肾、补心脾、滋肾阴、益肾气等不同；其泻法则有清热、祛湿等不同。然用药一忌过于燥热，二忌过于苦寒，唯以平调阴阳一法最为得当，方无偏颇之弊。

　　肝经湿热之早泄，治以清泻肝经湿热，方以龙胆泻肝汤、四妙散等加减化裁；若排尿灼痛者，可酌加石韦、滑石、甘草梢等；小便浑浊者，可酌加土茯苓、滑石、萆薢等。

　　肾气亏虚之早泄，治以温阳补肾，方以金锁固精丸、桑螵蛸散等加减化裁；若腰膝酸软者，可酌加杜仲、狗脊、桑寄生等；畏寒肢冷者，可酌加肉桂、制附子、仙茅等。

　　心脾两虚之早泄，治以补益心脾、固精止遗，方以归脾汤等加减化裁；若心悸失眠者，可酌加柏子仁、酸枣仁、首乌藤等；头晕健忘者，可酌加阿胶、人参、炙远志等。

阴虚火旺之早泄，治以滋阴降火固精，方以知柏地黄丸、三才封髓丹等加减化裁；若口干咽燥者，可酌加天花粉、玄参、石斛等；盗汗者，可酌加煅龙牡、五味子、浮小麦等；腰膝酸软者，可酌加杜仲、续断、桑寄生等。

肝经湿热之早泄属于实证，因其有实邪蕴遏肝经，实邪不去则早泄不减，故一般不宜用固精药物，因固精药物具有敛邪留寇之弊。肾气亏虚、心脾两虚等虚证之早泄，因其没有实邪蕴遏体内，故可用固精药物，如桑螵蛸、覆盆子、金樱子、山茱萸、芡实等，以助肾气之固摄。

早泄而伴阴茎勃起不坚者，多为肾阳亏虚而精液不能固藏，治宜补肾固精，常用覆盆子、桑螵蛸、山茱萸、金樱子等；早泄而勃起功能良好者，多为肾阴不足而虚火迫精外泄，故治宜滋阴降火，常用生地黄、玄参、知母、黄柏等。

阳　痿

阳痿，又称"阳萎""阴痿"，是指成年男子未到性欲衰退时期，临房阴茎不能勃起，或勃起不坚，或坚而不久，以致不能完成性交的病证。

阳痿多为功能性病变，但近年来随着检测手段的提高，器质性阳痿的发病率也较以往显著增加。如果由于身体发热、过度疲劳、情绪不佳等因素引起一时性阴茎勃起障碍，或因年老功能衰退，以致阴茎不能勃起者，不能视为病态；非上述原因所致者，则为病态。

阳痿辨证需分清脏腑虚实，虚证居多而实证为少，实证易治而虚证难疗，虚证之中又以命门火衰者为常见，临床上还有多个证型相兼为病而表现为虚实夹杂者。

　　实证阳痿主要有肝气郁结、湿热下注、痰瘀阻络等证。其中属于肝气郁结者，特点是除阳物不举外，还可见情绪抑郁或烦躁易怒、胸脘不适、胁肋胀闷等症，治以疏肝解郁，方用逍遥散、柴胡疏肝散、沈氏达郁汤等加减化裁；若情绪抑郁者，可酌加川芎、郁金、刺蒺藜等；胁肋疼痛者，可酌加延胡索、川楝子、香附等；心烦失眠者，可酌加酸枣仁、合欢皮、首乌藤等。湿热下注者，特点是除阳物不举外，还可见尿频尿急、小腹、睾丸、会阴胀痛等症，治以清热利湿，方用龙胆泻肝汤、连翘金贝煎等加减化裁；若会阴睾丸痛甚者，可酌加五灵脂、蒲黄、橘核等；小便灼痛者，可酌加石韦、滑石、甘草梢等。痰瘀阻络者，特点是除阳物不举外，还可见身体肥胖，肢体沉重，舌下络脉怒张，龟头冰凉色黯，治以化痰活血通络，方用血府逐瘀汤、活血散瘀汤合导痰汤、苍附导痰丸等加减化裁；若身体困重者，可酌加薏苡仁、白术、猪苓等；龟头色黯者，可酌加红参、五灵脂、蒲黄等；阴器冰凉者，可酌加红参、制附子、肉桂等。

　　虚证阳痿主要有命门火衰、心脾两虚、恐惧伤肾等证。其中属于命门火衰者，特点是除阳物不举外，还可见阴器冰凉、畏寒肢冷、腰膝酸软、精神萎靡、面色㿠白等症，治以补肾壮阳，方以右归丸合赞育丹等加减化裁；若精神萎靡者，可酌加人参、党参、炙黄芪等；小便频多者，可酌加山茱萸、桑螵蛸、益智仁等；腰膝冷痛者，可酌加制附子、杜仲、桑寄生等。心脾两虚者，特点是除阳物不举外，还可见精神不振、夜寐不安、健忘、纳呆、便溏、面色少华，治以补益心脾，方以归脾汤、启阳娱心丹等加减化裁；若纳呆脘胀者，可酌加焦山楂、鸡内金、木香等；大便溏稀者，可酌加诃子、石榴皮、赤石脂等；失眠多梦者，可酌加合欢皮、首乌藤、柏子仁等。恐惧伤肾者，特点是除阳物不举外，还可见胆怯多疑、心悸易惊、夜寐不安等症，治以益肾宁神，方以大补元煎、桂枝加龙骨牡蛎汤、安神定志丸等加减化裁；若心悸易惊者，可酌加磁石、生龙齿、珍珠母等；失眠多梦者，可酌加酸枣仁、朱茯神、首乌藤等；健忘者，可酌加人参、刺五加、炙远志等。

临床上，经常见到多个证型相兼为患的病例，其中又以肝郁与肾虚、血瘀与肾虚、脾虚与肾虚相兼为患者最多，所以疏肝解郁与补肾壮阳，或活血化瘀与补肾壮阳，或补脾益气与补肾壮阳相结合的治法为阳痿的常用治法。此外，动脉性阳痿，可在辨证论治基础上酌加温阳益气通络之品，如红参、桂枝、雄蚕蛾、九香虫、漏蜂房等；静脉性阳痿，可在辨证论治基础上酌加益气摄血固精之品，如人参、炙黄芪、桑螵蛸、山茱萸、覆盆子等。

《素问·痿论》说："五脏使人痿。"但在五脏之中，唯肾肝为阳事之最要。男子进入老年期后，肾气大亏，天癸竭绝，性欲和性功能也因此而衰退或丧失，所以肾气亏虚便是老年性阳痿的主要病机。老年人发生阳痿之后，又易产生精神负担，引起情志不遂，从而加重阳痿，因此肝气郁结则是老年性阳痿的又一病机特点。肝气郁结，气机郁滞，血行缓慢，阴茎充盈不足，从而加重阳痿，因此血液瘀滞也是老年性阳痿的病机特点之一。由于老年性阳痿以肾虚肝郁血瘀为病机特点，故补肾疏肝活血法是治疗老年性阳痿的基本大法。补肾常用淫羊藿、巴戟天、补骨脂、蛇床子等，其中淫羊藿长于治阳物不举，巴戟天长于治举而不坚，补骨脂长于治坚而不久，蛇床子长于治起阳缓慢。临床上在使用补阳药时，常需酌配熟地黄、枸杞子等滋阴养血之品，不仅可以防止补阳药之温燥太过，而且还有"善补阳者，必于阴中求阳"之义。疏肝活血常用刺蒺藜、川芎、郁金、川牛膝、水蛭等，其中刺蒺藜炒香研末冲服，疏肝解郁之功更强，为治肝气郁结所致阳痿之佳品；川芎、郁金、川牛膝、水蛭活血化瘀通络以兴阳，川芎、郁金功擅行气活血，川牛膝能引血下行直达阴茎，从而恢复其勃起功能，增强其勃起硬度；水蛭为活血化瘀通络之要药，以低温干燥研末装胶囊吞服为宜。

阳　强

阳强，又称"阴茎异常勃起"，古代又称为"强中""阳强不倒""茎强不痿""阴纵不收"，是指在无性欲要求的情况下，阴茎呈痛性的、持续数小时乃至数日异常勃起的病证。

性功能正常的健康男性，在有性刺激或性欲要求时，阴茎勃起时间可达数分钟至 1 小时，一般不会有不适之感。但若在无性欲和无性刺激情况下，阴茎持续勃起达数小时，并伴有阴茎疼痛，则为"阳强"。

西医学认为，阳强是由阴茎海绵体长时间过度充血所致，大部分原因未明，可能与尿道炎、阴茎背静脉栓塞、大脑或脊髓神经疾病、白血病、转移性癌、糖尿病、外伤等有关。

阳强多因邪侵宗筋，宗筋收束无权，致使阴茎纵挺不衰而为病。其证或为实热，或为虚热，或为瘀浊，临证当详审之。因热证多见，清热为其常法，慎用温热之药。故明代缪希雍《本草经疏·续例上》说："阳强不倒……忌补气、温热，宜苦寒、甘寒、咸寒。"

肝经热盛之阳强与阴虚阳亢之阳强，均为热邪灼燎下焦阴器，宗筋火旺，均可见热象，但二者有虚热、实热之分。阴虚阳亢之阳强与瘀血阻窍之阳强，均有阴茎硬挺、久举不倒之临床表现，但阴虚阳亢之阳强可有性欲要求，而瘀血阻窍之阳强常无性欲要求。

肝经热盛之阳强，治以清肝泻火，方以龙胆泻肝汤、当归龙荟丸等加减化裁；若目赤目痛者，可酌加夏枯草、谷精草、密蒙花等；心烦易怒者，可酌加炒栀子、淡豆豉、郁金等；头晕头痛者，可酌加石决明、天麻、钩藤等。

阴虚阳亢之阳强，治以滋阴降火，方以大补阴丸、石子荠苨汤等加减化裁；若口干咽燥者，可酌加天花粉、玄参、石斛等；盗汗者，可酌加煅牡蛎、山茱萸、五味子等；腰膝酸软者，可酌加怀牛膝、杜仲、桑寄生等；心烦失眠者，可酌加柏子仁、酸枣仁、珍珠母等。

瘀血阻窍之阳强，治以活血通络，方以复元活血汤、活络效灵丹等加减化裁；若兼气滞而胀痛者，可酌加香附、青皮、枳壳等；血瘀较重而刺痛不减者，可加三七、蜈蚣、水蛭等。

项　强

项强，又称"颈项强直"，是指颈项部连及背部筋脉肌肉强直，前俯后仰及左右转动受限为主要症状的病证。

"项强"一词最早见于《素问·至真要大论》："诸痉项强，皆属于湿。"可与角弓反张并见于痫症、痉证等，也可见于痹证、感冒、头痛、眩晕等，或者作为独立病证而见于临床。

项强可见于西医学中的感冒、落枕、项肌扭伤、颈椎病、风湿病、类风湿关节炎、癫痫、急慢惊风、破伤风等疾病。

项强为本虚标实之证，本虚为肝肾亏虚、筋脉失养所致，标实为外感风、寒、湿邪，痹阻经络所致。然其临床见证，多以肝肾亏虚或六淫外感为主要表现，或见瘀血阻络的症状，治疗上当明其病机，辨证论治。

太阳伤寒之项强与风湿犯表之项强，均为外感犯病，都可见恶寒发热、脉浮等表证。太阳伤寒证，为风寒之邪外感，还可见头痛、身痛、恶寒重等寒邪袭表之象，或者风寒表实之无汗而喘之象；风湿犯表证，则是外感风湿之邪，还可见头重如裹、肢体酸楚、关节疼痛重着等湿邪侵袭之象。太阳伤寒证，治以祛风散寒解表，方以葛根汤、桂枝加葛根汤等加减化裁；若恶寒甚者，可酌加羌活、细辛等。风湿犯表证，治以祛风除湿解表，方以羌活胜湿汤、加减神术散、九味羌活汤等加减化裁；若风寒偏重而见恶寒发热者，可酌加麻黄、桂枝、防风等；湿邪偏重而见肢体沉重者，可酌加藿香、佩兰、香薷等。

肝肾阴虚之项强，是因肝肾阴虚，不能荣养筋骨所致，除颈项强直外，还可见耳鸣眼花、腰膝酸软、胁肋灼痛等肝肾亏虚的症状，以及口干咽燥、五心烦热、颧红盗汗等阴虚内热之象，甚至可见阴虚阳亢生风的肢颤、眩晕、头痛、手足麻木等症状；治以滋肾养肝育阴，方以杞菊地黄丸、一贯煎、滋水清肝饮等加减化裁；若胁痛者，可酌加柴胡、香附、川楝子等；腰膝酸软者，可酌加杜仲、桑寄生、怀牛膝等；骨蒸潮热者，可酌加生地黄、地骨皮、银柴胡等；阳亢化风而眩晕者，可酌加钩藤、石决明、生牡蛎等。

瘀血阻络之项强，除项强外，还可见眩晕、项痛、痛如针刺、痛处拒按等瘀血阻滞之象；治以活血化瘀通络，方以通窍活血汤、身痛逐瘀汤等加减化裁；若因寒凝而头项冷痛者，可酌加桂枝、姜黄、川芎等；若因气虚而神疲乏力者，可酌加人参、炙黄芪、党参等；若久病入络而治疗效差者，可酌加全蝎、地龙、蜈蚣等通络之品。

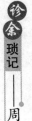

腰　痛

腰痛，是指以腰部一侧或两侧疼痛，甚至腰部俯仰转动困难等为主要症状的病证。

腰痛常由肝肾亏虚、外邪内侵、闪挫扭伤、跌打损伤等因素引起肾府失养、气血瘀滞、经脉痹阻、经气不利、筋脉拘急所致。

腰痛可见于西医学的腰肌劳损、风湿病、强直性脊柱炎、腰椎间盘突出症、腰椎管狭窄症、肾脏病变等疾病。

腰痛有外感内伤之分，外感腰痛多有久居湿冷、劳汗当风、冒受湿热，或腰肌过劳、跌仆伤损病史，多起病急骤；内伤腰痛多有年老体虚，或房劳过度、七情内伤、气血亏虚病史，多起病缓慢。

风寒湿邪之腰痛与湿热痹阻之腰痛，两者均为外感邪气而发病。风寒湿邪常杂合而致病，其中风气胜者为行痹，腰痛并见关节游走疼痛，治以疏风通络，方以羌活汤、小续命汤等加减化裁；寒气胜者为痛痹，腰部疼痛明显，痛处固定不移，遇寒加重，得热则减，治以散寒通络，方以姜附汤等加减化裁；久坐或遇阴雨则腰痛加剧，湿气甚也，治以祛湿为主，方以肾着汤等加减化裁；如湿郁化热，腰痛常伴有灼热感，舌苔黄腻等，是为热痹，治以清热除湿并重，方以当归拈痛汤等加减化裁；病久致虚，虚实夹杂者，方以独活寄生汤等加减化裁。

肾虚之腰痛，乃肾精亏损所致，其病程长，腰部酸痛喜按。偏于阴虚者，则五心烦热、舌红少苔，治以滋阴补肾，方以左归丸、六味地黄丸、大补阴丸等加减化裁；心烦失眠者，可酌加黄连、酸枣仁、首乌藤等；遗精、早泄者，可酌加五味子、山茱萸、金樱子等；足心热甚者，可酌加赤芍、胡黄连、银柴胡。偏于阳虚者，则面色㿠白、手足不温、舌淡、脉沉细，治以温补肾阳，方以右归丸、煨肾丸等加减化裁；若畏寒肢冷者，可酌加制附子、肉桂等；足肿、便溏者，可酌加制附子、白术、茯苓等；遗精、早泄者，可酌加山茱萸、桑螵蛸、覆盆子等；腰膝冷痛者，可酌加胡芦巴、杜仲、怀牛膝等；腰痛日久不愈，多阴阳两虚，宜水火平调，可用无比山药丸等方加减化裁。

瘀血阻络之腰痛，常因强力举重、跌仆损伤，或久病经络气血阻滞不通所致。如闪挫跌仆等外伤所致腰痛，多局部青紫、压痛明显；久病腰痛成瘀者，其腰痛性质改变，以刺痛为主，痛处固定，入夜尤甚。无论外伤、久病所致瘀血腰痛，均治以活血化瘀止痛，方以身痛逐瘀汤、桃红四物汤等加减化裁；血瘀痛甚者，可酌加三七粉、延胡索、夏天无等；血瘀气滞者，可合用柴胡疏肝散等加减化裁；痛久入络者，可酌加蜈蚣、全蝎、土鳖虫等。

腰为肾之府，系督脉、膀胱经之所过，督脉与肾相通，膀胱与肾为表里，故其治疗常选归入肾与膀胱经的药物，如风湿腰痛可酌情选用防风、独活、威灵仙等；寒湿腰痛可酌情选用制川乌、细辛、千年健等；湿热腰痛可酌情选用豨莶草、老鹳草、络石藤等；瘀血腰痛可酌情选用川牛膝、续断、骨碎补等；肾虚腰痛可酌情选用杜仲、桑寄生、五加皮等。

肤　麻

肤麻，即皮肤麻木，是指以肢体局部或者整个肢体感觉障碍，麻木不仁，甚至感觉缺失、痒痛不知等为主要症状的病证。

正常人保持某一姿势时间过久之后，比如久坐、久跪、绳缚过久等，会有局部麻木、不知痛痒的感觉，而非上述情况下出现的肢体感觉减退或缺失，则为病理状况。肤麻可作为中风先兆症状出现，也可出见于中风后遗症、痹证等病证过程中，还可作为一个独立病证而见于临床。

肤麻可见于西医学中的糖尿病、颈椎病、腰椎病、风湿及类风湿关节炎、心血管疾病、血栓闭塞性脉管炎以及癔病等疾病。

《素问·逆调论》说："荣气虚则不仁，卫气虚则不用，荣卫俱虚则不仁且不用。"《灵枢·刺节真邪》说："卫气不行，则为不仁。"肢体麻木，病之根本在营卫气血。一者责之于营卫气血亏少，不能荣养肌肤所致，临床可见脾胃气虚证、营血亏虚证、阴虚生风之风扰经络证；一者责之于营卫气血不至，可因气滞、血瘀、痰湿、外感等因素导致经络不通，营血受阻，不能布达肌肤所致，临床多见气滞血瘀证、外感风邪之风扰经络证、痰湿阻络证和寒湿痹阻证。临证应据病因、病性、病位的不同，辨证论治，并佐以通经活络之品。东汉张仲景《金匮要略·中风历节病脉证并治》说："邪在于络，肌肤不仁。"气血充盛，脉络畅通，肌肤得荣，则肤麻自已。

脾胃气虚证、营血亏虚证、阴虚生风之风扰经络证，均为虚证，然其中又有区别。脾胃气虚证，是以脾胃气虚，营血生成不足，无以荣养肌肤所致，除皮肤麻木外，还可见中虚之象，如痿软无力、神疲纳呆、少气懒言、大便溏薄等；治以益气健脾，方以香砂六君子汤、参苓白术散、神效黄芪汤等加减化裁；如手臂麻木者，可酌加人参、羌活、姜黄等；面部麻木者，可以牛皮胶煨化，和肉桂末涂之；兼有肌肉萎缩者，可酌加龟甲胶、阿胶等。营血亏虚证，是营血受损，不足以荣养肌肤所致，除肌肤麻木外，还可见面色㿠白、唇甲无华、头晕心悸之象；

治以养血祛风，方以四物汤、归脾汤、黄芪桂枝五物汤等加减化裁；若血虚生风而手足震颤者，可酌加生牡蛎、龟甲、钩藤等。阴虚生风之风扰经络证，多因肝肾阴虚，风从内生，窜阻经络所致，除肌肤麻木、震颤之外，还可见烦躁易怒、失眠多梦等肝肾阴虚之象；治以养阴息风，方以羚角钩藤汤、天麻钩藤饮等加减化裁；烦躁易怒者，可酌加川芎、白芍、石决明等。

气滞血瘀证，有气滞引起血瘀或血瘀引起气滞的不同，因此临床上有气滞、血瘀的偏重，偏气滞者以胀痛为主，偏血瘀者以刺痛为主；前者治以行气通络，方以四逆散、柴胡疏肝散等加减化裁；后者治以活血通络，方以桃红四物汤、血府逐瘀汤等加减化裁。女子因肝气郁结而肌肤麻木者，治以疏肝解郁为主，可予逍遥散等方加减化裁。

外感风邪之风扰经络证、痰湿阻络证和寒湿痹阻证，都是以脉络痹阻为主要病机。外感风邪之风扰经络证，可兼见表证，如恶风、头痛、身痛等症；治以祛风通络，方以大秦艽汤、小活络丹等加减化裁；若风痰上扰而眩晕者，可酌加天麻、制天南星、石菖蒲等。痰湿阻络证，还可见水湿泛溢、痰遏气机之象，如头部昏沉、身体倦怠、呕恶吐涎、胸闷不舒等症；治以化痰祛湿，方以二陈汤、半夏白术天麻汤等加减化裁；湿重而身重纳呆者，可酌加汉防己、苍术、茯苓等；十指麻木者，可酌加白芥子、地龙、红花等；下肢麻木者，可加三妙散等。寒湿痹阻证，为感受寒湿之邪所致，除肌肤麻木外，还可见肢体沉重、关节疼痛、屈伸不利等症；治以散寒除湿通痹，方以薏苡仁汤、独活寄生汤、乌头汤等加减化裁；关节冷痛者，可酌加制川乌、制草乌、细辛等；肢体沉重者，可酌加藿香、苍术、薏苡仁等；腰膝酸软者，可酌加续断、狗脊、桑寄生、千年健等。

附录　常用方剂

一画

一贯煎（《柳州医话》）：沙参、麦冬、当归、生地黄、枸杞子、川楝子

二画

二仙四物汤（《中医内科临床治疗学》）：仙茅、淫羊藿（仙灵脾）、巴戟天、鹿角霜、当归、白芍、川芎、熟地黄、甘草

二仙汤（《中医方剂临床手册》）：仙茅、淫羊藿（仙灵脾）、当归、巴戟天、黄柏、知母

二地鳖甲煎（《男科纲目》）：生地黄、熟地黄、沙苑子、茯苓、枸杞子、巴戟天、生鳖甲、龟甲、牡丹皮、丹参、白芷、杜仲、桑寄生

二至丸（《医方集解》）：女贞子、旱莲草

二陈平胃散（《太平惠民和剂局方》）：半夏、陈皮、茯苓、甘草、苍术、川厚朴

二陈汤（《太平惠民和剂局方》）：半夏、陈皮、茯苓、甘草

二妙散（《丹溪心法》）：黄柏、苍术

丁香散（《古今医统》）：丁香、柿蒂、炙甘草、高良姜

十神汤（《千金翼方》）：川芎、麻黄、干葛、紫苏、赤芍、升麻、白芷、炙甘草、陈皮、香附

七味白术散（《小儿药证直诀》）：人参、茯苓、白术、藿香叶、木香、葛根、甘草

七味都气丸（《医宗己任编》）：熟地黄、山茱萸、山药、茯苓、泽泻、牡丹皮、五味子

七宝美髯丹（《本草纲目》）：赤何首乌、白何首乌、黑豆、赤茯苓、白茯苓、牛膝、当归、枸杞子、菟丝子、补骨脂

人参养荣汤（《太平惠民和剂局方》）：人参、甘草、当归、白芍、熟地黄、肉桂、大枣、黄芪、白术、茯苓、五味子、远志、橘皮、生姜

人参蛤蚧散（《卫生宝鉴》）：人参、蛤蚧、杏仁、甘草、知母、茯苓、贝母、桑白皮

八正散（《太平惠民和剂局方》）：木通、车前子、萹蓄、瞿麦、滑石、甘草梢、大黄、山栀、灯心

八珍汤（《正体类要》）：人参、白术、茯苓、甘草、当归、白芍、川芎、熟地黄、生姜、大枣

九味羌活汤（《此事难知》）：羌活、防风、苍术、细辛、川芎、白芷、生地黄、黄芩、甘草

三画

三才封髓丹（《卫生宝鉴》）：天冬、熟地黄、人参、黄柏、砂仁、甘草

三子养亲汤（《韩氏医通》）：苏子、白芥子、莱菔子

三仁汤（《温病条辨》）：杏仁、白蔻仁、薏苡仁、厚朴、半夏、通草、滑石、竹叶

三石汤（《温病条辨》）：滑石、石膏、寒水石、杏仁、竹茹、白通草、金银花、金汁

三拗汤（《太平惠民和剂局方》）：麻黄、杏仁、甘草

下瘀血汤（《金匮要略》）：大黄、桃仁、䗪虫

大补元煎（《景岳全书》）：人参、山药、熟地黄、杜仲、枸杞子、当归、山茱萸、炙甘草

大补阴丸（《丹溪心法》）：知母、黄柏、熟地黄、龟甲、猪脊髓

大补黄芪汤（《丹溪心法》）：黄芪、防风、人参、当归、川芎、白术、山茱萸、熟地黄、茯苓、甘草、五味子、肉桂、肉苁蓉

大定风珠（《温病条辨》）：白芍、阿胶、生龟甲、生地黄、火麻仁、五味子、生牡蛎、麦冬、炙甘草、鸡子黄、生鳖甲

大承气汤（《伤寒论》）：大黄、芒硝、枳实、厚朴

大秦艽汤（《素问病机气宜保命集》）：秦艽、当归、甘草、羌活、防风、白芷、熟地黄、茯苓、石膏、川芎、白芍、独活、黄芩、生地黄、白术、细辛

小青龙汤（《伤寒论》）：麻黄、桂枝、芍药、甘草、干姜、细辛、半夏、五味子

小建中汤（《伤寒论》）：桂枝、芍药、甘草、饴糖、生姜、大枣

小承气汤（《伤寒论》）：大黄、厚朴、枳实

小活络丹（《太平惠民和剂局方》）：胆南星、川乌、草乌、地龙、乳香、没药

小续命汤（《备急千金要方》）：麻黄、防己、人参、黄芩、桂心、甘草、芍药、川芎、杏仁、附子、防风、生姜

小蓟饮子（《济生方》）：生地黄、小蓟、滑石、通草、炒蒲黄、淡竹叶、藕节、当归、山栀、甘草

川芎茶调散（《太平惠民和剂局方》）：川芎、荆芥、薄荷、羌活、细辛、白芷、甘草、防风

四画

王氏连朴饮（《温热经纬》）：黄连、厚朴、苍术、清半夏、淡豆豉、芦根

天王补心丹（《摄生秘剖》）：酸枣仁、柏子仁、当归身、天冬、麦冬、生地黄、人参、丹参、玄参、白茯苓、五味子、远志、桔梗、辰砂

天台乌药散（《医学发明》）：天台乌药、木香、茴香、青皮、高良姜、槟榔、川楝子、巴豆

天麻钩藤饮（《杂病证治新义》）：天麻、钩藤、石决明、山栀、黄芩、川牛膝、杜仲、益母草、桑寄生、首乌藤（夜交藤）、朱茯神

无比山药丸（《太平惠民和剂局方》）：赤石脂、茯神、巴戟肉、熟干地黄、山茱萸、牛膝、泽泻、山药、五味子、肉苁蓉、杜仲、菟丝子

五子衍宗丸（《丹溪心法》）：枸杞子、菟丝子、覆盆子、五味子、车前子

五皮饮（《中藏经》）：桑白皮、陈皮、生姜皮、大腹皮、茯苓皮

五苓散（《伤寒论》）：白术、猪苓、泽泻、茯苓、桂枝

五味消毒饮（《医宗金鉴》）：金银花、野菊花、蒲公英、紫花地丁、紫背天葵

五磨饮子（《医方集解》）：乌药、沉香、槟榔、枳实、木香

止嗽散（《医学心悟》）紫菀、百部、荆芥、桔梗、甘草、陈皮、白前

少腹逐瘀汤（《医林改错》）：小茴香、干姜、延胡索、没药、当归、川芎、官桂、赤芍、蒲黄、五灵脂

内疏黄连汤（《素问病机气宜保命集》）：黄连、芍药、当归、槟榔、木香、黄芩、山栀子、薄荷、桔梗、大黄、连翘、甘草

水陆二仙丹（《证治准绳》）：金樱子、芡实

贝母瓜蒌散（《医学心悟》）：贝母、瓜蒌、天花粉、茯苓、橘红、桔梗

手拈散（《丹台玉案》）：草果、延胡索、五灵脂、乳香、没药、沉香、阿魏

升阳益胃汤（《脾胃论》）：黄芪、半夏、人参、炙甘草、白芍、防风、羌活、独活、橘皮、茯苓、泽泻、柴胡、白术、黄连

化虫丸（《太平惠民和剂局方》）：鹤虱、槟榔、炒胡粉、苦楝根、白矾

化肝煎（《景岳全书》）：青皮、陈皮、芍药、牡丹皮、泽泻、贝母、栀子

丹参饮（《时方歌括》）：丹参、檀香、砂仁

丹栀逍遥散（《医统》）：当归、白芍、白术、柴胡、茯苓、甘草、煨姜、薄荷、牡丹皮、栀子

乌头汤（《金匮要略》）：麻黄、芍药、黄芪、制川乌、甘草、蜂蜜

乌发丸（《朱仁康临床经验集》）：当归、黑芝麻、女贞子、旱莲草、桑椹子、侧柏叶

六一散（《伤寒标本心法类萃》）：滑石、甘草

六君子汤（《医学正传》）：人参、白术、茯苓、甘草、陈皮、半夏

六味地黄丸（《小儿药证直诀》）：熟地黄、山茱萸、山药、泽泻、牡丹皮、茯苓

六味回阳饮（《景岳全书》）：人参、制附子、干姜（炮）、

炙甘草、熟地黄、当归身（如泄泻或血动者，以冬术易之）

六磨汤（《证治准绳》）：沉香、木香、槟榔、乌药、枳实、大黄

孔圣枕中丹（《备急千金要方》）：龟甲、龙骨、远志、菖蒲

五画

玉女煎（《景岳全书》）：石膏、熟地黄、麦冬、知母、牛膝

玉屏风散（《丹溪心法》）：黄芪、白术、防风

甘麦大枣汤（《金匮要略》）：甘草、淮小麦、大枣

甘姜苓术汤（《金匮要略》）：甘草、干姜、茯苓、白术

甘露消毒丹（《温热经纬》）：滑石、茵陈、黄芩、石菖蒲、木通、川贝母、射干、连翘、薄荷、白蔻仁、藿香

左归丸（《景岳全书》）：熟地黄、山药、枸杞子、山茱萸、川牛膝、鹿角胶、龟甲胶、菟丝子

左归饮（《景岳全书》）：熟地黄、山药、枸杞子、甘草、茯苓、山茱萸

右归丸（《景岳全书》）：熟地黄、山药、山茱萸、枸杞子、菟丝子、鹿角胶、杜仲、肉桂、当归、附子

右归饮（《景岳全书》）：熟地黄、山药、枸杞子、山茱萸、甘草、肉桂、杜仲、附子

石子荠苨汤（《三因极一病证方论》）：猪肾、大豆、荠苨、石膏、人参、茯神、磁石、知母、葛根、黄芩、栝楼根、甘草

石韦散（《证治汇补》）：石韦、冬葵子、瞿麦、滑石、车前子

龙荟丸（《脉因证治》）：柴胡、甘草、青皮、黄连、大

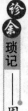

黄、当归、木香、龙胆草、芦荟、川芎

龙胆泻肝汤（《兰室秘藏》）：龙胆草、泽泻、木通、车前子、柴胡、当归、生地黄（近代方有黄芩、栀子）

平陈汤（《症因脉治》）：苍术、半夏、陈皮、茯苓、甘草

平胃散（《太平惠民和剂局方》）：苍术、厚朴、橘皮、甘草、生姜、大枣

归脾汤（《济生方》）：白术、茯神、黄芪、龙眼肉、酸枣仁、人参、木香、炙甘草、当归、远志、生姜、大枣

四君子汤（《太平惠民和剂局方》）：人参、白术、茯苓、甘草

四妙丸（《成方便读》）：黄柏、苍术、牛膝、薏苡仁

四妙散（《丹溪心法》）：威灵仙、羊角灰、白芥子、苍耳

四物汤（《仙授理伤续断秘方》）：当归、川芎、白芍、熟地黄

四逆汤（《伤寒论》）：附子、干姜、甘草

四逆散（《伤寒论》）：柴胡、枳实、白芍、甘草

四神丸（《证治准绳》）：肉豆蔻、补骨脂、五味子、吴茱萸、生姜、大枣

生脉散（《内外伤辨惑论》）：人参、麦冬、五味子

失笑散（《太平惠民和剂局方》）：五灵脂、蒲黄

代抵当丸（《证治准绳》）：大黄、归尾、生地黄、穿山甲、芒硝、桃仁、肉桂

白芍汤（《麻科活人全书》）：白芍、炙甘草、莲肉、山药、扁豆、龙眼肉、青黛、麦冬

白虎加苍术汤（《类证活人书》）：石膏、知母、粳米、甘草、苍术

白虎汤（《伤寒论》）：石膏、知母、粳米、甘草

瓜蒂散（《伤寒论》）：瓜蒂、赤小豆

瓜蒌枳实汤（《万病回春》）：瓜蒌、枳实、桔梗、茯苓、贝母、陈皮、片芩、山栀、当归、砂仁、木香、甘草

瓜蒌桂枝汤（《金匮要略》）：瓜蒌、桂枝、白芍、生姜、大枣、甘草

半夏白术天麻汤（《医学心悟》）：半夏、天麻、茯苓、陈皮、白术、甘草、生姜、大枣

半夏厚朴汤（《金匮要略》）：半夏、厚朴、茯苓、生姜、紫苏

半夏秫米汤（《灵枢》）：半夏、秫米

半硫丸（《太平惠民和剂局方》）：半夏、硫黄

加味二妙丸（《杂病源流犀烛》）：黄柏、苍术、当归、牛膝、防己、萆薢、龟甲

加味四妙丸（《中医男科临床治疗学》）：苍术、黄柏、薏苡仁、怀牛膝、土茯苓、车前草、荔枝草、连翘、板蓝根、小蓟、土茯苓、牡丹皮、青黛

加味四物汤（《金匮翼》）：白芍、当归、生地黄、川芎、蔓荆子、菊花、黄芩、甘草

加味桃红四物汤（《医垒元戎》）：当归、白芍、生地黄、川芎、桃仁、红花、三棱、莪术

加味逍遥散（《内科摘要》）：柴胡、当归、芍药、茯苓、白术、甘草、牡丹皮、山栀

加减泻白散（《伤寒全生集》）：桑皮、知母、橘红、黄芩、贝母、桔梗、甘草、瓜蒌、地骨皮、苏子

加减神术散（《经验医库》）：苍术、藁本、防风、甘草、白术、川芎、陈皮、半夏、细辛、白芷、茯苓、生姜

圣愈汤（《医宗金鉴》）：熟地黄、白芍、当归、川芎、人参、黄芪

六画

巩堤丸（《景岳全书》）：熟地黄、菟丝子、白术、五味子、益智仁、补骨脂（破故纸）、附子、茯苓、韭菜子

地黄饮子（《宣明论方》）：生地黄、巴戟天、山茱萸、肉苁蓉、石斛、炮附子、五味子、肉桂、茯苓、麦冬、石菖蒲、远志、生姜、大枣、薄荷

耳聋左慈丸（《重订广温热论》）：泽泻、茯苓、磁石、熟地黄、山茱萸、石菖蒲、山药、牡丹皮、五味子

芍药甘草汤（《伤寒论》）：白芍、炙甘草

芎芷石膏汤（《医宗金鉴》）：川芎、白芷、石膏、菊花、藁本、羌活

百合固金丸（《医方集解》）：生地黄、熟地黄、麦冬、贝母、百合、当归、芍药、甘草、玄参、桔梗

当归六黄汤（《兰室秘藏》）：当归、生地黄、熟地黄、黄连、黄芩、黄柏、黄芪

当归龙荟丸（《宣明论方》）：当归、龙胆草、芦荟、青黛、栀子、黄连、黄芩、黄柏、大黄、木香、麝香

当归四逆汤（《伤寒论》）：当归、桂枝、芍药、细辛、甘草、通草、大枣

当归饮子（《重订严氏济生方》）：当归、白芍、川芎、生地黄、白蒺藜、荆芥、防风、何首乌、黄芪、甘草

当归拈痛汤（《医学启源》）：茵陈、羌活、防风、升麻、葛根、白术、甘草、黄芩、苦参、知母、当归、猪苓、泽泻

朱砂安神丸（《医学发明》）：朱砂、黄连、生地黄、当归身、炙甘草

竹叶石膏汤（《伤寒论》）：竹叶、石膏、麦冬、人参、半夏、甘草

华盖散（《太平惠民和剂局方》）：麻黄、桑白皮、紫苏子、杏仁、赤茯苓、陈皮

血府逐瘀汤（《医林改错》）：当归、生地黄、桃仁、红花、枳壳、赤芍、柴胡、甘草、桔梗、川芎、牛膝

交泰丸（《韩氏医通》）：黄连、肉桂

安神定志丸（《医学心悟》）：人参、茯苓、茯神、远志、石菖蒲、龙齿

导赤散（《小儿药证直诀》）：生地黄、木通、竹叶、甘草

导痰汤（《校注妇人良方》）：陈皮、半夏、茯苓、枳实、甘草、制天南星、生姜

防己黄芪汤（《金匮要略》）：防己、黄芪、白术、甘草、生姜、大枣

防风汤（《宣明论方》）：防风、甘草、当归、赤茯苓、杏仁、官桂、黄芩、秦艽、葛根、麻黄

防风通圣散（《宣明论方》）：防风、连翘、麻黄、薄荷、荆芥、白术、栀子、川芎、当归、白芍、大黄、芒硝、石膏、黄芩、桔梗、甘草、滑石、生姜

七画

麦味地黄丸（《医级》）：麦冬、五味子、熟地黄、山萸肉、山药、牡丹皮、泽泻、茯苓

苇茎汤（《备急千金要方》）：苇茎、薏苡仁、瓜瓣、桃仁

苍附导痰丸（《广嗣纪要》）：苍术、香附、陈皮、胆南星、枳壳、半夏、川芎、滑石、白茯苓、神曲

芪附汤（《赤水玄珠》）：黄芪、炮附子

杜仲丸（《医学入门》）：杜仲、补骨脂（破故纸）、枸杞、龟甲、黄柏、知母、五味子、芍药、当归、黄芪

杞菊地黄丸（《医级》）：枸杞子、菊花、熟地黄、山茱

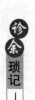

黄、山药、牡丹皮、泽泻、茯苓

还少丹（《医方集解》）：熟地黄、枸杞子、山萸肉、肉苁蓉、远志、巴戟天、小茴香、杜仲、怀牛膝、楮实子、人参、茯苓、山药、大枣、五味子、石菖蒲

连朴饮（《霍乱论》）：制厚朴、川黄连、石菖蒲、制半夏、香豉、焦栀、芦根

连翘金贝煎（《景岳全书》）：金银花、连翘、蒲公英、大血藤、夏枯草、土贝母

吴茱萸生姜汤（《卫生宝鉴》）：吴茱萸、生姜、人参

吴茱萸汤（《伤寒论》）：吴茱萸、人参、生姜、大枣

牡矾丹（《类证治裁》）：牡蛎粉、黄丹、枯矾

牡蛎散（《太平惠民和剂局方》）：煅牡蛎、黄芪、麻黄根、浮小麦

身痛逐瘀汤（《医林改错》）：当归、川芎、桃仁、红花、五灵脂、没药、香附、牛膝、秦艽、羌活、地龙、甘草

龟鹿二仙胶（《医便》）：龟甲胶、鹿角胶、人参、枸杞子

羌活汤（《奇效良方》）：羌活、独活、干姜、牛膝、草豆蔻、桂心、细辛、藿香、吴茱萸、陈皮、干蝎、半夏、甘草、川芎、白术

羌活胜湿汤（《内外伤辨惑论》）：羌活、独活、川芎、蔓荆子、甘草、防风、藁本

沙参麦冬汤（《温病条辨》）：沙参、麦冬、玉竹、桑叶、甘草、天花粉、生扁豆

沈氏达郁汤（《沈氏尊生书》）：升麻、柴胡、川芎、香附、蒺藜、桑皮、橘叶

沉香散（《金匮翼》）：沉香、石韦、滑石、当归、陈皮、白芍、冬葵子、甘草、王不留行

启阳娱心丹（《辨证录》）：人参、远志、茯神、甘草、橘

红、砂仁、柴胡、菟丝子、白术、生酸枣仁、当归、白芍、山药、石菖蒲

补中益气汤（《脾胃论》）：人参、黄芪、白术、甘草、当归、陈皮、升麻、柴胡

补阳汤（《类证治裁》）：人参、白术、黄芪、甘草、五味子

补阳还五汤（《医林改错》）：黄芪、当归尾、赤芍、地龙、川芎、桃仁、红花

补肺汤（《永类钤方》）：人参、黄芪、熟地黄、五味子、紫菀、桑白皮

附子理中汤（《三因极一病证方论》）：炮附子、人参、炮姜、炙甘草、白术

妙香散（《沈氏尊生书》）：山药、茯苓、茯神、远志、黄芪、人参、桔梗、甘草、木香、辰砂、麝香、莲肉

八画

青娥丸（《太平惠民和剂局方》）：胡桃肉、补骨脂、杜仲、大蒜头

青蒿鳖甲汤（《温病条辨》）：青蒿、鳖甲、生地黄、知母、牡丹皮

抵当汤（《金匮要略》）：水蛭、虻虫、桃仁、大黄

苓甘五味姜辛汤（《金匮要略》）：茯苓、甘草、五味子、干姜、细辛

苓桂术甘汤（《金匮要略》）：茯苓、桂枝、白术、甘草

肾气丸（《金匮要略》）：肉桂、附子、熟地黄、山萸肉、山药、茯苓、牡丹皮、泽泻

肾着汤（《金匮要略》）：甘草、干姜、茯苓、白术

固阴煎（《景岳全书》）：人参、熟地黄、山药、山茱萸、

远志、炙甘草、五味子、菟丝子

败毒散（《太平惠民和剂局方》）：柴胡、前胡、川芎、枳壳、羌活、独活、茯苓、桔梗、人参、甘草、生姜、薄荷

知柏地黄丸（《医宗金鉴》）：知母、黄柏、熟地黄、山茱萸、山药、茯苓、牡丹皮、泽泻

金铃子散（《素问病机气宜保命集》）：川楝子（金铃子）、延胡索

金锁固精丸（《医方集解》）：沙苑子、芡实、莲须、龙骨、牡蛎、莲子

肥儿丸（《太平惠民和剂局方》）：神曲、黄连、肉豆蔻、使君子、麦芽、槟榔、木香

炙甘草汤（《伤寒论》）：炙甘草、人参、桂枝、生姜、阿胶、生地黄、麦冬、麻仁、大枣

河车大造丸（《扶寿精方》）：紫河车、熟地黄、杜仲、麦冬、天冬、龟甲、黄柏、牛膝

泻心汤（《金匮要略》）：大黄、黄连、黄芩

泻白散（《小儿药证直诀》）：桑白皮、地骨皮、生甘草、粳米

泻青散（《片玉痘疹》）：防风、当归、川芎、龙胆草、栀子、羌活、甘草、滑石

泻黄散（《小儿药证直诀》）：藿香叶、山栀子、石膏、甘草、防风

泽兰汤（《备急千金要方》）：泽兰、当归、生地黄、甘草、生姜、芍药、大枣

泽泻汤（《金匮要略》）：泽泻、白术

定振丸（《证治准绳》）：生地黄、熟地黄、当归、白芍、川芎、黄芪、防风、细辛、天麻、秦艽、全蝎、荆芥、白术、威灵仙

实脾饮（《济生方》）：附子、干姜、白术、甘草、厚朴、木香、草果、槟榔、木瓜、生姜、大枣、茯苓

参附汤（《妇人良方》）：人参、熟附子、生姜、大枣

参苓白术散（《太平惠民和剂局方》）：人参、白术、茯苓、甘草、山药、莲肉、扁豆、砂仁、薏苡仁、桔梗、陈皮

九画

春泽汤（《医方集解》）：白术、桂枝、猪苓、泽泻、茯苓、人参

拯阳理劳汤（《医宗必读》）：人参、黄芪、白术、甘草、肉桂、当归、五味子、陈皮、生姜、大枣

茵陈五苓散（《金匮要略》）：茵陈蒿、桂枝、茯苓、白术、泽泻、猪苓

茵陈蒿汤（《伤寒论》）：茵陈蒿、栀子、大黄

栀子柏皮汤（《伤寒论》）：栀子、甘草、黄柏

栀子豉汤（《伤寒论》）：栀子、香豉

胃苓汤（《丹溪心法》）：苍术、厚朴、陈皮、官桂、茯苓、白术、泽泻、猪苓、甘草、生姜、大枣

香茸丸（《证治准绳》）：麝香、鹿茸、麋茸、肉苁蓉、熟地黄、沉香、五味子、茯苓、橘皮

香砂六君子汤（《时方歌括》）：木香、砂仁、陈皮、半夏、党参、白术、茯苓、甘草

复元活血汤（《医学发明》）：柴胡、天花粉、穿山甲（代）、当归、大黄、红花、甘草、桃仁

顺气和中汤（《万病回春》）：陈皮、半夏、白茯苓、白术、枳实、香附、砂仁、黄连、山栀、神曲、炙甘草

顺气和中汤（《证治准绳》）：黄芪、人参、白术、陈皮、当归、芍药、炙甘草、升麻、柴胡、蔓荆子、川乌、细辛

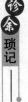

保元汤（《博爱心鉴》）：黄芪、人参、肉桂、甘草、生姜

保和丸（《丹溪心法》）：神曲、山楂、茯苓、半夏、陈皮、连翘、莱菔子

保和汤（《医学心悟》）：麦芽、山楂、莱菔子、厚朴、香附、连翘、陈皮、甘草

独活寄生汤（《备急千金要方》）：独活、桑寄生、秦艽、防风、细辛、生地黄、白芍、当归、川芎、桂心、茯苓、杜仲、人参、牛膝、甘草

养心汤（《证治准绳》）：黄芪、茯苓、茯神、当归、川芎、炙甘草、半夏曲、柏子仁、酸枣仁、远志、五味子、人参、肉桂

姜附汤（《太平惠民和剂局方》）：干姜、附子

活血散瘀汤（《外科正宗》）：川芎、当归尾、赤芍、苏木、牡丹皮、枳壳、瓜蒌仁、桃仁、槟榔、大黄

活络效灵丹（《医学衷中参西录》）：当归、丹参、乳香、没药

济川煎（《景岳全书》）：当归、牛膝、肉苁蓉、泽泻、升麻、枳壳

济生肾气丸（《济生方》）：熟地黄、山药、山茱萸、牡丹皮、茯苓、泽泻、炮附子、官桂、川牛膝、车前子

宣白承气汤（《温病条辨》）：生石膏、生大黄、杏仁粉、瓜蒌皮

宣痹汤（《温病条辨》）：防己、杏仁、滑石、连翘、山栀、薏苡仁、半夏、晚蚕沙、赤小豆皮

穿山甲散（《太平圣惠方》）：穿山甲（代）、京三棱、木香、槟榔、桂心、白术、鬼箭羽、川大黄、桃仁、防葵、鳖甲、当归

神效黄芪汤（《兰室秘藏》）：蔓荆子、陈皮、人参、炙甘

草、白芍、黄芪

十画

真武汤（《伤寒论》）：炮附子、白术、茯苓、芍药、生姜

桂附理中汤（《产科发蒙》）：肉桂、附子、人参、白术、甘草、干姜

桂枝甘草龙骨牡蛎汤（《伤寒论》）：桂枝、炙甘草、煅龙骨、煅牡蛎

桂枝龙骨牡蛎汤（《金匮要略》）：桂枝、芍药、生姜、甘草、大枣、龙骨、牡蛎

桂枝加附子汤（《伤寒论》）：桂枝、芍药、甘草、生姜、大枣、附子

桂枝加葛根汤（《伤寒论》）：桂枝、芍药、甘草、生姜、大枣、葛根

桂枝汤（《伤寒论》）：桂枝、芍药、生姜、炙甘草、大枣

桂枝茯苓丸（《金匮要略》）：桂枝、茯苓、牡丹皮、桃仁、芍药

桃仁红花煎（《素庵医案》）：丹参、赤芍、桃仁、红花、香附、延胡索、青皮、当归、川芎、生地黄

桃红四物汤（《医宗金鉴》）：桃仁、红花、熟地黄、白芍、当归、川芎

柴胡疏肝散（《证治准绳》引《医学统旨》方）：柴胡、枳壳、白芍、陈皮、甘草、香附、川芎

逍遥散（《太平惠民和剂局方》）：柴胡、白术、白芍、当归、茯苓、炙甘草、薄荷、煨姜

凉膈散（《太平惠民和剂局方》）：连翘、栀子、黄芩、薄荷、大黄、芒硝、甘草、淡竹叶

益气聪明汤（《证治准绳》）：人参、黄芪、升麻、葛根、

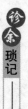

蔓荆子、黄柏、白芍、炙甘草

益胃汤（《温病条辨》）：沙参、麦冬、生地黄、玉竹、冰糖

涤痰汤（《济生方》）：制天南星、制半夏、陈皮、枳实、茯苓、人参、石菖蒲、竹茹、甘草、生姜

润肠丸（《沈氏尊生书》）：当归、生地黄、麻仁、桃仁、枳壳

调胃承气汤（《伤寒论》）：大黄、甘草、芒硝

通窍活血汤（《医林改错》）：赤芍、川芎、桃仁、红花、麝香、老葱、鲜姜、大枣、酒

桑白皮汤（《景岳全书》）：桑白皮、半夏、苏子、杏仁、贝母、黄芩、黄连、山栀

桑杏汤（《温病条辨》）：桑叶、豆豉、杏仁、浙贝母（象贝母）、南沙参、梨皮、山栀

桑菊饮（《温病条辨》）：桑叶、菊花、杏仁、连翘、薄荷、桔梗、甘草、芦根

桑螵蛸散（《本草衍义》）：桑螵蛸、龟甲、龙骨、人参、茯神、菖蒲、远志、当归

十一画

理中丸（《伤寒论》）：人参、白术、干姜、炙甘草

理阴煎（《景岳全书》）：熟地黄、当归、炙甘草、干姜，或加肉桂

黄土汤（《金匮要略》）：甘草、干地黄、白术、附子、阿胶、黄芩、灶中黄土

黄芪六一汤（《太平惠民和剂局方》）：黄芪、甘草

黄芪汤（《金匮翼》）：黄芪、陈皮、火麻仁、白蜜

黄芪建中汤（《金匮要略》）：黄芪、白芍、桂枝、炙甘草、生姜、大枣、饴糖

黄芪桂枝五物汤（《金匮要略》）：黄芪、芍药、桂枝、生姜、大枣

黄连阿胶汤（《伤寒论》）：黄连、阿胶、黄芩、鸡子黄、芍药

黄连泻心汤（《外科正宗》）：黄连、山栀、荆芥、黄芩、连翘、木通、薄荷、牛蒡子、甘草

黄连清心饮（《沈氏尊生书》）：黄连、生地黄、当归、甘草、茯神、酸枣仁、远志、人参、莲子肉

黄连温胆汤（《备急千金要方》）：半夏、陈皮、茯苓、竹茹、枳实、甘草、黄连、大枣

萆薢分清饮（《丹溪心法》）：益智仁、川萆薢、石菖蒲、乌药

萆薢渗湿汤（《疡科心得集》）：萆薢、薏苡仁、黄柏、赤苓、牡丹皮、泽泻、滑石、通草

银翘散（《温病条辨》）：金银花、连翘、豆豉、牛蒡子、薄荷、荆芥穗、桔梗、生甘草、竹叶、鲜芦根

猪苓汤（《伤寒论》）：猪苓、茯苓、泽泻、阿胶、滑石

麻子仁丸（《伤寒论》）：麻子仁、芍药、枳实、大黄、厚朴、杏仁

麻杏石甘汤（《伤寒论》）：麻黄、杏仁、石膏、甘草

麻黄汤（《伤寒论》）：麻黄、桂枝、杏仁、甘草

麻黄连翘赤小豆汤（《伤寒论》）：麻黄、杏仁、生梓白皮、连翘、赤小豆、甘草、生姜、大枣

麻黄附子细辛汤（《伤寒论》）：麻黄、附子、细辛

鹿茸补涩丸（《杂病源流犀烛》）：鹿茸、人参、黄芪、菟丝子、桑螵蛸、莲肉、茯苓、肉桂、山药、附子、桑皮、龙骨、补骨脂、五味子

清中汤（《医学统旨》）：黄连、栀子、半夏、茯苓、陈

皮、草豆蔻、甘草

清气化痰丸（《医方考》）：陈皮、杏仁、枳实、黄芩、瓜蒌仁、茯苓、胆南星、制半夏

清心饮（《医醇剩义》）：当归、生地黄、白芍、莲心、连翘心、茯神、酸枣仁、甘草节、麦冬、川贝母、竹叶心、龙骨

清金化痰汤（《杂病广要》引《医学统旨》方）：黄芩、栀子、桔梗、麦冬、贝母、橘红、茯苓、桑皮、知母、瓜蒌仁、甘草

清肺饮（《证治汇补》）：茯苓、黄芩、桑白皮、麦冬、车前子、山栀、木通

清胃散（《兰室秘藏》）：生地黄、当归、牡丹皮、黄连、升麻

清骨散（《证治准绳》）：银柴胡、胡黄连、秦艽、鳖甲、地骨皮、青蒿、知母、甘草

清宫汤（《温病条辨》）：玄参心、莲子心、竹叶卷心、连翘心、犀角、连心麦冬

清营汤（《温病条辨》）：犀角、生地黄、玄参、竹叶心、麦冬、丹参、黄连、金银花、连翘

清暑益气汤（《温热经纬》）：西洋参、石斛、麦冬、黄连、竹叶、荷梗、知母、甘草、粳米、西瓜翠衣

清燥救肺汤（《医门法律》）：桑叶、石膏、甘草、人参、阿胶、麦冬、杏仁、炒胡麻仁、炙枇杷叶

渗湿汤（《丹溪心法》）：干姜、甘草、丁香、苍术、白术、橘红、茯苓

十二画

琼玉膏（《洪氏集验方》）：生地黄汁、茯苓、人参、白蜜

越婢加术汤（《金匮要略》）：麻黄、石膏、生姜、大枣、

甘草、白术

越婢汤（《金匮要略》）：麻黄、石膏、生姜、大枣、甘草

越鞠丸（《丹溪心法》）：香附、苍术、川芎、栀子、神曲

葛根汤（《伤寒论》）：葛根、麻黄、桂枝、生姜、甘草、芍药、大枣

葛根芩连汤（《伤寒论》）：葛根、麻黄、桂枝、生姜、炙甘草、芍药、大枣

黑锡丹（《太平惠民和剂局方》）：黑锡、生硫黄、川楝子、胡芦巴、木香、制附子、肉豆蔻、补骨脂、沉香、小茴香、阳起石、肉桂

程氏萆薢分清饮（《医学心悟》）：萆薢、车前子、伏苓、莲子心、菖蒲、黄柏、丹参、白术

痛泻要方（《景岳全书》）：白术、白芍、防风、陈皮

温经汤（《金匮要略》）：吴茱萸、当归、芍药、川芎、人参、桂枝、阿胶、牡丹皮、生姜、甘草、半夏、麦冬

温胆汤（《三因极一病证方论》）：半夏、陈皮、竹茹、枳实、甘草、茯苓、生姜、大枣

温脾汤（《备急千金要方》）：干姜、附子、人参、大黄、甘草、当归、芒硝

滋水清肝饮（《医宗己任编》）：熟地黄、山茱萸、茯苓、当归身、白芍、酸枣仁、山药、柴胡、山栀、牡丹皮、泽泻

犀角地黄汤（《备急千金要方》）：犀角、生地黄、芍药、牡丹皮

疏凿饮子（《济生方》）：商陆、茯苓、椒目、木通、泽泻、赤小豆、大腹皮、槟榔、羌活、秦艽、生姜皮

十三画及以上

暖肝煎（《景岳全书》）：当归、枸杞子、茯苓、小茴香、

肉桂、乌药、沉香、生姜

煨肾丸（《素问病机气宜保命集》）：牛膝、萆薢、杜仲、苁蓉、菟丝子、防风、白蒺藜、胡芦巴、补骨脂（破故纸）、肉桂

聚精丸（《证治准绳》）：黄鱼鳔胶、沙苑子

酸枣仁汤（《金匮要略》）：酸枣仁、甘草、知母、茯苓、川芎

缩泉丸（《妇人良方》）：乌药、益智仁、山药

增液汤（《温病条辨》）：玄参、麦冬、生地黄

镇肝熄风汤（《医学衷中参西录》）：淮牛膝、生龙骨、生白芍、天冬、生麦芽、代赭石、生牡蛎、玄参、川楝子、茵陈蒿、甘草、生龟甲

薏苡仁汤（《外科正宗》）：薏苡仁、瓜蒌仁、牡丹皮、桃仁、白芍

橘核丸（《重订严氏济生方》）：橘核、海藻、昆布、海带、川楝子、桃仁、厚朴、木通、枳实、延胡索、桂心、木香

赞育丹（《景岳全书》）：熟地黄、当归、杜仲、巴戟肉、肉苁蓉、淫羊藿、蛇床子、肉桂、白术、枸杞子、仙茅、山茱萸、韭子、附子，或加人参、鹿茸

黛蛤散（《中药成方配本》）：青黛、海蛤壳

礞石滚痰丸（《养生主论》）：青礞石、沉香、大黄、黄芩

藿朴夏苓汤（《医原》）：藿香、厚朴、姜半夏、赤茯苓、杏仁、薏苡仁、白蔻仁、猪苓、豆豉、泽泻

藿香正气散（《太平惠民和剂局方》）：藿香、厚朴、苏叶、陈皮、大腹皮、白芷、茯苓、白术、半夏曲、桔梗、甘草、生姜、大枣